3D 기능해부학에 근거한 도수치료

Manual therapy based on the functional anatomy

3D 기능해부학에 근거한
도수치료

정 형 국 외 옮김

竹内義享

カラー写真で学ぶ

機能解剖学に基づく
手技療法

영 문 출 판 사

■ **옮긴이** (가나다 순)

김승재 경복대학교 물리치료과 겸임교수
김용훈 마산대학교 물리치료과 교수
김효철 원광디지털대학교 한방미용예술학과 교수
성기석 경희대학교 체육대학원 겸임교수
(사)한국과학 마사지협회장
안창식 을지대학교 물리치료학과 교수
엄기매 여주대학교 물리치료과 교수
정형국 안산대학교 물리치료과 교수

カラー写真で学ぶ 機能解剖学に基づく 手技療法
竹内義享 著
医歯薬出版株式會社 (東京), 2016.

Title of the original Japanese language edition: Manual therapy based on the functional anatomy
By Yoshitaka Takeuchi

3D 기능해부학에 근거한
도수치료

2018년 12월 14일 초판인쇄
2018년 12월 21일 초판발행

지은이 : 竹内義享
옮긴이 : 정 형 국 외
발행인 : 박 병 조
발행처 : 도서출판 영문출판사
등 록 : 1987년 12월 21일 제2-419호
주 소 : 서울시 강남구 삼성동 69-1
전 화 : (02) 514-5590, 776-5590
팩 스 : (02) 756-8943
홈페이지 : www.ymsbook.net
E-mail : yeongmunsa@empal.com
정 가 : 30,000원
ISBN 978-89-7224-442-4 93510

※ 파본은 교환해 드립니다.

머리말

현재까지 근골격계의 기초지식으로서 「운동기능검사법(南江堂): 2005」, 「팔다리관절의 촉진법(医歯薬出版): 2007」, 「뼈·관절의 기능해부(医歯薬出版): 2009」를 출판하였고, 한편 임상에 관한 것으로서 「팔다리관절의 석고붕대법(医歯薬出版): 2004」, 중국 고전으로부터 전해지는 골절·탈구 정복술의 번역본으로서 帝京대학 의학부 정형외과 교수 松下隆 선생과 함께 저술한 「골절 도수정복술(南江堂): 2005」, 「팔 골절의 보존요법(医歯薬出版): 2005」, 「근골격계 질환을 보는 방법과 보존적 치료(医歯薬出版): 2008」, 「실천 스포츠장애를 보는 방법 상지편·하지편(医歯薬出版): 2011」, 「골절·탈구의 보존요법(南江堂): 2012」 등을 출판하였다. 즉, 근골격계 질환의 보존치료에 초점을 맞춰서 진행해 온 것이다.

개인적으로는 침구사·유도정복사·물리치료사의 입장에서 종합병원, 정형외과병원에서 근무하였고 개인개업, 나아가서는 의과대학(현 후쿠이대학 의학부)에서의 연구, 대학에서의 교육·연구를 통해서 보존치료를 널리 내려다볼 수 있었다고 생각한다. 의료가 급속히 발전하고 있는 일본에서도 근골격계 질환의 기본은 보존치료라 파악하고 있고 앞으로도 그 입장은 바뀌지 않을 것이라 생각한다.

이 책은 바로 근골격계의 기능장애에 대한 「도수치료」를 기능해부학적 입장에서 소개한 것이며 바로 병태평가가 가능한 분께서 읽어주실 것을 바라고 있다. 추측된 병태로부터 도수기법에 이르는 임상에 직결된 형태의 흐름을 지향한 것이다. 이 책을 바탕으로 앞으로는 여러분이 독자적으로 도수기법을 만들어낼 것을 기대하고 있다.
여기서 두 가지 점에 대해서 양해가 있기를 바란다.

한 가지 점은 이 책에서 소개한 도수기법 중에는 역학적 데이터(epidemiological data)의 뒷받침이 없는 것이 있다는 것이다. 즉, 개인적으로 경험해온 도수기법 또는 기능해부학적으로 타당하다고 생각되는 도수기법, 이에 더해서 임상경험으로부터 양호한 결과가 얻어진 도수기법이 있다. 그 이유는 하나의 병태에 사용되는 도수기법은 고정화된 것이 아니라 다양한 사고방법이 가능하다는 것, 그리고 치료결과를 데이터화할 수 없다는 것, 객관적 평가는 매우 어려운 작업을 동반한다는 것을 열거할 수 있다.
두 번째 점은 도수기법의 상세한 것을 사진이나 문장으로 전달하는 것은 불가능하며 여러분에게 도수기법의 노하우가 어느 정도 정확하게 전달되는지 전혀 알 수 없다. 바라건대, 이 책에 나타낸 「도수기법」이 바르게 사용되어 치료성적이 올라갈 것을 바랄 뿐이다. 「도수기법」의 효과에 대해서는 여러분이 데이터를 수집하여 검토해준다면 다행으로 생각한다.

마지막으로 이 책에서 사용한 실기 사진 촬영에서 전면적으로 협력해준 유도정골사 齋藤和利 씨, 東谷孝一 씨, 堂前泰彦 씨, 淺田茂信 씨, 中宮肇 씨, 齋藤豪 씨, 그리고 사진 모델이 되는 것을 흔쾌히 받아들인 물리치료사 上田翔子 씨(요시미즈 정형외과), 西端未步 씨(키무라 병원)에게 진심으로 감사드린다. 또한 이 책의 출판에 협력해준 医歯薬出版의 관계자에게 마음으로부터 감사드린다.

다케우치 요시다카

역자서문

「3D 기능해부학에 근거한 도수치료」 라는 책을 통해 우리는 이웃나라인 일본에서 수행하고 있는 도수치료의 현실과 경향을 알 수 있고, 도수치료가 기능해부학을 토대로 이루어져야 한다는 사실을 알게 될 것이다.

이 책은 도수치료를 하기에 앞서, 평가가 어떻게 이루어져야 하고, 어떤 평가들이 존재하는지를 잘 설명해 주고 있다. 이 책은 기능해부학을 근거로 도수치료를 수행하기 위해서는, 정적인 시진과 촉진뿐만 아니라, 동적 시진과 촉진의 중요성을 강조하고 있다. 그리고 각 관절을 평가하고 치료할 때의 주의사항을 잘 설명해 주고 있다.

이 책은 매우 쉽고 간결하게 기술하고 있으며, 여러 동작의 사진을 제시하면서 도수치료의 방향을 알려주고 있다.

이 책을 독자들이 쉽게 이해할 수 있도록 번역하는데 노력을 했지만, 많은 부족함이 있을 것으로 생각된다. 번역 출판되어 나오기 까지 많은 분들의 도움이 있었다. 특히, 박병조 사장님과 임직원분들에게 감사드린다.

역자 대표 정 형 국

목 차

총론

촉진의 기술

어깨관절

팔꿉관절

손목관절

엉덩관절

무릎관절

발목관절

목뼈

등뼈

허리부위

엉치엉덩관절

의료의 현 상황

국민은 갈피를 못 잡고 있다.

어디서 진료를 받으면 되는지 모른다.

통증의 원인을 알고 싶다.

의사로부터 약과 주사를 처방받을 수 있는가?

변화하고 있는 일본의 의료와 의료비 삭감

향후, 의료보건복지 환경의 변화는 피할 수 없다.

("지역사회 포괄 케어 시스템"의 도입)

* 일본의 1948년을 전후해서 태어난 세대에 의한 초고령화의 도래(2025년 무렵)
* 지방의 쇠퇴와 의료기관의 동요(인구감소와 고령화)
* 자립하기 어려운 생활환경과 운동량의 저하 (근골격계 장애가 증가한다)
* 각 가정에서의 수입 감소에 의한 의료비 지출 삭감의 현실화
  - ▶ 온갖 연령층에서 근골격계 질환이 증가하는 경향이 될 가능성
  - ▶ 보험의 틀 안에서의 치료의 한계와 실비 치료의 도입(혼합진료)

생각할 수 있는 대응책

① 현재의 의료는 고가이고 높은 유지비를 필요로 하는 "기기진단"에 중점을 두고 있으며(경영상 부득이한 면도 있다) 과학적 관점에서부터 비용 대비 효과 (cost performance)의 평가를 도입할 필요가 있다.

② "기기진단"에 의존하지 않는 "사람에 의한 평가"로부터 "병태추측"을 가능케 하는 분야에서의 "전문성"을 높일 필요가 있다.

③ 현대의학은 하드(hard) 의료이고 한편, "소프트(soft) 의료"로서의 "사람에게 배려하는 분야"를 발전시키는 것도 중용하다. 이 분야를 담당하는 인재의 육성이 급선무이다.

④ 원가의식이 높아짐에 따라 비용 대비 효과가 요구되고 있어 다양한 환자의 요구에 부응해야 한다.

치료사의 본심이란?

이론무장과 환자에게 설명할 수 있는 치료

납득할 수 있는 치료로 자신감을 심화시키고 싶다.

치료기법의 질을 높이고 싶다.

이를 위해서는

1. 급성 · 만성기를 불문하고 "근골격계 질환"을 다루는 전문가로서의 자각과 이를 위한 노력을 한다. 특히, 만성 근골격계 질환에 특화한 전문성을 높이는 것이 필요하다 할 수 있다.
2. 이를 위해서는 통증의 병태를 "기능해부학적인 평가로부터 추측하는" 지식과 기술이 요구된다.
3. 게다가, 평가로부터 얻어진 병태에 대해서 "가장 적합한 치료기법"을 다각적 관점에서부터 선별할 수 있는 판단력이 필요하다.

도수치료의 전문가란?

근골격계의 이론(기능해부학)을 이해하고 환자의 병태에 따른 치료기법을 다각적인 관점에서부터 만들어낼 수 있는 사람을 말한다.

맞춤(tailor made) 치료법

"도수치료" = 도수에 의한 치료기법이란?

1. 통증의 원인이 되는 "근육 · 골격계의 기능이상"을 "도수기법"을 사용하여 치료하는 방법이라 할 수 있다.
2. 치료 시에 필요로 하는 최소한의 기기(예를 들면, 고정재료나 밴드 등)를 사용하는 일도 있다. 한편, 운동치료는 "도수치료"와는 분야를 달리하는 것이다.
3. 다만, 치료를 보다 효율적으로 진행시키기 위해서는 "도수치료"와 "운동치료"는 동시에 병행해서 하는 것을 필요로 한다.
4. "도수치료"의 과학적 뒷받침은 미완성이며, 당분간은 기능해부학적 관점에서부터 타당하다고 생각되는 수단을 선택하는 가운데 역학적 조사를 기다려야 한다. 향후, 과학적 검증의 필요성이 있다.

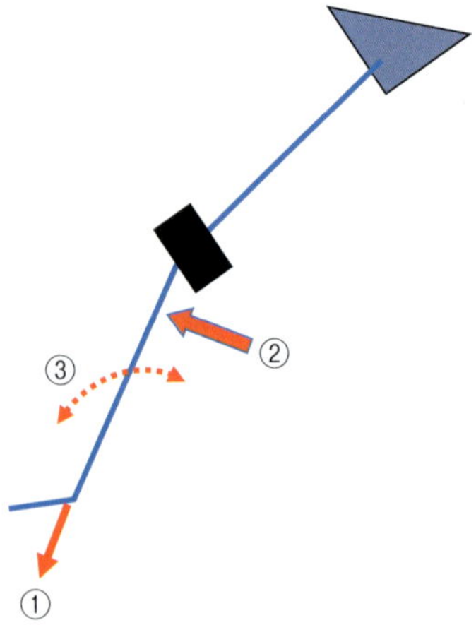

도수치료의 구체적 소개
무릎의 굽힘 제한이 있는 사례의 도수기법
① 종아리의 장축방향으로 견인한다.
② 정강뼈의 몸쪽 끝을 앞쪽으로 미끄러지게 한다.
③ 종아리의 안쪽회전을 시킨다.

기능해부학적 설명
① 장축방향의 견인은 관절틈새의 확대를 시행하고 거듭 관절내압을 음압으로 함으로써 관절액의 환류를 촉진하고 관절 내 환경의 정상화를 도모한다.
② 무릎을 굽힐 때, 정강뼈는 앞뒤로 미끄러질 필요가 있고 미끄러짐이 부족한 방향으로 수동적 미끄럼을 가하는 것이 중요하다.
③ 굽힐 때, 정강뼈의 안쪽회전이 필수적이다.

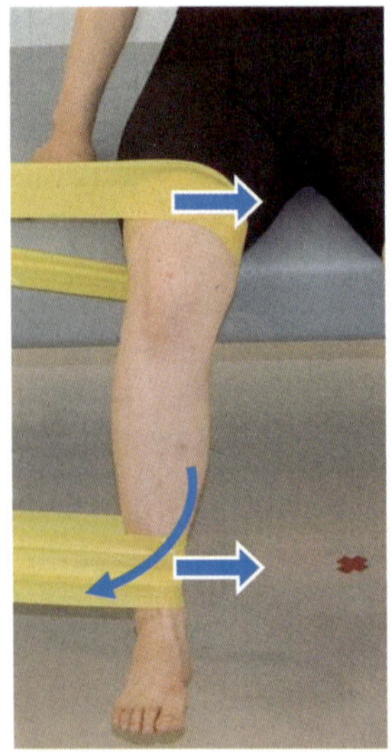

운동치료의 구체적 소개
무릎의 폄 근력을 강화하기 위한 이론
앉은 자세에서 무릎관절을 펴는 경우, 폄에 작용하는 안쪽넓은근은 엉덩관절 모음근(내전근)의 하나인 큰모음근(대내전근)과 근육연결이 되어있다는 것을 이해한다.

엉덩관절의 모음운동에 저항을 가하면서 거듭 무릎관절의 폄에 저항을 가함으로써 그 효과를 확대한다.

◆도수치료의 대상
* 최근의 외상(골절 · 탈구 등)에 대한 도수기법
* 만성 근골격계 질환에 대한 도수기법
* 스포츠 장애에 대한 도수기법
* 위안행위로서의 도수기법

◆도수기법의 대상부위
* 관절면, 근육 · 힘줄, 근막, 인대, 관절주머니, 피부 등 병태에 적합한 치료부위의 선택

◆도수치료의 원칙
* 임상적 추론(clinical reasoning)
증상▶병태평가▶부위의 특정▶치료의 도수기법▶결과의 검증▶재평가를 반복함으로써 원래의 목적에 접근할 수 있다.

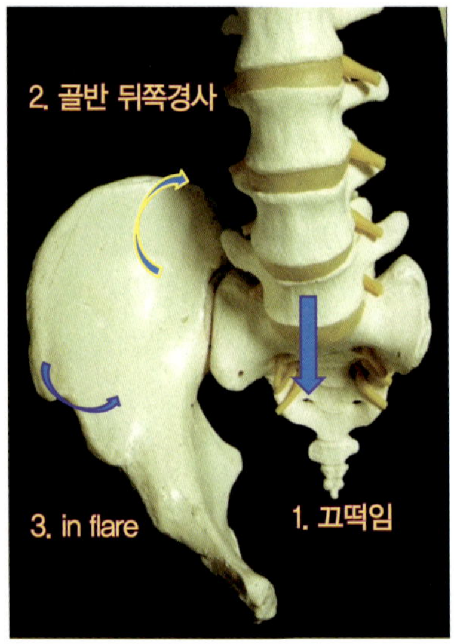

도수기법을 파악하는 방법
허리부 · 볼기부위의 부정호소(indefinite complaint)에 대해서 엉치엉덩관절에 접근하는 경우, 엉치뼈나 골반의 기본적인 움직임을 이해한 다음에 도수기법을 시행해야 한다. 이를 위해서는 용어의 의미를 이해할 필요가 있다.

도수치료의 이점

진단기기를 가급적 사용하지 않고 기본적 평가만으로 병태 파악이 어디까지 가능한 것인가? 그 방법의 하나로서 관련 기술수준을 높이고 더욱이 임상기술을 습득하는 것을 열거할 수 있다. 이를 위해서는 평가능력과 도수기법의 질을 높일 필요가 있다. 그 근간에는 "기능해부학"이 있다.

관련기술
① 평가기술
② 병태파악기술
③ 기록기술
④ 설명기술
⑤ 치료기술
⑥ 병태추론기술

이들은 단순히 경험만으로는 얻기 어려우며 기능해부학의 터득과 동시에 임상능력의 충실화가 요구된다. 현재의 의학은 과학적, 즉 데이터를 수집한 다음에 하는 확률적 평가에 의해서 성립되어 있다. 도수치료에 대해서도 가능한 한 정밀도가 높은 평가와 임상추론 능력을 높이는 것이 중요하다.

도수치료의 이점
① 비용이 저렴하다.
② 복잡한 검사가 필요하지 않다.
③ 안정된 결과를 기대할 수 있고 드물게 즉효성을 기대할 수 있다.
④ 치료법이 간편하다.
⑤ 안심감 · 친밀감을 얻을 수 있다.
⑥ 수술을 피하고 싶은 경우의 선택지가 된다.

⑦ 숙련되면 부작용이 없다.
⑧ 많은 시간을 필요로 하지 않다.
⑨ 숙련에 의해서 치료효과는 더욱 높아진다.
⑩ 개개의 병태에 따른 맞춤형 치료중재를 기대할 수 있다.

질이 높은 도수치료는 향후 더욱 더 필요하다.
"근골격계의 전문가"를 지향하려면 평가능력과 이에 따른 도수기법의 기술을 향상시키는 것이 반드시 필요하다.

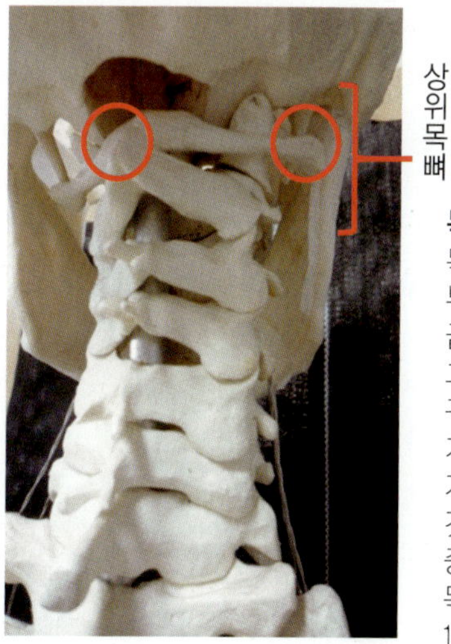

목뼈(경추)의 해부
목뼈는 위험성이 높은 부위이며 무리한 도수기법은 금기사항이라 할 수 있다.
그림의 ○은 상위목뼈를 구성하는 제1목뼈(고리뼈) 가로돌기와 제2목뼈(중쇠뼈) 가시돌기를 나타낸다. 어느 것도 촉진(palpation)하는데 중요한 기준점이 된다.
목뼈의 주된 움직임
1) 굽힘 · 폄
2) 가쪽굽힘(lateral flexion)
3) 회전(축회전)

"도수치료"를 파악하는 방법

평가의 중요성

정적 시진(visual inspection) : 앞뒤에서 본 몸통, 어깨관절 주위의 특징(빗장뼈, 어깨뼈의 위치, 근육위축 등) (그림 1)

동적 시진 : 앞뒤에서 본 몸통, 어깨관절 주위의 특징(빗장뼈, 어깨뼈의 움직임, 리듬 등) (그림 2)

정적 촉진(palpation) : 촉진에서 문제가 있는 부위를 거듭 만져서 확인한다(뼈의 위치나 관절틈새, 근육위축의 확인 (그림 3)

동적 촉진 : 촉진에서 문제가 있는 부위를 만지면서 능동 · 수동운동을 거듭 확인한다(그림 4).

ROM/MMT 평가

구체적으로 ROM(그림 5), MMT(그림 6)를 시행하고 필요에 따라서 단축검사, 통증유발검사를 추가하면서 질병의 원인(병태) 추측을 한다.

치료적 중재 : 생각할 수 있는 병태에 적합한 도수기법을 생각하여 치료중재를 시행한다.

임상추론 : 중재결과로부터 병태에 적합한 도수기법이었는지 아닌지를 검증한다.

재평가 : 문제점을 추출하여 새로이 검사법 등의 평가를 시행하고 재차 도수기법을 시행한다.

임상추론 : 결과로부터 평가를 재검토하여 타당한 도수기법을 추가하여 일련의 과정을 반복한다.

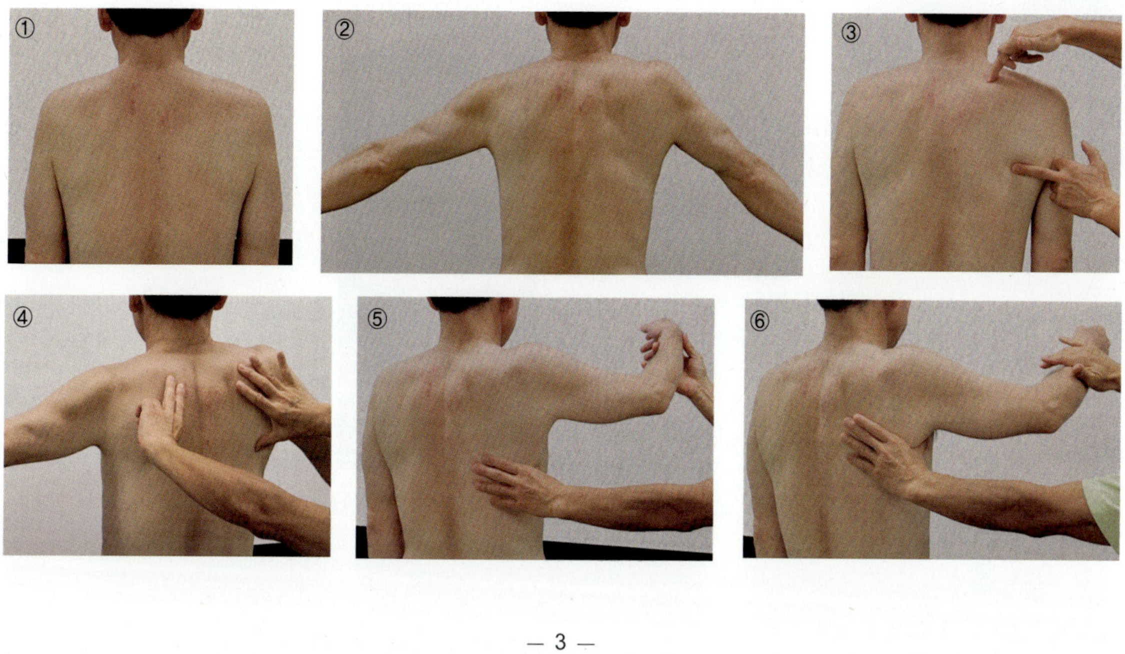

도수치료를 실행할 때의 주의사항

1) 평가의 타당성을 임상추론(clinical reasoning)에 의해서 확인한다.
2) 즉, 도수기법에 근거가 있는지 어떤지를 체크하면서 평가와 도수기법을 반복한다.
3) 그것을 환자에게 설명할 수 있었는지, 환자가 납득하였는지를 확인한다.

구체사례 : 무릎관절의 호소(증상)에서부터 병태를 추측한다.

〈호소〉
1. 무릎관절(종아리)에 가쪽회전 제한이 있다.
2. 무릎을 펼 때에 통증이 나타난다.
3. 깊이 굽히면 통증이 나타난다.

〈병태의 하나로서〉
⇒ 뒤가쪽 구성체에 단축 · 구축이 있는지?
⇒ 정강뼈에 미끄러짐 장애가 있는지?
⇒ 오금근(슬와근)이나 오금근부위 조직에 신장성 저하, 또는 근막의 관절 내 포착이 있는지?

〈치료목적〉
1. 원인이라 생각되는 "병태"에 따른 "도수기법"을 검토한다.
2. "병태"를 제거하여 "기능개선"을 하는 것이 치료의 지름길이 된다.
3. "기능개선"의 결과로서 "통증"이 제거된다.
4. "기능개선"의 상태를 유지하기 위해 필요에 따라서 "운동치료"를 추가한다.

관절의 기본적 움직임

뼈 운동

움직임이 눈에 보이는 관절운동

이른바 굽힘, 벌림(외전) 등의 겉보기에 눈으로 보이는 움직임을 말한다.

뼈 운동은 로봇에서 볼 수 있는 평면적 움직임이 아니라 항상 비스듬한 방향(나선형)의 회전이 가해져서 구성되어 있다.

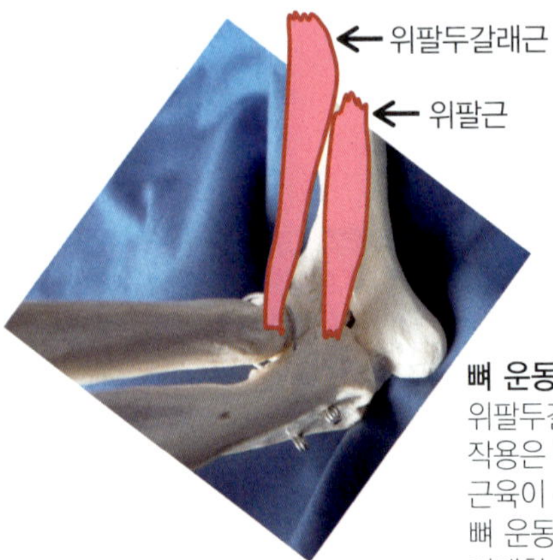

뼈 운동을 파악하는 방법
위팔두갈래근과 위팔근의 작용은 당연히 다르다. 어느 근육이 작용하는가에 따라서 뼈 운동이 바뀐다는 것을 이해한 다음에 도수기법을 가할 필요가 있다.

관절주머니 내 운동

관절면의 구성운동
① 구르기(ball roll, rolling)
② 미끄러짐(sliding, gliding)
③ 회전(spinning)
④ 축회전(axial rotation)

이상 네 가지가 복합적으로 작용하고 거기에는 조인트 플레이(joint play)가 필요하다. 운동은 요철(凹凸)의 법칙에 따른다.

기능이상과 통증

"통증"의 대부분은
1. 관절기능장애가 원인이다.
↓
2. 기능장애를 평가에서부터 발견하여 기능의 개선을 도모한다.
↓
3. 결과로서 통증이 경감된다.

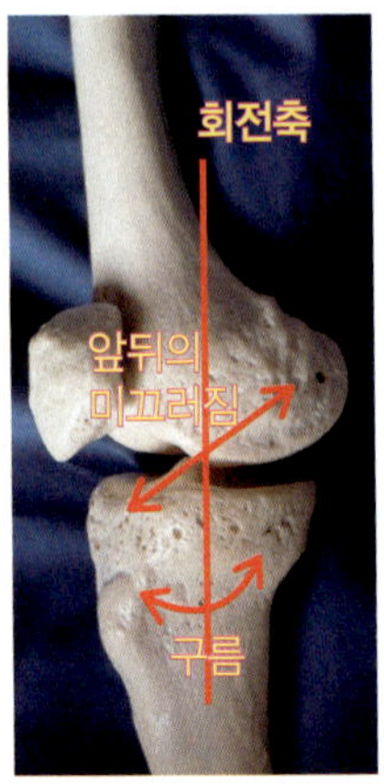

관절주머니 내 운동을 파악하는 방법
무릎관절은 경첩관절이라 일컬어지지만 굽힘 · 폄 때는 넙다리정강관절 사이에서 "구르기", "미끄러짐", "회전", "축회전"이 일어나고 있어 평가에서는 이것들의 움직임을 관찰해야 한다.

관절에 대한 접근법 : 관절의 형상에서부터

관절주머니 내 운동
① 구르기(ball roll)
② 미끄러짐(sliding and gliding)
③ 회전(spinning)

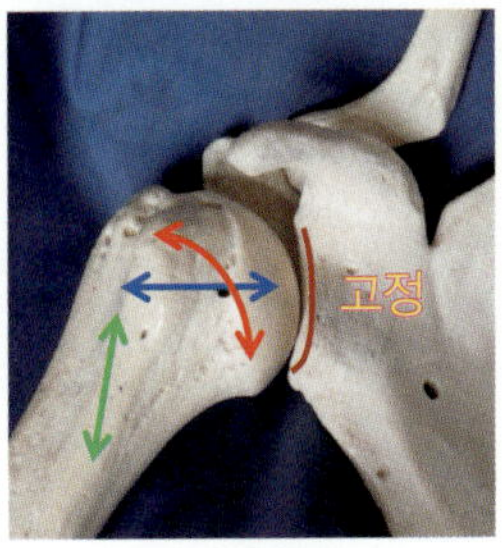

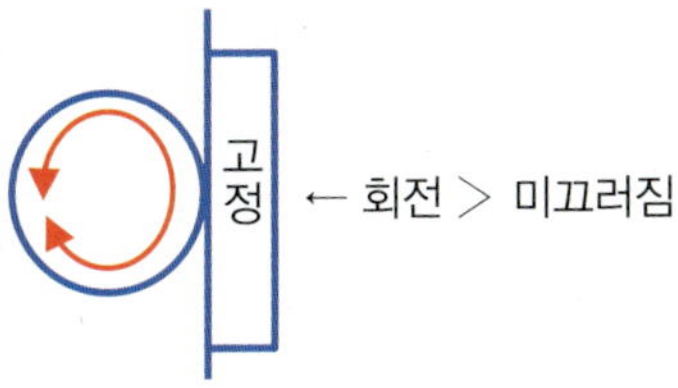

관절면의 형태로부터 곡률(curvature)이 다른 조합에서는 "미끄러짐 운동"보다도 "회전운동"이 우위가 된다.

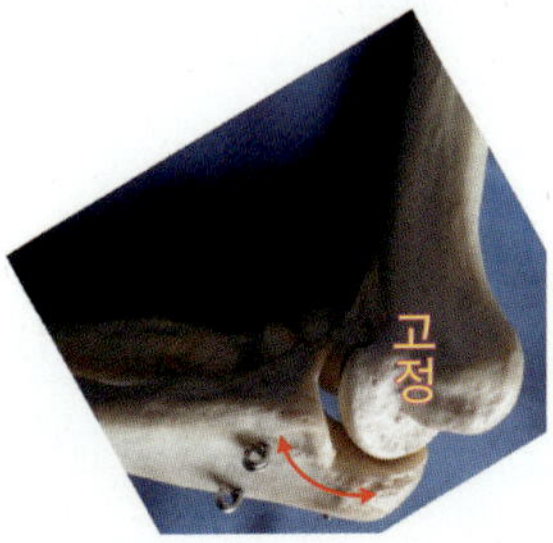

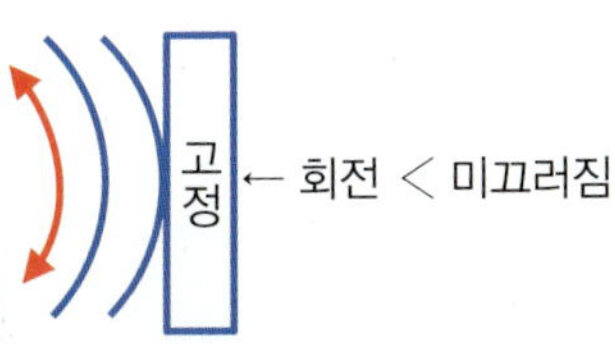

관절면의 형태로부터 곡률이 유사한 조합에서는 "회전운동"보다도 "미끄러짐 운동"이 우위가 된다.

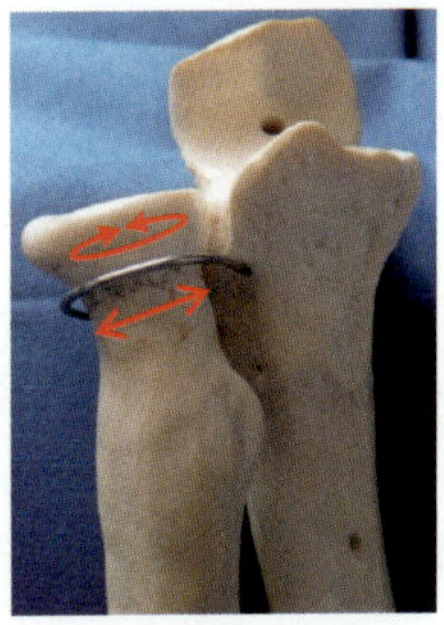
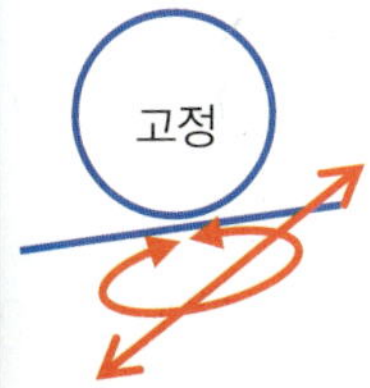

몸쪽노자관절(상요척관절)에서는 축회전으로서의 회전운동이 우위가 된다.

관절의 움직임

"미끄러짐", "회전"이 복합적으로 그 비율을 변화시키면서 관절운동을 만들어내고 있다.

<도수기법의 배경>

▶ 관절기능장애는 "회전운동"보다도 "미끄러짐 운동"의 장애가 배경에 있다는 것을 이해한다.

▶ "미끄러짐 운동"이 제한되어 있는 경우 관절 사이에서 연부조직 등의 포착(entrapment)이 추측된다(예 : 오금부위). 이 경우, 무턱대고 굽힘을 가하지 않고 수동적으로 "미끄러짐"을 가하고, 또는 "마주보는 견인"을 시행하면 좋다.

따라서 관절에 가동범위 제한이 있는 경우, 운동의 최종범위에서 회전을 가하지 않고 관절 사이의 신연(distraction), 또는 "미끄러짐 운동"을 우선하는 편이 좋다.

도수기법에서의 ROM과 MMT의 의미

근골격계 질환에는 관절의 기능이상이 반드시 발생한다. 따라서 ROM, MMT에서부터 많은 것을 알 수 있다.

<ROM에서부터 알 수 있는 것>

① 관절주머니 내 운동(미끄러짐 등)의 기능이상
▶ 관절운동 최종범위에서의 제한(통증)은 "미끄러짐 운동"을 예측할 수 있다.

② 관절주머니 밖 운동(뼈 운동)의 이상
▶ 해당 근육의 근육 단축이나 근육 연축(spasm)을 안다.

③ 끝 느낌(end feel)
▶ 관절운동 최종범위의 감각이 딱딱함(경직성), 부드러움(연성), 이것 이외의 것인지 판단할 수 있다.

④ 근육 · 근막 · 힘줄 · 인대 · 관절주머니의 한 영역, 또는 전체 범위에 관찰되는 신장성 저하
▶ 근육 · 근막의 단축, 근육 · 힘줄 이행부의 신장성 저하, 인대 · 관절주머니의 섬유화를 예측할 수 있다.

⑤ 관절연골, 사이에 있는 물질(반달)의 존재
▶ 기질적 변화에 의한 제한이라 판단할 수 있다.

⑥ 피부
▶ 흉터화의 유무와 그 영향을 예측할 수 있다.

<MMT에서 알 수 있는 것>

① 속 근육(inner muscle)의 약화
▶ 관절의 지지성(안정성)이 저하

② 한정적인 근육위축
▶ 불균형의 발생

③ 근육수축능력(수축력)의 저하
▶ 특정 자세(예를 들면, 어깨 벌림 90°위치)에서 수축력과 수축 속도가 저하

④ 근막수축능력의 저하
▶ 근막통을 초래하는 근막에의 콜라겐 증식

⑤ 연령에 따른 근력저하
▶ 근육감소증(sarcopenia)에 의한 영향

용어의 설명

* 단축 : 근육 자체가 짧아진다 ⇔ 시간과 더불어 섬유화
* 근육수축능력 : 근육의 수축기능이 저하 [불사용(disuse)의 영향]
* 신장성 저하 : 신장을 시켜도 신장되지 않는다. 근섬유 사이의 미끄러짐, 장애, 구축의 요인이 된다.
* 섬유화 : 근섬유를 포함하는 근막에 콜라겐이 증식
* 근육감소증(sarcopenia) : 노령화에 의한 근육감소증 (근육 두께의 저하, 근육 내에 지방조직, 결합조직이 증가한다.)

어깨관절에서의 제1, 제2, 제3 자세에서의 ROM · MMT의 의미

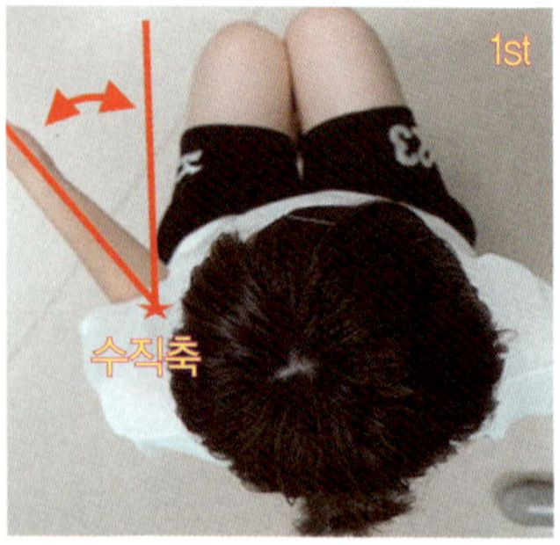

제 1 자세

ROM : 가쪽회전 제한 ▶부리위팔인대 · 관절위팔인대의 구축(+)
MMT : 안쪽회전 근력의 저하 ▶어깨밑근(상부섬유)의 근육위축(+)

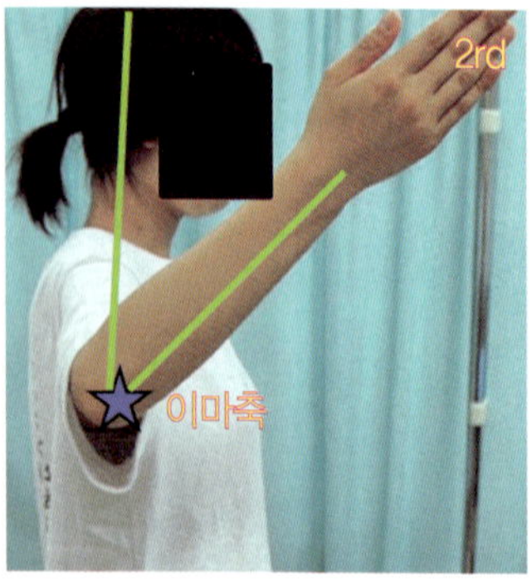

제 2 자세

ROM :
1. 수평 폄 각도의 감소 ▶큰원근, 어깨밑근(중부섬유)의 단축(+)
2. 가쪽회전 각도의 증가
   ▶① 앞쪽관절주머니의 이완에 의한 뼈머리의 앞쪽 이동(+)
   ② 위팔뼈머리 후념각(retrotorsion angle)이 크다. ③ 어깨밑근의 위축(+) · 근력저하.
3. 안쪽회전 각도의 감소
   ▶① 가시아래근(중부 · 하부섬유), 작은원근의 단축 ② 뒤쪽관절주머니 · 겨드랑이 공간의 신장성 저하

MMT : 가쪽회전 근력의 저하
▶① 가시아래근(중부 · 하부섬유), 작은원근의 근육위축 ② 뼈머리의 앞쪽이동

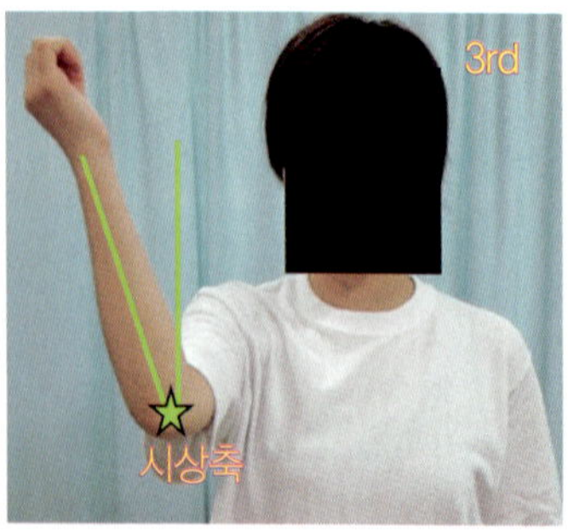

제 3 자세

ROM :
1. 안쪽회전각도의 감소 ▶① 가시아래근, 작은원근, 큰원근의 단축. ② 뼈머리의 뒤쪽 미끄러짐 장애
2. 가쪽회전각도의 감소 ▶넓은등근 · 큰원근 · 어깨밑근(중부 · 하부섬유)의 단축

MMT : 안쪽회전 근력의 저하 ▶어깨밑근(중부 · 하부섬유) · 큰원근의 근력저하

도움말

각 자세에서의 안쪽회전 · 가쪽회전 가동범위의 변화, 근력의 차이로부터 속 근육((inner muscle)의 어느 부분에 어떠한 병태가 잠재하고 있는지를 상당한 확률로 체크할 수 있다.

도수기법에 직결되는 평가의 필요성

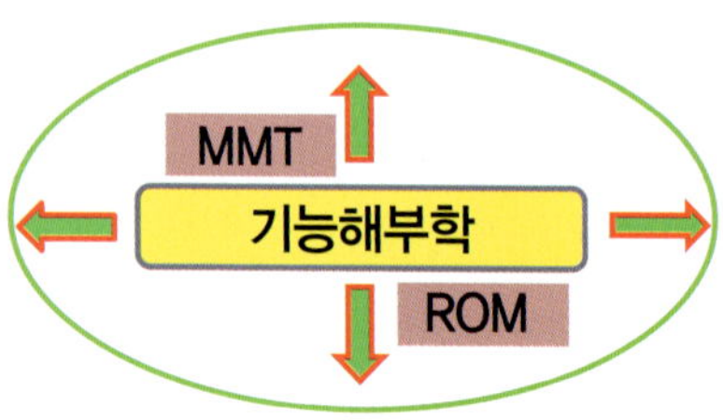

ROM은 각도계를 사용하지 않아도 수동적인 움직임 속에서 좌우차이가 있으면 즉, 그 상세한 것을 추구하게 된다.

한편, MMT는 임상에서 필요하다고 생각되는 자세에서의 근력에 좌우차이가 인지되면 그 상세한 것을 추구한다.

치료의 목적은 기능해부학적 평가로부터 생각할 수 있는

병태(예를 들면, 가시아래근 · 작은원근의 단축)에 대해서 가장 적절한 도수기법을 가하는 것이며 이를 위해서는 정확한 ROM과 MMT의 측정을 학습해두는 것이다.

병태를 추측한다.

우리들은 훈련에 의해서 손의 감각을 높여가고 결과적으로 평가의 확률을 높이는 것이 요구되고 있다. 수평 굽힘 제한에 관찰되는 뼈머리의 뒤쪽 미끄러짐 장애를 촉진하기 위해서는 기능해부학적 지식과 촉진기술이 필요하다.

수평 굽힘 검사(horizontal flection test : HFT)의 의미

어깨관절 90° 벌림 위치에서부터의 수평굽힘 제한이 의미하는 것은 ① 어깨관절 뒤쪽관절주머니나 겨드랑이 공간(액와강)의 단축 · 구축, ② 가시아래근 · 작은원근의 단축, ③ 뼈머리의 뒤쪽 미끄러짐 장애, ④ 뼈머리 후념각(rerotorsion angle)의 증가를 생각할 수 있다.

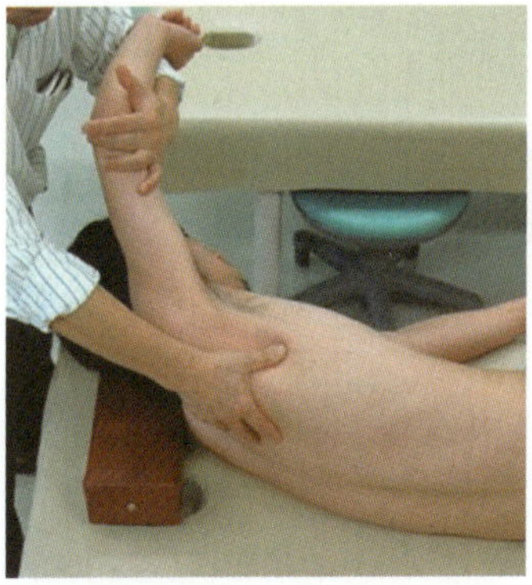

CAT(combined abduction test)
어깨관절 벌림(외전) 때의 어깨뼈와 어깨위팔관절의 움직임을 검증한다. 어깨를 벌릴 때에 일어나는 어깨뼈의 위쪽회전을 어깨뼈를 고정함으로써 제한하고 어깨위팔관절의 ROM을 측정한다.

어깨를(안쪽회전 위치에서) 벌림으로써 가시아래근, 작은원근의 단축 유무를 확인할 수 있다.

한편, 수평 폄 장애가 있는 경우, ① 어깨관절 앞쪽관절주머니(관절위팔인대) · 부리위팔인대의 단축 · 구축, ② 뼈머리의 앞쪽 미끄러짐 장애를 생각할 수 있다. 또한 수평 폄이 과도한 경우, 앞쪽관절주머니나 관절위팔인대의 이완, 어깨밑근의 위축을 생각할 수 있다.

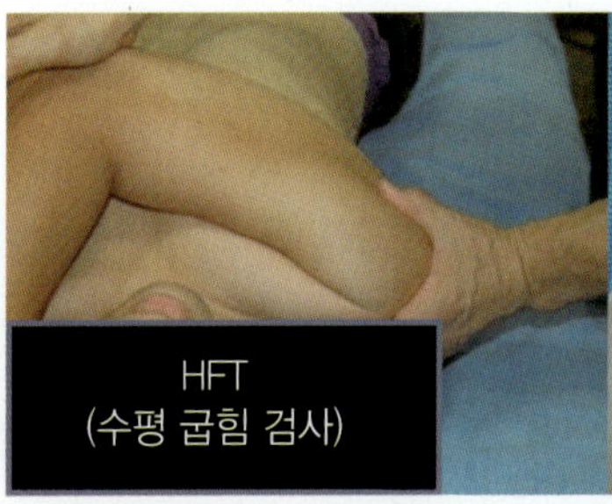

HFT
(수평 굽힘 검사)

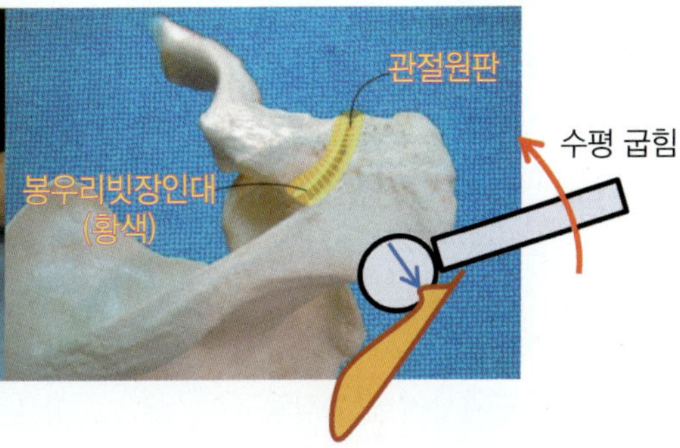

평가의 해설 예

1. 복합적 벌림 검사(combined abduction test : CAT)가 양성이다. 해석 ▶가시아래근 · 작은원근의 단축 · 위축이나 뒤쪽 사각의 긴장 · 연축(+), 다른 근육과의 섬유성 근육연결의 영향
2. 봉우리-뼈머리 사이 간격(acomio-humeral interval : AHI)이 좁다. 해석 ▶가시위근의 변성, 불완전 파열, 봉우리밑윤활액주머니염(견봉하활액낭염) 후에 생긴 유착
3. 가시위근-윗각 사이 거리(supine-superior angle distance : SSD)가 건강한 쪽과 비교하여 길고 어깨뼈의 높은 위치가 인지된다. 해석 ▶뒤쪽 사각공간(QL)의 단축 · 구축, 등세모근(중부 · 하부섬유)의 위축

근막의 역할

임상에서 근막은 매우 다양한 증상을 나타내기 때문에 도수기법을 결정하는 데 매우 중요한 부위라는 것을 이해한다.

근막의 특징

① 아교원섬유성 결합조직의 섬유배열로 구성된다.
② 능동수축 능력을 갖는다.
③ 지각성 신경종말이 밀도 높게 분포한다.
④ 근육의 장력은 근막을 통해서 전달된다.
⑤ 근육은 근막을 통해서 서로 근육작용을 높이게 된다.
⑥ 불사용(disuse)(고정 등)에 의해서 근막 내의 콜라겐은 형질 전환(가로방향의 파도모양)을 초래하여 비생리적 운동제한(섬유화)을 초래하고 정렬(alignment)에까지 영향을 미친다.

⑦ 근막 내의 형질 전환은 신장성의 저하를 초래하고 근육단축의 요인이 된다.
⑧ 근육은 근막에 의해서 근력을 발생하게 되어있다.
⑨ 근막은 다양한 근육사이를 연결하면서 근육 형태를 유지하고 있다.

근막의 섬유화와 단축의 예방

신장(stretch)은 근섬유 길이를 증가시키는 것이 아니라 근막의 유연성을 높인다는(딱딱함)을 저하시킨다) 것으로 파악해야 한다.

근막의 도수기법

① 천천히
② 지속된 압력으로
③ 온화한
④ 신장을 목적으로
⑤ 기능에 이상이 있는 방향으로
⑥ 2~3분간 시행한다(경우에 따라서는 20~30초간 정도도 괜찮다).

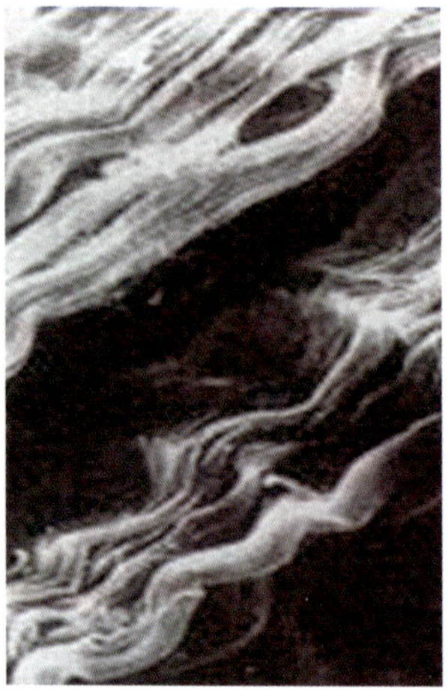

콜라겐섬유
장축방향의 물결침이 관찰되지만 신장하면 그 이상은 늘어나지 않는다.
이것은 탄성섬유와의 차이점이라 할 수 있다.

근육 · 힘줄의 작용과 노화

근육 · 힘줄의 역할과 노화(aging)로부터 발생하는 근육위축의 영향을 인식한다.

근육의 작용

a. 해부학적 자세에서의 작용(교과서적)을 기본으로 하지만, 임상에서는 다양한 자세에서의 근육작용(근육의 작용은 자세에 따라 다르다)을 확인해야 한다.
b. 근육은 ① 근육 · 힘줄 복합체, ② 근섬유와 근막의 복합체로서 파악한다.

노화의 영향

노화에 의한 근육위축이 근골격계 장애의 요인이 될 수 있는지 아닌지는 알 수 없다.

근육 두께 (㎜)	젊은이 (19.8 ± 0.8)	고령자 (83.2 ± 6.2)
큰볼기근	25.0 ± 2.9	15.5 ± 3.8
중간볼기근	22.9 ± 5.8	14.5 ± 3.9
큰허리근	28.7 ± 4.1	13.6 ± 5.6
넙다리곧은근	22.9 ± 3.3	16.7 ± 3.7
가쪽넓은근	22.0 ± 3.2	13.9 ± 4.0
넙다리두갈래근	36.5 ± 4.8	17.9 ± 4.8
가자미근	34.5 ± 6.1	29.7 ± 7.9

(Ichibashi(市橋) 등 : 물리치료학, 2010) 초음파 진단장치 사용

근육 · 힘줄 복합체의 의미

힘줄과 근육의 성상은 서로 영향을 미친다는 것을 알고 있다. 힘줄이 연약하여 근육이 수축할 때 길이가 크게 변화하면(힘줄이 충분히 늘어나기 쉬운 상태), 근육의 수축효율성은 약화된다. 이것은 정적 신장(static stretching) 후에 수행이 저하한다는 것과 관련이 있다.

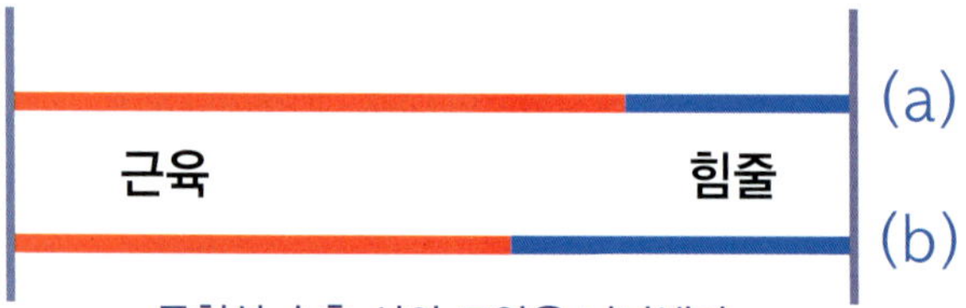

등척성 수축 시의 모양을 나타냈다.

근육출력 (b) < (a)
(b)는 정적 신장 후의 상태를 나타내고 있다.
(b)와 같이 힘줄이 부드러운 상태에서는 근육길이는 짧아져 근육의 수축능력은 저하하게 된다.

척주의 촉진

이해를 필요로 하는 키워드

1. 목뼈

기능상 상위목뼈와 하위목뼈로 분류된다. 상위목뼈는 뒤통수뼈를 지지하는 제1목뼈(고리뼈)와 제2목뼈(중쇠뼈)로 구성되고 그 가동성은 크다 할 수 있다. 상위목뼈는 뒤쪽으로 뒤통수밑근육(후두하근)이 있어 속 근육(inner muscle)으로서 기능한다. 속 근육의 기능장애는 주위의 근육에 보상성으로 과부하를 초래한다는 것 때문에 이 부위에서의 도수기법을 필요로 한다. 한편, 하위목뼈는 제3~제7목뼈로 구성되어 있고 특히, 돌기사이관절(추간관절)에 대한 접근법이 요구된다.

2. 목뼈의 돌기사이관절

돌기사이관절은 이마면 위에 있고 수평면에서부터 45°의 기울기를 갖고 있다.

3. 루시카(Luschka) 관절(갈고리돌기)

목뼈에 특유한 루시카 관절은 척추뼈몸통 상부에 제방모양으로 높아져 있어 목뼈의 안정성과 외력에 대한 강도를 높이는 데 도움이 되고 있다.

4. 목뼈 가로돌기의 앞결절과 뒤결절

목뼈 가로돌기의 끝은 척수신경고랑으로서 척수신경의 통로가 되어있고 그 앞부분(앞결절)에는 앞목갈비근(전사각근), 그 뒷부분(뒤결절)에는 중간·뒤목갈비근이 시작된다. 앞·중간목갈비근은 제1갈비뼈에, 뒤목갈비근은 제2갈비뼈에 부착하여 있다.

5. 상위등뼈와 하위등뼈의 가동성

등뼈(흉추)는 후만(kyphosis)을 나타내고 있고 갈비뼈머리관절(늑골두관절), 갈비가로돌기관절(늑횡돌관절)의 2개로 구성되는 갈비척추관절(늑추관절)은 등뼈 척추뼈몸통 사이의 가동성을 제한하게 된다. 또한 갈비뼈의 움직임은 상부등뼈와 하부등뼈에서 갈비척추관절에서의 운동방향이 다르기 때문에 갈비뼈의 움직임 자체도 양자 사이에서 다른 것이 된다. 앞에 것은 앞뒤 지름이 증가하는 움직임이고 뒤에 것은 가로지름이 증가하게 된다.

6. 등뼈의 돌기사이관절

돌기사이관절은 이마면에서 20°, 수평면에서 90°의 기울기를 갖지만, 갈비뼈의 존재에 의해서 그 가동성은 매우 낮아져 있다.

7. 허리뼈의 돌기사이관절

돌기사이관절은 이마면에서 45°, 수평면에서 90°의 기울기를 갖지만, 관절면은 수평면에서 구축된다는 것 때문에 회전의 움직임은 거의 관찰되지 않는다. 한편, 굽힘·폄의 움직임에는 유리한 형태로 되어있다.

8. 허리뼈의 엉덩허리근

허리뼈(요추)에는 큰허리근·작은허리근이 시작되고 있고 엉덩근(장골근)이 골반에서부터 시작된다는 것을 생각하면 허리뼈·골반과 엉덩관절은 엉덩허리근을 통해서 매우 강한 연관성이 있다는 것을 이해할 필요가 있다.

9. 하부허리뼈의 근육구성

허리뼈에서부터 골반에 이르는 근육은 척주세움근(가장긴근, 엉덩갈비근)과 가로돌기가시근(횡돌극근)으로 구성되어 있으나 하부허리뼈에서는 가로돌기가시근 중에서도 뭇갈래근(다열근)이 약 80%를 차지하고 있다. 이 부위에서의 뭇갈래근의 중요성을 이해할 필요가 있다. 등허리뼈(흉요추) 이행부에서는 척주세움근의 비율이 높아져 있다.

10. 허리엉치관절

허리엉치관절(요천관절)은 전체 허리뼈 가동범위의 대부분을 차지하고 있으며(약 80%) 임상적으로 이 부위에서의 가동성 확보는 매우 중요하다고 생각된다.

11. 돌기사이관절의 신경지배

돌기사이관절은 척수신경 뒷가지 안쪽가지의 지배를 받고 있으며 이것은 뭇갈래근의 신경지배와 마찬가지이고 임상에서 흥미 있다고 생각된다.

12. 등허리근막

허리뼈 하부에서부터 골반 뒤쪽은 뭇갈래근, 척주세움근, 배가로근(복횡근), 배속빗근(내복사근), 넓은등근 등으로 구성된 등허리근막(흉요근막)으로 이루어져 있고 한편, 앞쪽은 배가로근, 배속빗근, 배바깥빗근(외복사근)의 섬유가 배곧은근집(복직근초) 내에 섬유를 뻗어 복부의 지지성을 높이고 있다.

정확한 촉진과 그 응용

바로 누운 자세

목뼈

① 제2목뼈 가시돌기, 제7목뼈 가시돌기와 바깥뒤통수뼈융기(외후두융기), 꼭지돌기(유양돌기)를 촉진한다.

② 제3목뼈 가시돌기에서부터 제7목뼈 가시돌기의 척추뼈고리(추궁)를 전체 길이에서 촉진하고 목뼈를 가볍게 굽힘·폄, 좌우로 가쪽굽힘·회전을 한다.

③ 촉진할 수 있는 범위에서 목뼈 가시돌기를 확인하고 제7목뼈 가시돌기와 제1등뼈 가시돌기를 구별한다.

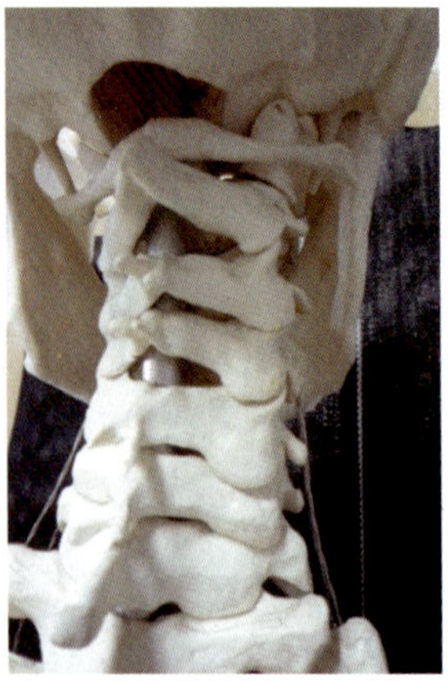

목뼈를 파악하는 방법

목뼈를 비스듬히 뒤쪽에서부터 본다.
제2목뼈와 제7목뼈에는 두드러진 가시돌기를 촉진할 수 있다. 척추뼈고리는 전체로서 매끄러운 선을 그리고 있고 그 촉진은 간단하다. 게다가 그 옆의 가로돌기에 손가락을 대면 거기에는 돌기사이관절이 숨어있고 도수기법에 가장 잘 사용되는 부위로서 알려져 있다.

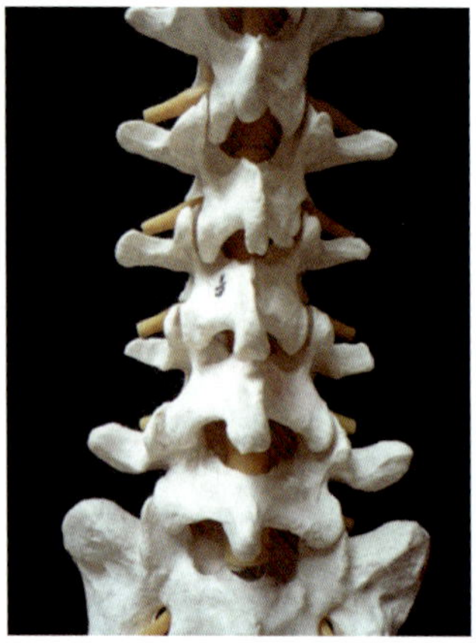

허리뼈를 파악하는 방법

허리뼈를 뒤쪽에서부터 본다.
굵은 가시돌기와 돌기사이관절이 시상면에서 겹치는 상황을 이해할 수 있다. 가로돌기는 별로 발달하여 있지 않고 허리네모근에 그 이는곳(기시부)을 제공하고 있다.

선 자세 · 앉은 자세

목뼈

① 바깥뒤통수뼈융기와 봉우리(견봉)의 위치를 목쪽으로 확인한다.

② 목뼈의 커브(좌우 · 전후에서)를 확인한다.

등뼈

① 몸통의 측만 · 후만의 정도를 조사하고 측만이 있으면 갈비뼈융기의 유무를 확인한다.

② 가시돌기, 가로돌기, 갈비뼈의 일련의 융기부분을 손가락으로 촉진하고 거듭 심호흡 때의 갈비뼈의 움직임을 관찰하여 상부등뼈와 하부등뼈(제8등뼈 언저리를 경계로 한다)에서 움직임이 다르다는 것을 조사한다.

③ 갈비뼈의 커브를 촉진하여 갈비뼈와 갈비사이부위의 폭을 신중하게 확인한다.

④ 하부갈비뼈(제12갈비뼈)를 만지고 엉덩뼈능선 사이의 거리(길이)를 목측한다.

허리뼈

① 양 엉덩뼈능선의 높이(좌우차이)를 확인한다.

② 양 엉덩뼈능선과 허리뼈 가시돌기의 위치를 확인한다.

③ 위뒤엉덩뼈가시(상후장골극)(PSIS)를 촉진하여 좌우의 위치를 확인한다.

④ 절을 할(앞굽힘) 때의 허리뼈의 움직임을 확인한다(Schober test). 또한 PSIS의 높이에 변화가 일어나는지 어떤지를 확인한다.

옆으로 누운 자세

허리뼈

① 몸통의 굽힘 위치에서 허리뼈 가시돌기를 만지고 가시돌기를 통해서 돌기사이관절의 움직임을 추축한다.

② 그리고, 골반을 뒤로 기울여서 돌기사이관절의 움직임을 상하 허리뼈 가시돌기를 통해서 조사한다.

③ 골반을 수동적으로 앞경사 · 뒤경사, 그리고 회전시켜서 허리뼈의 움직임을 손으로 확인한다.

엎드려 누운 자세

허리뼈

① 허리뼈 가시돌기를 뒤쪽에서부터 앞쪽으로 천천히 밀면서 가동성을 관찰한다(P-A test).

② 허리뼈 가시돌기를 한쪽의 손으로 고정하고 다른 쪽 손으로 골반(엉덩뼈의 앞쪽)을 들어 올린 경우, 골반의 회전에 의해서 일어나는 돌기사이관절의 움직임을 확인한다.

엉치엉덩관절의 촉진

이해를 필요로 하는 키워드

1. 엉치엉덩관절

엉치엉덩관절은 앞쪽의 일부가 유리연골로 덮인 해부학적 관절의 부분과 뼈사이엉치엉덩인대(골간천장인대)로 연결하는 섬유성 결합의 영역으로 나뉜다. 따라서 그 움직임은 매우 적다고 생각된다. 형태는 앞쪽이 볼록한 부메랑 모양의 커브를 나타내고 있고 관절면은 다수의 요철(凹凸)에 의해서 지지성을 높이는 구조로 되어 있다.

2. 뼈 구성

관절면은 엉치뼈 귀모양면(auricular surface)과 볼기뼈(관골) 귀모양면으로 구성되어 있고 앞 · 뒤에 위치하는 강력한 인대에 의해서 지지되고 있다.

3. 엉치뼈의 움직임

엉치뼈는 골반에 대해서 약간 앞으로 기울고(nutation), 뒤로 기운다(counter-nutation). 앞경사 · 뒤경사는 제2엉치

동에 작용한다. 빗장뼈의 상하운동(올림 · 내림)은 빗장뼈머리가 볼록이 되는 움직임이고 빗장뼈의 앞뒤운동 때는 빗장뼈머리는 오목이 되어 움직인다. 이것은 그대로 도수기법에 응용된다.

11. 봉우리빗장관절

빗장뼈 가쪽 끝과 봉우리 사이의 관절이며 올림(거상) 마지막의 어깨뼈 위쪽회전을 유도한다 : high arc sign.

12. 제2어깨관절

부리봉우리 아치와 큰결절 사이에서 만들어지는 기능적 관절을 말하며 어깨관절을 올릴 때에 큰결절은 부리 봉우리 아치 밑을 통과하게 된다.

13. 제로자세(zero position)

어깨뼈면 : scaption의 움직임의 면을 말하며 어깨뼈가시와 위팔뼈 축이 일치하는 선상의 자세를 말한다. 이 자세는 어깨관절이 가장 안정된 자세이고 어깨관절 주위의 근육활동이 가장 감소하는 자세라 일컬어지고 있다.

14. 견갑흉곽관절

흉곽과 어깨뼈 사이에 일어나는 기능적 관절이며 어깨관절의 운동 시에 어깨뼈는 흉곽 위를 벌림 · 모음, 위쪽회전 · 아래쪽 회전, 올림 · 내림, 앞경사 · 뒤경사를 하고 있다. 어깨뼈 움직임의 비정상은 그대로 어깨관절에 영향을 미쳐 어깨관절 장애를 초래하는 요인의 하나가 된다.

15. 수평 굽힘(모음) 수평 폄(벌림)

어깨관절 90° 벌림 위치에서부터 모음 · 벌림을 하는 움직임을 말하고, 앞에 것을 수평 굽힘, 뒤에 것을 수평 폄이라 부른다. 수평 굽힘 제한은 뒤쪽 관절구성체의 구축(contracture)이나 위팔뼈머리의 뒤쪽 미끄러짐의 비정상을 원인으로 하는 경우가 많다.

16. 어깨위팔 리듬

어깨관절 올림 또는 모음 때에 어깨위팔관절과 어깨뼈의 움직임은 일정한 법칙(2 : 1)에 따른다고 한다. 어깨위팔관절의 측정법에 어깨뼈가시-위팔뼈사이 각도가 권장된다.

17. 절구위팔 리듬

어깨관절의 운동 시, 관절주머니 내 운동으로서 ball roll, gliding, sliding, ship roll 등이 발생한다.

18. 근육의 작용

어깨관절은 몸통 위에 떠 있는 어깨뼈에 다양한 근육이 지지함으로써 기능하고 있고 임상에서는 해부학적 자세에서의 작용 이외에 다양한 자세에서의 작용을 이해하는 것이 중요하다.

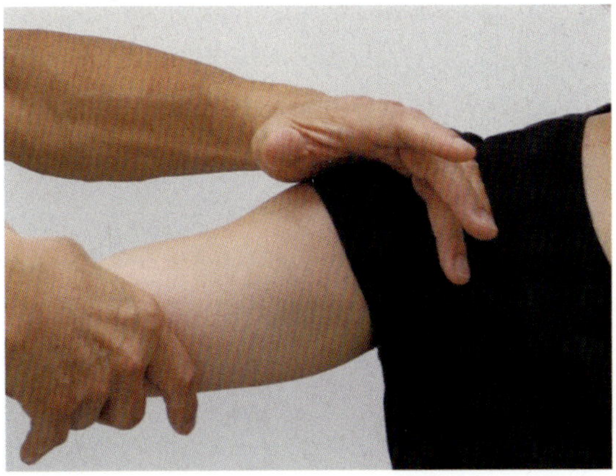

어깨관절을 파악하는 방법
어깨관절은 그 주위에 빗장뼈, 어깨뼈를 동반하여 다양한 영향을 받으면서 움직이고 있다. 따라서 빗장뼈의 기능장애는 어깨관절에 영향을 미치게 된다. 게다가, 어깨뼈는 몸통과의 사이에서 3차원의 움직임이 요구되고 있고 약간의 기능이상은 시간과 더불어 어깨관절의 기능을 크게 손상시키는 결과를 초래한다. 어깨관절의 관찰에서는 항상 거시적인 진료방법이 요구된다.

어깨주변의 압통부위		
(앞쪽)	부리돌기 CP	회전근개 성긴 부분 RI
	결절사이고랑 BG	큰결절 GT
(뒤쪽)	윗각 SA	뒤쪽사각 QL
	가시아래오목 IS	

정확한 촉진과 그 응용

① 척주 가시돌기와 어깨뼈의 위치관계를 확인한다.
전체 척주의 가시돌기, 어깨뼈 윗각 · 아래각, 안쪽모서리, 어깨뼈가시와 뿌리부분, 봉우리의 위치관계를 이해한다.

② 봉우리와 큰결절 사이의 함몰을 좌우 동시에 촉진하여 비교한다.
봉우리-큰결절 사이의 간극이 좁은 쪽은 가시위근 등의 근육위축 · 변성이나 불완전파열이 의심된다.

③ 대표적인 근육을 만져서 경직이나 근육위축의 유무를 좌우에서 비교한다.
특히, 가시위근, 가시아래근에 대해서는 상세하게 조사한다.

④ 어깨관절 벌림 때(어깨뼈면)의 어깨뼈의 움직임을 관찰한다.
어깨 벌림 때의 어깨뼈 움직임을 좌우에서 비교하고 그 의미를 생각한다.

⑤ 어깨 벌림 때(어깨뼈면)의 어깨뼈와 위팔뼈사이 각도를 좌우에서 비교한다. 가능하다면, 어깨뼈가시와 위팔뼈 장축이 이루는 각도를 아래로 처진 위치, 45° · 90° 벌림위치, 제로자세에서 비교하면 좋다.

⑥ 제1자세, 제2자세, 제3자세에서의 어깨관절의 가쪽회전 각도 · 안쪽회전 각도를 좌우에서 비교한다.
3개의 자세에서 좌우차이가 있으면 그 의미를 생각한다.

⑦ 어깨관절 수평 굽힘 · 수평 폄 때의 ROM과 뼈머리의 위치를 확인한다.
수동 · 능동에서의 수평 굽힘 각도 · 수평 폄 각도를 좌우에서 비교하여 그 의미를 생각한다.

⑧ 제로자세(안정자세)의 확인
제로자세의 가부와 그 자세에서 어깨뼈가시 선에 위팔뼈 선이 일치하고 있는지 아닌지를 확인한다.

⑨ 결절사이고랑을 만지고 결절사이고랑이 시상면상에 위치하였을 때의 가쪽회전 각도를 측정한다.
결절사이고랑이 시상면과 일치한 자세에서의 어깨관절의 가쪽회전 각도는 위팔뼈의 후념각을 나타내고 있기 때문이다.

⑩ 어깨관절을 약간 펴서 봉우리 바로 밑에 있는 가시위근힘줄을 촉진한다.
어깨가 아래로 처진 위치에서부터 약간 편 경우, 가시위근힘줄이 봉우리 바로 밑에서 만져진다.

⑪ 어깨관절 벌림 때의 빗장뼈의 움직임을 관찰한다.
어깨 벌림 초기에 빗장뼈는 이마면 위를 벌림을 하고 올림(거상)과 함께 뒤쪽으로 회전을 일으킨다. 올림 최종범위에서는 봉우리빗장관절에서 어깨뼈의 위쪽 회전이 일어나서 올림이 완성된다.

⑫ 3가지 자세에서의 안쪽회전 · 가쪽회전의 MMT로 부터 좌우차이를 조사한다.
제1, 제2, 제3 자세에서의 MMT는 필수적이며 기능해부학적 의미를 이해한다.

⑬ 큰결절의 통로
부리봉우리 아치 하에서 큰결절은 아치의 앞쪽(어깨관절은 안쪽회전위치 : 앞쪽 통로), 어깨뼈면 위(어깨관절은 중간위치 : 중간 통로), 아치의 뒤쪽(어깨관절은 가쪽회전위치 : 뒤쪽 통로)의 어느 것인가의 통로를 통과하여 올림위치에 도달한다. 한편, 큰결절은 아치에 도달하기까지의 0°~60°의 영역(pre-rotational glide), 아치를 빠져나가는 120° 이후의 영역(post-rotational glide)의 어느 위치에서 운동제한을 받는가를 관찰한다.

⑭ 봉우리-뼈머리 사이의 간극(AHI)
봉우리 아래모서리에서 큰결절에 관찰되는 간극을 말하고 이 간극이 좁을 때(보통 7㎜ 이하)는 뼈머리를 아래쪽으로 억제하는 벡터(vector)가 감소하는 것에 의한 뼈머리의 위쪽 전위가 의심된다. 생각할 수 있는 병태로서 가시위근의 변성이나 불완전 파열을 열거할 수 있다.

⑮ 우력(force couple)
어깨관절 벌림 때에 가시위근과 어깨세모근은 협동하여 작용한다. 즉, 가시위근은 뼈머리를 내려서 관절사이의 지지성을 높이고 동시에 어깨세모근은 어깨관절의 벌림을 효율적으로 시행하게 된다.

⑯ 봉우리밑 부딪힘(impingement)
봉우리밑 부딪힘은 어깨관절을 굽힐 때(이 경우 어깨 안쪽회전위치) 큰결절이 봉우리 밑에 접촉하여 봉우리를 밀어 올려 통증을 일으키는 징후를 말한다.

⑰ 내부 부딪힘(internal impingement)
어깨관절의 과다 벌림 · 가쪽회전 때에 큰결절이 오목테두리(관절순) 뒤쪽에 접촉하여 통증을 유발하는 징후를 말한다. 다양한 원인을 생각할 수 있고 상세한 평가가 필요하다.

⑱ 통증성 호(painful arc)
어깨관절 벌림 60°~120° 부근(큰결절이 부리봉우리 아치 밑에 있는 상태)에서 운동 시 통증을 일으키는 현상을 말한다. 생각할 수 있는 병태로서 봉우리밑윤활주머니염(견봉하활액낭염), 회전근개의 변성을 열거할 수 있다.

⑲ high arc sign
어깨관절 벌림의 최종범위에서 봉우리빗장관절 장애에 의해서 통증을 유발하는 징후이다. 봉우리빗장관절에 병태가 있는 경우, 벌림 최종범위에 봉우리빗장관절에서 어깨뼈는 위쪽회전을 한다는 것 때문에 통증을 호소하게 된다.

팔꿉관절과 아래팔부위의 촉진

이해를 필요로 하는 키워드

1. 넓은 의미의 팔꿉관절

해부학적 관절로서 위팔자관절(완척관절), 위팔노관절(완요관절), 몸쪽 노자관절(요척관절)이 있고 이것들은 하나의 관절주머니로 싸여 있다. 기능적으로는 팔꿉관절의 굽힘과 아래팔의 엎침(회내)·뒤침(회외)의 움직임을 한다.

2. 뼈 구성

위팔뼈 먼쪽 끝, 자뼈 몸쪽 끝, 노뼈 몸쪽 끝으로 구성된다(팔꿉관절은 3개의 관절로 구성되어 있다).

3. 각 부위의 의미

위팔뼈 작은머리와 도르래 : 노뼈머리와 절구관절을 만드는 작은머리는 이단성 골연골염(osteochondritis dissecans)이 잘 발생하는 부위이다.

두드러지게 돌출한 안쪽위관절융기 : 안쪽위관절융기(내측상과)에는 아래팔 굽힘근의 대부분이 부착하여 있고 또한 팔꿈치머리(olecranon)와의 2개 지점을 시작하는 곳(기시부)으로 하는 자쪽손목굽힘근힘줄은 팔꿉굴(cubital tunnel)의 일부를 구성하고 있다.

노뼈머리오목 : 위팔뼈작은머리와 절구관절을 구성하여 팔꿉관절의 굽힘·폄이나 아래팔의 엎침·뒤침에 관여한다.

자뼈의 도르래 패임 : 위팔뼈 도르래와 나선관절을 구축하여 비스듬한 방향의 굽힘·폄에 관여한다.

갈고리돌기 : 위팔뼈의 갈고리오목(구돌와)과 마주보고 골성의 운동제한에 작용한다.

4. 위팔뼈 각 부위의 의미

팔꿈치 운반각(carrying angle) : 작은머리·도르래 고랑의 선이 위팔뼈 장축의 수직선에 대해서 가쪽으로 약 10° 경사지는 것으로부터 생긴다.

아래팔 회전축 : 아래팔의 엎침·뒤침 운동에 관여하는 축으로서 노뼈의 노갈래(요골두)와 자뼈의 자갈래(척골두)를 연결하는 선이 상정되고 있다.

5. 관절주머니

관절주머니는 위에 설명된 3개 관절을 싸고 있고 주위에는 윤활주머니가 있다.

6. 인대

안쪽곁인대 : 앞빗인대(전사주인대)·뒤빗인대(후사주인대)·가로인대(횡주인대)가 있으며 팔꿉관절의 외번을 제한한다. 개별적으로는 앞빗인대는 팔꿈치를 펼 때의 외번 억제에 작용하고, 뒤빗인대는 팔꿈치를 굽힐 때에 외번 억제에 작용한다.

가쪽곁인대 : 노뼈곁인대와 가쪽자뼈곁인대로 나뉘고 팔꿉관절의 내번을 억제한다. 이와 관련하여 앞에 것은 고리인대(윤상인대)와 합류하여 그 조정을 시행하고 뒤에 것은 자뼈의 뒤침근능선에 부착함으로써 강력한 내번 억제에 작용한다.

고리인대 : 아래팔 노쪽 관절주머니의 일부가 되어 관절 고리모양 면을 에워싼다. 고리인대의 하부는 아래팔의 회전 제한에 작용하는 네모인대(방형인대)로 막혀 있다.

7. 원엎침근과 정중신경

위팔뼈 안쪽위관절융기와 갈고리돌기의 2개 지점을 시작하는 곳으로 하는 원엎침근(원회내근)의 사이를 정중신경이 관통한다. 원엎침근은 아래팔을 비스듬히 뻗어 노뼈의 원엎침근 거친면에 부착한다. 정중신경은 아래팔의 최대 뒤침 시에 가장 긴장한다는 것 때문에 신경 포착(entrapment)의 위험성이 높아지고, 이 부위에서의 포착은 앞뼈사이신경(전골간신경) 장애를 일으킨다.

8. 뒤침근과 노신경

뒤침근은 위팔뼈 가쪽위관절융기와 자뼈 뒤침근능선의 2개 지점으로부터 시작하여 노뼈 앞쪽을 감싸는 것처럼 부착한다. 이 2개의 머리사이의 틈새(열공)(Frohse의 힘줄활이라 한다)를 노신경이 관통하고 있다. Frohse의 힘줄활(tendinous arch)에서 노신경이 포착됨으로써 뒤뼈사이신경(후골간신경) 장애가 일어난다.

9. 자쪽손목굽힘근과 자신경

자쪽손목굽힘근가 시작하는 곳인 2개 지점(위팔뼈 안쪽위관절융기와 팔꿈치머리)과의 사이를 연관하는 근막(활꼴인대)으로 구성된 관강(lumen)을 팔꿉굴이라 하고 자신경이 관통하고 있다. 이 부위에서의 신경장애는 팔꿉굴증후군(cubital tunnel syndrome)으로서 알려져 있다.

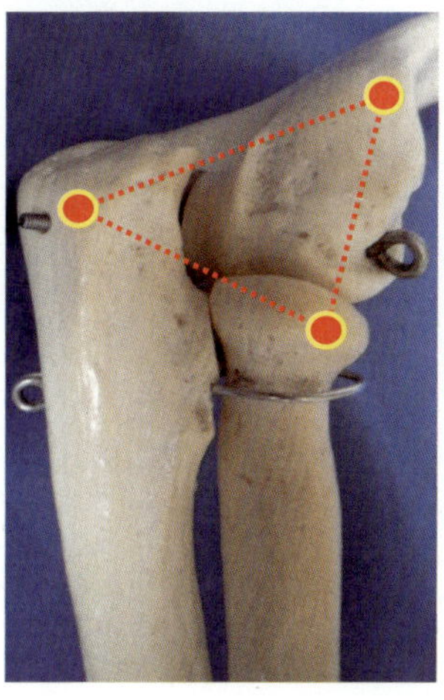

가쪽 삼각부분
(팔꿈치머리–가쪽위관절융기–노뼈머리를 연결한 영역)
임상적 의미
① 팔꿈치머리 윤활주머니의 종창(swelling)이 나타나는 부위
② 윤활막 가쪽 주름이 존재하는 부위
③ 팔꿈치근(피하에)을 촉진할 수 있는 부위
④ 이단성 골연골(염)증의 압통이 촉진되는 부위

참고) 윤활막 주름 장애
윤활막의 비후조직이 관절사이에 끼이는 장애를 말한다.

10. 근육의 작용

아래팔의 폄근군이 공동힘줄이 되어 시작되는 위팔뼈가쪽위관절융기, 굽힘근이 시작되는 위팔뼈 안쪽위관절융기를 촉진한다. 양 부위는 과다사용에 의해서 장애가 발생하기 쉬운 부위이고 공동힘줄로서 섬유성 연결을 하고 있어 임상에서는 치료가 어려운 부위로서 파악되고 있다.

정확한 촉진과 그 응용

① 위팔뼈 안쪽위관절융기와 자뼈 팔꿈치머리를 촉진한다.
② ①과 관련하여 자쪽손목굽힘근의 2개의 머리를 촉진한다.
③ ①과 관련하여 팔꿉굴과 자신경을 확인한다.
④ 안쪽(자쪽)결인대(전부섬유, 후부섬유, 가로섬유)의 위치를 추측한다.
⑤ 팔꿈관절 안쪽의 관절 틈새를 앞뒤로 손가락을 미끄러뜨리며 촉진한다.
⑥ 위팔뼈 가쪽위관절융기, 노뼈머리, 자뼈 팔꿈치머리를 연결한 영역 내에 가쪽 삼각부분을 확인한다(그림)
⑦ 가쪽(노쪽) 결인대의 2개를 그 위치에서부터 추측한다.
⑧ 팔꿉관절에 내번 · 외번 스트레스를 가하여 정상적인 상태를 확인한다.
⑨ 팔꿉관절을 구성하는 3개의 관절을 표면에서부터 촉진한다.
⑩ 팔꿉관절 주위의 근육을 촉진한다.
위팔노근(완요골근)과 원엎침근으로 에워싸인 우묵한 곳을 팔오금(주와, cubital fossa)이라 부르고, 팔오금은 위팔두갈래근힘줄 위팔동맥과 접촉하고 또한 정중신경이 뻗는다. 이밖에 손목관절 폄근군을 개별적으로 촉진하고 뒤침근, 손목관절 굽힘근군을 각각 촉진한다.
⑪ 아래팔의 엎침–뒤침 축을 추측한다.
⑫ 아래팔에서의 포착부위 3개 부위를 확인한다.
⑬ 노뼈 · 자뼈 붓돌기(경상돌기), 자뼈머리, 리스터(Lister)결절을 촉진한다. 특히, 리스터결절과 긴엄지폄근힘줄의 위치관계를 확인한다.
⑭ 손목뼈를 모두 촉진한다.
1) 반달뼈(월상골) · 세모뼈 사이의 움직임을 확인한다.
2) 노뼈 먼쪽 끝과 손배뼈(주상골) 사이의 움직임을 관찰한다.
⑮ 폄근지지띠 바로 밑의 6개의 터널 내를 뻗는 근육군을 각각 촉진한다.
⑯ 손배뼈결절과 콩알뼈(두상골), 큰마름근능선(대능형근능선)과 갈고리뼈(유구골) 갈고리 사이에서 굽힘근지지띠를 촉진하고, 손목굴(수근관)의 위치를 확인한다.
⑰ 굽힘근지지띠의 일부가 콩알뼈와 갈고리뼈 갈고리 사이에서 기용관(Guyon's canal)이 된다는 것을 확인한다.
⑱ 뼈사이근의 촉진과 내재근(intrinsic muscle)의 작용을 확인한다.
⑲ 손가락사이관절(지절간관절)의 인대 · 손바닥쪽판(장측판)의 위치를 확인한다.

손목관절과 손의 촉진

이해를 필요로 하는 키워드

1. 손목관절

해부학적으로 손목관절(요골수근관절)과 손목뼈중간관절(수근중앙관절)로 분류된다. 손목관절은 타원관절, 손목뼈중간관절은 평면관절이다.

2. 뼈 구성

손목관절은 노뼈 먼쪽 끝과 자뼈 먼쪽 끝으로 만드는 오목 관절면과 몸쪽 손목뼈열(proximal row)(손배뼈 · 반달뼈 · 세모뼈 · 콩알뼈)로 만드는 볼록 관절면으로 구성되며 손목뼈중간관절은 몸쪽 손목뼈열과 먼쪽 손목뼈열(distal row)(큰마름뼈 · 작은마름뼈 · 알머리뼈 · 갈고리뼈)로 구성되고 S자 모양 커브를 이루고 있다. 이 S자 모양 커브는 도수기법을 수행함에 있어서 필요한 형상이라 할 수 있다.

3. 노뼈, 자뼈, 각 손목뼈의 의미

노뼈 먼쪽 끝에 관찰되는 경사를 노뼈 경사각이라 하고 노쪽굽힘(요굴)과 자쪽굽힘(척굴) 때의 가동범위에 직접 영향을 미친다. 한편, 노뼈 끝의 바닥쪽으로의 경사를 바닥쪽 경사각이라 하고 바닥쪽 굽힘 · 등쪽 굽힘 때의 가동범위에 영향을 준다. 노뼈 먼쪽 끝의 등쪽에서 약간 몸쪽으로 촉진할 수 있는 뼈돌기를 리스터결절(Lister's tubercle)이라 하고, 긴엄지폄근힘줄이 이 돌기에서 급격히 방향을 바꾸는 점으로 되어있다. 긴엄지폄근힘줄의 파열부위로서 알려져 있다. 자뼈 먼쪽 끝에는 아래팔 엎침 때에 자뼈머리에 접촉하고 아래팔 뒤침 때에는 관절 내에 수납된다. 손목뼈는 바닥쪽에서 손목굴을 구축하고 있고 몸쪽 · 먼쪽 가로손목인대와 함께 섬유 골성의 관강(lumen)으로 되어있다. 정중신경의 포착부위로서 알려져 있다. 한편, 갈고리뼈의 갈고리와 콩알뼈 사이에서는 섬유 골성의 기용관이 만들어지고 그 안을 자신경이 통과하여 엄지손가락 모음근 등을 지배한다.

4. 관절주머니

손목관절과 손목뼈중간관절은 하나의 관절주머니에 의해서 싸여 있지만 먼쪽노자관절은 독립된 관절주머니를 갖는다. 세모섬유연골 복합체(TFCC)가 손상될 때에는 관절주머니가 손상되어 관절액이 서로 유입하게 된다.

5. 인대

바닥쪽노손목인대(palmar radiocarpal ligament)나 노쪽 · 자쪽곁인대가 주된 것이며 각 손목뼈 사이는 인대에 의해서 제동되어 있다. 이에 더해서 등쪽노손목인대는 아래팔의 엎침 억제와 자쪽굽힘 때에 몸쪽 손목뼈열을 노쪽으로 잡아당기는 작용이 있고 한편, 바닥쪽노손목인대는 아래팔의 뒤침 억제와 노쪽굽힘 때에 몸쪽 손목뼈열을 자쪽으로 잡아당기는 작용이 있다.

6. 제1 손목손허리관절(수근중수관절)

엄지손가락의 휘돌림(circumduction)운동을 가능케 하는 안장관절이고 임상적으로 기능장애가 가장 많이 발생하는 부분이다. 노쪽 벌림 때에 첫마디뼈(기절골) 바닥은 볼록한 관절로서 움직이고 바닥쪽 벌림 때는 첫마디뼈 바닥은 오목한 관절로서 움직인다는 것 때문에 도수기법을 시행하는 데 주의가 필요하다.

7. 손바닥쪽판

각 손가락뼈 손바닥쪽 면의 몸쪽에는 손바닥쪽판(장측판; volar plate)이 존재하고 곁인대와 함께 관절면의 확대와 관절내 용량의 보충에 도움이 되고 있다. 손바닥쪽판은 손가락을 세게 부딪쳐 삐었을 때에 흔히 손상되는데, 이 경우, 손가락의 굽힘 장애를 남기게 된다.

8. 힘줄집

힘줄집(건초, tendon sheath)에는 윤활막성 힘줄집과 섬유성 힘줄집이 있고, 앞에 것은 윤활액 공간을 갖고 있어 윤활액을 채우고 뒤에 것은 "힘줄이 떠오르는 것"을 방지하는 작용을 하고 있다. 섬유성 힘줄집은 다시 십자부분(C : cruciate ligament)과 고리부분(A : annular ligament)으로 나뉘고, 관절부분과 뼈몸통(골간)부분 각각의 "힘줄의 떠오름"을 방지하고 있다.

9. 내재근 우위자세

intrinsic plus hand(IPH)라 하고 주로 내재근(등쪽 · 바닥쪽 뼈사이근, 벌레근)이 작용하면 MP관절 굽힘, PIP, DIP관절 폄 위치의 고유의 자세가 된다.

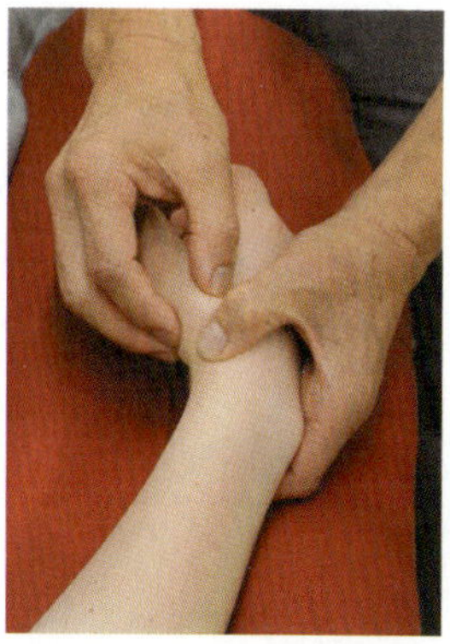

구획 I (긴엄지벌림근, 짧은엄지폄근)에 관찰되는 힘줄윤활막염(건초염) 원인이라 생각되는 부위
① 격벽
② 짧은엄지폄근힘줄

검사방법
① 엄지손가락 꽉 쥐기(Eichhoff test)
② 엄지손가락을 급격하게 자쪽으로 움직인다(Finkelstein test)

치료기법
① CM관절의 가동성 유도
② 긴엄지벌림근힘줄, 특히, 짧은엄지폄근힘줄의 신장(stretching)
③ 엄지손가락을 다른 손가락으로 쥐고 천천히 자쪽굽힘 방향으로 신장한다(능동 · 수동 함께)

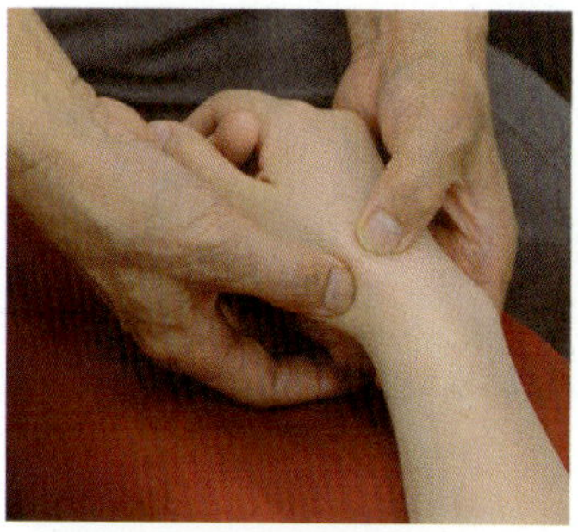

손배뼈의 촉진
tobacco cavity에 엄지손가락을 밀어 넣고 손배뼈를 확인한다. 그리고 손배뼈를 통해서 8개의 손목뼈를 연동시킨다.
← 임상에서 손배뼈에 대한 접근법은 필요성이 가장 높다고 생각된다.

10. 외재근 우위자세

extrinsic plus hand(EPH)라 하고 주로 외재근(손가락 폄근 등)이 작용하면, MP관절 폄, PIP, DIP관절 굽힘 위치의 고유의 자세가 된다.

11. 폄근지지띠와 구획

손목관절 등쪽에 있는 폄근군은 폄근지지띠에 의해서 억제되고 거듭 6개의 구획(compartment)으로 나뉘어 있다. 폄근군을 이해함에 있어서 6개의 구획을 이해할 필요가 있다.

12. 삼각 섬유연골 복합체(TFCC)

먼쪽 노자관절 사이에 있는 관절원판은 주위의 인대 등으로 연결된 복합체이며 TFCC 손상 시에는 아래팔의 엎침 · 뒤침 제한과 운동통증을 일으켜 장기화되는 일이 있다.

13. 근육의 작용

손목관절에 관여하는 근육은 아래팔을 에워싸는 것처럼 뻗어 있다는 것으로부터 손목관절의 움직임을 만드는 아래팔의 폄근군, 굽힘근군, 아래팔의 엎침근군, 뒤침근군으로 나눠서 이해하면 좋다. 특히, 아래팔의 폄근군은 위팔뼈 가쪽위관절융기에서 공통힘줄이 되어 부착하기 때문에 폄근군의 개개의 작용에 불균형이 일어나면, 장애가 발생하게 된다.

정확한 촉진과 그 응용

손등부분

① 손목관절의 움직임을 확인한다.
노쪽굽힘 · 자쪽굽힘, 등쪽 굽힘 · 바닥쪽 굽힘, 휘둘림 운동을 능동 · 수동운동의 모두에서 확인한다.

② 먼쪽노자관절을 촉진한다.
노뼈 먼쪽 끝의 관절면을 촉진하여 자뼈와의 관절간극을 확인한다. 또한 아래팔 엎침 · 뒤침 때의 관절간극을 만져서 노뼈에 대한 자뼈의 등쪽 · 바닥쪽으로의 미끄러짐(상하방향으로의 미끄러짐)을 확인한다.

③ 이 때, 양 붓돌기(경상돌기), 리스터결절, 자뼈머리를 참고로 관찰한다.

④ 노뼈손목관절에서 관절사이의 틈새를 촉진한다.

⑤ 손목뼈를 모두 촉진한다. 촉진에 있어서는 반달뼈를 기준으로 진행시키면 알기 쉽다.

⑥ 손목손허리관절의 S자 모양 커브를 촉진한다.

⑦ 엄지손가락의 손목손허리관절(CM)을 촉진하고 엄지손가락의 노쪽 벌림, 바닥쪽 벌림을 확인한다.

⑧ 각 손허리손가락관절(MP관절)을 촉진하고 손바닥에서의 첫마디뼈 바닥의 위치와 그 움직임을 확인한다.

⑨ 손가락사이관절(IP관절)을 전체 손가락에서 촉진하고 그 움직임을 확인한다.

⑩ 손등에서 손허리뼈 사이에 관찰되는 뼈 사이의 움푹한 곳을 만져서 뼈사이근을 촉진한다.

손바닥부분

① 손목뼈의 지표부위가 되는 4개 지점을 촉진한다 (손배뼈결절, 콩알뼈, 큰마름뼈능선, 갈고리뼈갈고리).

② 폄근지지띠 바로 밑에 있는 근육을 모두 만지고 각각의 근육수축을 시행시킴으로써 식별한다.

③ 손바닥으로 손목굴과 기용관의 위치를 확인하고 주변에서 만져지는 근육을 촉진한다.

④ 용수철손가락(spring finger)의 원인이 되는 부위를 촉진한다.

수내근 (intrinsic muscles)

수내근(고유근)이 우위인 자세를 intrinsic plus hand라 하는데 이 자세를 실제로 시행한다.

수외근 (extrinsic muscles)

수외근이 우위인 자세를 extrinsic plus hand라 하는데 이 자세를 실제로 시행한다.

엉덩관절의 촉진

이해를 필요로 하는 키워드

1. 엉덩관절

해부학적으로는 골반의 절구와 넙다리뼈머리로 형성된다.

2. 뼈 구성

구의 절반을 차지하는 절구와 구의 2/3를 차지하는 뼈머리가 거의 같은 곡률(curvature)을 갖고 관절을 구성하고 있다. 따라서 그 접합은 매우 양호하고 어깨관절을 open ball and socket joint라 부르는 것에 반해서 엉덩관절은 limited ball and socket joint라 표현하고 있다. 주위에는 관절테두리가 피복하여 있어 안정성이 있고 관절 내는 음압이라는 것 때문에 거듭 안정성은 높아져 있다.

3. 넓적다리뼈 각 부분의 의미

넙다리뼈머리는 이마면에 대해서 앞쪽으로 비틀려 있고 (전념각 : 15~20°) 또한 이마면상에서 넙다리뼈머리는 넓적다리뼈 축에 대해서 약 125°의 각도로 기울어져 있다(경체각). 뼈머리의 중심은 넙다리뼈머리오목(골두와)이 되어 뼈머리인대(골두인대)가 부착한다. 엉덩관절 인대의 대부분은 큰돌기(대앞에 것) · 작은돌기(소앞에 것)에 부착하여 있고, 특히, 큰돌기는 피부 위에서부터 촉진할 수 있는 중요한 뼈융기로서 알려져 있다(큰돌기 높은 위치 등)

4. 골반 각 부분의 의미

골반 앞쪽에서는 위앞엉덩뼈가시(전상장골극, ASIS)와 두덩결합(치골결합)을 만져서 그 사이에 위치하는 샅고랑인대(서혜인대)를 확인한다. 스카르파삼각(Scarpa's triangle)을 촉진하여 그 중앙에 넙다리뼈머리를 확인한다.
골반 뒤쪽에서는 위뒤엉덩뼈가시(후상장골극, PSIS)와 엉치뼈능선, 엉덩뼈능선, 궁둥뼈결절(좌골결절)을 엎드려 누운 자세, 선 자세에서 만진다.

5. 관절주머니

관절주머니는 앞쪽에서는 볼기뼈절구(관골구, acetabulum) 모서리에서부터 돌기사이선(앞에 것간선)까지, 골반 뒤쪽에서는 볼기뼈절구 모서리에서부터 넙다리뼈 목 부분의 중간 부근에 위치하여 있고 관절주머니인대로서의 역할을 갖는다.

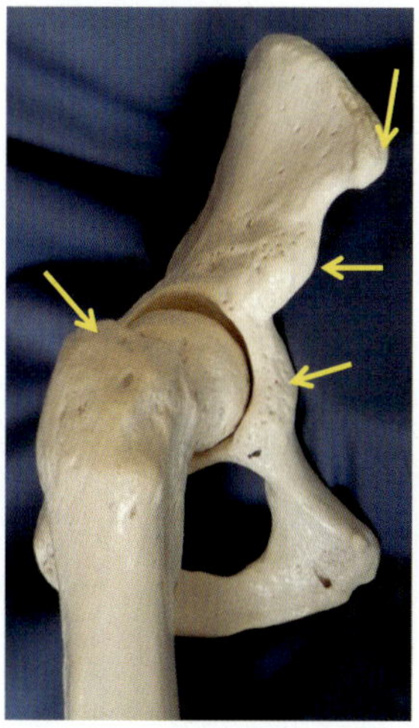

엉덩관절을 바깥쪽에서 보다.
골반 앞면은 샅고랑인대에 의해서 근육의 열공(foramen)과 혈관의 열구(sulcus)가 만들어져 신경과 혈관의 중요한 통로로 되어있다. 또한 뼈돌기에는 근육이 부착하여 있고, 특히, 2관절근은 골반이나 넙다리뼈의 위치에 따라서 근육효율이 크게 다르다는 것으로부터 다면적인 관점에서 관찰하는 것이 필요하다.

6. 인대

엉덩관절의 인대에는 앞쪽에 엉덩넙다리인대(장골대퇴인대), 두덩넙다리인대(치골대퇴인대), 뒤쪽에 궁둥넙다리인대(좌골대퇴인대)가 있고, 어느 것도 굽힘 때에 이완하고 폄 때에 긴장한다. 또한, 뼈머리인대 안에는 뼈머리동맥을 넣고 있으나(어릴 때는 영양동맥), 성장함에 따라 뼈머리동맥은 퇴화하여 소멸된다.

7. 뼈머리에의 영양혈관

넙다리뼈머리의 영양은 넙다리동맥의 분지인 가쪽 · 안쪽 넙다리휘돌이동맥(회선동맥)이 관여하고 있고 넙다리뼈머리의 약 2/3의 영양은 안쪽넙다리휘돌이동맥의 뒤위 혈관다발에 의해서 이루어진다.

8. 윤활주머니

엉덩관절 주위에는 많은 윤활주머니가 존재하고 특히, 엉덩두덩윤활주머니[발음성 엉덩관절(snapping hip)에서 관절주머니 외형의 안쪽형에 관여한다), 큰돌기윤할주머니(발음성 엉덩관절에서 관절주머니 외형의 가쪽형에 관여한다)가 임상에서 알려져 있다. 이밖에 중간볼기근윤할주머기, 작은볼기근윤활주머니, 궁둥뼈윤활주머니 등이 있어 근육 · 힘줄에 대한 과도한 부담에 의해서 윤활주머니염을 발병하는 일이 있다.

9. 근육의 작용

엉덩관절 주위의 근육은 골반 뒤쪽에 있는 가쪽회전 6개 근육, 앞쪽에 있는 작은볼기근을 속 근육(inner muscle)적인 존재로서, 그 이외의 바깥 근육(outer muscle)과의 협응에 의해서 기능하고 있다. 따라서 속 근육의 기능이상은 골반 주위에 다양한 장애를 초래하고 나아가서는 엉덩관절 장애나 요통을 일으키는 요인이 된다.

정확한 촉진과 그 응용

① 위앞엉덩뼈가시(ASIS)와 두덩결합 사이에 샅고랑인대를 촉진한다.
② 샅고랑인대 안쪽부분[혈관 열구(sulcus)]에서 넙다리동맥의 박동을 촉진하고 거듭 그 안쪽에 뼈머리를 확인한다.
③ 샅고랑인대와 함께 넙다리빗근(봉공근)과 긴모음근을 촉진하고 스카르파 삼각을 확인한다.
④ 스카르파 삼각 내에 다시 뼈머리를 촉진한다.
⑤ 아래앞엉덩뼈가시(AIIS) 아래에 넙다리곧은근힘줄을 촉진한다.
⑥ 양 AIIS를 선 자세, 바로 누운 자세에서 촉진한다.
⑦ 옆으로 누운 자세에서 ASIS와 궁둥뼈결절을 촉진하고 그 선과 큰돌기의 위치관계를 확인한다.
⑧ 선 자세에서 좌우의 큰돌기의 볼록한 융기의 형태를 상세히 조사한다.
⑨ 재차 양쪽의 큰돌기를 촉진하고 큰돌기의 볼록한 융기의 관찰로부터 엉덩관절이 안쪽회전 · 가쪽 회전의 어느 것인가로 되어있는지를 좌우에서 비교한다.
⑩ 뒤쪽에서부터 볼기부분의 안 깊숙한 해부를 추측한다(특히, 궁둥구멍근).
⑪ 엎드려 누운 자세에서 무릎관절을 90° 굽혀서 수동적으로 엉덩관절의 안쪽회전을 시행하여 큰돌기의 볼록한 융기가 가장 바깥쪽으로 만져질 때의 안쪽회전 각도를 측정한다. 크레이그 검사(Craig's test)에서 뼈머리의 전념각(antetorsion angle)을 추측한다.
⑫ 촉진으로 추측한 뼈머리와 큰돌기의 위치로부터 경체각을 추측한다.

무릎관절의 촉진

이해를 필요로 하는 키워드

1. 무릎관절

무릎관절은 해부학적으로 무릎넙다리관절(슬개대퇴관절)과 좌우의 넙다리정강관절(대퇴경골관절)로 나뉜다. 기능적으로 넙다리정강관절은 안쪽 · 가쪽넙다리정강관절로 나뉘고 각각에 서로 다른 기능으로서 파악할 필요가 있다.

2. 뼈 구성

무릎뼈와 넙다리뼈 먼쪽 끝, 넙다리뼈 먼쪽 끝과 정강뼈 몸쪽 끝으로 구성된다. 무릎뼈의 뒷면은 볼록하고 아래쪽 1/3은 인대가 부착하여 관절연골은 보이지 않는다.

3. 무릎뼈의 위치

넙다리뼈 하부의 앞면에 위치하여 있고 무릎관절 폄에서부터 최종 굽힘에 이르는 동안에 6~7㎝의 미끄러짐과 회전운동이 일어나고 있다.

4. 무릎뼈의 의미

무릎뼈에는 넙다리네갈래근, 무릎인대, 안쪽 · 가쪽무릎넙다리인대, 가쪽 · 안쪽무릎지지띠 등이 상하 · 좌우에서부터 부착하여 있어 무릎뼈의 안정성을 높이고 있다. 움직임은 상하 · 좌우의 미끄러짐과 수직축(선 자세)에서의 회전을 생각할 수 있다. 무릎뼈의 의미로서 지레의 역할, 넙다리곧은근의 작용축의 변환, 무릎관절 폄 모멘트의 증대, 관절면의 보호 등, 다양한 보고가 있다.

5. 관절주머니

무릎관절에는 관절주머니가 하나이고 관절은 무릎넙다리관절과 넙다기정강관절의 2개이며 그 기능은 굽힘 · 폄, 모음 · 벌림, 가쪽회전 · 안쪽회전의 세 가지를 생각할 수 있다. 임상에서의 사고방법은 이 세 가지의 기능을 이해한 다음에 대응해야 한다.

6. 인대

넙다리정강관절에서는 관절 내의 인대로서의 앞 · 뒤 십자인대, 관절주머니인대로서의 안쪽곁인대, 관절주머니 밖의 인대로서의 가쪽곁인대를 열거할 수 있다. 또한 세부적으로는 무릎관절의 뒤 가쪽에 집중하여 빗오금인대(사슬와인대), 장딴지근머리종자뼈종아리인대(Fabella fibular ligament), 활꼴인대(궁상인대)가 존재하여 뒤가쪽 구성체를 구성하고 앞안쪽 구성체와 함께 정강뼈의 가쪽회전을 제한하고 있다.

7. 무릎밑 지방체(infrapatellar fat pad)

무릎넙다리관절의 무릎뼈 앞 아래쪽에서 무릎인대의 뒤쪽에는 지방이 충전되어 있어 관절의 완충작용에 도움이 되고 있다. 폄 때에 지방체는 무릎인대 바로 밑에 있고 굽힘과 함께 위쪽으로 이동하여 무릎뼈와 넙다리뼈 사이에 밀려들어간다. 무릎밑 지방체는 지각신경이 풍부하여 무릎밑 지방체염에서는 운동통증이 발생하게 된다.

8. 윤활주머니

무릎관절 주위의 근육힘줄 부착부에는 많은 경우, 윤활주머니가 존재하고 윤활주머니염에서는 종창과 통증이 발생한다. 또한 오금부분 윤활주머니는 베이커주머니라고도 일컬어지고 베이커 낭종(Baker's cyst)은 귀찮은 증상사례로서 알려져 있다. 무릎위주머니(슬개상낭)에 관찰되는 종창은 무릎의 튀어 오름으로써 관찰할 수 있다.

9. 근육

무릎관절에는 엉덩관절에서부터의 근육과 발목관절에 관계하는 근육이 부착하여 있다. 특히, 엉덩관절에서부터의 근육은 무릎관절의 굽힘 · 폄과 정강뼈의 회전에 강력하게 관여하고 있고 한편, 발목관절에 작용하는 근육은 무릎관절의 깊은 층으로 들어가 무릎관절 뒤쪽에 통증이 발생하는 일이 있다. 게다가, 속 근육으로서의 오금근은 정강뼈의 안쪽회전 작용을 갖는다는 것으로부터 오금근의 단축(구축)은 정강뼈의 가쪽회전 제한과 앞쪽 미끄러짐을 방해하게 되어 무릎관절 굽힘 제한의 하나의 요인으로 되어 있다.

10. 정렬

측정에는 넙다리뼈–정강뼈각(대퇴–경골각, FT각), Q각, 미클리치선(Mikulicz line)이 사용되고 있고 각각에 정렬(alignment)로서의 의미를 갖고 있다.

11. 윤활주머니 내 운동

무릎관절 굽힘의 초기는 구르기 운동, 차츰 미끄러짐 운동이 많아진다. 이 경우 미끄러짐 운동은 OKC와 CKC에서는 그 사고방법이 다르고 OKC에서는 구르기 운동 후에 정강뼈는 넙다리뼈 밑을 미끄러지고(gliding 또는 sliding), CKC에서는 구르기 운동 후에 넙다리뼈는 정강뼈 위를 미끄러진다(spinning).

정확한 촉진과 그 응용

① 무릎뼈를 움직여보자.
② 정강뼈거친면을 포함한 무릎관절 폄 구조 (넙다리네갈래근–무릎뼈–무릎인대–정강뼈거친면)를 촉진하자.
③ 넙다리정강관절의 안쪽 · 가쪽관절(틈새)을 손가락으로 찾자.
④ 정강뼈의 회전 각도를 예측하자.
⑤ 옆쪽 동요를 무릎관절 폄 · 굽힘의 양쪽에서 확인하자.
⑥ 관절의 앞뒤 동요를 확인하자.
⑦ 넓적다리 앞면과 뒷면, 가쪽 · 안쪽의 근육을 촉진하자.
⑧ 거위발(pes anserinus)부분의 근육을 모두 촉진하자.
⑨ 안쪽에서 정적 · 동적 지지구조를 확인하자.
⑩ 가쪽에서 정적 · 동적 지지구조를 확인하자.
⑪ 오금부분을 촉진하고 뒤넙다리근(hamstring)과 장딴지근 양 갈래를 촉진하자.
⑫ 오금부분에서 정강뼈 안쪽회전을 시켰을 때의 오금근을 촉진하자.
⑬ 위정강종아리관절(상경비관절)을 촉진하고 정강뼈에 대한 종아리뼈의 위치를 보자.
⑭ 안쪽반달의 위치를 추축하자.
⑮ 골반의 앞경사/뒤경사, 넙다리뼈의 회전, 정강뼈의 내번 · 외번과 회전, 발목관절의 자세를 확인하고 SHM(Screw Home Movement)과의 연관성을 확인하자.

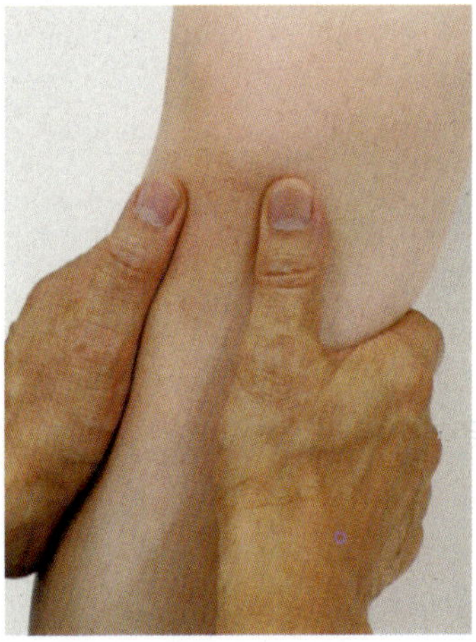

무릎관절의 촉진
무릎관절 앞면에서는 무릎뼈가 만져지게 되는데 그 움직임에 대한 상세한 것을 조사하는 것이 중요하다. 무릎뼈의 안쪽 · 가쪽, 상부 · 하부의 종창이나 가동성(미끄러짐 운동)을 관할하여 이상이 있으면 그 원인을 찾아야 한다. 이와 같은 관찰을 무릎관절의 앞면 · 뒷면, 안쪽 · 가쪽에서 신중히 반복하는 것이 도수기법의 숙달에 반드시 필요하다.

선 자세, 또는 앉은 자세, 동적, 앞쪽에서부터

① 선 자세에서 발을 1보 내딛고 무릎의 위치를 관찰하자.
② 무릎 폄 위치에서부터 굽힐 때의 정강뼈의 회전방향을 확인하자.
③ 무릎 굽힘 위치에서부터 펼 때의 정강뼈의 회전방향을 확인하자.
④ 무릎관절 굽힘과 폄 때의 무릎힘줄(슬개건)과 무릎밑 지방체를 살펴보자.
⑤ 발목관절 굽힘과 폄 때의 종아리뼈의 움직임을 촉진하자(발목관절에도 사용한다).

발목관절과 발의 촉진

이해를 필요로 하는 키워드

1. 발목관절

발목관절은 해부학적으로 거퇴관절(talocrural articulation)과 목말발꿈치관절(거종관절)(목말밑관절)로 구성되어 있다. 그 역할은 서로 다르며 앞에 것은 목말뼈를 통해서 발목관절의 굽힘 · 폄을 하고, 뒤에 것은 목말뼈와 발꿈치뼈에서 독자적으로 3개의 관절을 구성하며 발꿈치뼈 위를 목말뼈가 굽힘 · 폄, 모음 · 벌림, 엎침 · 뒤침 운동을 시행함으로써 하중에 대한 정렬의 조정에 기여하고 있다.

2. 뼈 구성

정강뼈 하단과 종아리뼈 하단으로 만들어지는 관절면(오목관절)과 목말뼈몸통(볼록관절)으로 구성되어 있고 발의 움직임은 종아리뼈 하단의 위치와 길이에 의해서 조절되어 있다. 즉, 종아리뼈 하단은 정강뼈 하단에 비하여 먼쪽으로 길게 뻗어 있고 발의 "외번"의 억제에 연관되어 있다. 또한 종아리뼈는 정강뼈와 비교하여 뒤쪽에 위치하여 있고 이것은 발의 벌림을 유도하는 데에 유리해진다.

3. 정강종아리관절

아래정강종아리관절은 인대결합이며 위정강종아리관절은 해부학적 관절로 되어있다. 아래정강종아리관절 손상에서는 앞 · 뒤정강종아리인대의 구축(contracture)에 의해서 발목관절의 가동성이 저하하여 발목관절의 등쪽 굽힘 제한이 일어나기 쉽다. 한편, 장기간의 등쪽 굽힘 제한은 위정강종아리관절(해부학적 관절)에 영향을 주어 관절구축을 초래하고 종아리뼈의 정상적인 움직임을 저해하게 된다. 항상 이 양자의 움직임을 관찰할 필요가 있다. 이와 관련하여 종아리뼈의 정상적인 움직임이란 발목관절의 움직임에 대응하는 종아리뼈의 움직임을 가리키고 있으며, 발목관절을 굽히고 펼 때에는 종아리뼈는 상하로, 좌우로, 거듭 가쪽회전 · 안쪽회전을 일으키게 된다.

4. 목말뼈의 역할

목말뼈는 체중을 직접 받은 후 앞 · 중간 · 뒤 목말발꿈치관절을 통해서 안쪽 · 가쪽 아치, 거듭 발꿈치뼈융기 안쪽 돌기를 향해서 체중을 분산하고 있다.

5. 관절주머니

목말종아리관절은 하나의 관절주머니에 싸여있고 목말발꿈치관절은 3개의 독립된 관절주머니에 의해서 피복되어 있다. 뒤목말발꿈치관절과 앞 · 중간목말발꿈치관절 사이에는 발목뼈굴(족근동)(목말뼈고랑과 발꿈치뼈고랑으로 구성)의 함몰이 있어 양자는 인대로 결합하여 있고, 임상에서는 중증의 발목관절 염좌 후에 통증이 발생하는 부위로서 알려져 있다.

6. 인대

관절주머니인대로서의 안쪽 · 가쪽곁인대가 있으며 앞에 것은 세모인대로서 정강발배부분 · 앞정강목말부분 · 뒤정강목말부분 · 정강발꿈치부분의 4개의 섬유가 있고, 뒤에 것은 앞목말종아리인대, 발꿈치종아리인대, 뒤목말종아리인대의 3개가 있어 "내번"의 억제에 작용하고 있다. 일반적으로 세모인대는 강인하고 넓은 범위에 이르고 있어 인대손상의 발생률은 매우 낮다 할 수 있다. 한편, 가쪽의 인대는 발목관절 바닥쪽 굽힘을 주로 제한하는 앞목말종아리인대가 "내번"이 강요됨으로써 손상되는 비율은 매우 높고 발꿈치종아리인대 손상과 아울러서 신중한 치료가 요구된다.

7. 발목뼈

7개의 발목뼈로 구성되고 각각에 해부학적 관절을 구성한다. 각각의 위치관계를 정확히 파악하는 것이 중요하다.

8. 근육의 작용

종아리의 근육군은 앞쪽 구획, 가쪽 구획, 뒤쪽 구획(얕은 구획, 깊은 구획)으로 나뉘어 있고 각각에 강력한 근막에 의해서 감싸여 있다. 각 구획의 근육군에 대해서 근육의 역할을 이해할 필요가 있다.

정확한 촉진과 그 응용

① 안쪽복사, 가쪽복사 상호간의 위치와 특징을 확인한다.
② 안쪽복사에서부터 정강뼈 아래모서리에 이르고 거듭 종아리뼈까지를 촉진한다.
③ 가쪽복사의 앞뒤에서 종아리뼈 앞모서리 · 뒤모서리를 촉진하고 아래정강종아리관절을 확인한다.
④ 아래정강종아리관절을 촉진한 후에 발목관절의 움직임에 동반해서 일어나는 종아리뼈의 움직임을 확인한다.
⑤ 발목관절 등쪽 굽힘 때의 아래정강종아리관절의 3개의 움직임을 확인한다.
⑥ 발목관절 바닥쪽 굽힘 때의 아래정강종아리관절의 3개의 움직임을 확인한다.
⑦ 발목관절 등쪽 굽힘 · 바닥쪽 굽힘 때의 위정강종아리관절의 움직임을 관찰한다.
⑧ 안쪽복사를 기준으로 하여 그 손가락 하나 폭 밑에 목말받침돌기(재거돌기)의 뼈융기를 촉진한다.
⑨ 목말받침돌기의 손가락 하나 폭 앞쪽에 발배뼈결절을 촉진한다.
⑩ 제1발허리뼈(중족골) 전체 길이에 걸쳐서 촉진한다.

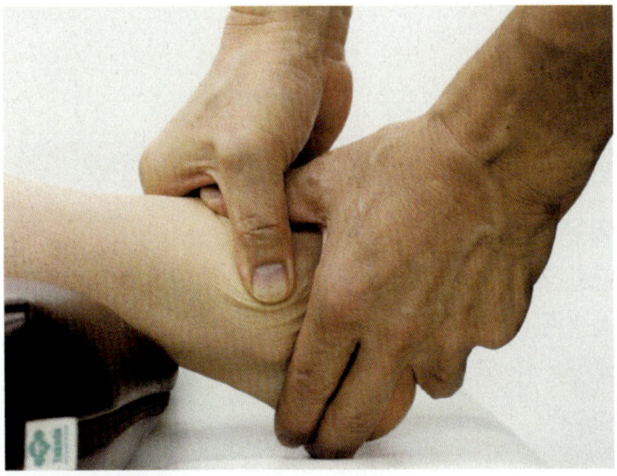

발목관절의 촉진
발목관절 앞면에서는 거퇴관절의 관절면을 촉진하는 동안에 목말뼈몸통 · 목말뼈목의 촉진을 시행한다. 또한, 정강뼈(안쪽복사)와 종아리뼈(가쪽복사)를 촉진하여 양자 사이에 움직임이 있다는 것을 관찰한다.
한편, 천개에 대해서 목말뼈가 앞쪽으로 미끄러지는, 또는 뒤쪽으로 미끄러지는 것을 이해할 필요가 있다.
근육군의 촉진으로서는 각 구획에서 볼 수 있는 근육의 대부분은 촉진하는 것이 가능하며 작용을 포함해서 확인한다.

⑪ 제1발허리뼈 바닥과 발배뼈 사이에 안쪽쐐기뼈(내측설상골)의 존재를 확인한다.
⑫ 발꿈치뼈 가쪽의 앞쪽에 평탄하게 만져지는 입방뼈(입방골)를 촉진한다.
⑬ 제5발허리뼈를 전체 길이에 걸쳐서 확인하고 제5발허리뼈 기저부를 촉진한다.
⑭ 제1발허리뼈 바닥과 제5발허리뼈 기저부의 두 점 사이에 선을 긋고 그 기울기를 확인한다.
⑮ 그 선위에서 중간쐐기뼈와 제2발허리뼈, 가쪽쐐기뼈와 제3쐐기뼈가 관절을 이루고 있는 것을 확인한다.
⑯ 그 선 위에 입방뼈가 제4, 5 발허리뼈와 관절을 이루고 있는 것을 확인한다.
⑰ 천개(tectorium) 밑에 목말뼈를 촉진하고 거퇴관절을 재차 확인한다(관절 틈새에 손가락을 미끄러뜨린다).
⑱ 발배뼈와 목말뼈의 틈새를 촉진하여 목말발배관절(거주관절)의 위치를 확인한다.
⑲ 발꿈치뼈를 촉진하고 그 위에 목말발꿈치관절을 확인한다.
⑳ 목말뼈를 고정하여 발꿈치뼈의 모음 · 벌림, 바닥쪽 굽힘 · 등쪽 굽힘의 수동적 움직임을 확인한다.
㉑ 모든 발목뼈를 촉진하여 각각의 관절면을 개별적으로 미끄러뜨린다(발목뼈 사이의 움직임을 확인한다).
㉒ 입방뼈를 기준으로 이분인대(등쪽발꿈치발배인대 · 등쪽발꿈치입방인대)를 촉진한다.
㉓ 가쪽복사의 바깥쪽에 앞목말종아리인대(발꿈치종아리 · 뒤목말종아리인대)를 촉진한다.
㉔ 안쪽복사의 안쪽에 세모인대가 위치하는 영역을 촉진한다.
㉕ 발꿈치뼈 안쪽돌기의 말초에 발바닥널힘줄(족저건막)을 촉진하고 윈치효과(windlass effect)를 확인한다.
㉖ “내번” 때에 일어나는 발의 3차원에서의 움직임을 확인한다.
㉗ “외번” 때에 일어나는 발의 3차원에서의 움직임을 확인한다.
㉘ 종아리의 각 구획의 근육을 촉진하고 각각을 단독으로 수축시켜 확인한다.
㉙ 발등동맥(족배동맥), 뒤정강동맥(후경골동맥)을 촉진한다.
㉚ 발목굴(족근관)을 뻗는 근육(뒤정강근, 긴발가락굽힘근, 긴엄지굽힘근)의 수축을 확인한다.

어깨관절에 관여하는 근육의 주의해야 할 작용

가시위근, 가시아래근, 어깨밑근, 등세모근 하부섬유, 넓은등근, 부리위팔근, 작은가슴근, 위팔두갈래근긴갈래힘줄, 앞톱니근, 어깨올림근, 어깨세모근 후부섬유

가시위근

① 어깨위팔관절의 초기 벌림과 안정성을 확보한다.
② 큰결절을 부리봉우리 아치 내에 끌어들임으로써 결과적으로 위팔뼈머리의 위쪽 미끄러짐을 억제한다.
③ thumb up 자세에서의 벌림을 생각할 수 있다.

가시아래근

① 어깨관절의 다양한 올림각도에서의 가쪽회전 작용을 갖는다.
② 가시아래근 하부섬유의 단축은 어깨위팔관절의 벌림 제한을 발생시킨다.

어깨밑근

① 어깨뼈 갈비면의 대부분을 차지한다는 것으로부터 어깨관절의 다양한 올림각도에서 안쪽회전 작용을 갖는다.
② 위팔뼈머리의 앞쪽이동(미끄러짐)을 억제한다.
③ 가시아래근과 어깨뼈의 겉과 속에서 면하고 있고 부착부분도 큰결절, 작은결절과 마주본다는 것으로부터 가쪽회전 · 안쪽회전의 길항작용 이외는 함께 어깨뼈가시-위팔뼈 사이 각도에 영향을 미친다.

등세모근 하부섬유

① 어깨관절을 어깨뼈면에서 올림 때에 어깨뼈를 위쪽회전시킨다.
② 일상생활에서 이 자세(올림)를 시행하는 것은 적게 근육위축을 나타내기 쉬우므로 주의를 요한다.
③ 앞톱니근과 함께 어깨뼈를 위쪽회전시키는 근육이며 어깨관절의 올림 제한에서는 특히, 평가의 대상으로 한다.

넓은등근

① 어깨관절 모음 · 안쪽회전 위치에서 폄을 시행한다.
② 이 근육의 단축은 어깨관절을 올릴 때의 가쪽회전을 제한하기 때문에 투구동작에서는 "팔꿈치 내려감"을 나타내어 팔꿉환절에 장애를 초래한다.

부리위팔근

① 어깨관절 지지면을 앞쪽에서부터 안정시킨다.
② 근육의 긴장은 근피신경을 포착하여 아래팔 가쪽부분에 지각이상을 초래하는 일이 있다.

작은가슴근

① 이 근육의 단축은 부리돌기를 아래쪽 회전을 시키기 때문에 이른바 "새우등"을 나타내기 쉽다.
② 게다가 단축은 어깨관절의 올림에도 영향을 준다.
③ 근육단축은 들이쉬기(흡기)에 영향을 주어 가슴우리(흉곽)의 확대를 거부하게 된다.

위팔두갈래근긴갈래힘줄

① 팔꿉관절의 굽힘과 동시에 아래팔의 뒤침에 작용한다.
② 위팔뼈머리를 아래쪽으로 억제한다.
③ 덧인대(accessory ligament)적인 역할로서 결절사이고랑을 통해서 위팔뼈머리를 조절하고 있다.
④ 가시위근, 가시아래근 등의 변성은 보상성으로 긴갈래힘줄의 부담을 높이게 된다.

앞톱니근

① 어깨뼈의 벌림 · 위쪽회전에 중요한 근육이다.
② 근력저하에 의해서 어깨관절의 올림 제한이 발생한다.
③ 팔이음뼈근육(견갑대근, shoulder girdle muscle) 중에서 어깨뼈의 안정화에 가장 영향을 미친다 할 수 있다.

어깨올림근

① 근육단축은 어깨뼈의 위쪽회전을 방해하고 어깨관절 올림에 영향을 미친다.
② 근육의 긴장은 등쪽어깨신경(견갑배신경)을 포착하여 등부분에 지각이상을 초래한다.

어깨세모근 후부섬유

① 후부섬유는 어깨관절 90° 벌림위치에서의 수평 폄에 작용한다.
② 가쪽겨드랑이 틈새에서부터 나오는 겨드랑이신경은 앞쪽으로 방향을 바꿔서 어깨세모근을 지배한다.

엉덩관절에 관여하는 근육의 주의해야 할 작용

엉덩허리근, 넙다리네갈래근, 넙다리빗근, 두덩정강근, 넙다리근막긴장근, 큰볼기근, 중간볼기근, 뒤넙다리근, 가쪽회전 6개 근육, 모음근군

엉덩허리근

① 허리뼈에 가장 영향을 미치는 근육으로서 이해한다.
② 엉덩관절 굽힘 구축의 원인이 된다(토마스 검사, Thomas test)
③ MMT에서는 골반을 뒤로 경사시켜(몸통을 뒤로 넘어뜨려서) 보상하기 때문에 주의를 필요로 한다.
④ 허리뼈의 후만에서는 엉덩허리근은 후만을 조장하는 방향으로 작용하기 때문에 주의를 필요로 한다.
⑤ 엉덩허리근은 나이가 듦과 더불어 근육위축의 진행이 다른 근육과 비교하여 빠르다는 것을 이해한다.

넙다리네갈래근

① 넙다리곧은근의 단축은 골반을 앞쪽으로 경사시킨다.
② 중간넓은근의 기능이상은 무릎뼈의 가동성을 저하시킨다.
③ 가쪽넓은근막에는 항상 장력이 가해진다는 것 때문에 근막의 기능장애를 나타내기 쉽다.
④ 무릎질환이 있는 사람에서는 안쪽넓은근에 가장 근육위축을 일으키기 쉽고 큰모음근과 함께 엉덩관절 모음의 힘과 무릎 폄의 힘의 저하가 일어나게 된다.

넙다리빗근

① 거위발에 부착하는 근육 중 엉덩관절의 벌림 · 가쪽회전에 관여한다.
② 근력저하는 엉덩관절 가쪽회전 위치에서의 굽힘을 불가능하게 한다.

두덩정강근

① 넓적다리부분을 안족을 끈 모양으로 뻗는 근육이며 거위발윤활주머니염의 원인근육이 된다.
② 무릎 폄 위치에서의 엉덩관절 벌림 제한에는 이 근육의 단축이 관계하고 있다.

넙다리근막긴장근

① 근육단축은 엉덩정강인대의 하부(가쪽관절융기부분)에서 운동통증이 발생하기 쉽다.
② 근육단축을 초래하기 쉽고 무릎관절에 O형 변형을 가져온다.
③ 넙다리근막긴장근은 골반을 앞으로 경사시키고 큰볼기근은 골반을 뒤로 경사시킨다는 것 때문에 서유성 연결을 하고 있는 두 근육은 골반의 앞뒤 경사를 조정하고 있다.
④ 넙다리근막긴장근은 위앞엉덩뼈가시에서부터 거디결절(Gerdy tubercle)에 이르기 때문에 골반과 무릎관절의 옆쪽 지지성에 관여하고 있다.

큰볼기근

① 넙다리근막긴장근과 함께 섬유결함을 하여 엉덩정강인대가 된다.
② 큰볼기근의 근력저하는 엉덩관절 이외에 허리뼈, 무릎관절에 영향을 미친다.

중간볼기근

① 근력저하는 골반의 보상동작[트렌델렌버그 징후(Trendelenburg sign) · 뒤시엔느 징후(Duchenne sign)]를 일으킨다.
② 골반의 경사각에 의해서 중간볼기근의 전부섬유, 중부섬유, 후부섬유의 어느 것인가에 특별히 근육위축이 강하게 나타나는 일이 있다.
③ 중간볼기근의 근력저하는 엉덩관절에의 하중부하를 높이게 된다.

뒤넙다리근

① 근육단축은 골반을 뒤로 경사시킨다.
② 골반의 앞뒤 경사나 옆쪽 경사에 의해서 안쪽 · 가쪽 뒤넙다리근(hamstrings)의 어느 것인가에 과도한 부하 또는 근육단축을 초래하는 일이 있다.
③ 근육단축은 엉치결절인대(천결절인대)를 통해서 엉치뼈의 기울기에 영향을 미친다.

가쪽회전 6개 근육

① 궁둥구멍근을 주로 한 6개 근육은 속 근육으로서 엉덩관절의 안정성에 강력하게 관여한다.
② 궁둥구멍근 등의 단축은 엉덩관절을 굽힐 때에 넙다리뼈머리의 뒤쪽으로의 회전을 제한하여 굽힘 제한을 초래한다.

모음근군

① 무릎관절 질환에서는 엉덩관절 모음근군에 근육위축이 두드러지게 관찰된다는 것을 이해한다.

몸통에 관여하는 근육의 주의해야 할 작용

배바깥빗근, 배속빗근, 배가로근, 허리네모근, 뭇갈래근, 배곧은근

배바깥빗근

① 위쪽에서는 앞톱니근과 교차하고 아래쪽에서는 넓은등근과 연결하면서 제5~12갈비뼈 측면에서부터 시작하여 배곧은근집(복직근초)의 앞엽을 구성하여 백색선(linea alba)에 부착한다. 뒤쪽에서는 엉덩뼈능선에 근형질(myoplasm) 그대로 부착하고 하복부에서는 널힘줄(건막)이 되어 샅고랑인대의 일부를 구성한다.

② 배속빗근과 길항하는 작용을 갖는다. 예를 들면, 골반을 고정하여 몸통을 우회전하는 경우, 왼쪽 배바깥빗근과 오른쪽 배속빗근이 동시에 작용하게 된다.

배속빗근

① 배속빗근의 근육이 뻗는 것은 위 절반에서 배바깥빗근과 똑바로 뻗고 아래 절반에서는 가로로 뻗고 있다.

② 잎쪽(부착부)은 제10~12갈비뼈 아래모서리와 배곧은근집(앞엽과 뒤엽의 두 엽으로 갈린다)에서부터 뒤쪽(기시부)은 등허리근막(흉요근막)(뒤엽)에 연결한다.

배가로근

① 가장 깊은 층에 있고 배곧은근집(뒤엽), 두덩뼈에 부착한다.

② 제7~12갈비연골과 등허리근막(앞엽), 샅고랑인대 가쪽 절반에서부터 시작된다.

③ 배가로근은 복부를 의식적으로 오므릴(움푹 들어가게 할) 때에 작용한다.

④ 복부를 움푹 들어가게 하면서 몸통의 회전을 시행하는 것은 위에 서술된 3개 근육을 동시에 수축시키게 된다.

허리네모근

① 엉덩뼈능선에서부터 갈비뼈 하부, 거듭 엉덩뼈능선 · 하부갈비뼈에서부터 각 허리뼈 가로돌기에 격자모양으로 부착한다.

② 골반의 끌어올림에 작용한다.

③ 한쪽의 근육이 단축하면 허리뼈의 측만(골반의 측방경사)에 영향을 준다.

④ 만성요통환자에서는 허리네모근의 근력과 단축의 유무를 확인할 필요가 있다.

뭇갈래근

① 가로가시근(반가시근, 뭇갈래근, 회전근)의 하나이고 하부허리뼈에서부터 엉치뼈의 높이에서 가장 굵어져 있다.

② 허리엉치관절(제5허리뼈–엉치뼈)에 대한 폄 작용의 필요성으로부터 이 부분이 가장 발달하여 있다.

③ 뭇갈래근은 엉치뼈의 기울기에 크게 관계하고 있고 엉치뼈의 끄덕임(nutation)을 가능케 하고 있다.

배곧은근

① 3~4개의 나눔힘줄(건획)(중간힘줄)을 갖고 있어 근육수축에 유리한 구조로 되어있다.

② 배곧은근은 배바깥빗근, 배속빗근, 배가로근의 3개의 널힘줄이 배곧은근집으로 이행하여 있어 몸통 앞쪽을 강력하게 지지하는 구조로 되어있다.

③ 배곧은근집에는 앞엽과 뒤엽이 있으며 활꼴선(궁상선)(배꼽의 아래쪽)을 경계로 위에서는 배바깥빗근과 배속빗근의 일부가 앞엽에, 배속빗근의 일부와 배가로근이 뒤엽으로 이행하여 있다. 한편, 활꼴선의 아래에서는 3개의 널힘줄의 모두가 앞 · 옆으로 이행한다.

올림 제한의 도수기법 1
어깨위팔관절에 대한 중재

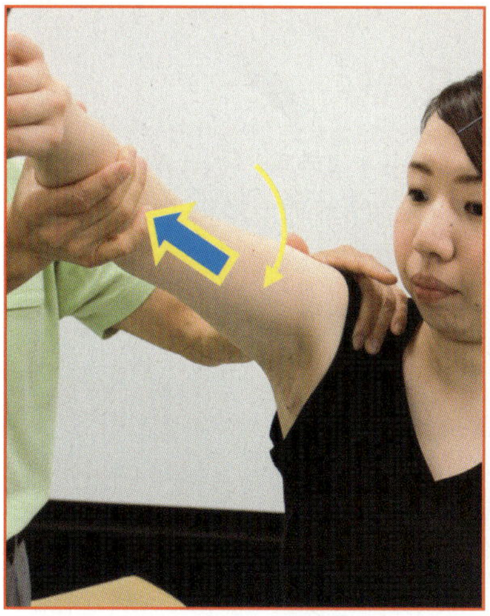

굽힘에서 앞쪽 통로를 사용할 때에 어깨 안쪽 회전 위치에서 장축방향으로 견인을 가한다.

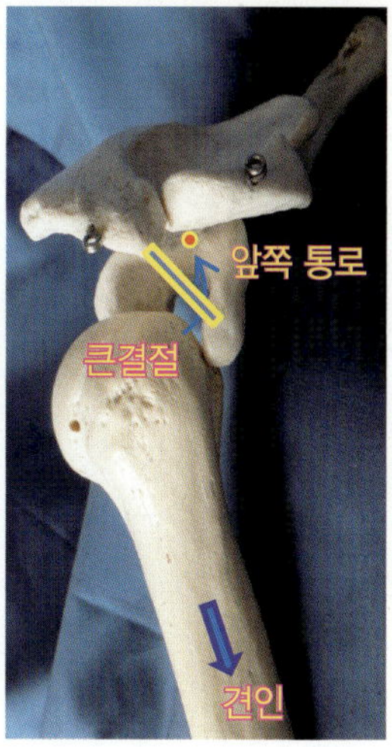

올릴 때, 2어깨관절에서의 앞쪽 통로에서 견인을 가하는 예.

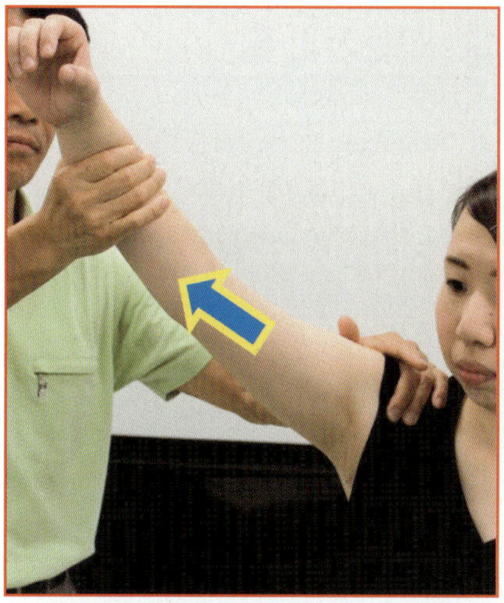

중간통로를 사용하여 올릴 때, 어깨 중간위치에서 장축방향으로 견인을 가한다.

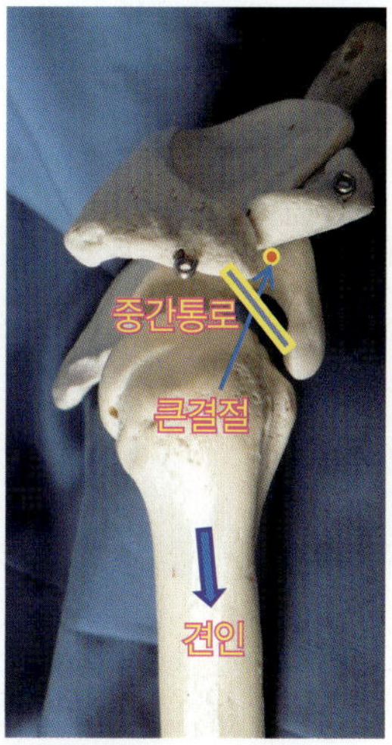

중간통로에서 견인을 가하는 예.

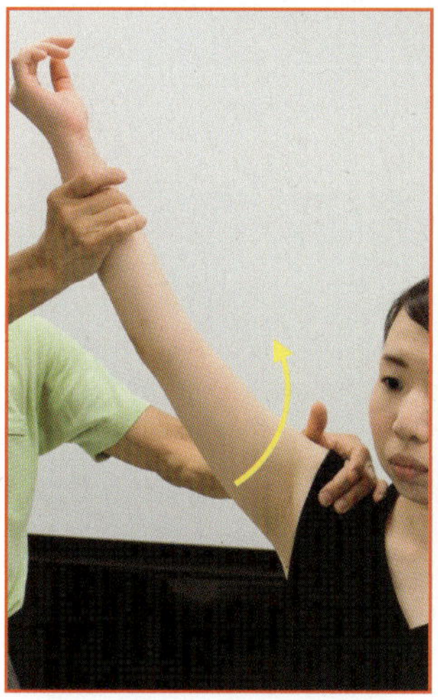

뒤가쪽 통로를 사용하여 벌림을 할 때에 어깨 가쪽회전 위치에서 장축방향으로 견인을 가한다.

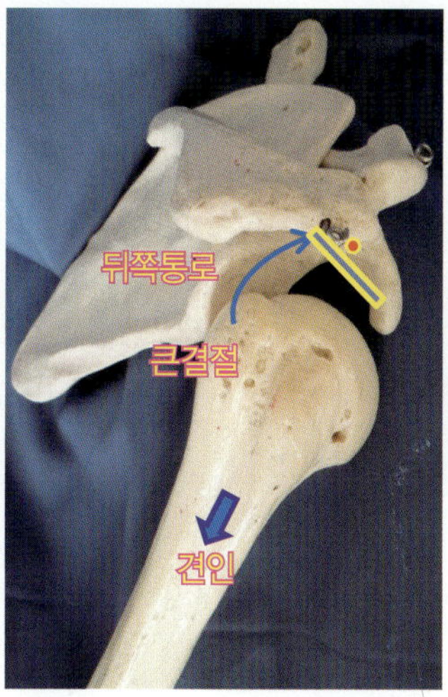

뒤쪽 통로에서 견인을 가하는 예.

도움말

올림 제한이 발생한 각도(자세)에서 위팔을 유지하고 위팔뼈를 장축견인을 함과 동시에 몸쪽 끝(뼈머리)을 아래쪽으로 활주시키면 좋다.

ISPS(intrinsic shoulder pain syndrome)의 약 80%는 봉우리밑윤활액주머니염, 유착성관절주머니염(겨드랑이 함몰에 많다), 위팔두갈래근긴갈래힘줄염, 회전근개 손상으로 분류된다(Nobuhara [信原]).

전문가의 길

Road to Expert

어깨관절에서 올림에 도달하는 통로는 앞쪽, 중간, 뒤가쪽의 3개가 존재한다. 어느 통로가 적합한가를 평가로부터 판단한다. 동시에 봉우리-뼈머리 사이 간격(AHI)을 고려하여 가능한 한 부딪힘(impinge ment)을 발생시키지 않는 통로에서 구축(contracture) 제거를 위한 도수기법과 운동을 시행하도록 한다.

올림(•가쪽회전) 제한의 도수기법 2 (특히, 관절내압에 원인이 있는) 어깨밑윤활주머니에 대한 중재

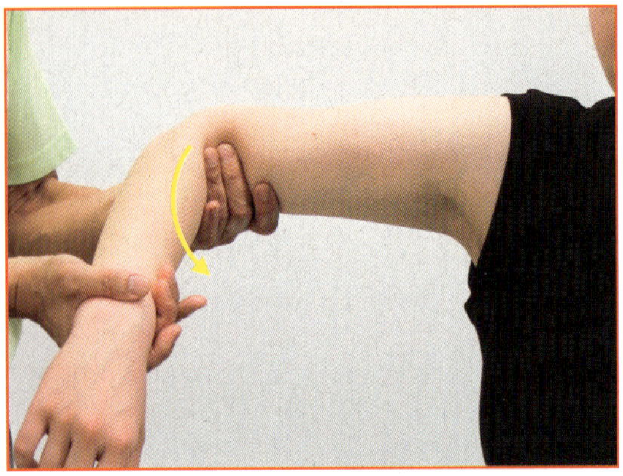

어깨관절을 90° 벌림 위치(제2 자세)에서의 안쪽 회전 가동범위를 확인한다.

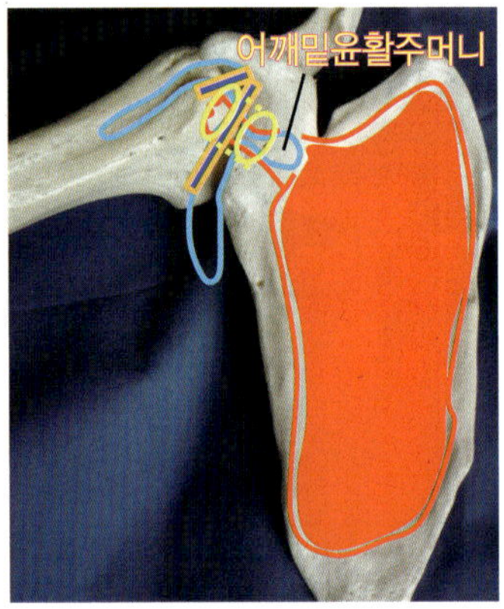

관절 앞면의 관절위팔인대의 위치와 바이트브레히트 구멍(Weitbrecht foramen)을 나타냈다(황색). 바이트브레히트 구멍은 관절주머니와 어깨밑윤활주머니로 구성되어 있다.

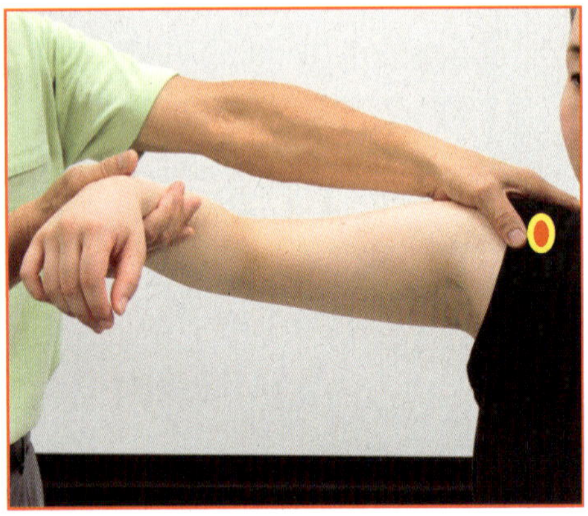

어깨뼈를 고정한 상태에서 90° 벌림 위치에서부터 어깨관절을 안정시킨다.

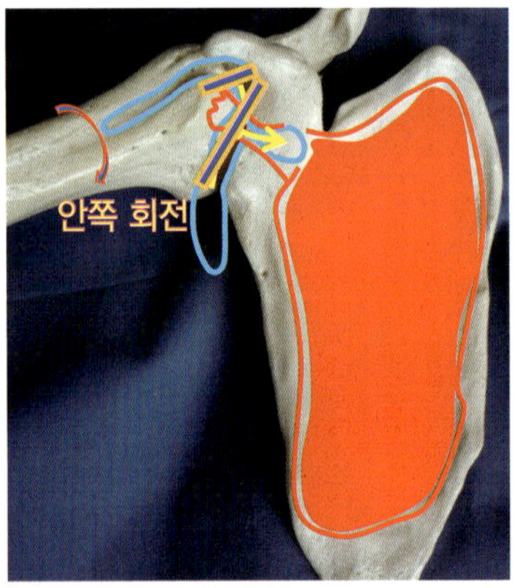

관절위팔인대는 관절주머니의 일부이고, 어깨관절 안쪽 회전 위치는 관절주머니 내압을 높이게 된다.

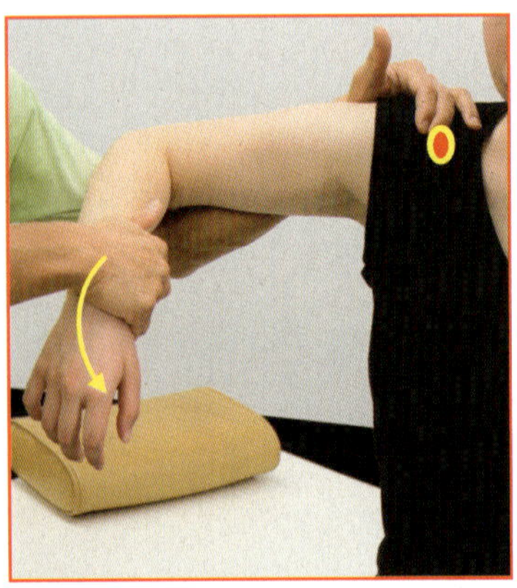

어깨뼈의 안정 하에 어깨관절을 안쪽 회전시킨다. 무리한 조작은 시행하지 않는다.

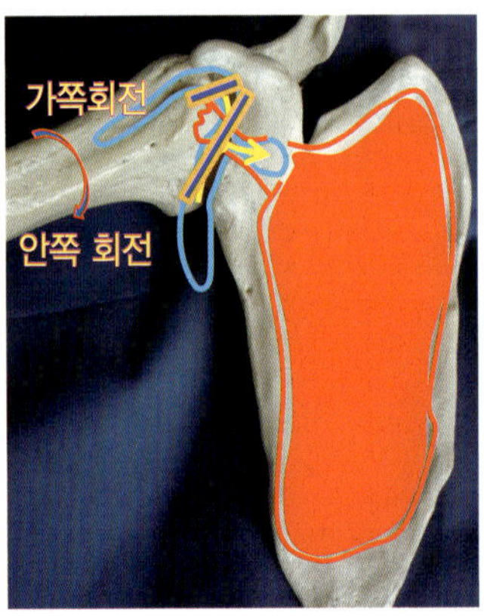

어깨관절의 안쪽 회전(수동적)은 관절액을 어깨밑윤활주머니 방향으로 밀어내게 된다.

도움말

바이트브레히트 구멍(Weitbrecht foramen)의 폐색이 의심되는 사례에서는 관절확장(joint distension)이 흔히 사용된다(Nobuhara).

구체적으로는 어깨관절 90° 벌림 위치에서 수동적으로 몇 번 반복한다. 이 조작은 관절 내압을 높여서 관절액이 어깨밑윤활액주머니로 향해서 유출되는 것을 기대하는 것이다.

전문가의 길

Road to Expert

Nobuhara가 제창하는 관절확장(joint distension)에 의해서 관절내압을 높여 관절액을 어깨밑윤활액주머니에 밀어 넣는 조작이다. 단숨에 가동범위의 개선이 관찰되는 일이 있다. 즉, 관절주머니와 어깨밑윤활액 주머니는 관절액이 유통하여 있고, 그 부위는 관절위팔인대(상관절상완인대)와 중간관절위팔인대(중관절상완인대)사이의 틈새(바이트브레히트 구멍)이다.
이 부위의 유착이 어깨관절 올림 제한이나 올림 통증의 원인의 하나라 생각되고 있다.

올림(• 가쪽회전) 제한의 도수기법 3 (특히, 관절내압에 원인이 있는) 어깨밑근 단축에 대한 신장(stretch) 중재

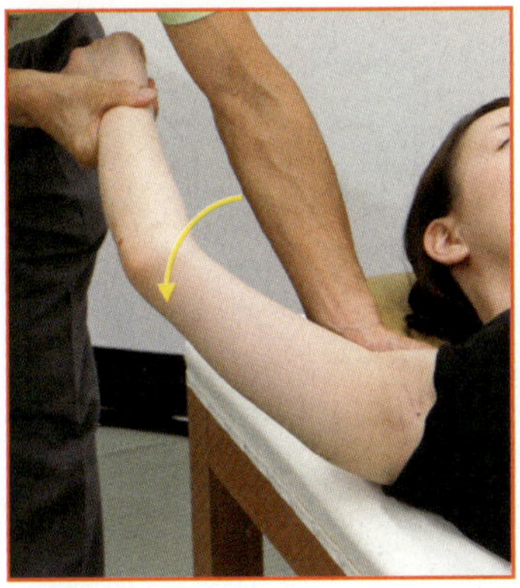

어깨 가쪽회전 위치에서 올림 각도를 확인한다.

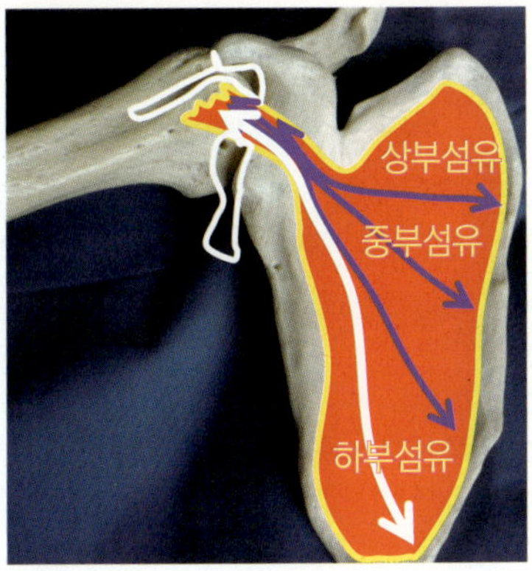

어깨밑근은 근육이 뻗는 것을 달리하는 4개의 섬유로 구성되기 때문에 작용도 여러 가지를 생각할 수 있다.

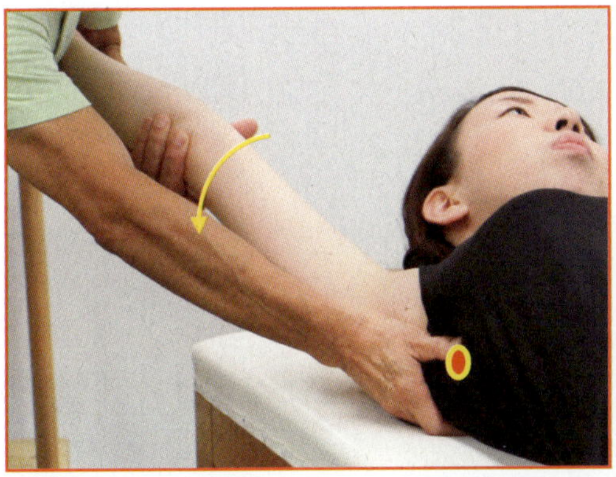

어깨뼈를 고정하고 어깨 가쪽회전 위치에서 천천히 올린다.

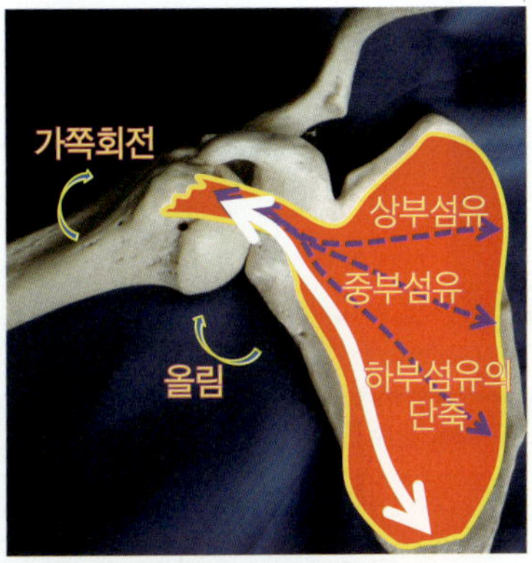

하부섬유는 올림 제한에 작용함과 동시에 다양한 올림 각도에서 가쪽회전 제동이 발생한다.

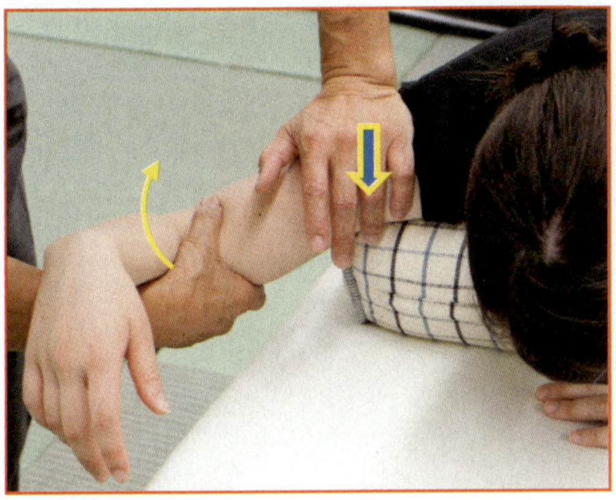

엎드려 누운 자세에서 어깨 가쪽회전 위치로 하고 위팔뼈 몸쪽 끝을 앞쪽으로 밀어 넣는다.

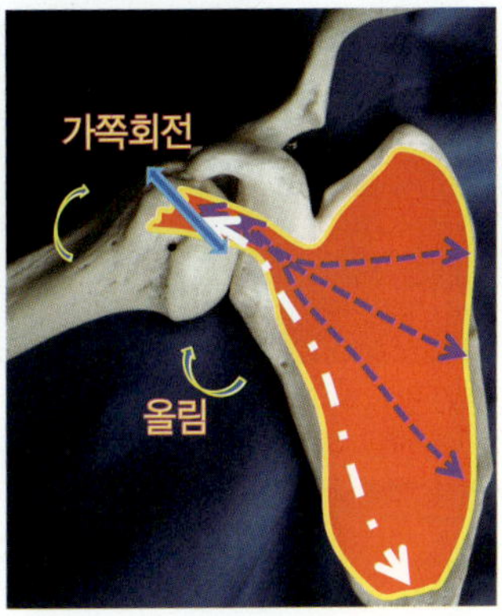

어깨밑근은 뼈머리의 앞쪽을 뻗기 때문에 근육단축은 뼈머리의 앞쪽 미끄러짐을 제한한다.

도움말

어깨밑근의 단축은 어깨관절의 올림을 제한하고 그리고 올림 때의 가쪽회전을 억제한다. 따라서 넓은등근과 마찬가지로 late cocking기에 "팔꿈치가 내려가는" 현상을 나타내게 된다.

어깨밑근의 단축은 어깨밑윤활액주머니를 통해서 관절내압에 관여한다고 생각된다.

전문가의 길

Road to Expert

어깨밑근의 단축은 어깨위팔관절의 벌림 · 가쪽회전을 제한하고 나아가서는 어깨관절에 올림 제한을 초래한다. 특히, 강인한 어깨밑근 하부섬유는 어깨관절의 올림 · 가쪽 회전 제한에 큰 영향을 가져온다.

앞면에는 어깨밑근, 뒷면에는 가시아래근이 서로 위치하여 있고 양자의 다양한 올림각도에서의 길항작용은 임상에서 흥미를 자아낸다.

올림(・가쪽회전) 제한의 도수기법 4
복장빗장관절에 대한 중재

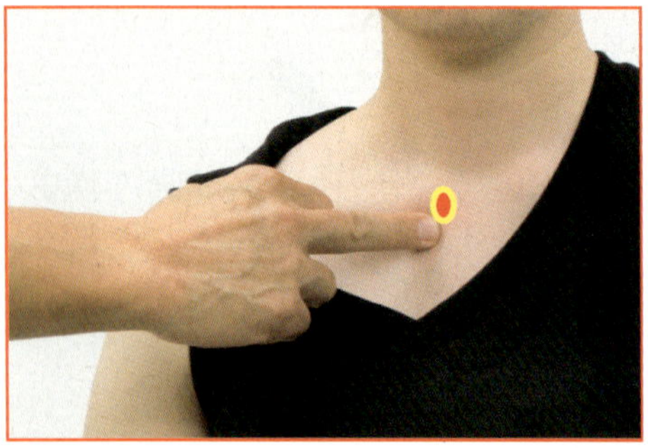

복장빗장관절(흉쇄관절)의 위치를 확인한다.

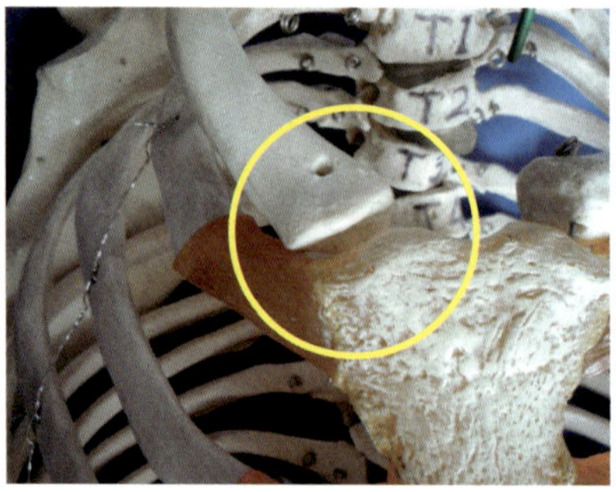

복장빗장관절이 안장관절이라는 것을 확인한다.

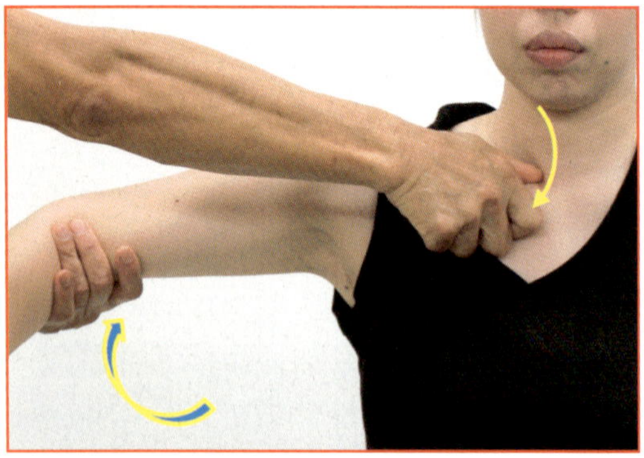

어깨관절 올림의 초기에 빗장뼈머리를 잡고 아래쪽으로 미끄러지게 한다.

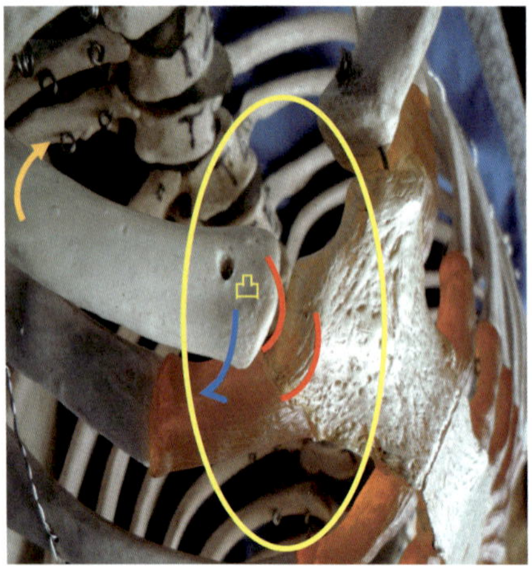

복장빗장관절의 위치를 확인한다.
올림 초기에는 빗장뼈의 안쪽 끝은 아래쪽으로 미끄러진다(사진은 복장빗장관절을 오른쪽 앞 위쪽에서 본 것이다).

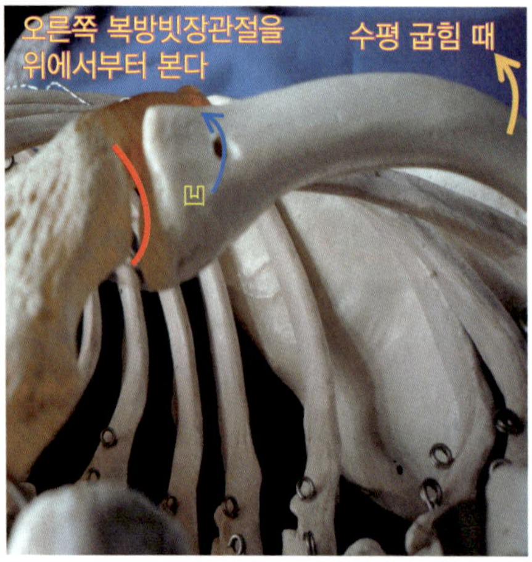

수평 굽힘 때, 빗장뼈 안쪽 끝은 앞쪽으로 미끄러진다(사진은 복장빗장관절을 오른쪽으로 비스듬한 뒤 위쪽에서 본 것이다).

도움말

복장빗장관절은 안장관절이고 이마면(어깨의 벌림 · 모음)에서는 볼록(凸)의 법칙에 따르고, 수평면(수평 굽힘 · 폄)에서는 오목(凹)의 법칙에 따른다.

올림(벌림 · 굽힘 때)의 초기(벌림 30°, 굽힘 60° 이후) 때에 빗장뼈 안쪽 끝에 아래쪽으로의 미끄러짐(기울기)이 일어나지 않는 경우, 빗장뼈 안쪽 끝을 아래쪽으로 미끄러지게 하는 도수기법을 사용한다.

전문가의 길

Road to Expert

복장빗장관절의 가동성은 어깨관절 올림의 초기에 관찰된다. 올림 때, 정지기(setting phase)를 넘어선 부근에서부터 복장빗장관절에서 빗장뼈의 기울기가 발생한다는 것을 신중하게 평가한다. 정지기란 어깨관절 벌림 때는 0~ 30°, 굽힘은 0~60°를 말하고 어깨뼈의 회전은 일어나 있지 않기 때문에 빗장뼈는 당연히 움직이고 있지 않게 된다. 어깨관절의 올림 때, 빗장뼈의 기울기에 좌우차이가 관찰되는 경우는 복장빗장관절에의 중재가 필요하게 된다.

올림(•가쪽회전) 제한의 도수기법 5
봉우리빗장관절에 대한 중재

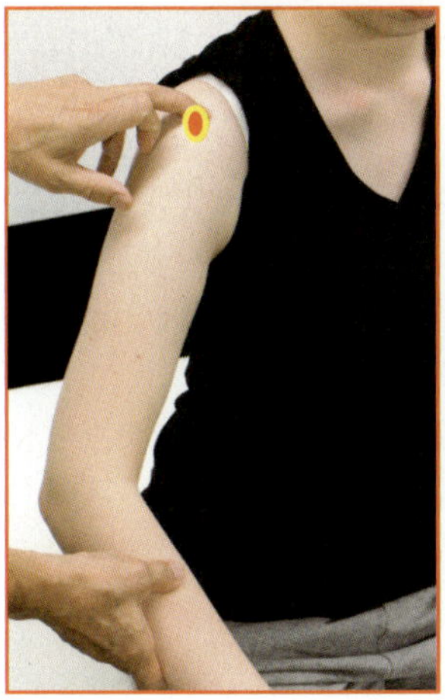

봉우리빗장관절의 위치를 확인한다.

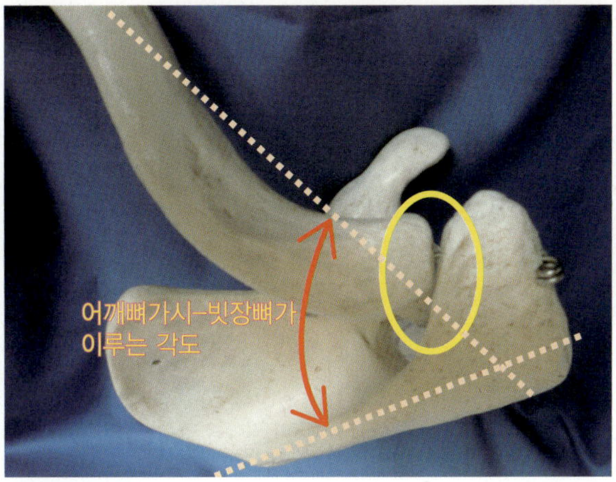

봉우리빗장관절(황색 ○)의 위치를 확인하고 어깨뼈가시-빗장뼈가 이루는 각도가 정상적으로 기능하고 있는지를 확인한다.

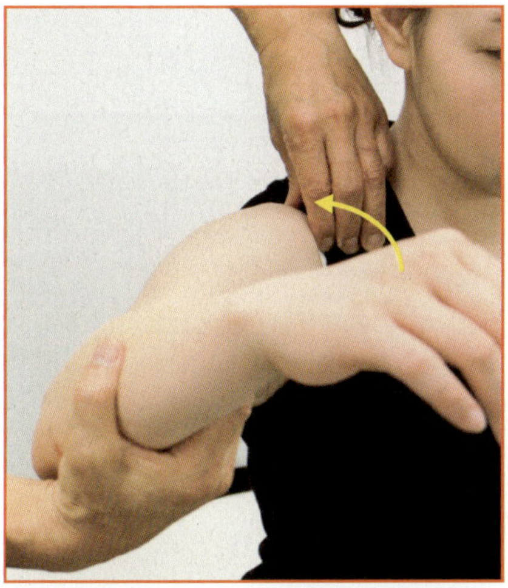

어깨를 올림과 동시에 빗장뼈를 고정한다.

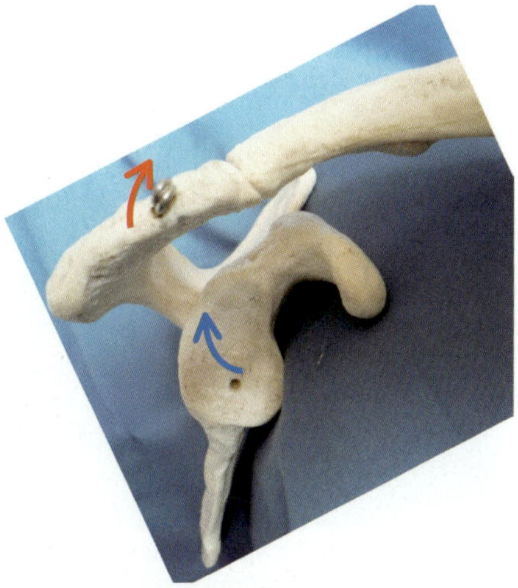

어깨관절을 올릴 때의 봉우리빗장관절에서의 어깨뼈의 움직임을 확인한다.

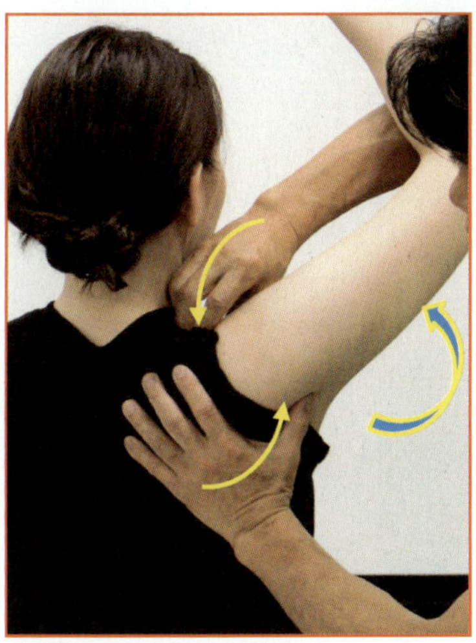

올림의 마지막에 빗장뼈를 고정함과 동시에 어깨뼈를 위쪽 회전을 시킨다.

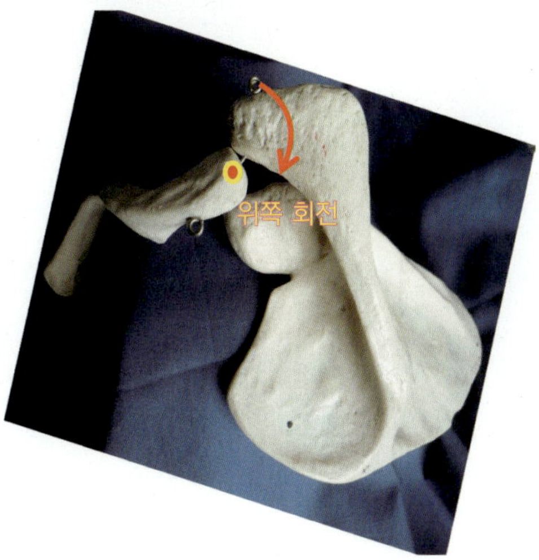

특히, 최종 올림 때에 봉우리빗장관절에서의 어깨뼈의 회전이 커진다는 것을 이해한다.

도움말

봉우리빗장관절은 올림의 최종단계에서 움직인다는 것을 알고 있다. 최대 올림 때(130° 부근) 통증이나 운동제한이 관찰되는 사례(high arc sign 양성)에서는 봉우리빗장관절에서 어깨뼈의 위쪽 회전을 유도하면 좋다.

전문가의 길

Road to Expert

봉우리빗장관절의 움직임은 어깨관절 올림의 후반에서 발생한다. 올림각도가 120~140°부근에서 어깨관절에 통증이 발생하면(terminal pain) 봉우리빗장관절에 그 원인을 생각할 수 있어 봉우리빗장관절에 대한 중재가 필요하다.

어깨관절을 올림에 따라서 빗장뼈는 뒤쪽으로 회전한다. 회전과 더불어 어깨뼈가시-빗장뼈가 이루는 각도는 넓어지게 된다. 또한 어깨관절이 내려감과 함께 빗장뼈는 앞쪽으로 회전하여 어깨뼈가시-빗장뼈가 이루는 각도는 원래의 각도(60°)에 접근한다.

올림(•가쪽회전) 제한의 도수기법 6
어깨관절 앞쪽 구성체에 대한 중재

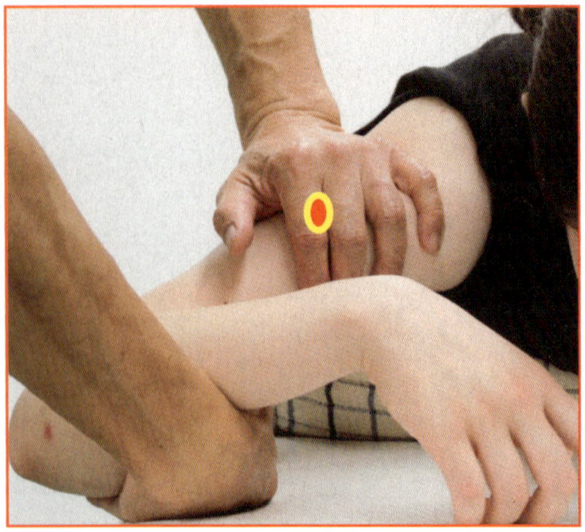

엎드려 누운 자세에서 뼈머리의 앞쪽 미끄러짐(놀이)을 확인하기 위해 손을 댄다. 다른 쪽 손은 올리기 위해 팔꿈치 밑에 둔다.

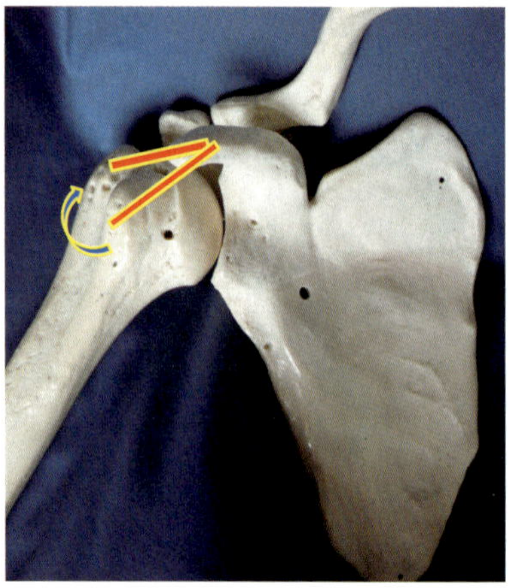

부리위팔인대의 단축은 어깨관절의 가쪽회전을 제한하고, 특히, 하부섬유의 단축은 올림 제한으로 작용한다.

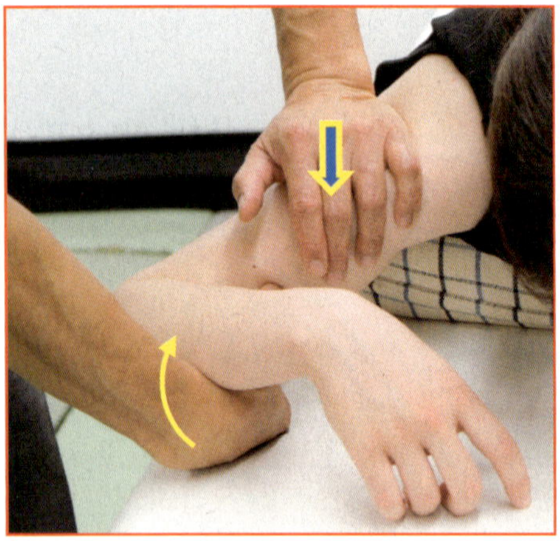

한쪽 손으로 어깨를 올리면서 다른 쪽 손으로 뒤쪽에서부터 뼈머리(위팔뼈 몸쪽)를 앞쪽으로 밀어 넣는다.

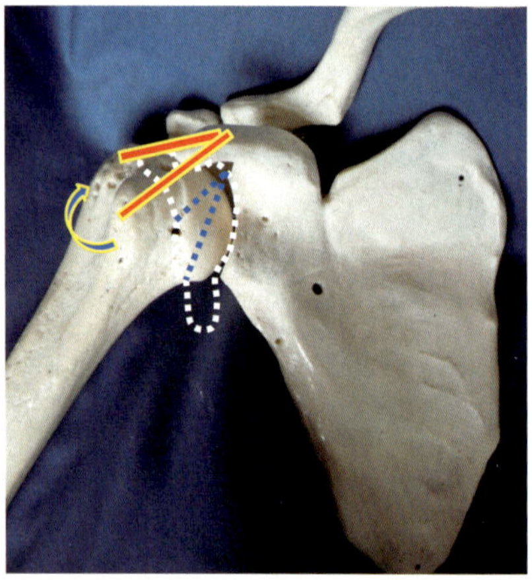

관절위팔인대(중부 · 하부섬유)는 특히, 가쪽회전 · 올림을 제한한다.

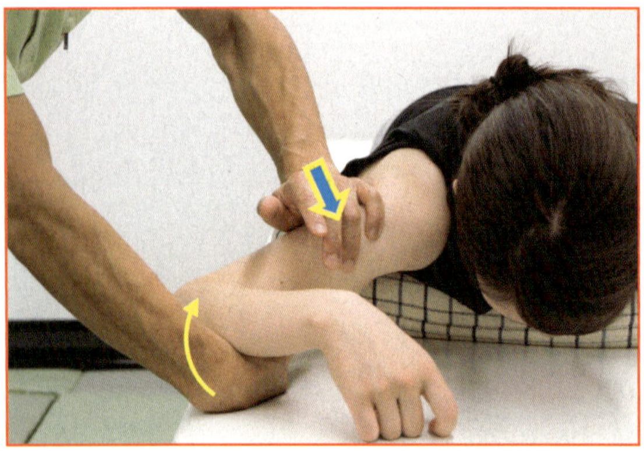

특히, 밀어 넣을 때에 딱딱함을 느끼는 방향으로 거듭 밀어 넣는다.

올림 · 가쪽회전 때 제한인자로서 부리위팔인대나 관절위팔인대의 단축(신장성 저하)을 생각할 수 있다.

도움말

관절위팔인대(관절주머니인대)나 부리위팔인대의 단축이 있는 사례에서는 엎드려 누운 자세에서 뒤쪽에서부터 위팔뼈 몸쪽 끝(뼈머리)을 앞쪽으로 향해서 천천히 밀어 넣는다. 다만, 무리한 중재는 위험성이 있어 급격한 조작은 피해야 한다. 항상 끝느낌(end feel)을 확인하는 것이 요점이라 할 수 있다.

전문가의 길
Road to Expert

이른바 오래된 어깨관절주위염 등은 어깨관절 앞쪽 구성체에 단축 · 구축을 동반하고 있는 일이 많다. 이 경우, 어깨 앞쪽으로의 중재를 신중하게 시행할 필요가 있다. 원래 어깨관절의 앞쪽은 취약하여 뼈머리를 앞쪽으로 밀어 넣는 조작은 오래된 사례를 제외하고 별로 많지 않다.

올림(• 가쪽회전) 제한의 도수기법 7
겨드랑이 공간 단축에 대한 중재

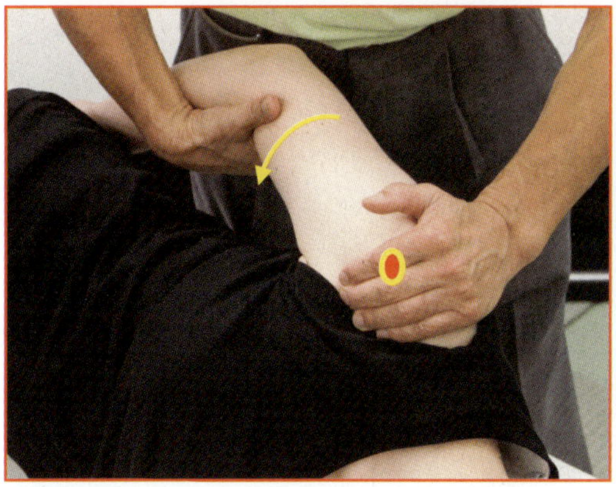

옆으로 누운 자세에서 어깨를 고정하고 어깨관절을 모음 · 안쪽 회전 위치에서 안정시킨다.

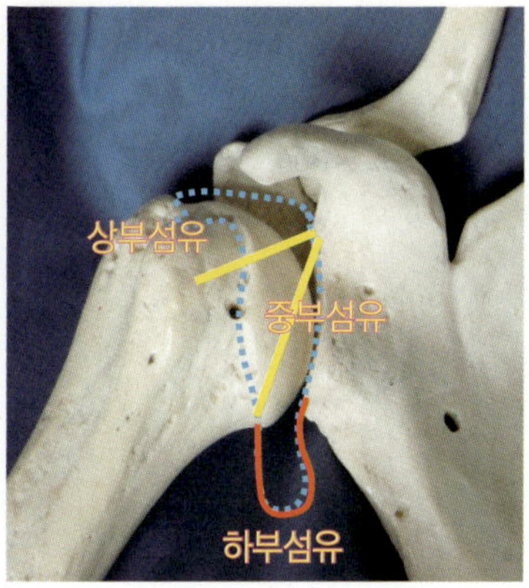

겨드랑이 공간이 관절위팔관절의 하부섬유라는 것을 안다.

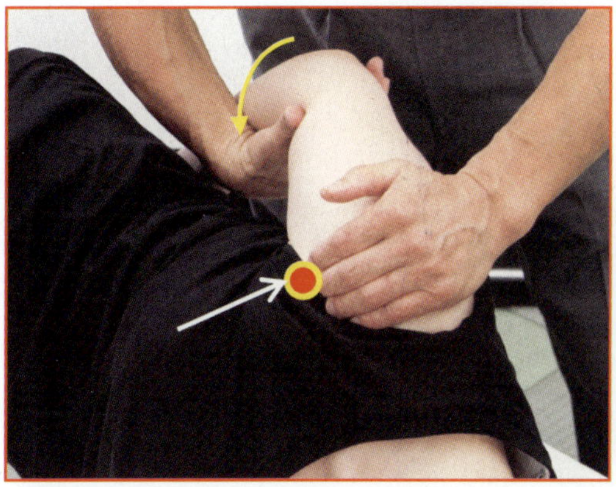

뼈머리가 앞쪽으로 미끄러지지 않도록 손가락 끝으로 누른다.

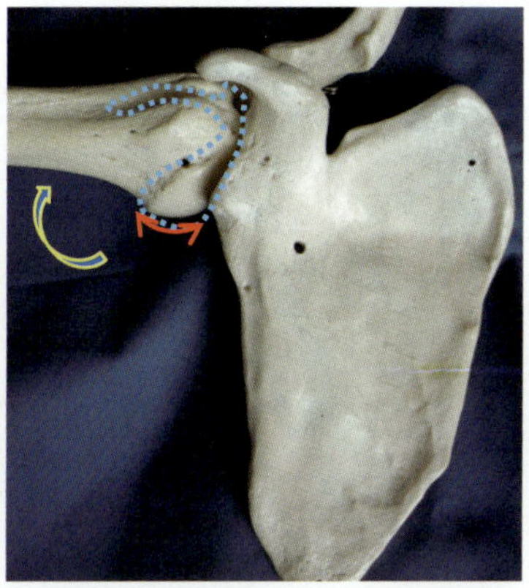

어깨관절을 올릴 때에 겨드랑이 공간은 신장된다.

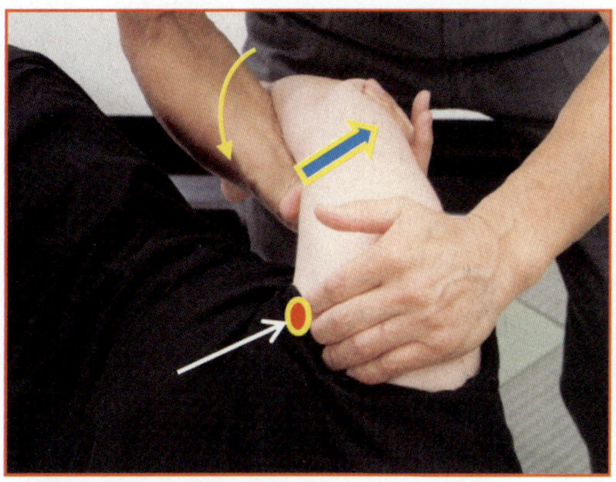

어깨관절 모음 · 안쪽 회전을 강화하면서 서서히 폄 방향으로 힘을 가한다.

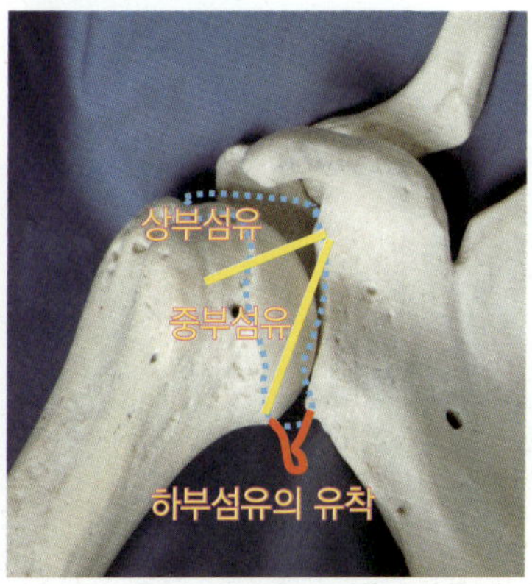

겨드랑이 공간의 유착은 어깨관절에 올림 제한을 초래한다.

도움말

관절위팔인대(관절주머니인대)의 하부섬유는 겨드랑이 공간이 되어 해먹모양의 구조를 하고 있어 뼈머리를 수용하기에 편리하게 되어있다. 어깨를 올릴 때에 하부섬유는 충분한 신장이 필요하며 이 섬유의 단축 또는 유착은 어깨관절에 올림 제한을 초래하게 된다.

전문가의 길

Road to Expert

겨드랑이 공간은 앞뒤로 뻗는 하부섬유(해먹모양의 구조)로 구성된다. 하부섬유는 관절주머니인대이기 때문에 유착을 관절주머니의 용량을 저하시켜 어깨의 가동성을 크게 손상시키게 된다.

겨드랑이 공간을 신장하는 방법은 어깨뼈를 고정하여 올림을 시행해도 된다. 이 경우, 어깨관절은 안쪽 회전 · 가쪽회전 위치의 어느 것에도 시행하는 것이다.

어깨뼈 올림의 도수기법 1 (특히, 어깨뼈의 아래쪽 회전을 동반하는) 어깨올림근 단축에 대한 신장중재

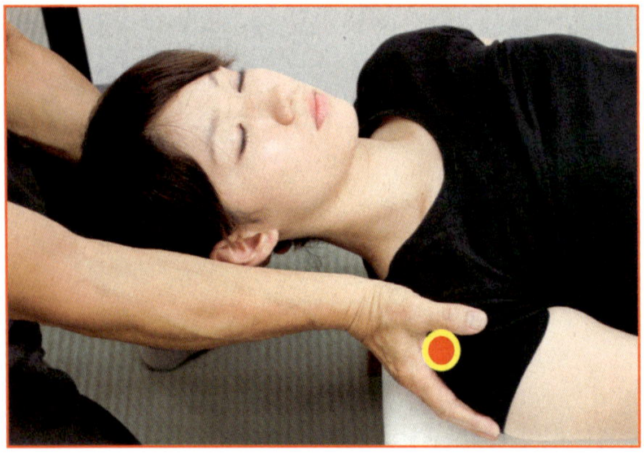

바로 누운 자세에서 뒤통수뼈와 C1~4 가로돌기를 촉진하고 다시 어깨뼈 윗각을 포함하는 안쪽모서리를 촉진한다.

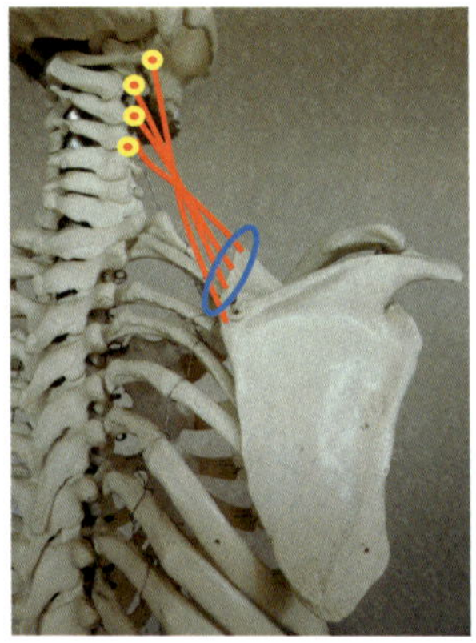

C1~4 가로돌기에서부터 어깨뼈 안쪽모서리의 위 1/3의 범위에 부착한다.

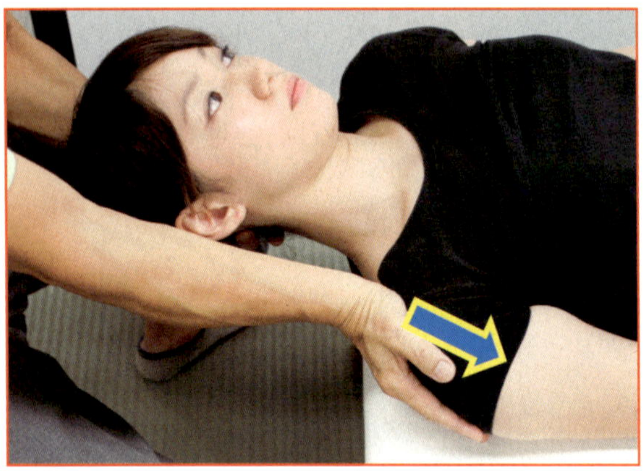

바로 누운 자세에서 뒤통수뼈를 고정하고 양자 사이를 떼어 놓도록 어깨뼈를 아래쪽으로 밀어 내린다.

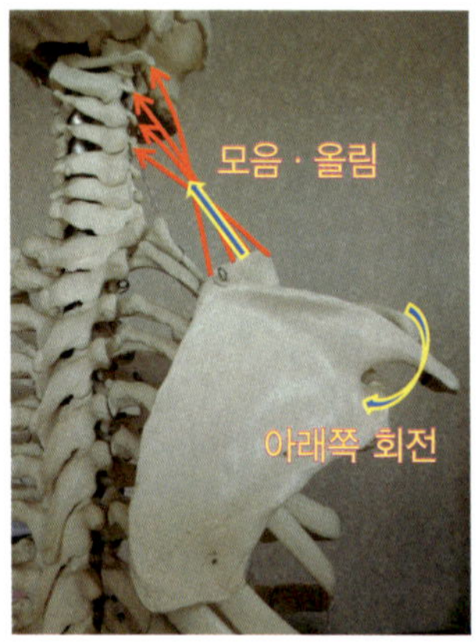

어깨올림근의 작용은 어깨뼈의 올림 · 모음 · 아래쪽 회전이다.

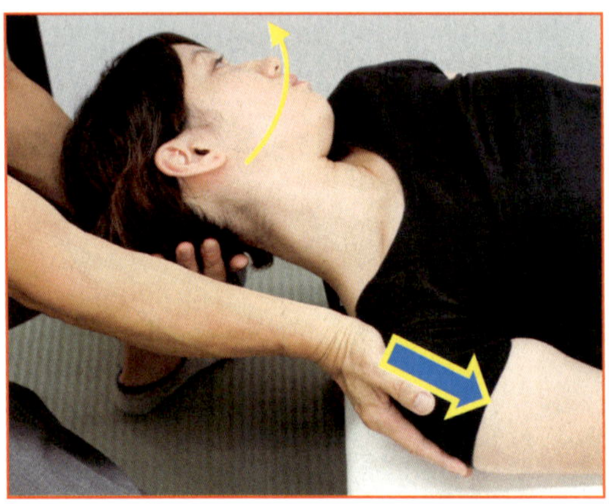

다시 머리 · 목 부위의 반대쪽 회전과 반대쪽 옆굽힘(측굴)을 가하면서 어깨뼈를 아래쪽으로 밀어 내린다.

(주의) 목에 견인을 가해서는 안 된다.

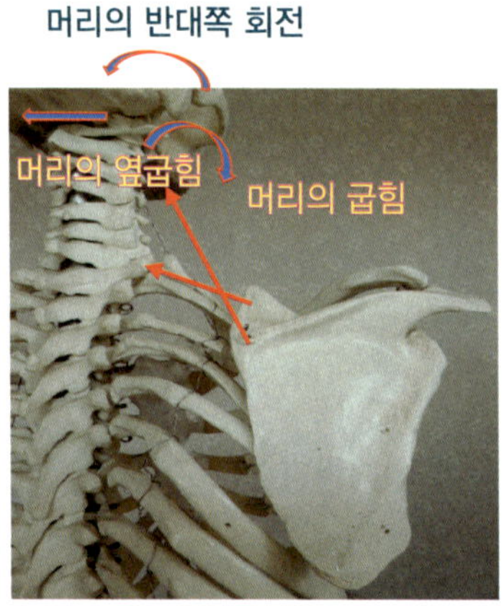

한편, 머리에 대한 작용은 폄 · 같은 쪽 옆굽힘 · 같은 쪽 회전이라는 것으로부터 신장방향은 위의 그림에 나타낸 것처럼 머리 굽힘, 머리 반대쪽 옆굽힘 · 반대쪽 회전을 시행한다.

도움말

어깨올림근의 작용

〈머리에 대해서〉

폄, 같은 쪽으로의 옆굽힘과 같은 쪽으로의 회전

〈어깨뼈에 대해서〉

올림, 모음과 아래쪽 회전

어깨올림근의 신장은 위에 적힌 작용의 반대방향으로 신장하면 좋다는 것을 알 수 있다.

전문가의 길

Road to Expert

1. 신장효과 : 기계적 자극이며 근육의 신장 이외에 폐용성 근육위축의 예방과 근막성 통증의 요인이 되는 근막의 단축을 예방한다.(Ikeda[池田]).
2. 신장의 방법 : 주로 근막의 신장을 의미하고 있으며 근막신장은 허둥대지 않고 시간을 들여서 천천히 정확히 시행하는 것이 요점이다.
3. 신장되는 부위 : 근육섬유 그 자체보다도 근막이 신장되고 또한 근육힘줄 이행부분에서의 신장도 중요하다.

신장(stretch)은 근육비대를 초래하는 인자가 될 가능성이 있으며 부교감신경 우위로부터 근육긴장의 저하와 혈액순환 개선을 생각할 수 있다(Yama shita[山下]).

신장은 근육구성 단백질의 합성을 촉진할 가능성이 있다.

어깨뼈 올림의 도수기법 2 (특히, 어깨뼈의 아래쪽 회전을 동반하는) 등세모근(하부섬유) 근력저하에 대한 중재

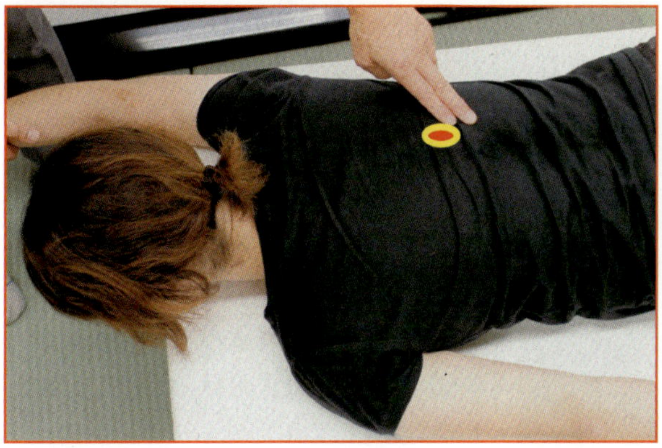

등세모근 하부섬유의 영역을 촉진한다.

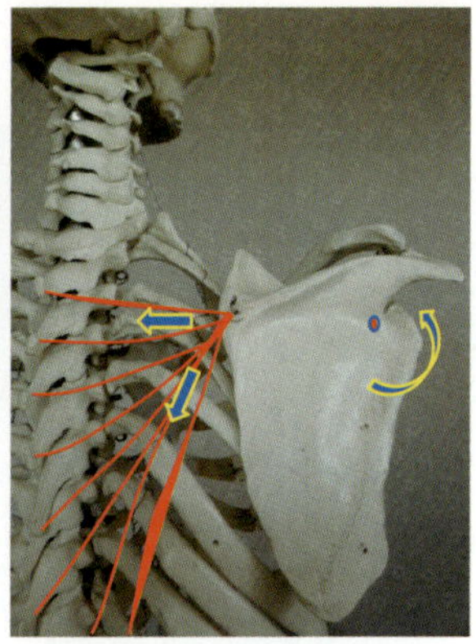

등세모근 하부섬유의 위치를 확인한다. 작용은 어깨뼈의 내림(depression), 모음과 위쪽 회전이다.

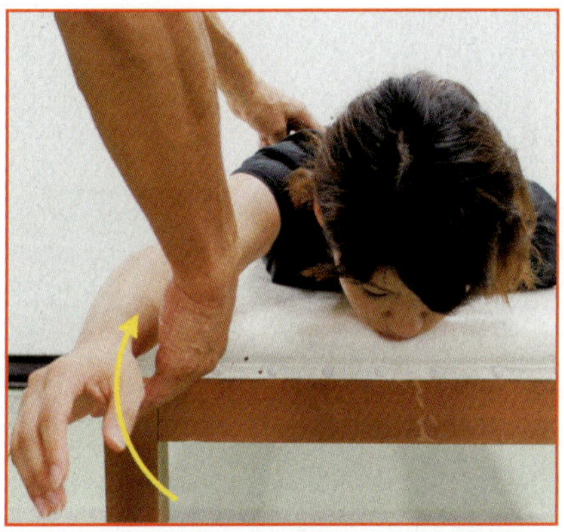

엎드려 누운 자세 또는 앉은 자세에서 팔을 올리게 하고 치료사는 지지에서 손을 뗀다.

등세모근 하부섬유는 Th5~Th12 가시돌기에서부터 어깨뼈가시 뿌리부분에 있다. 근육위축은 어깨뼈의 아래쪽 회전을 일으킨다.

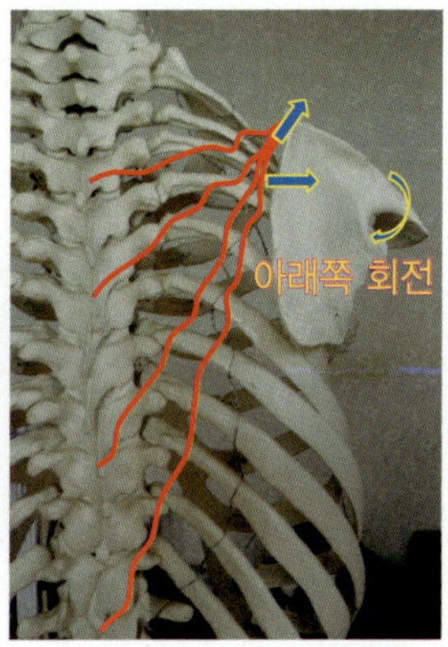

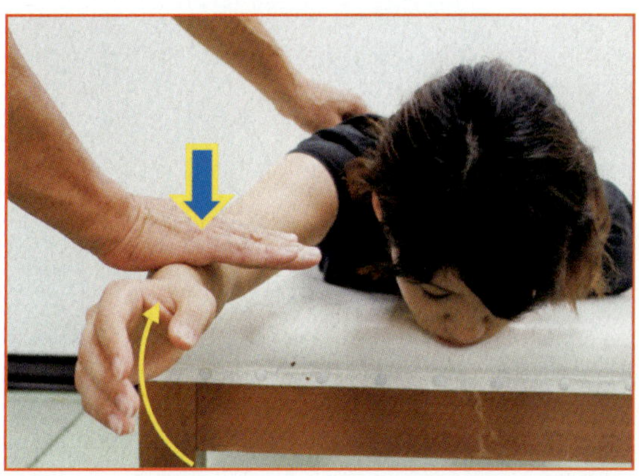

엎드려 누운 자세 또는 앉은 자세에서 팔을 올린다. 필요에 따라서 저항을 가한다.

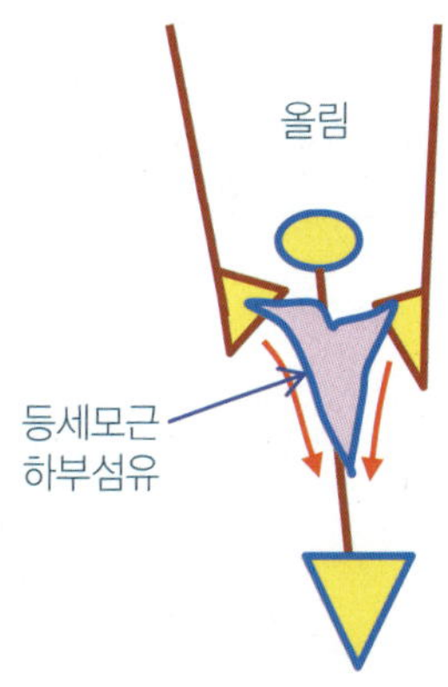

어깨뼈를모음 · 내림 · 위쪽 회전을 시켜서 어깨관절의 올림을 원활하게 시행시킨다.

도움말

등세모근(하부섬유)은 근육위축이 일어나기 쉽고 회복에 시간을 필요로 하기 때문에 근력강화에 어려움이 있는 근육이다.

어깨관절 올림에서의 하부섬유의 역할은 매우 크기 때문에 이 근육의 체크는 필수적이라 할 수 있다.

전문가의 길
Road to Expert

등세모근 하부섬유를 정확히 촉진할 수 있도록 하여 근육의 수축이 가장 잘 나타나는 자세를 확인한다.

등세모근에 대해서는 상부 · 중부 · 하부섬유의 각각의 작용을 이해한다. 특히, 하부섬유는 어깨뼈의 위쪽 회전에 효과적으로 작용하기 때문에 검사방법과 근력강화방법을 알아두어야 한다.

등세모근 하부섬유의 위축은 어깨뼈의 위쪽 회전을 방해하고 어깨위팔관절의 적합 부전에 의해서 올림 장애를 초래하게 된다.

어깨뼈 올림의 도수기법 3 (특히, 어깨뼈의 앞경사를 동반하는) 작은가슴근 단축에 대한 신장 중재

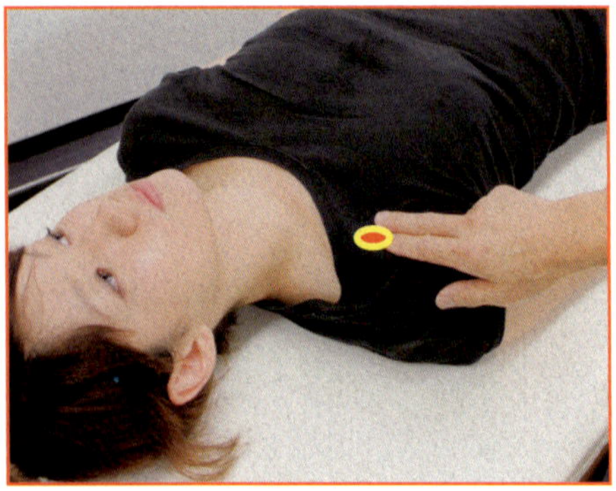

작은가슴근 부위(부리돌기)를 촉진한다.

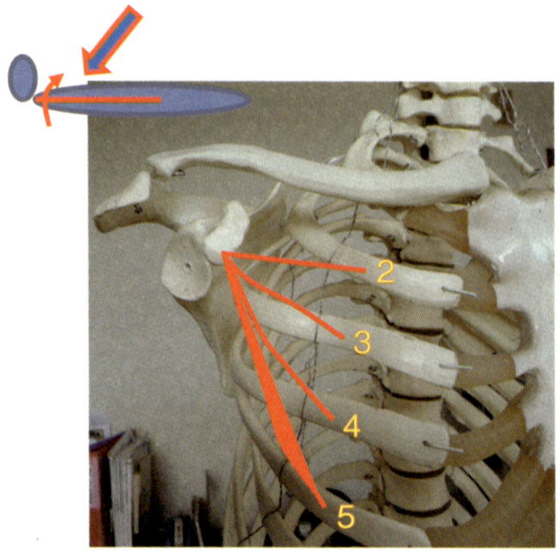

작은가슴근은 부리돌기에서부터 갈비뼈 앞편(제2, 3, 4, 5갈비뼈)에 부착한다.

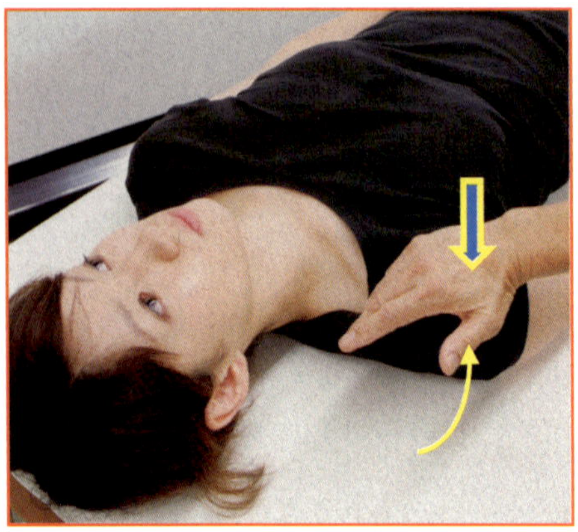

어깨를 앞쪽으로 내밀게 하고(어깨뼈의 굽힘) 치료사는 반대쪽에 가볍게 저항을 가하여 근육수축을 관찰한다.

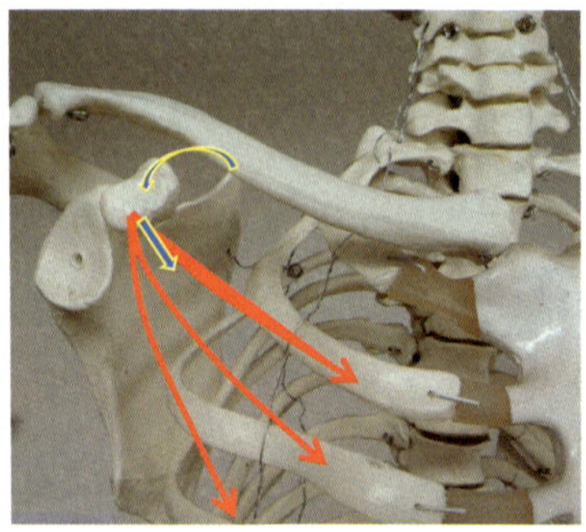

갈비뼈를 고정한 경우, 부리돌기를 아래 앞쪽으로 끌어내린다(어깨뼈의 앞경사). 단축이 있으면 어깨뼈는 앞으로 경사져 외관상은 "새우등"을 나타낸다.

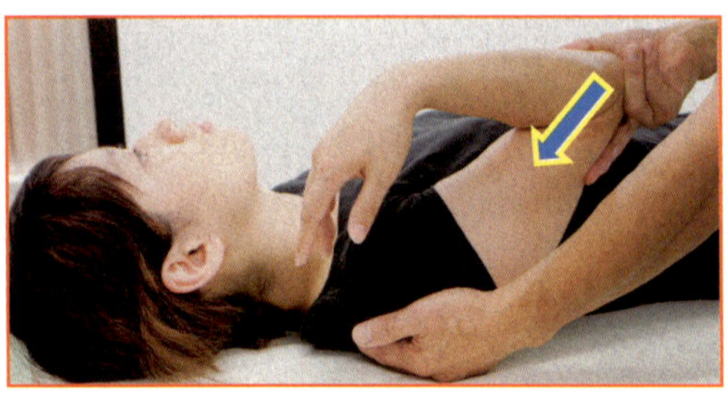

몸통을 안정시키고 위팔이 몸통을 따라가도록 하면서 어깨관절의 약간 모음 · 굽힘 위치에서 팔꿈치를 뒤 바깥 위쪽으로 밀어 올린다.

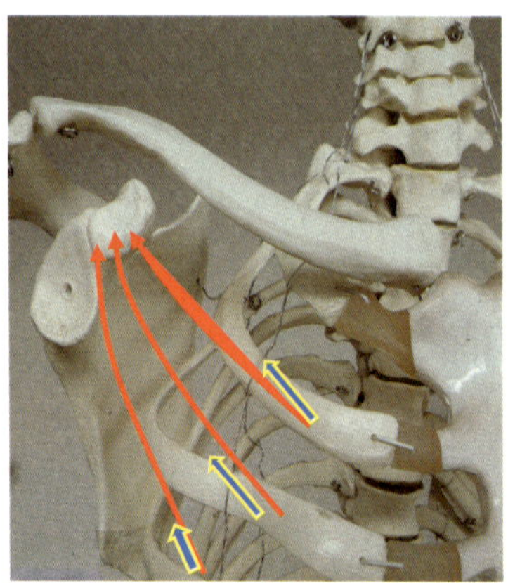

어깨뼈를 고정한 경우 상위 갈비뼈를 끌어올린다. 이른바 들이쉴 때 작용한다.

도움말

작은가슴근의 단축은 어깨뼈에 영향을 미친다. 구체적으로는 어깨뼈를 앞으로 기울여서 굽힘 90°까지는 아래쪽 회전을 시킨다.

앞쪽에서 보아 부리돌기를 건강한 쪽과 비교하여 앞쪽 · 아래쪽으로 촉진할 수 있는 경우는 어깨뼈는 앞으로 경사져 있고 아랫각은 떠올라 있다고 판단된다. 작은가슴근에 대한 신장방법을 이해할 것(기시부 : 제2, 3, 4갈비뼈, 부착부 : 부리돌기).

전문가의 길

Road to Expert

작은가슴근의 단축은 고령자에 많이 관찰되고 들이쉴 때 가슴우리 (흉곽)의 가동성(넓어짐)을 감소시킨다. 가슴을 벌리고 호흡운동을 시행하면 좋다.

어깨관절을 올릴 때는 어깨뼈의 뒤경사가 필요하다. 작은가슴근의 단축은 어깨뼈를 앞으로 경사지게 하기 때문에 어깨관절을 올릴 때에 장애가 된다.

작은가슴근은 부리돌기를 앞쪽으로 돌출시켜서 어깨뼈의 아래쪽 회전을 시킨다. 그러나 굽힘 90°을 넘는 지점부터는 그 작용은 어깨뼈의 위쪽 회전으로 역전시킨다.

기좌호흡(orthopnea) 때에 몸을 테이블 위로 앞쪽경사를 시키는 것은 작은가슴근에 의해서 어깨뼈의 위쪽 회전을 시켜서 들이쉬기를 편안하게 시행하는 자세를 취하기 위해서와 어깨뼈를 펴기 쉽게 하기 위해서라고 생각된다.

어깨뼈 바깥쪽 이동의 도수기법 1
등세모근 중부 · 하부섬유의 근력저하에 대한 중재

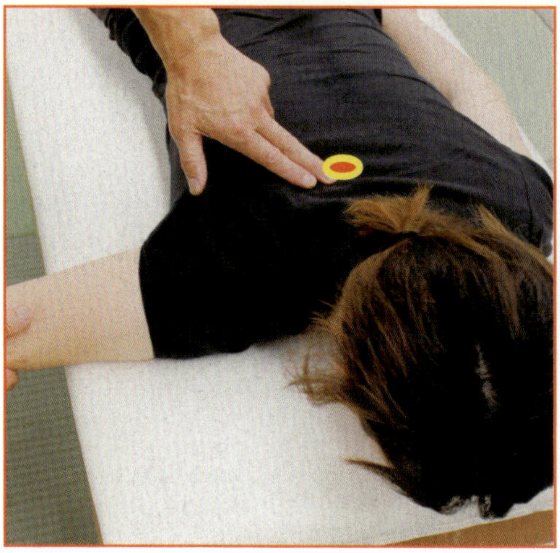

등세모근 중부섬유의 영역을 촉진한다.

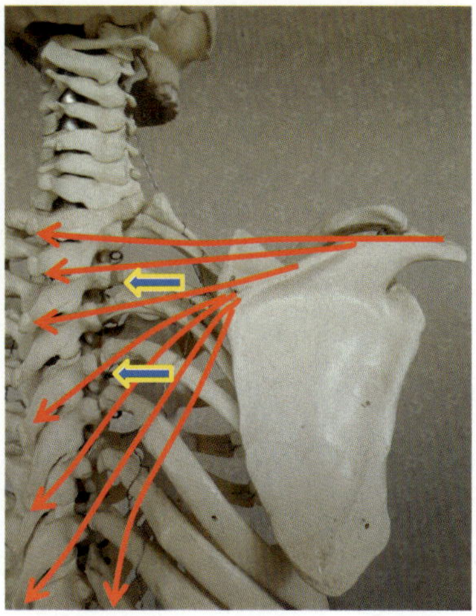

등세모근 중부 · 하부섬유는 Th12 보다 위의 영역에서부터 어깨뼈가시까지에 존재하고 작용은 어깨뼈의 모음 · 내림을 시킨다.

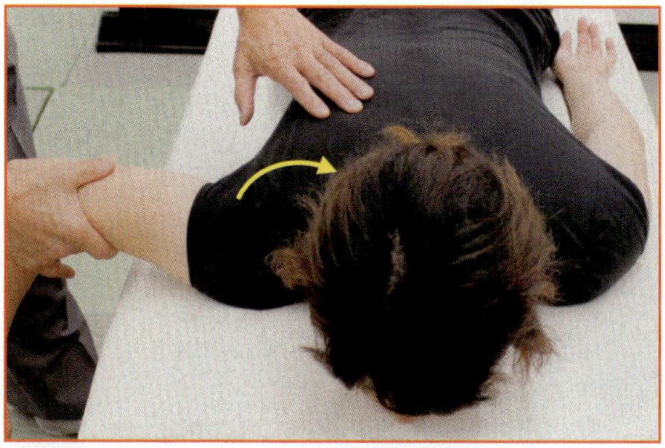

엎드려 누운 자세에서 어깨 벌림 위치에서부터 어깨뼈의 모음을 시켜 근육수축을 확인한다.

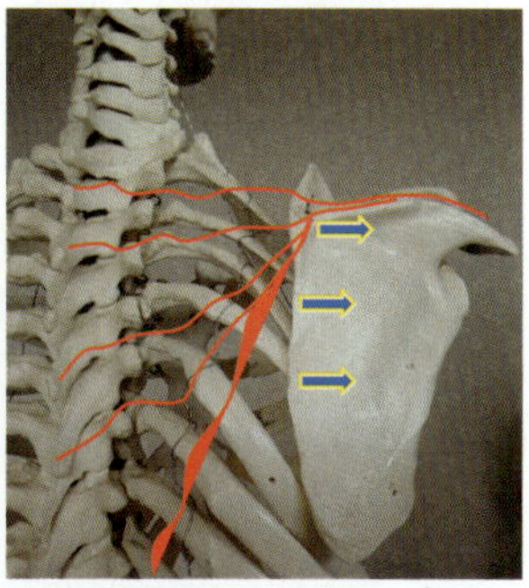

근력저하는 어깨뼈의 모음 · 내림을 불가능하게 하고 벌림, 올림 위치가 된다.

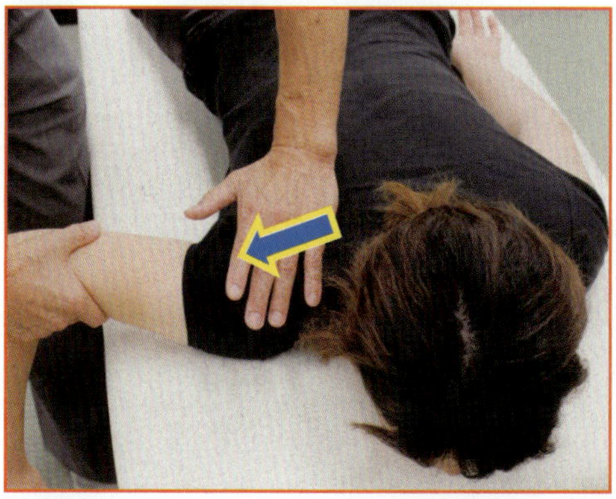

팔을 90° 벌림 위치에서부터 어깨뼈의 모음을 시켜 어깨뼈 위에서 바깥쪽으로 저항을 가한다.

도움말

등세모근(중부 · 하부)섬유에 대한 근력강화방법.

등세모근 중부섬유와 어깨세모근 후부섬유의 MMT는 외관상 매우 유사하다. 앞에 것은 어깨뼈에 저항을 가하고, 뒤에 것은 위팔뼈에 저항을 가하게 된다.

즉, 고정하는 부위와 저항을 주는 부위가 크게 다르다는 것을 이해한다.

전문가의 길
Road to Expert

3개의 등세모근 3개 섬유(상부 · 중부 · 하부섬유)는 각각에 서로 다른 움직임을 하기 때문에 등세모근 전체로서 파악해서는 안 된다. 각각을 나눠서 생각할 필요가 있으나 공통되는 작용으로서는 어깨뼈의 모음이 있다. 상부 · 하부섬유에 한해서 공통되는 작용은 모음 이외에 위쪽 회전이 있다. 게다가 상부 · 하부섬유의 길항작용으로서는 올림과 내림이 있다. 개별적으로 이해하는 것이 중요하다고 할 수 있다.

어깨뼈 바깥쪽 이동의 도수기법 2
가시아래근 · 작은원근 단축에 대한 신장 중재

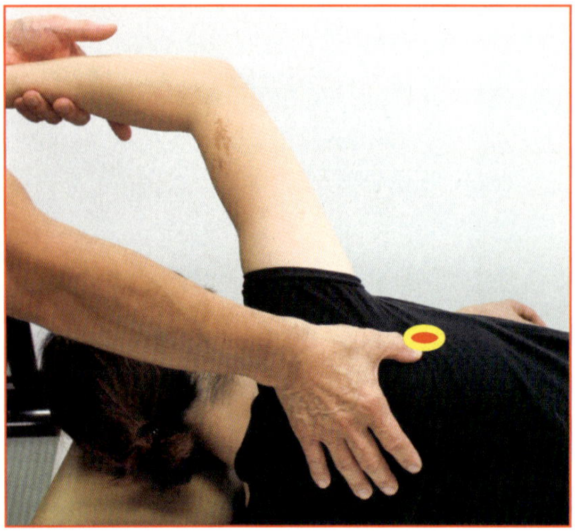

가시아래근 · 작은원근의 위치를 피부 위에서부터 촉진한다.

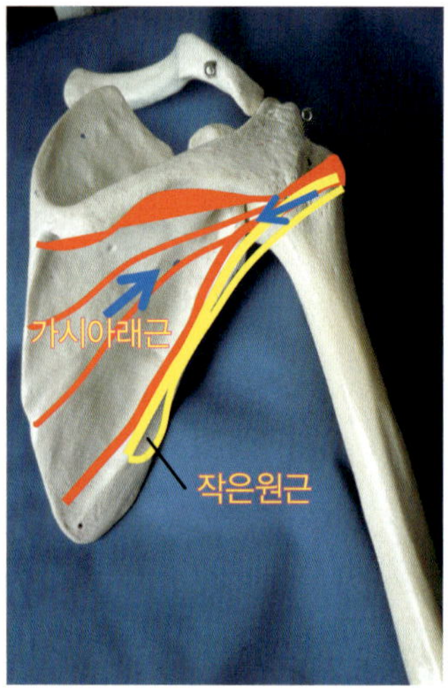

가시아래근 · 작은원근의 단축은 간접적으로 어깨뼈를 바깥쪽으로 전위시킨다.

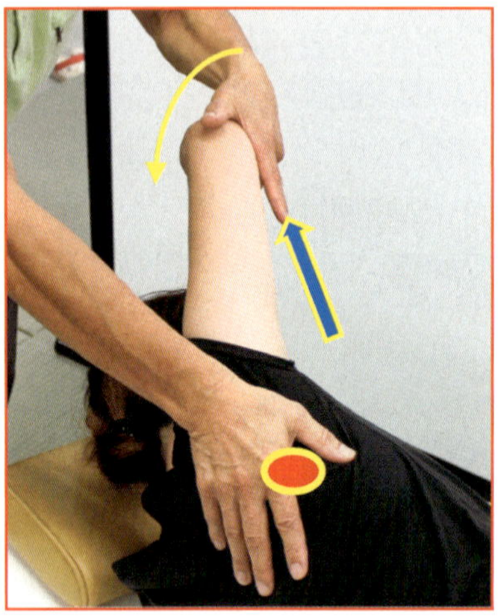

어깨뼈를 고정하고 다른 쪽의 손으로 어깨관절을 안쪽 회전 위치에서 올려간다.

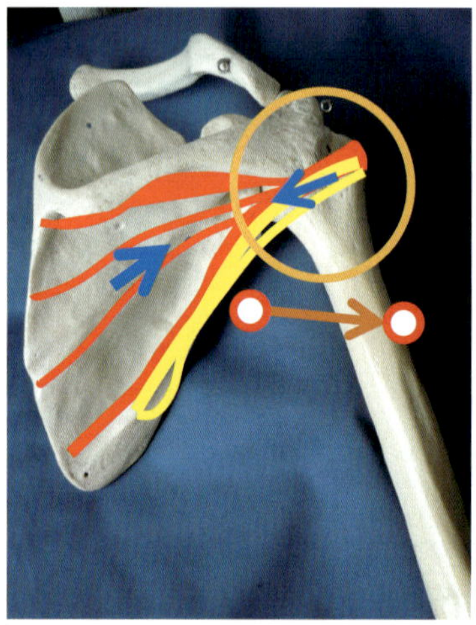

가시아래근과 작은원근의 단축은 위팔뼈와 어깨뼈를 일체로 하여 몸통에서부터 떼어 놓게 되어 결과적으로 어깨뼈의 바깥쪽 전위가 일어난다.

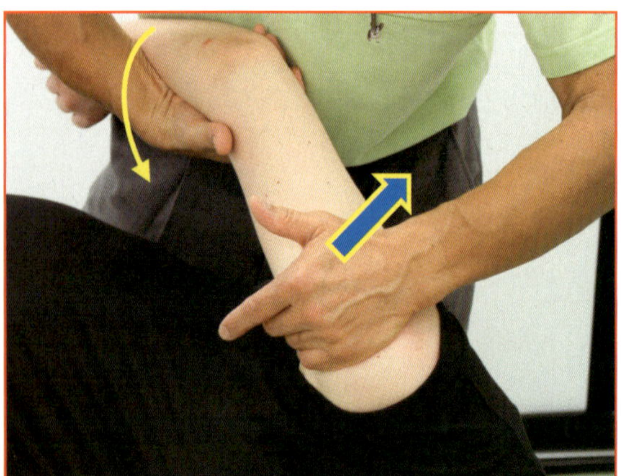

(수정법) 어깨 모음 · 안쪽 회전 위치에서부터 천천히 어깨관절을 편다. 경우에 따라서는 장축 견인을 가해도 좋다.

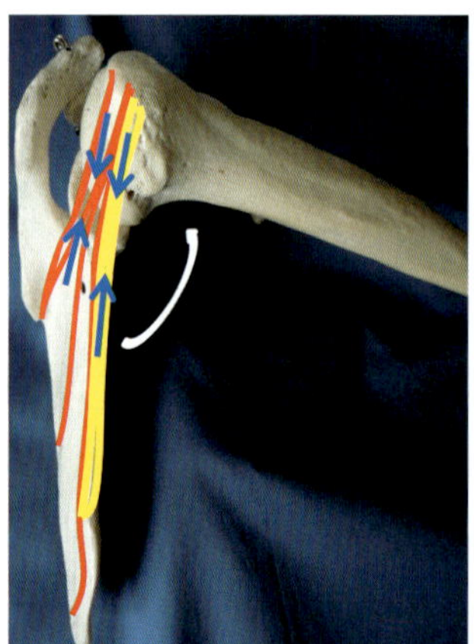

제1, 제2자세에서 가시아래근 · 작은원근의 근육긴장 정도를 조사할 것.

도움말

가시아래근 · 작은원근에 대한 신장 방법(두 가지)과 그 자세에서 직접 압력을 가하는 직접 신장(direct stretch)법이 효과적이다. 그리고 그 자세를 유지하면서 근막신장방법을 아울러서 시행해도 좋다.

■ **참고**

가시아래근 하부섬유(보통은 이러한 표현은 없다)와 작은원근의 신장방법은 어깨뼈를 고정하여 어깨뼈면 위에서 어깨 안쪽 회전위치에서부터의 올림이 일반적이다(그림 왼쪽 가운데).

전문가의 길
Road to Expert

어깨위팔관절의 가동성(어깨위팔리듬도 포함)을 좌우에서 비교하여 근육단축의 정도를 이해할 것.

이 2개의 근육은 투구동작 시(follow through에서부터 공이 떠날 때)에 원심성 수축을 어쩔 수 없이 하게 되기 때문에 과도한 부담이 강요되어 과부하가 되고 근육 연축(spasm)에서부터 근육단축을 초래하기 쉽다.

구축(contracture) 초기의 책임병소에 근육의 염증을 열거할 수 있다. 근육의 신장성 저하나 단축은 차츰 주위의 연부조직에 영향을 미쳐 관절 구축을 일으키는 요인이 된다.

어깨 위쪽 회전 장애의 도수기법 1
등세모근 하부섬유의 근력저하에 대한 중재(어깨뼈 올림의 도수기법 2 참조)

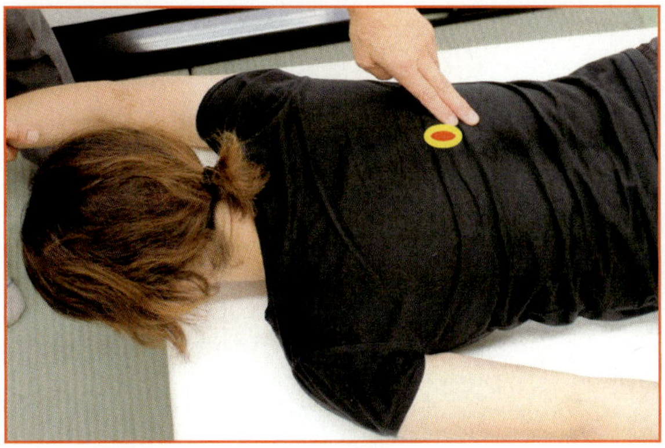

등세모근 하부섬유의 영역을 촉진한다.

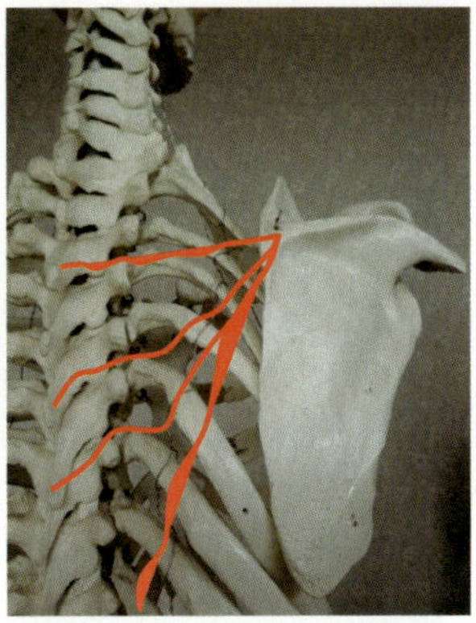

등세모근 하부섬유의 해부와 작용을 안다.

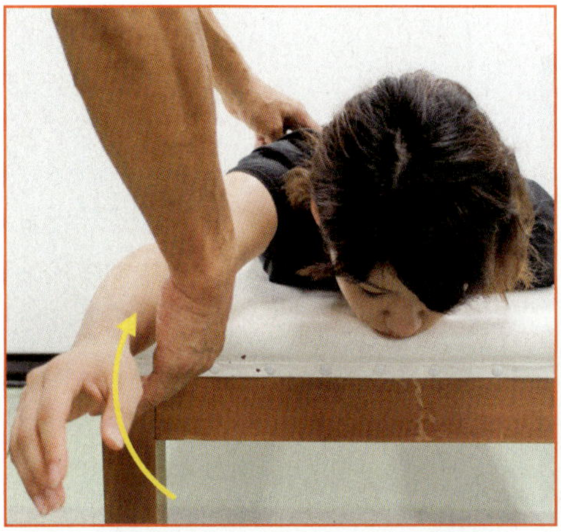

엎드려 누운 자세 또는 앉은 자세에서 팔을 올리게 하여 치료사는 지지에서 손을 뗀다.

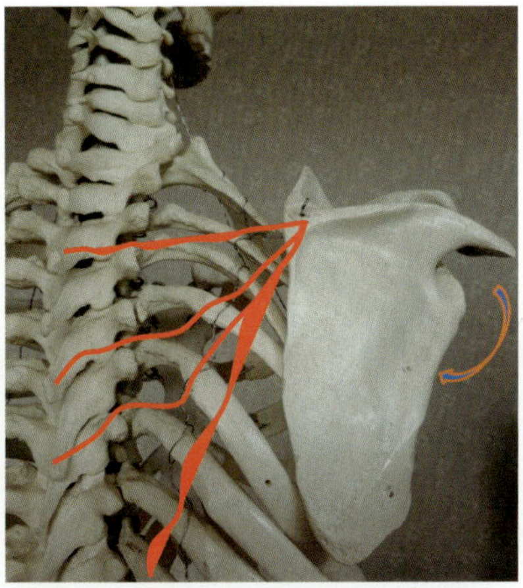

등세모근 하부섬유의 근력저하는 어깨뼈의 아래쪽 회전을 시킨다.

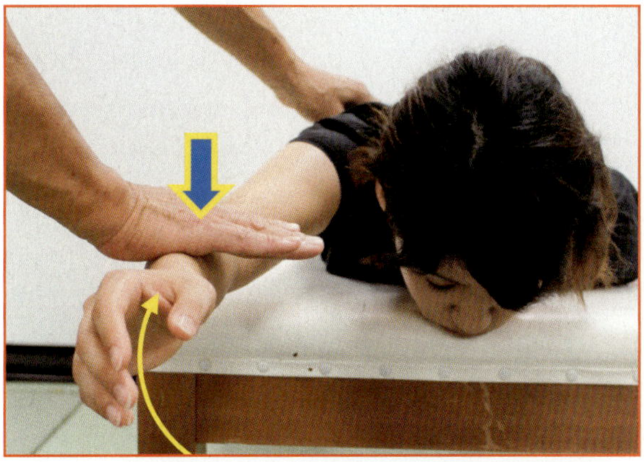

엎드려 누운 자세 또는 앉은 자세에서 팔을 올린다. 고정은 어깨뼈를 뺀 몸통으로 하고 필요에 따라서 저항을 가한다.

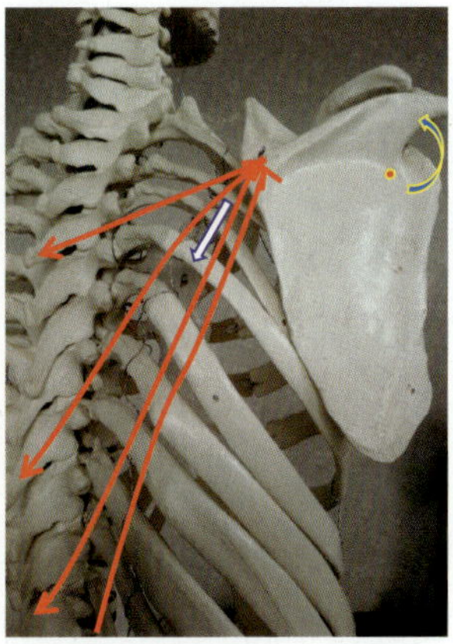

등세모근 하부섬유의 근력저하는 어깨뼈의 아래쪽 회전을 시킨다. 특히, 고령자 또는 후만이 있는 사례에서는 근력저하가 두드러진다.

도움말

팔이음뼈근육(견갑대근)의 근력저하는 어깨관절의 기능에 중대한 영향을 미친다.

팔이음뼈근육의 불균형을 평가하는 방법으로서 어깨뼈가 자유로운 상태와 손으로 어깨를 고정시킨 상태에서 어개관절의 기능에 차이가 발생하는지 아닌지에 의해서 판단한다.

팔이음뼈근육군의 검사방법으로서 능동운동에 의한 팔꿈치 폄 검사 : EET(elbow extension test), 팔꿈치 밀기 검사 : EPT(elbow push test)를 열거할 수 있다.

전문가의 길
Road to Expert

등세모근의 상부 · 하부섬유의 어느 것도 어깨뼈의 위쪽 회전을 시키지만, 특히, 하부섬유의 근력저하의 영향은 커서 임상에서 두드러진 증상을 초래하게 된다.

등세모근 하부섬유는 어깨뼈가시 뿌리부분에 부착한다는 것 때문에 그 벡터(vector)는 뿌리부분에서부터 시작하고 있다고 이해한다.

어깨뼈 위쪽 회전 장애의 도수기법 2 앞톱니근 근력저하에 대한 중재

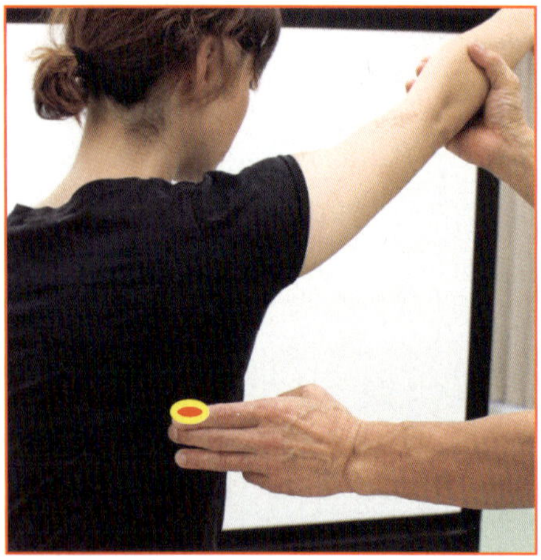
앞톱니근의 촉진을 시행한다.

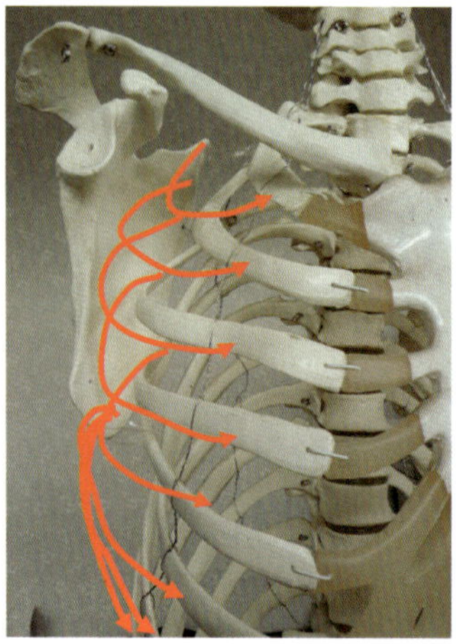
앞톱니근의 해부와 작용을 안다.

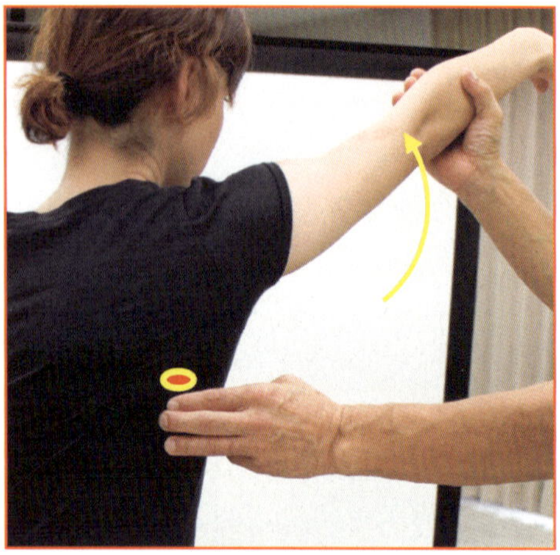
어깨를 굽히면서 앞쪽으로 밀게 하고 어깨뼈의 위쪽 회전과 안정성을 확인한다.

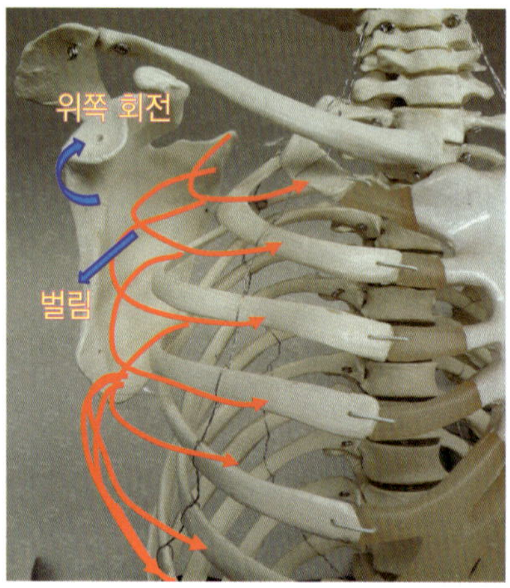

앞톱니근의 작용을 알고, 그 작용 그대로 움직임이 관찰되는지를 확인한다.

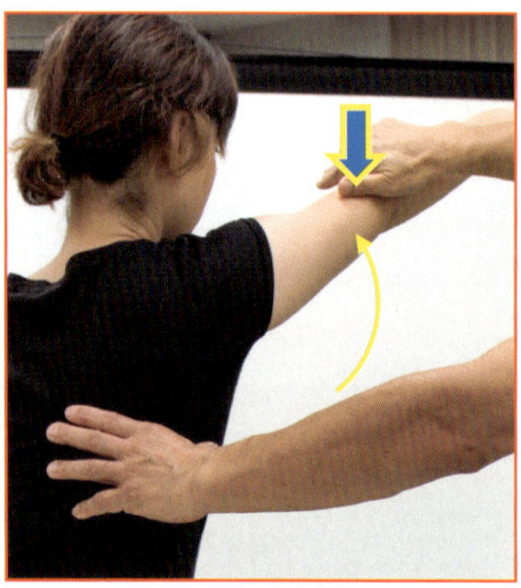
마찬가지의 방법으로 능동운동에 저항을 가하여 근력을 판단한다.

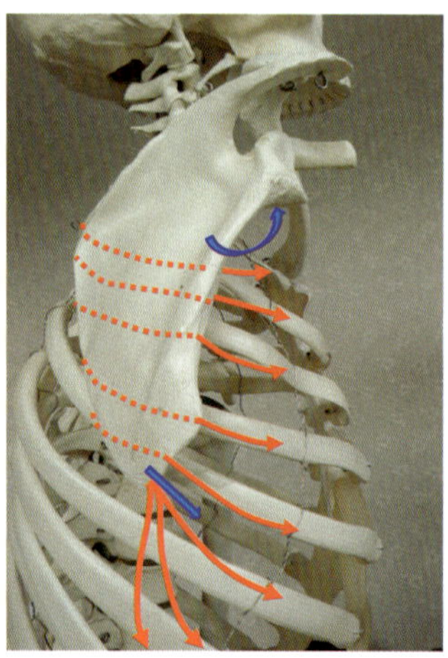
앞톱니근은 제1~8(9) 갈비뼈로부터 어깨뼈 안쪽모서리에 부착하지만, 강력한 하위 섬유의 대부분은 아랫각(하각)에 부착한다.

도움말

앞톱니근의 근력저하는 어깨뼈의 날개어깨뼈(익상견갑, wingedsca pula)를 발생시킨다.

어깨관절을 올릴 때, 어깨뼈의 안정성과 위쪽 회전에 가장 필요한 근육이다.

이 근육의 평가에는 EET, EPT가 사용된다.

앞톱니근에 대한 근력강화방법을 이해하는 것이다.

전문가의 길

Road to Expert

어깨뼈의 안정성은 온갖 어깨관절의 평가에서 기본이 되고 중요한 위치를 차지한다. 특히, 팔꿈치 폄 검사(elbow extension test : EET)는 어깨뼈의 안정성을 확인하는 데 중요한 검사방법이다. 앞톱니근은 배바깥빗근과 섬유연결을 하고 있고 몸통의 정렬이상은 앞톱니근의 근력에 영향을 미친다.

앞톱니근의 주요 부분(하부섬유의 대부분)은 어깨뼈 아랫각에 부착한다는 것 때문에 그 벡터는 아랫각에서부터 시작되고 있다고 이해한다.

어깨위팔관절에서의 벌림 장애의 도수기법 1
봉우리-뼈머리 사이 간격(AHI) 협소화에 대한 중재

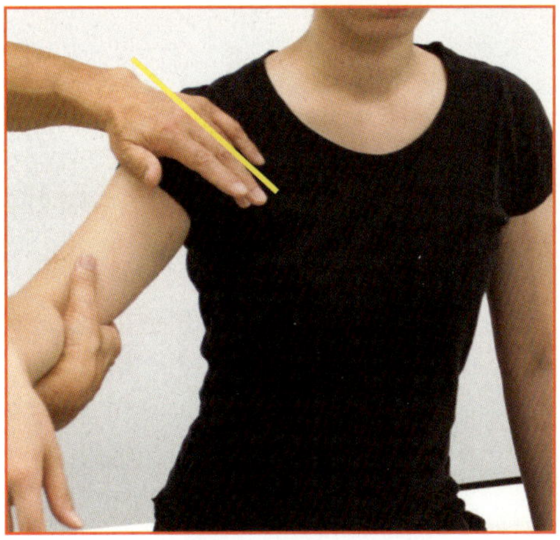

어깨뼈면 위에서 팔을 약간 벌리고(외전) 봉우리와 큰결절 사이에 손을 댄다.

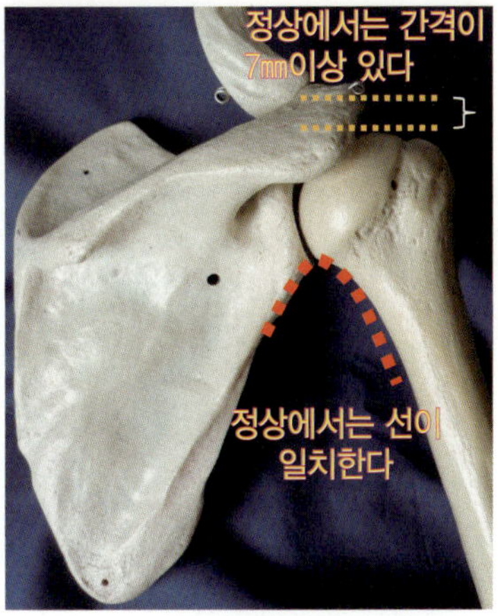

가시위근은 어깨관절의 벌림 작용 이외에 위팔뼈머리를 아래쪽으로 밀어내려 관절을 안정시키는 역할이 있다.

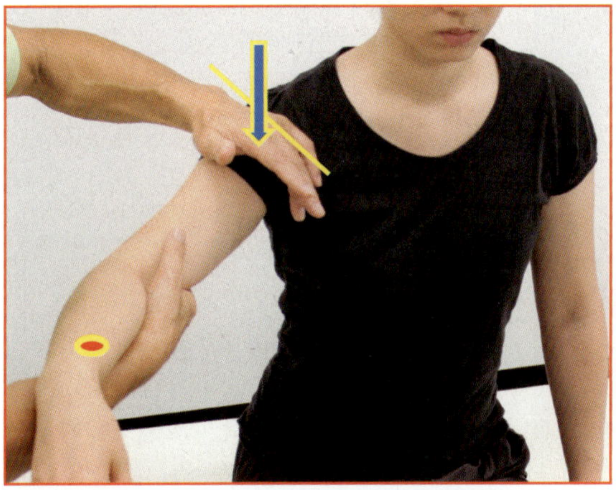

힘을 빼게 하여 큰결절을 아래쪽으로 미끄러지게 한다. 보통, 이 조작은 어려워 큰결절이 아래쪽으로 가라앉지 않는 경우가 많다.

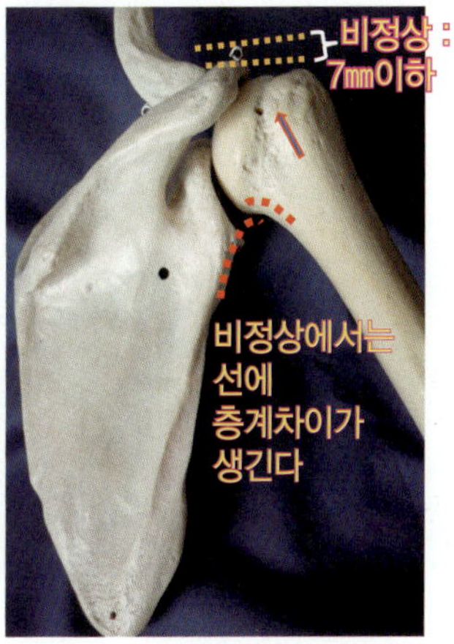

어깨뼈에 대해서 뼈머리가 위쪽으로 이동하여 있다는 것을 확인한다.

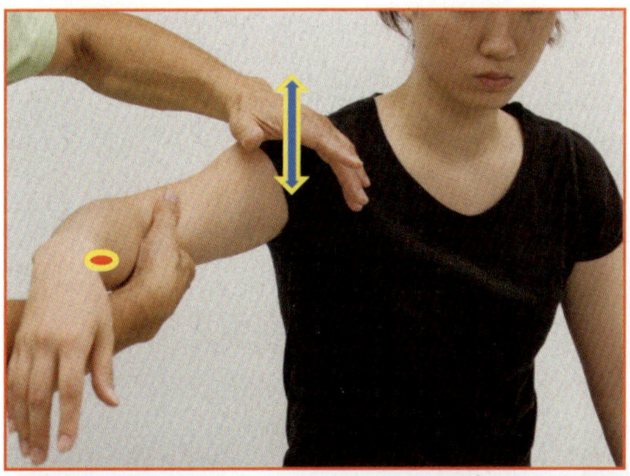

끝느낌(end feel)을 확인하고 통증이 없는 범위에서 아래쪽으로의 압박(미끄러짐)과 이완을 반복한다. 이 때, 팔꿈치를 가볍게 견인하면서 올려 큰결절을 아래쪽으로 가라앉게 하면 좋다.

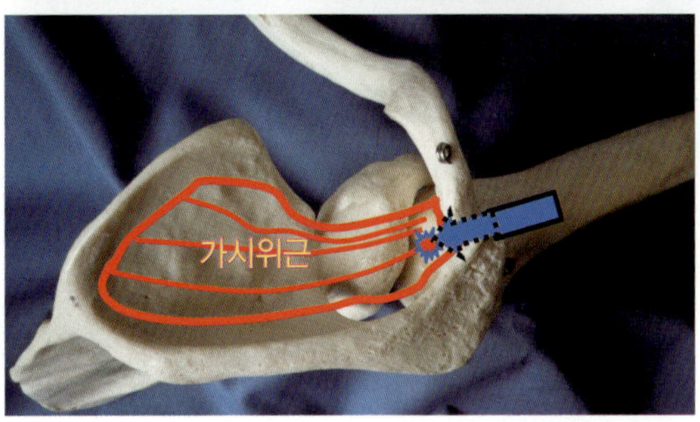

가시위근(속 근육)의 불균형을 개선할 목적으로 관절주머니의 이완과 아래쪽으로의 가동성을 확보한다.

도움말

봉우리-뼈머리 사이 간격은 7㎜이하에서 파열을 의심한다(Nobu hara). 또한 협소화는 회전근개 변성에 의한 뼈머리의 위쪽 이동과 봉우리밑윤활주머니염, 윤활주머니 유착이나 윤활주머니의 용량 저하를 생각할 수 있다.

AHI는 어깨관절 벌림 때에 저항을 가하면 더 판단하기 쉬워진다(유발검사).

AHI의 확보는 뼈머리를 아래쪽으로 끌어내려 봉우리-큰결절(뼈머리) 사이를 신연한다(떼어 놓는다).

AHI : acromio-humeral interval

전문가의 길
Road to Expert

어깨관절을 올릴 때, 뼈머리는 관절오목에 정확히 적합(지지점 형성이 중요하다)할 필요가 있다. 어깨를 올릴 때에 뼈머리는 아래쪽 또는 뒤쪽으로 미끄러질 필요가 있고 그 움직임을 유도하게 된다.

가시위근, 가시아래근은 C5, 6 수준의 지배를 받고 있고 팔꿈치 굽힘 위치에서의 MMT에서 근력저하가 인지되면 C5, 6 수준도 아울러서 평가한다.

봉우리-뼈머리 사이 간격(AHI)이 좁은 경우, 가시위근의 위축이나 어깨위팔 리듬에서부터 파열의 유무를 확인하고 거듭 MMT로 좌우를 비교한다.

어깨위팔관절에서의 벌림 장애의 도수기법 2
봉우리-뼈머리 사이 간격(AHI) 협소화에 대한 능동운동의 중재

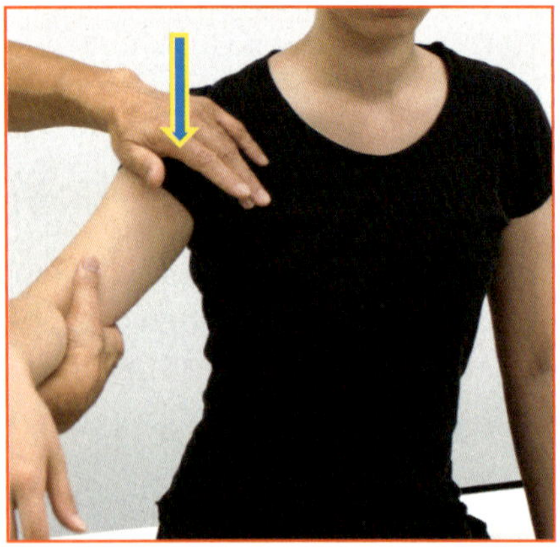

약간의 벌림 위치(어깨뼈면 위)에서 큰결절을 밀어내리고, 이 자세에서 능동 벌림을 시행시킨다.

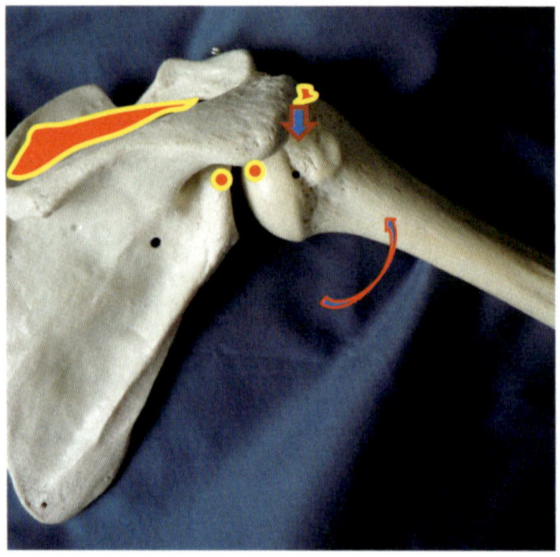

가시위근은 뼈머리를 아래쪽으로 억제하면서 벌림을 유도하는 작용이 있다.

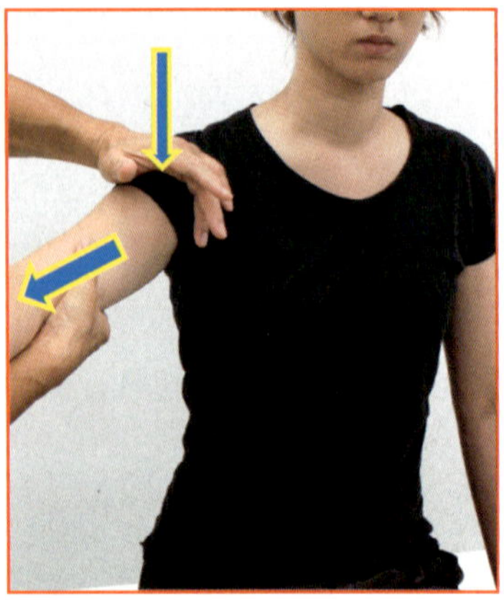

가볍게 견인을 가하여 가시위근을 효과적으로 수축시키면서 능동 벌림을 시킨다. 실제로 이 조작은 어려워 어깨를 밀어 올려버리는 일이 많다. 팔꿈치를 회전시키도록 설명을 가하고 가능한 한 가시위근의 수축을 유도하도록 노력한다.

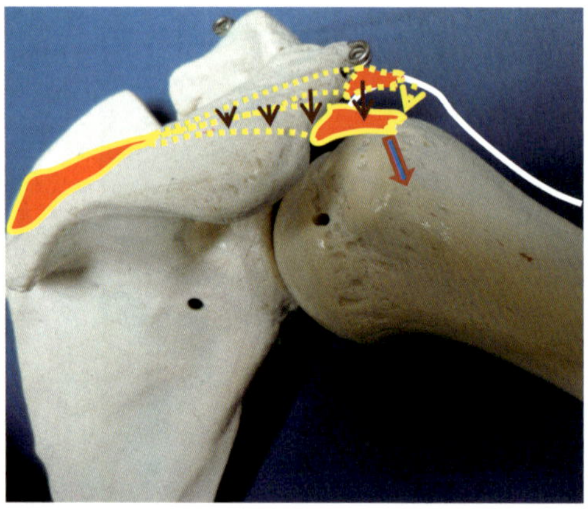

뼈머리를 아래쪽으로 압박하면서 지레를 응용하여 어깨의 초기 능동 벌림을 시행시킨다.

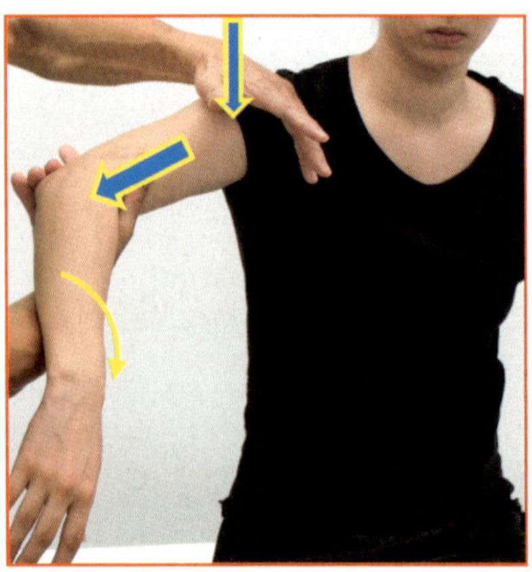

어깨관절을 안쪽 회전 위치, 가쪽회전 위치로 하여 마찬가지의 조건하에서 어깨관절의 능동 벌림을 시킨다.

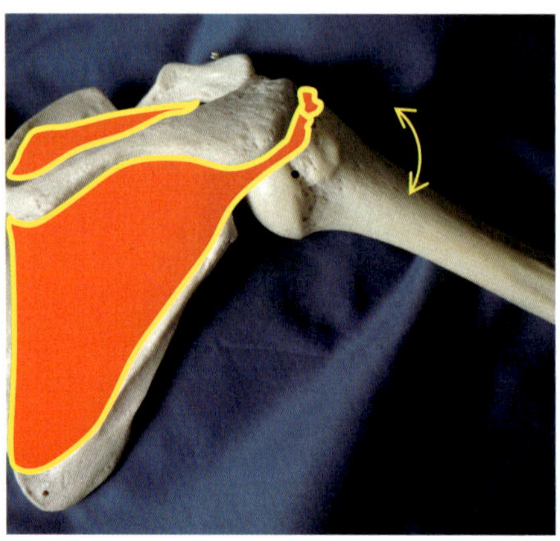

가시위근과 가시아래근의 근육연결을 고려한다. 또한 어깨밑근의 강화도 아울러서 시행한다.

도움말

1. 봉우리-뼈머리 사이 간격을 확보한 다음의 가시위근 능동운동(근육의 재교육)을 시행한다.
2. 가시위근과 어깨세모근은 함께 벌림근(force couple)이지만, 작용은 전혀 다르다. 즉, 벌림 때에 어깨세모근이 우위가 되면 참의 벌림은 불가능하고 가시위근이 우위가 되는 것 같은 벌림을 확보한다.
3. 관절 내는 음압이라는 것 때문에 손상에 동반하는 근력저하는 관절주머니를 관절 내에 빠져들게 하여 부딪힘(impingement)이 발생하기 쉽게 한다.

전문가의 길

Road to Expert

어깨관절 벌림 때에는 회전근개근군(속 근육)이 효율적으로 작동할 필요가 있다. 끝느낌을 확인하면서 가시위근이 봉우리 밑에서 걸리지 않도록 유도하는 것이다. 즉, 걸림이 나타나지 않는 상황에서 가시위근의 수축운동을 시행하게 된다.

회전근개 손상에서는 가시위근이 충분히 수축할 수 없어 관절오목과 뼈머리 사이에 지지점을 확보할 수 없는 채로 어깨세모근이 수축하여 벌림이 시행된다. 이것으로는 부리봉우리 아치 아래에 큰결절이 미끄러져 들어갈 수 없어 봉우리를 밀어 올리게(부딪힘이 일어난다) 된다. 가시위근이 효율적으로 작용할 수 있는 것 같은 상황을 만들고 벌림 운동을 재학습시키는 것이 요점이다. 즉, 벌림 때에 관절오목과 뼈머리 사이에서 지지점을 형성할 필요가 있으며 그 확보가 이 도수기법의 목적이다.

봉우리밑 부딪힘(impingement)의 도수기법 1 큰결절에 대한 중재 ①

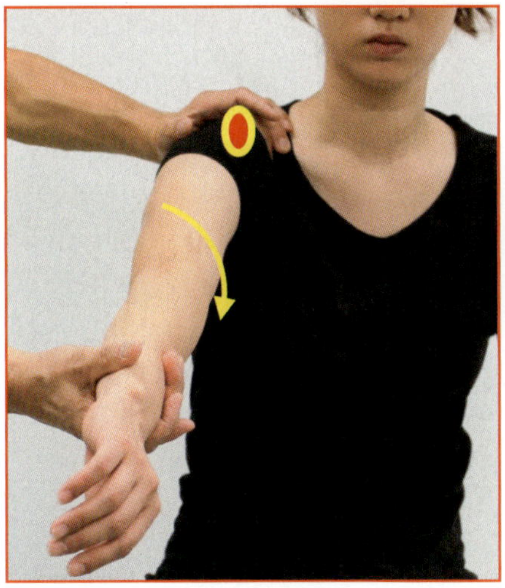

어깨관절 안쪽 회전 위치에서 부딪힘의 정도를 확인한다(Neer impingement test).

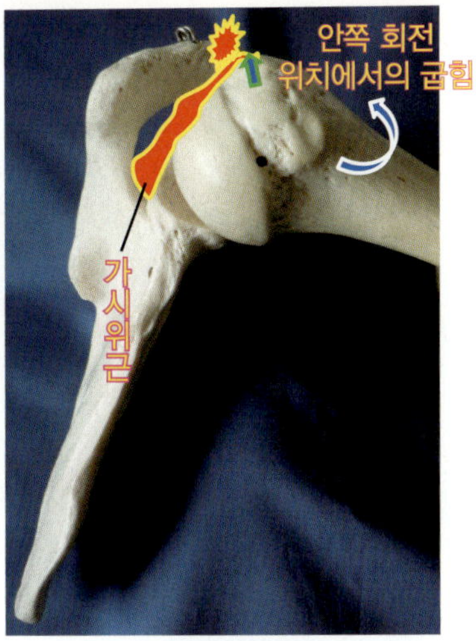

정상에서는 어깨관절 안쪽 회전 위치에서의 굽힘 때에 큰결절은 봉우리 바로 밑에 위치한다.

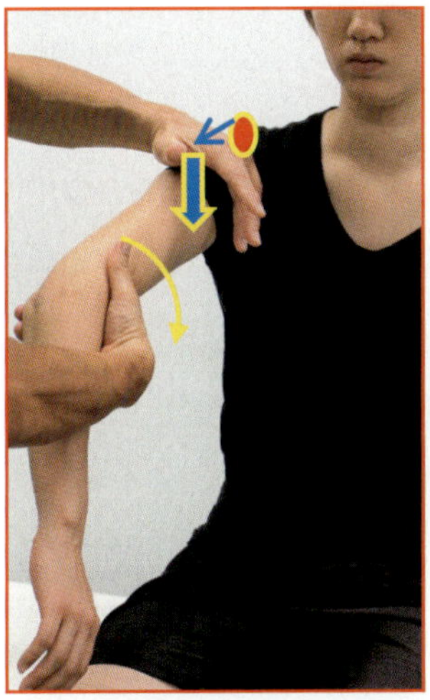

어깨관절을 약간 굽힌 안쪽 회전위치로 하여 위팔뼈 몸쪽을 아래쪽으로 미끄러지게 한다.

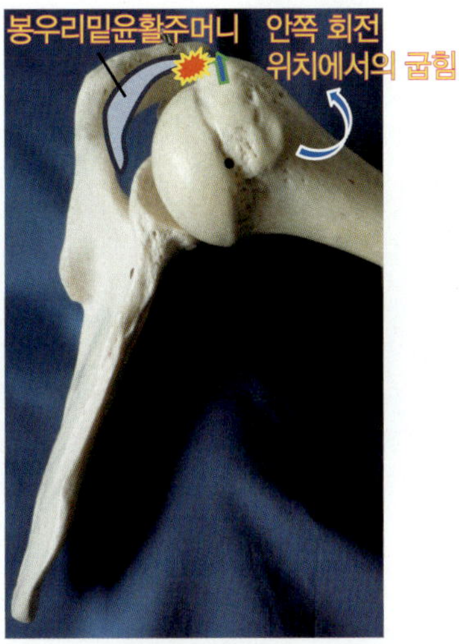

통증을 호소하는 경우는 봉우리밑윤활주머니 등이 원인이 되는 사례가 많다.

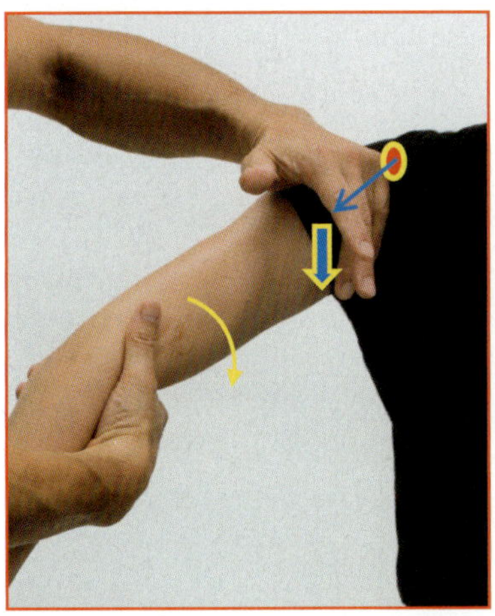

(위의 그림을 확대) 어깨뼈를 고정하고 있던 손을 위팔 몸쪽 끝으로 미끄러지게 하여 아래쪽으로 밀어 넣은 상태에서 어깨관절의 굽힘 운동을 시행시킨다.

봉우림밑 부딪힘은 어깨위팔관절 사이에 원인이 있는 경우와 어깨뼈의 위쪽 회전이 장애되어 일어나는 경우의 두 가지를 생각한다. 이 페이지의 도수기법은 앞에 것에 해당한다.

도움말

큰결절을 촉진하고 어깨위팔관절의 움직임과 큰결절의 위치를 추정한다. 즉, 어깨를 올릴 때, 큰결절이 어느 위치에 있는가를 촉진하면서 큰결절의 통로를 상상하는 것이다.

봉우림밑 부딪힘에서는 봉우리–뼈머리사이 간격(AHI)을 확인한다. 유발검사로서는 벌림에 대해서 저항을 가하면 된다.

전문가의 길

Road to Expert

어깨관절 안쪽 회전에서의 올림 때에 큰결절은 봉우리밑에서 부딪힘이 일어나기 쉽다. 니어 검사(Neer test), 호킨스 검사(Hawkins test) 등으로 확인한다. 그 원인으로서 봉우리밑윤활주머니염, 가시위근힘줄염이나 힘줄의 변성 등을 생각할 수 있다.

어깨관절의 올림에 있어서는 앞쪽 통로(굽힘), 중간 통로(중간위치에서의 벌림), 뒤쪽 통로(벌림)의 세 가지 통로가 사용되고 각각에 어깨관절 안쪽 회전 위치 · 중간위치 · 가쪽회전 위치에서의 올림이 된다. 올림각도(거상각)와 큰결절의 위치도 아울러서 확인하면 좋다.

봉우리밑 부딪힘(impingement)의 도수기법 2
큰결절에 대한 중재 ② 도르래 사용의 응용

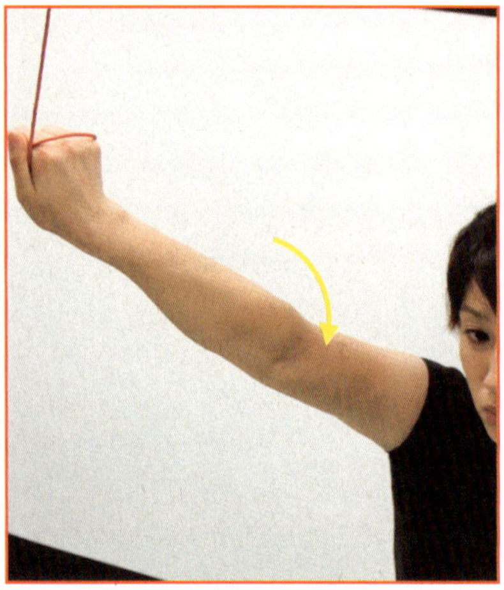

안쪽 회전 위치에서 굽히게 하면 부딪힘이 일어나 어깨뼈의 올림 · 위쪽 회전이 강제되는 것을 확인한다.

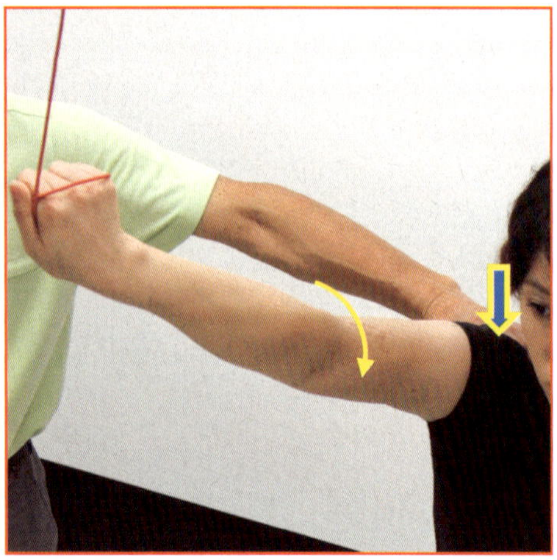

다시 어깨뼈를 고정하여 안쪽 회전 위치에서 굽히게 하면 부딪힘에 의해서 어깨뼈가 위쪽으로 밀려 올라가는 것을 촉진할 수 있다.

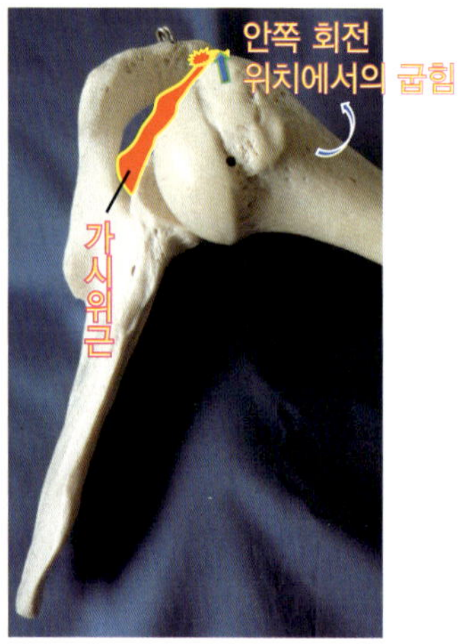

팔의 안쪽 회전 위치에서 굽힐 때는 큰결절이 봉우리 바로 밑에서 부딪힌다.

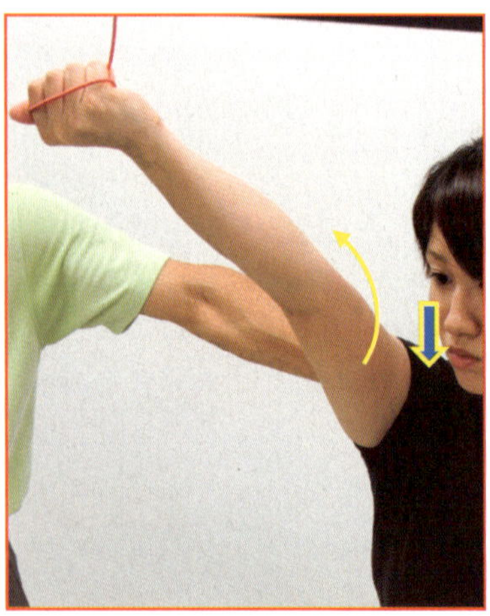

부딪힘을 피하기 위해 어깨뼈를 고정하고 가쪽회전 위치에서 굽히게 한다.

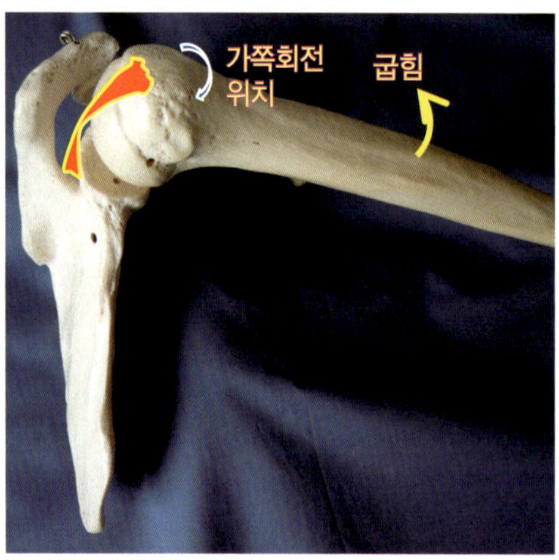

도르래로 가쪽회전 위치에서의 굽힘을 시행함으로써 봉우리밑에서의 부딪힘을 피하도록 한다.

도움말

도르래에 의한 능동운동은 일상에서 흔히 사용된다. 안쪽 회전 위치에서의 굽힘은 부딪힘을 초래하기 쉽기 때문에 어깨관절 가쪽회전 위치에서의 운동을 지도하면 좋다. 즉, 어깨관절 가쪽회전 위치에서의 올림을 반복해서 시행하게 된다.

전문가의 길
Road to Expert

능동운동에서 사용하는 도르래 운동은 큰결절이 봉우리에 닿지 않는 자세에서 시행시키는 것이 중요하다. 어깨관절의 안쪽 회전 위치 · 가쪽회전 위치의 양자에서 시행하여 통증이 발생할 때까지의 각도를 확인하고 통증이 일어나지 않는 자세에서 시행하도록 지도한다.

봉우리밑 부딪힘(impingement)의 도수기법 3 어깨뼈에 대한 중재

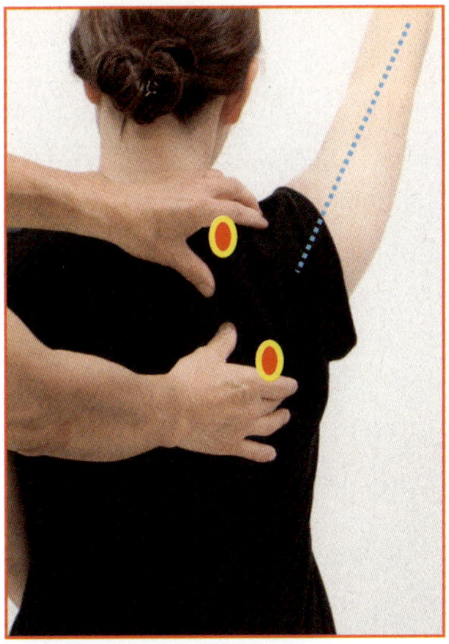

올릴 때 윗각, 아랫각을 기준으로 하여 어깨뼈의 위치와 위쪽 회전의 각도를 확인한다.

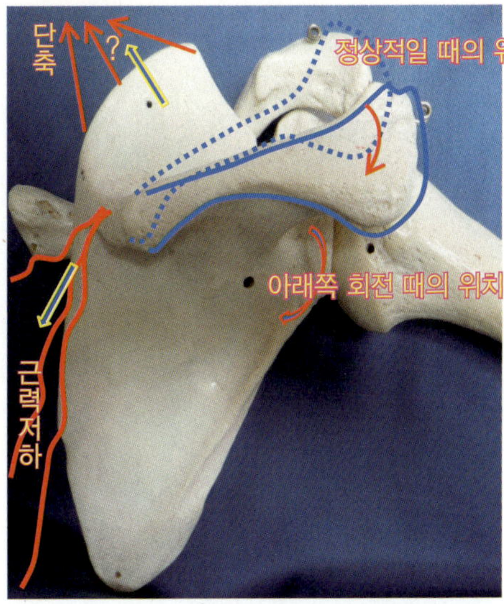

어깨뼈는 팔이음뼈근군에 의해서 안정되어 있다. 어깨관절을 굽힐 때는 어깨뼈의 위쪽 회전이 필요하기 때문에 윗각, 아랫각을 기준으로 회전 각도를 확인한다.

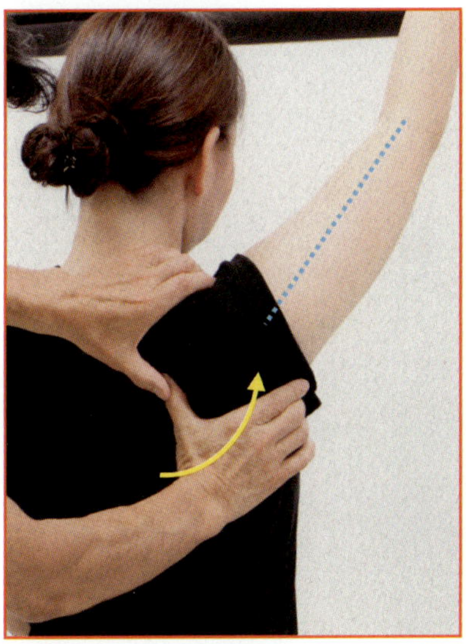

어깨뼈 위쪽 회전에 기능이상이 관찰되면 어깨뼈를 잡고 어깨관절 올림과 동시에 어깨뼈의 위쪽 회전을 시행한다.

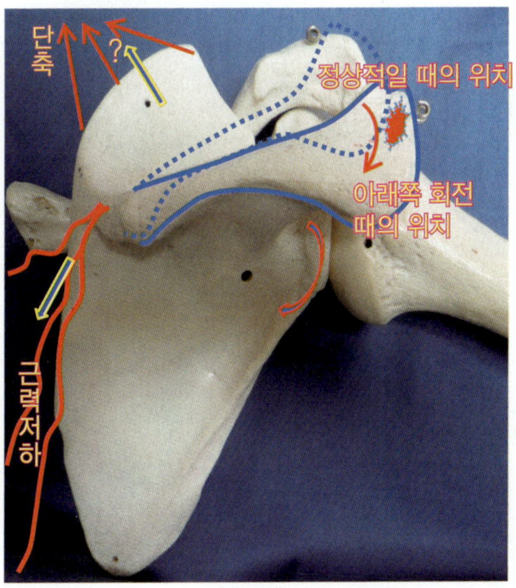

어깨위팔 리듬 또는 어깨뼈가시-위팔축 각도에서부터 어깨뼈의 회전 각도를 좌우에서 비교한다.

봉우리 부딪힘은 어깨뼈 위팔관절 사이에 원인이 있는 경우와 어깨뼈 위쪽 회전이 장애가 되어 일어나는 경우의 두 가지를 생각한다. 이 페이지의 도수기법은 뒤에 것에 해당한다.

도움말

어깨뼈 위쪽 회전의 유도방법

① 어깨뼈를 상하로 끼워서 집어 위쪽 회전을 촉구한다. 또는 옆으로 누운 자세에서 환자의 손을 등에 돌린 자세에서 어깨뼈의 회전을 촉구한다.

② 어깨뼈의 아래쪽 회전에 작용하는 어깨올림근, 마름근, 부리위팔근, 작은가슴근의 근육신장을 시행한다.

③ 어깨뼈의 위쪽 회전에 작용하는 등세모근, 앞톱니근의 근력강화를 시행한다.

팔이음뼈근군의 단축 또는 근력저하가 위쪽 회전의 장애로 되어있는 경우가 많다.

전문가의 길

Road to Expert

부딪힘의 원인이 어깨뼈 위쪽 회전 장애라고 할 수 있다. 따라서 어깨를 올릴 때에 어깨뼈를 수동적으로 위쪽 회전을 시키면서 부딪힘을 피하는 것 같은 조작을 시행한다. 이것은 어깨뼈에 대한 직접적인 중재이다.

어깨관절 안쪽 회전 위치에서 굽힘 때, 어깨뼈를 수동적으로 위쪽 회전하여 부딪힘이 완화되는지 어떤지를 확인하는 것이 중요하다.

봉우리밑 부딪힘(impingement)의 도수기법 4
위팔뼈머리에 대한 중재

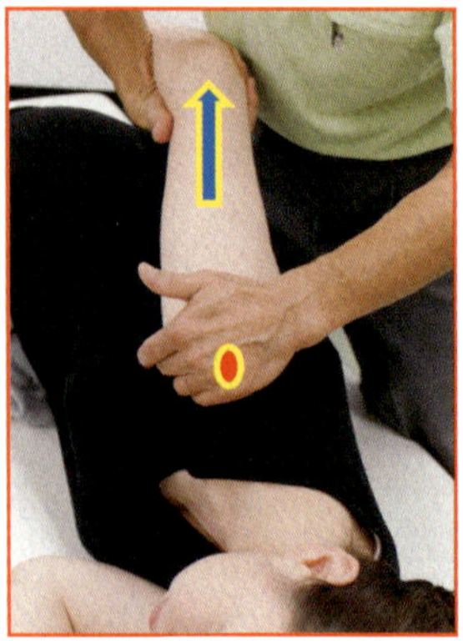

어깨뼈 봉우리 끝을 고정하고 위팔뼈를 장축방향으로 가볍게 견인한다.

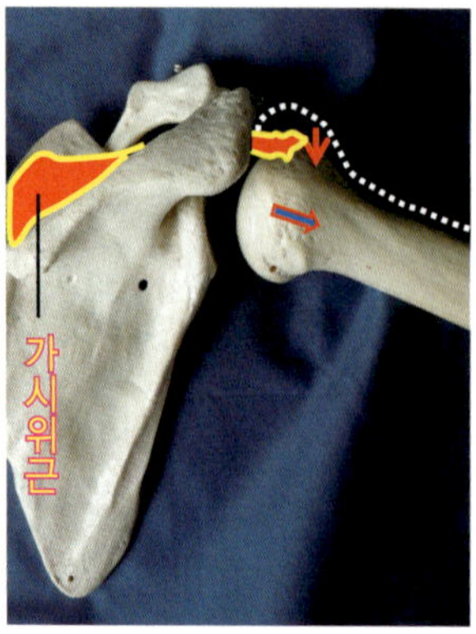

어깨관절은 위팔축 방향으로 일정한 관절 신연(distraction)이 필요하다.

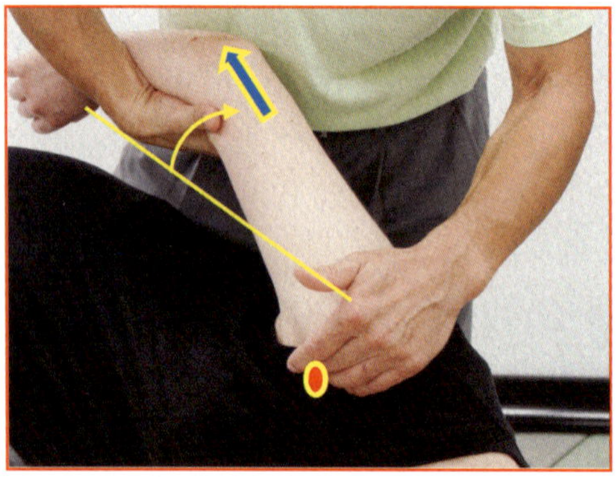

어깨관절의 각도를 다양하게 바꿔서 장축방향으로 가볍게 견인을 시행하고, 특히, 제한이 심한 각도에서의 장축견인을 시행한다.

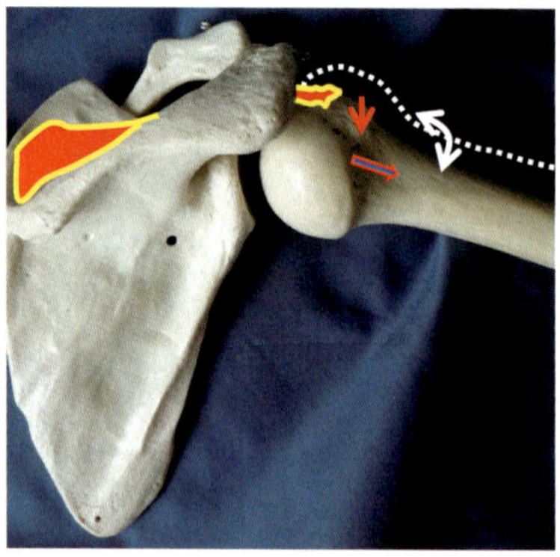

건강한 쪽과 비교하여 견인할 때의 “조인트 플레이”를 좌우에서부터 비교하고 관절주머니의 신장성을 높인다.

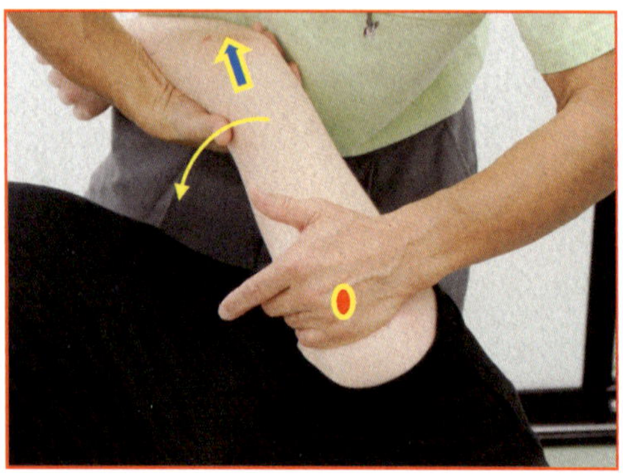

이 자세에서 가시위근에 대한 접근법을 목적으로 견인과 동시에 가볍게 안쪽 회전을 가하면서 밀어 넣어 신연을 시행한다.

도움말

위팔 장축방향에서의 견인은 관절주머니를 신장하는 데에 효과가 있다. 또한, 어깨관절 안쪽 회전 · 가쪽회전 위치에서의 장축견인도 아울러서 시행하면 좋다. 다만 무리한 견인은 근육 연축을 높이기 때문에 금기이다.

전문가의 길

Road to Expert

부딪힘의 원인으로 위팔뼈 장축방향에서 “놀이”가 적다는 것을 들 수 있다. 어깨뼈면 위에서 위팔뼈를 장축방향으로 견인하고 먼저 중립위치에서, 이어서 가쪽회전 위치에서, 거듭 안쪽 회전 위치에서 시행하며 특히, “놀이”가 적은 자세에서 장축견인을 중점적으로 시행한다.

특히, 단축하여 있는 관절주머니나 관절주머니인대의 신장을 목적으로 한다.

“도수치료”를 파악하는 방법 도수기법에 직결되는 관절의 움직임과 기본조작

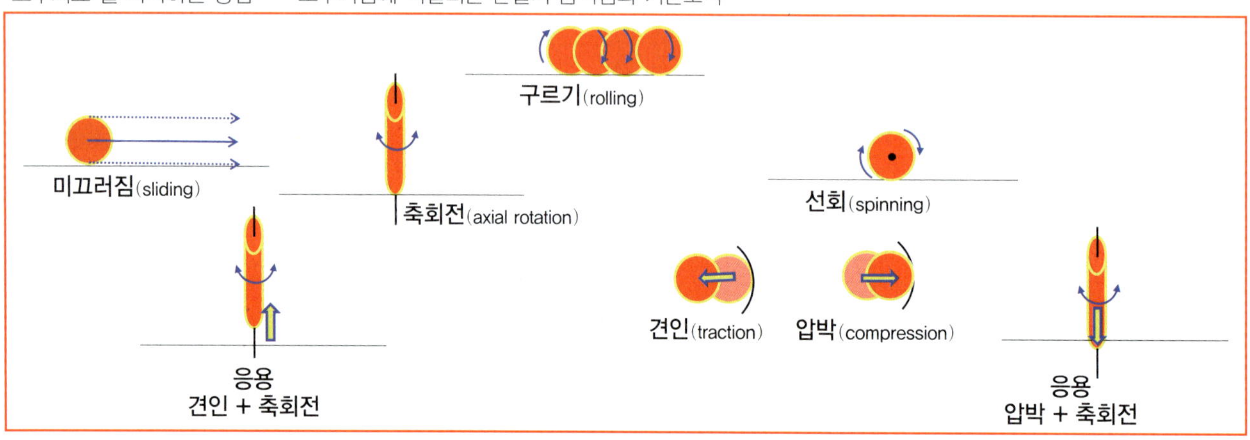

내부 부딪힘(Internal Impingement)의 도수기법 1
위팔뼈머리와 앞쪽 구성체에 대한 중재

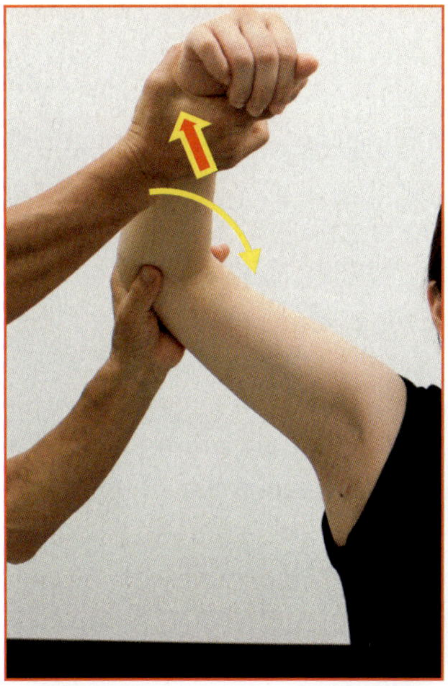

어깨관절의 앞쪽을 덮는 안쪽 회전근군을 강화하여 뼈머리의 앞쪽 미끄러짐을 억제한다. 어깨뼈면 위에서 어깨관절을 올린 자세에서 안쪽 회전 운동에 저항을 가한다.

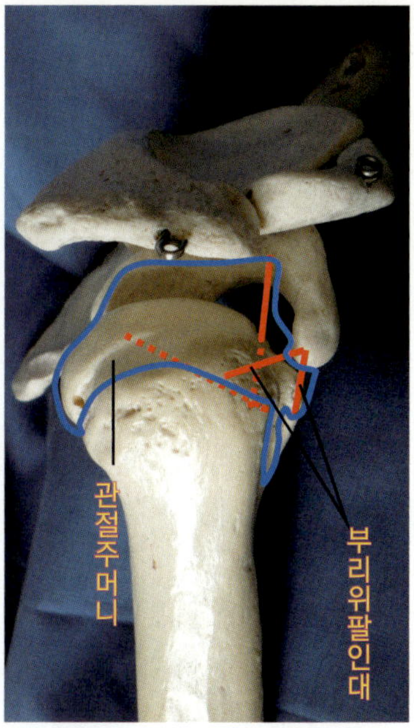

90° 벌림 · 가쪽회전 위치에서의 어깨관절의 안쪽 회전 · 가쪽회전 각도와 근력을 조사한다.

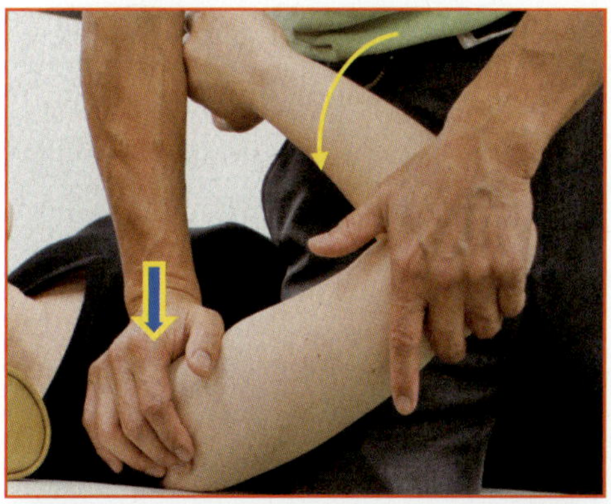

앞쪽에서부터 뼈머리에 손바닥을 대고 뒤쪽으로 밀어 넣고 그 자세를 유지한 채로 안쪽 회전의 능동운동을 시행시킨다.

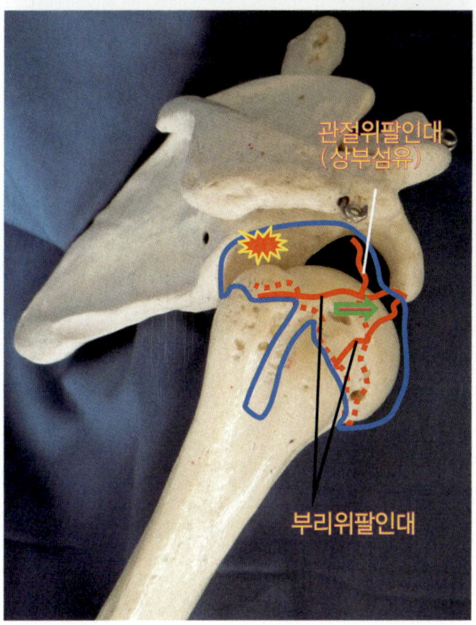

어깨관절 앞쪽 구성체가 취약한 경우, 과도한 벌림 때에 뼈머리는 앞쪽으로 미끄러져버린다.

도움말

내부 부딪힘(internal impinge ment)은 올림(투구동작 등)에서 관절오목 뒤쪽과 가시위근힘줄이 충돌하여 통증이 발생하는 것이다. 원인으로서 관절의 앞뒤 불안정이 있고 앞쪽의 지지성 저하를 들 수 있다. 어깨 앞쪽의 인대나 근육의 강화가 필요하다.

전문가의 길

Road to Expert

어깨관절의 운동에서 뼈머리의 앞쪽이동(미끄러짐)이 큰 경우, 내부 부딪힘을 초래하기 쉽다. 뼈머리의 앞쪽 미끄러짐을 억제하면서 회전 능동운동을 시행하는 것이 요점이다. 한편, rotator interval(RI)이 취약성이나 뼈머리의 앞쪽 미끄러짐을 억제하는 어깨밑근의 역할은 매우 중요하다. 어깨밑근은 올림 60°이상에서는 뼈머리를 끌어내리는 작용이 있다는 것 때문에 통증성 호(painful arc)(60~120°)에 대한 치료법으로서 어깨밑근의 근력강화가 권장된다.

내부 부딪힘(Internal Impingement)의 도수기법 2 관절 뒤쪽 구성체에 대한 신장 중재

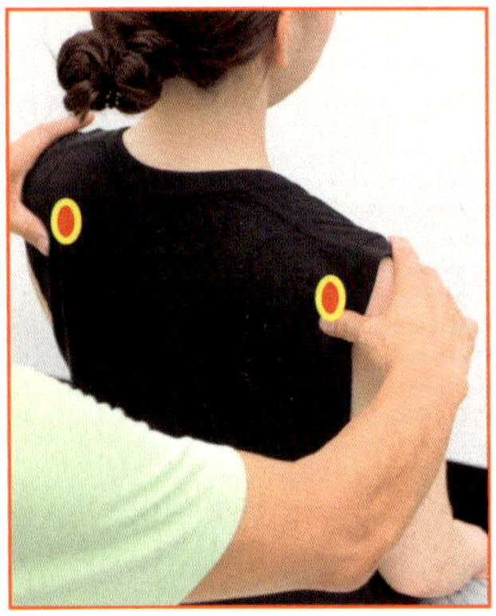

뒤쪽에 있는 근육(QL)의 딱딱함을 확인한다.

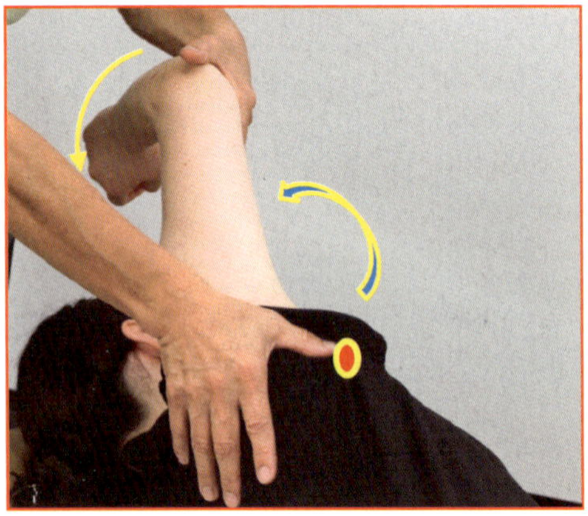

다시 어깨뼈를 고정하고 어깨관절 안쪽 회전 위치에서 팔을 올린다.

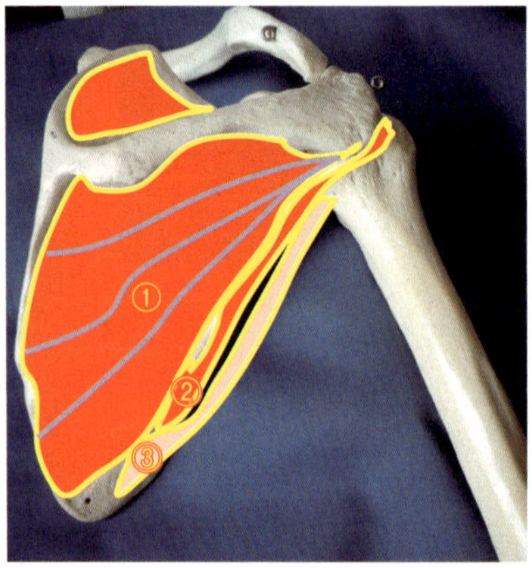

뒤쪽 구성체에는 관절주머니 이외에 ① 가시아래근, ② 작은원근, ③ 큰원근 등이 관여한다.

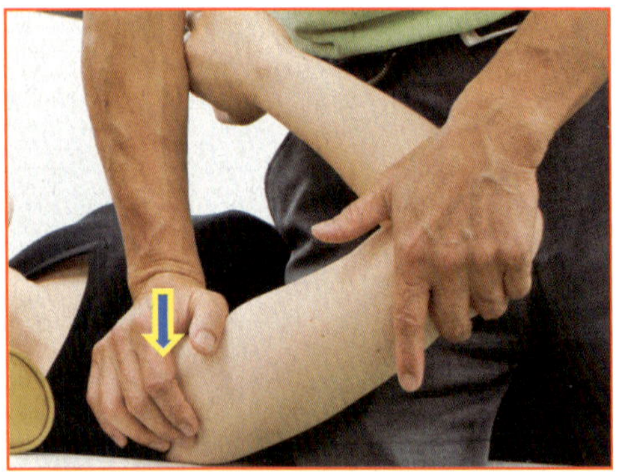

어깨의 약간 굽힘 위치에서 앞쪽에서부터 뼈머리를 뒤쪽으로 밀어 넣는다. 간접적으로 뒤쪽 구성체를 신장할 수 있다.

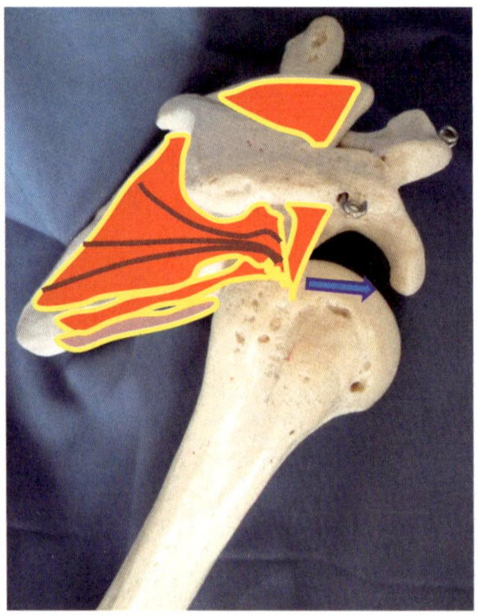

뒤쪽 구성체의 단축은 올림 때에 뼈머리를 앞쪽으로 미끄러지게 한다.

도움말

내부 부딪힘에서는 어깨관절 뒤쪽 구성체의 신장이 효과적이다. 신장에는 직접 신장 : DS(direct stretch), 유지-이완 신장 : HRS(hold-relax stretch), 정적 신장 : SS(static stretch) 등을 사용한다. 작은원근의 단축에서는 제2 자세에서의 안쪽 회전이 관찰되고 또한 가시아래근 하부섬유(편의상)의 단축은 올림 때 안쪽 회전 제한을 초래한다.

전문가의 길

Road to Expert

어깨관절 뒤쪽 구성체가 딱딱하면 어깨관절을 올릴 때에 뼈머리는 뒤쪽으로 미끄러지지 않고 앞쪽으로 미끄러져버린다. 관절주머니 후부섬유를 포함한 뒤쪽 구성체에 대한 중재가 필요하다. 보통, 신장방법으로서 가시위근 단축이나 겨드랑이 공간의 유착에는 어깨관절 폄 위치에서의 안쪽 회전이 사용된다. 가시아래근 상부섬유의 단축에는 어깨관절을 약간 올린 위치에서의 안쪽 회전이 효과적이다. 뒤쪽 관절주머니나 가시아래근 하부섬유의 신장에는 어깨관절을 올린 위치에서의 안쪽 회전이 사용된다. 다만, 뼈머리가 앞쪽으로 미끄러지지 않도록 앞쪽에서부터 억눌러서 시행할 필요가 있다.

내부 부딪힘(Internal Impingement)의 도수기법 3
어깨밑근에 대한 중재

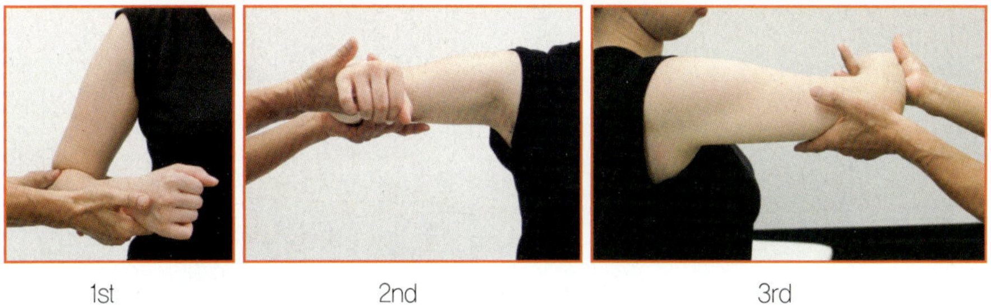

세 가지 자세에서 어깨밑근의 근력을 본다.

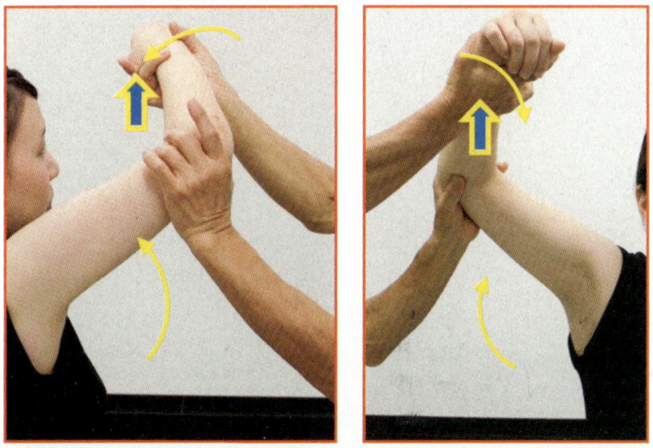

어깨관절의 각도를 다양하게 바꿔서 어깨밑근의 강화를 시행한다.

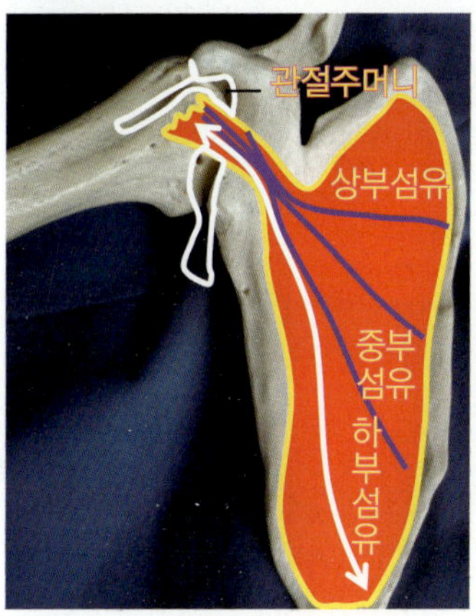

어깨밑근의 해부를 이해한다. 특히, 상부섬유, 중부섬유와 하부섬유에서 다르고 하부섬유는 올림 때의 가쪽회전을 억제한다(기능적, 이렇게 부르고 있다)

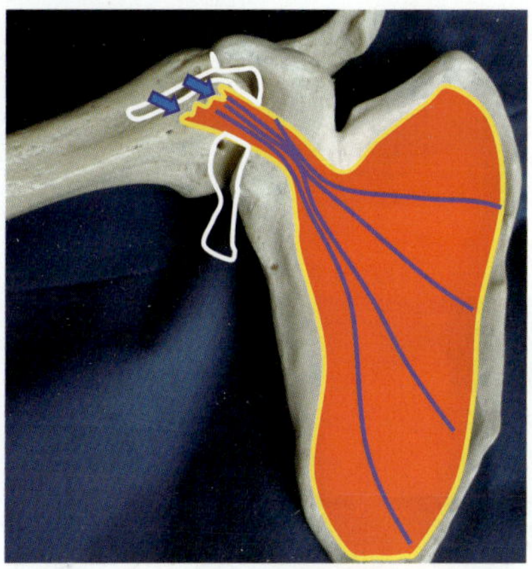

어깨밑근은 뼈머리의 앞쪽을 뻗는다는 것 때문에 근력강화에 의해서 뼈머리의 앞쪽 미끄러짐을 억제할 수 있다. 특히, 어깨관절 앞쪽탈구 후의 재활에 필수적인 것이라 할 수 있다.

도움말

어깨밑근은 어깨뼈오목의 대부분을 차지하고 있으며 안쪽 회전 작용은 아래로 처진 위치에서부터 올림에 이르기까지 광범위한 각도에서 일어나고 있다.

어깨밑근의 역할은 :

① 어깨 앞쪽의 지지구조(뼈머리의 앞쪽 이동을 방지한다).
② 5~6개의 근유다발로 구성되기 때문에 어떠한 올림 각도에서의 안쪽 회전도 가능해진다.
③ 60° 올림위치의 안쪽 회전이 가장 효과적이라 할 수 있다.
④ 올림 60°이상에서는 뼈머리를 끌어내리는 작용이 있다.

어깨관절 앞쪽 구성체의 취약성을 예방하는 목적으로 어깨관절 앞쪽에 위치하는 안쪽 회전근군의 강화가 시행된다. 게다가, 뼈머리를 뒤쪽으로 압박하면서 어깨관절의 안쪽 회전 운동을 시행하면 좋다.

전문가의 길
Road to Expert

어깨밑근은 뼈머리의 앞쪽을 뻗기 때문에 이 근육의 강화에 의해서 뼈머리의 앞쪽이동을 억제할 수 있다. 이것은 어깨관절 앞쪽탈구의 예방적 조치로서 중요하다. 한편, 어깨밑근의 단축은 어깨위팔관절의 벌림 · 가쪽회전을 제한하고 나아가서는 어깨관절에 올림 제한을 초래한다. 특히, 강인한 영역을 차지하는 어깨밑근 하부섬유의 단축은 어깨관절의 올림 제한에 상당한 영향을 미친다. 어깨관절의 앞면에는 어깨밑근, 뒷면에는 가시아래근이 마주보고 위치하고 있으며 수평면에서는 대항근(길항근)으로서의 역할을 생각할 수 있다. 이러한 것은 임상에서 흥미있다고 생각된다.

"팔꿈치 내려감"의 도수기법
넓은등근 단축에 대한 신장 중재

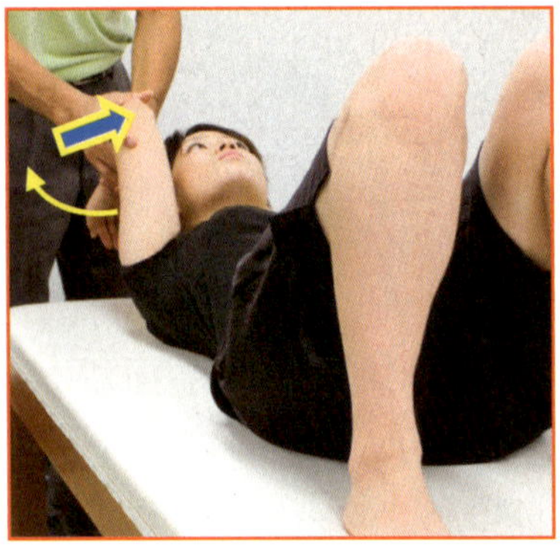

엉덩관절을 굽힌 자세에서 겨드랑이를 조여 어깨관절의 가쪽회전을 하면서 올린다.

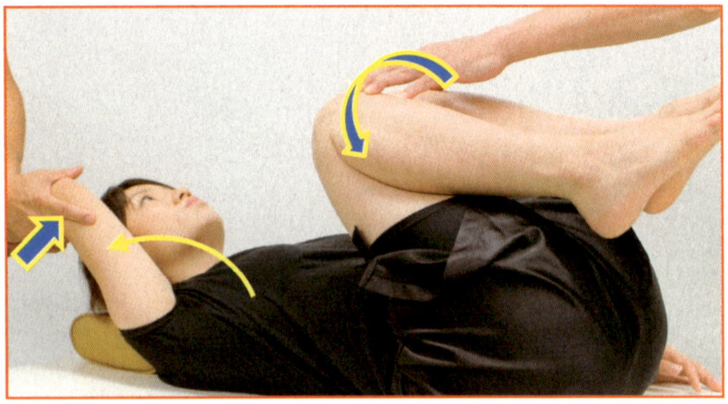

거듭 엉덩관절을 깊이 굽혀 안정시키고 한쪽의 겨드랑이를 조여 어깨의 가쪽회전 위치에서 올린다.

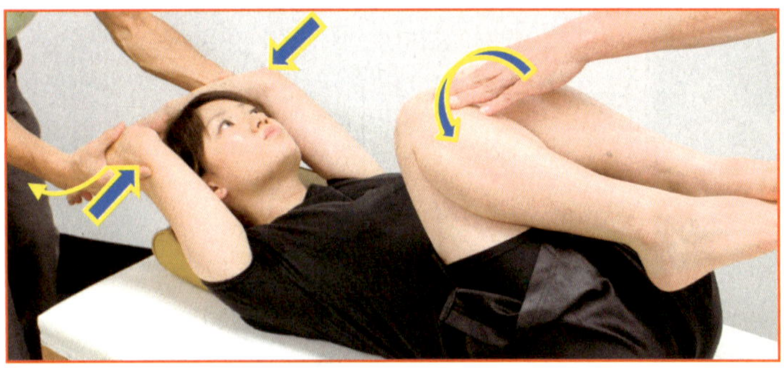

양쪽을 동시에 시행해도 좋다(겨드랑이가 벌어지지 않도록 주의한다).

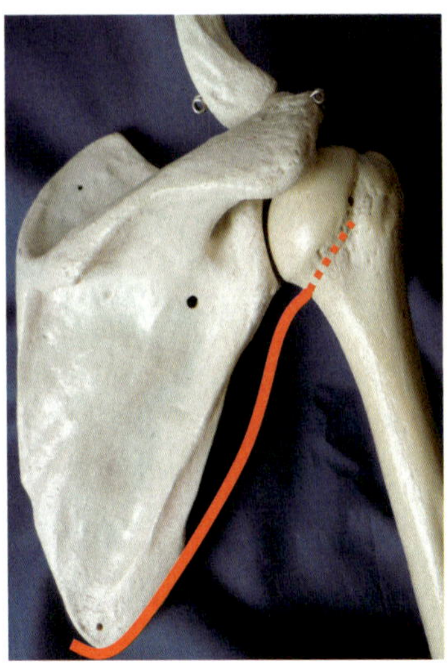

넓은등근의 작용은 어깨 안쪽 회전 · 모음 위치에서의 폄이다

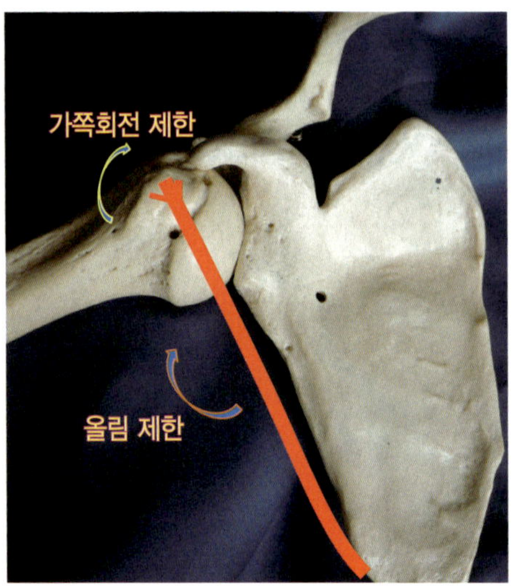

넓은등근을 앞에서 본다. 근육의 단축은 어깨관절의 모음 · 가쪽회전 위치(팔꿈치를 조이는 자세)에서의 올림 제한을 초래한다.

도움말

넓은등근의 단축

넓은등근은 복장허리근막(흉요근막)에서부터 시작하고 있으며 근육의 단축은 어깨관절 굽힘 · 모음위치에서부터의 가쪽회전을 제한한다.

넓은등근의 단축과 관련하여 큰원근, 그리고 어깨밑근(하부섬유)에 대해서도 근육단축을 의심한다.

전문가의 길
Road to Expert

넓은등근의 단축에 의해서 발생하는 "팔꿈치 내려감"은 투구동작 때에 위팔을 제로위치로 가져가야 하기 때문에 "손으로 던지는 상태"가 되어 팔꿉관절 장애를 초래하게 된다.

넓은등근 근막은 하층에 있는 두꺼운 복장허리근막 그 자체로부터 시작되고 있고 그 밖에 배속빗근, 배가로근이 복장허리근막에서부터 시작되고 있다.

또한 넓은등근은 복장허리근막 후엽으로 싸이고, 허리네모근과는 전엽에서 구획 지어져 있다.

따라서 넓은등근은 복장허리근막을 통해서 다양한 영향을 받는다고 생각되고 있다.

목갈비근증후군의 도수기법 1
앞목갈비근과 제1갈비척주관절에 대한 중재

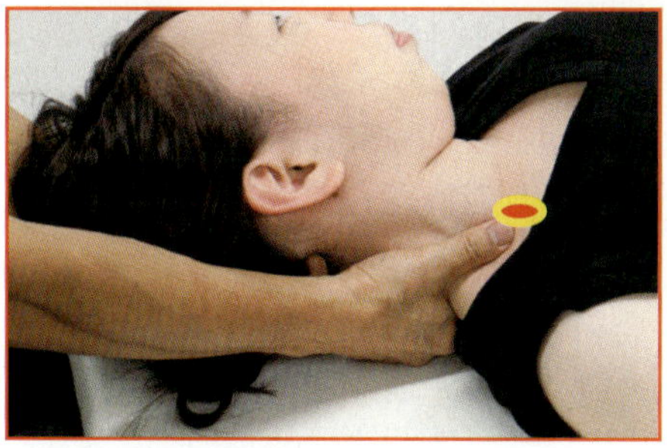

앞쪽에서부터 제1갈비뼈를 촉진한다. 제1갈비뼈에는 앞목갈비근(전사각근)이 부착한다.

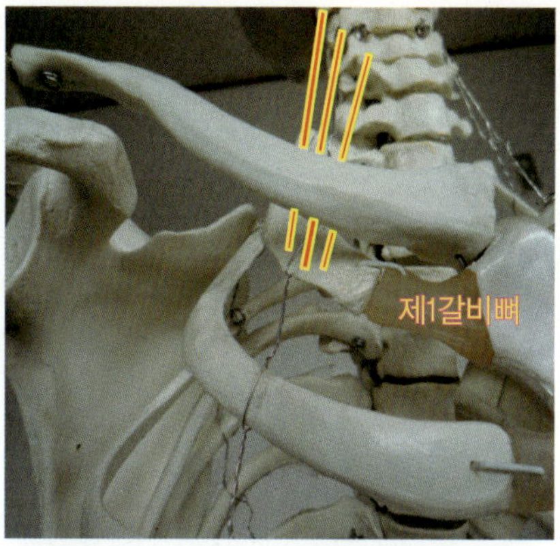

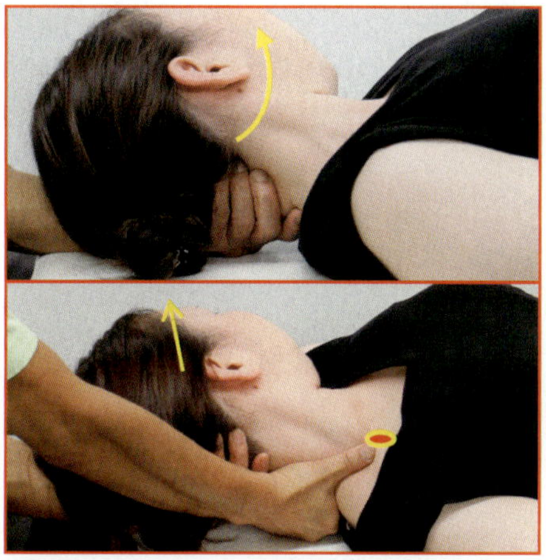

앞쪽에서부터 C4, 5, 6 가로돌기의 앞결절에 손가락을 놓고 옆굽힘 · 반대쪽 회전 때에 제1갈비뼈를 아래쪽으로 밀어 넣는다.

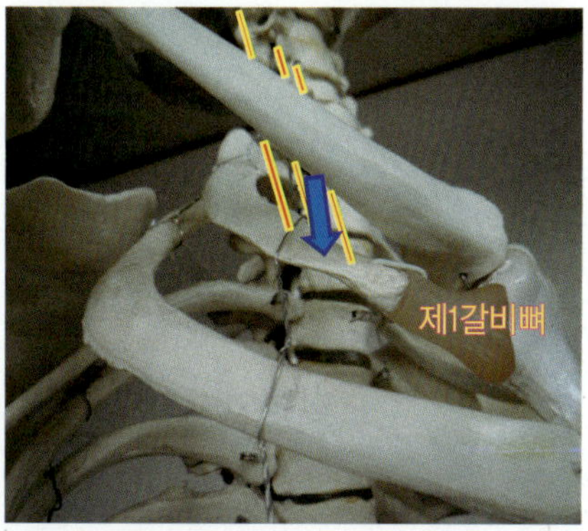

제1갈비뼈의 앞목갈비근 부착부는 민감하기 때문에 압박한다는 의식이 아니라 C4~C6 사이를 상대적으로 견인하는 기분으로 시행한다.

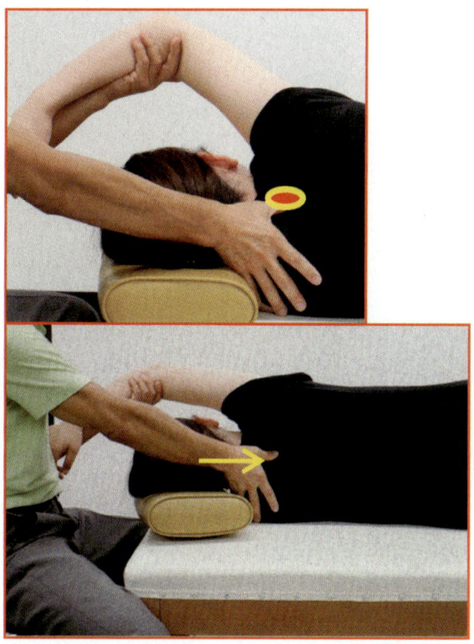

팔을 올려서 들이쉴 때 제1갈비척주관절에서 제1갈비뼈머리를 아래쪽으로 밀어 넣는다.

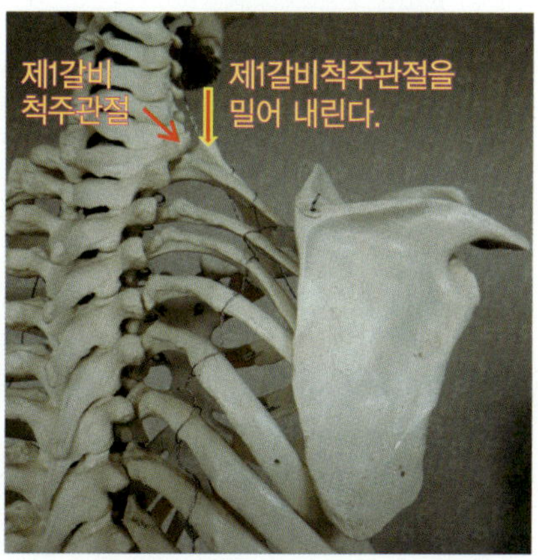

팔의 올림과 동시에 제1갈비척주관절을 제1갈비뼈를 이용하여 위에서부터 아래쪽으로 밀어 내린다.

도움말

앞목갈비근은 C4, 5, 6 가로돌기의 앞결절에서부터 제1갈비뼈에 부착한다.

제1갈비뼈의 가동성 저하는 앞목갈비근에 긴장(근육연축)을 발생시켜서 위팔신경얼기와 빗장밑동맥(쇄골하동맥)에 포착을 일으키게 하는 일이 있다.

전문가의 길
Road to Expert

목갈비근증후군은 가슴문증후군(흉곽출구증후군)의 하나이며 앞목갈비근과 중간목갈비근 사이에서 제1갈비뼈 위(목갈비근 틈새)를 지나는 위팔신경얼기와 빗장밑동맥이 압박되어 방사통(radiating pain)이나 통증을 나타낸 질환을 말한다.

제1갈비뼈에 가동성 저하 또는 기능이상이 발생한 경우, 앞목갈비근의 기능에 영향을 미치는 경우가 있다.

목갈비근증후군의 도수기법 2
앞 · 중간목갈비근에 대한 중재

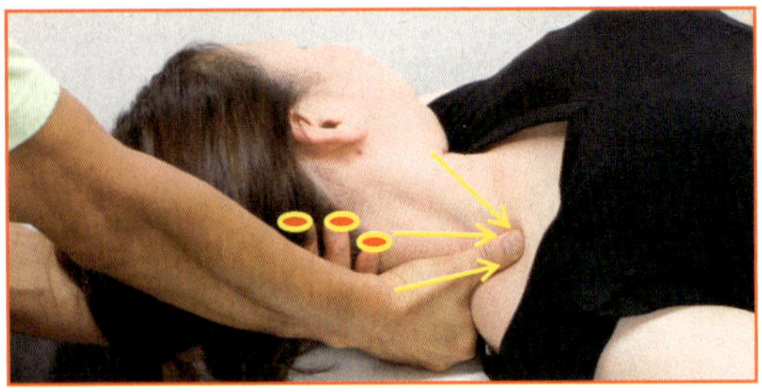

앞쪽에서부터 앞 · 중간목갈비근을 살살 압박한다. 이 경우, 머리를 좌우 · 앞뒤로 움직이면서 천천히 시행하면 좋다.

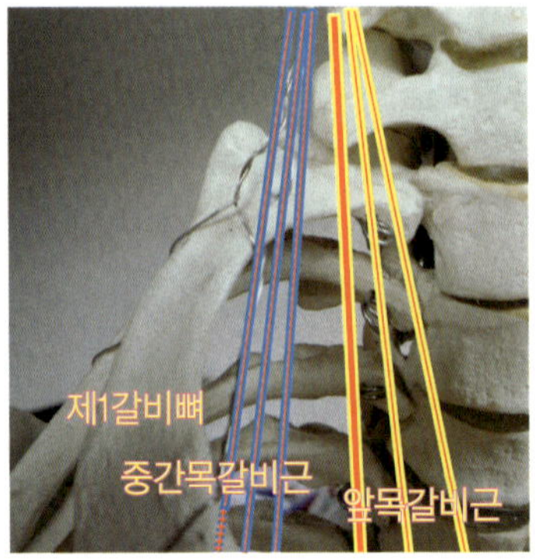

근육이 뻗는 것과 부착부를 안다.

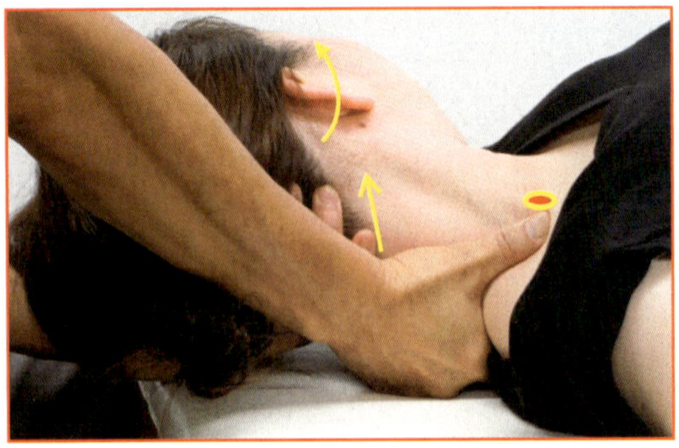

머리를 반대쪽 옆굽힘 · 회전하여 제1갈비뼈 사이를 마주보고 견인한다.

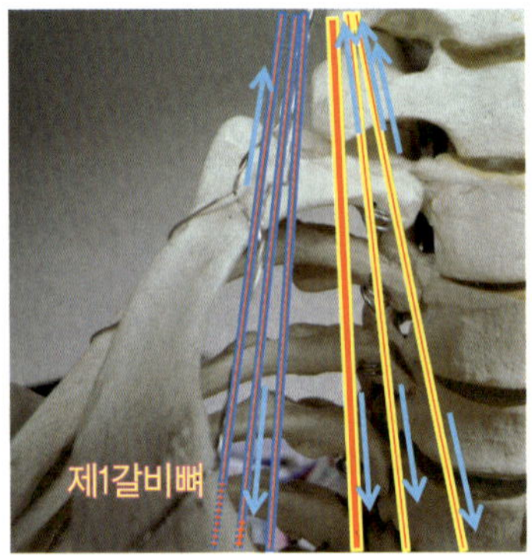

근육 부착부에서부터 근육신장을 위한 목뼈의 움직임을 안다.

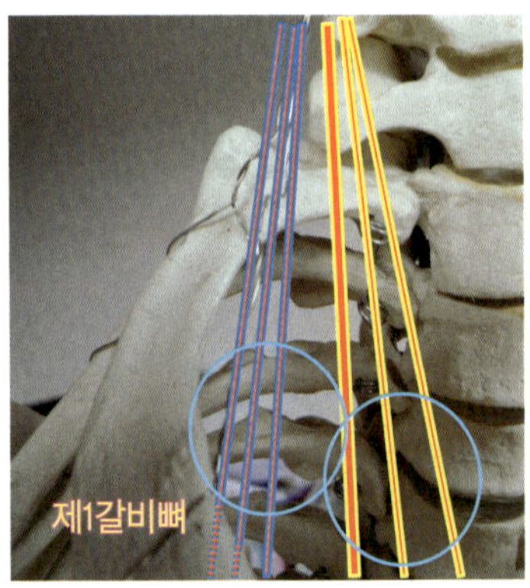

목뼈에서의 근육의 부착부(앞 · 뒤결절)에서부터 근육압박의 위치를 안다.

도움말

중간목갈비근은 C2~7 가로돌기 뒤결절에서부터 제1갈비뼈에 부착한다. 앞 · 중간목갈비근 자체에 근육연축이 발생한 경우 위팔신경얼기, 빗장밑동맥에 포착(entrapment)이 발생하는 일이 있다. 근육 그 자체의 신장 도수기법, 또는 직접압력을 사용하는 것은 효과적이라 할 수 있다.

다만, 통증은 오히려 근육연축을 강화시키기 때문에 살살 시행하는 것이 요점이다.

전문가의 길
Road to Expert

3개의 목갈비근은 목뼈의 모든 가로돌기(앞목갈비근은 앞결절, 중간 · 뒤목갈비근은 뒤결절)에서부터 갈비뼈(앞 · 중간목갈비근은 제1갈비뼈, 뒤목갈비근은 제2갈비뼈)로 향한다. 따라서 가로돌기에 대해서 직접압력을 시행하고 또는 직접압력을 가하면서 목뼈의 회전을 시행하면 좋다.

목갈비근증후군의 도수기법 3
뒤목갈비근과 제2갈비척주관절에 대한 중재

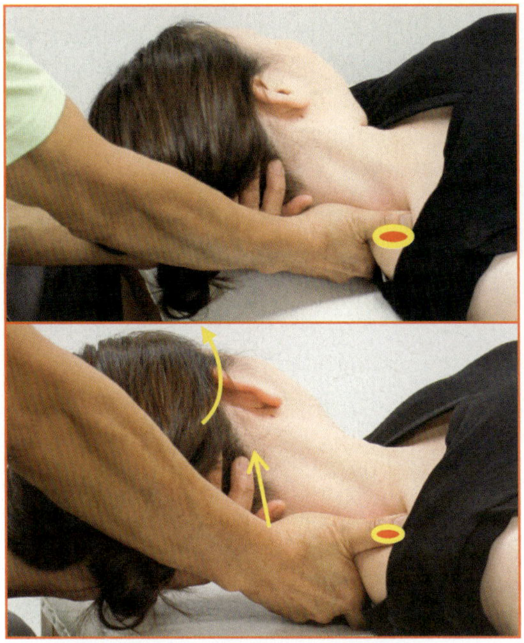

C3~5부근을 유지하고 뒤목갈비근(제2갈비뼈)에 다른 쪽의 엄지손가락을 대고 천천히 견인한다.

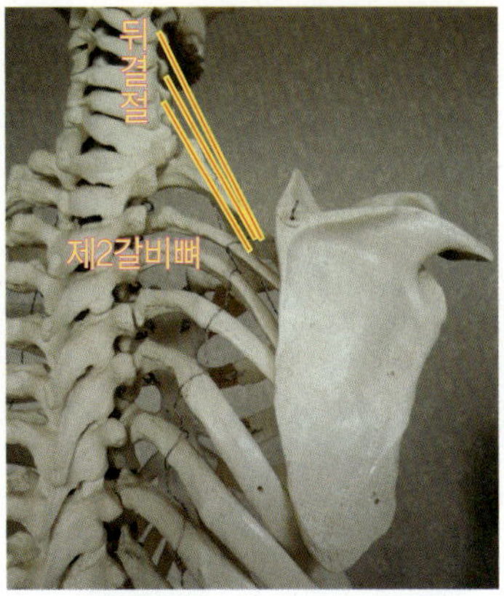

제2갈비뼈에는 뒤목갈비근이 부착한다.

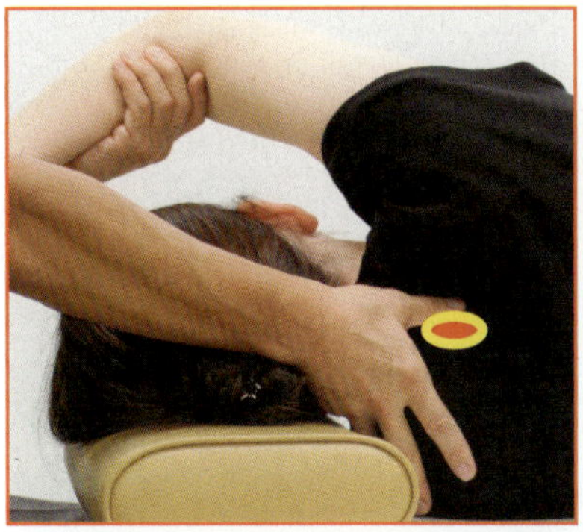

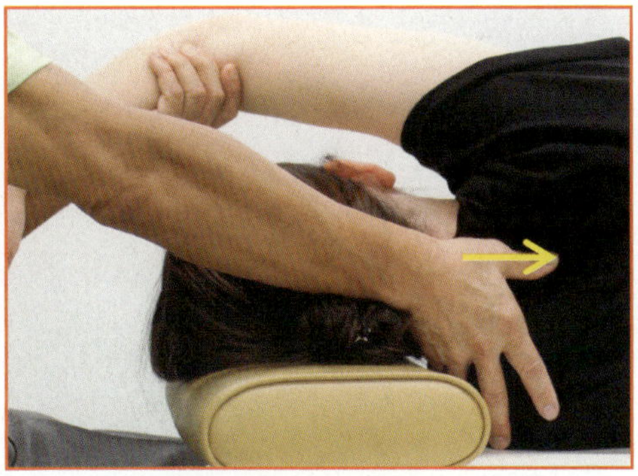

팔을 올려서 들이쉴 때 제2갈비척주관절에서 제2갈비뼈머리를 아래쪽으로 밀어 넣는다.

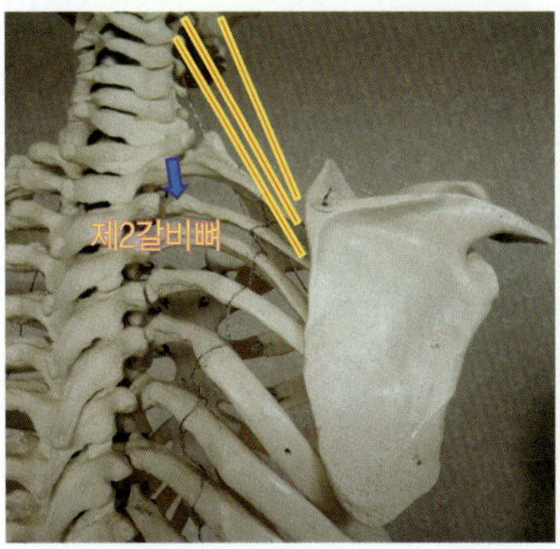

제2갈비척주관절에 대해서 제2갈비뼈를 어깨 올림과 동시에 아래쪽으로 밀어 내린다.

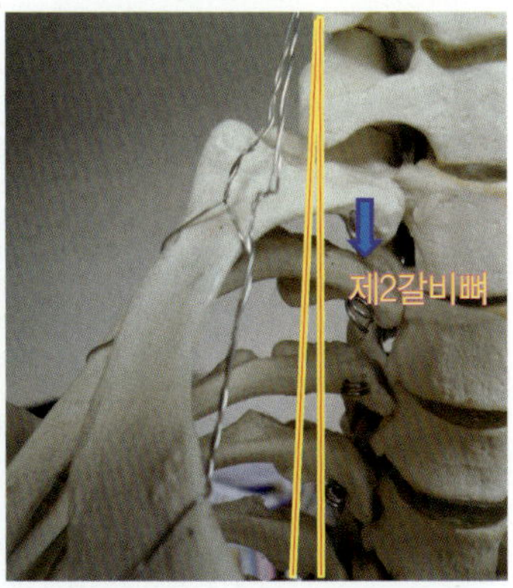

제2갈비척주관절에서의 갈비뼈머리관절과 갈비가로돌기관절에 대해서 위에서부터 아래쪽으로 향해서 밀어 내린다.

도움말

뒤목갈비근은 C5~7 가로돌기 뒤결절 제2갈비뼈에 부착한다. 제2갈비뼈의 가동성 저하, 비정상 가동성은 뒤목갈비근에 긴장(근육연축)을 발생시켜 간접적으로 중간목갈비근을 통해서 위팔신경얼기, 빗장밑동맥에 포착을 일으키는 경우가 있다.

전문가의 길
Road to Expert

제2갈비뼈의 가동성 저하, 또는 비정상 가동성은 중간·뒤목갈비근의 기능에 영향을 미치는 경우가 있다.

굽힘 제한의 도수기법 1
위팔자관절에 대한 중재 ①

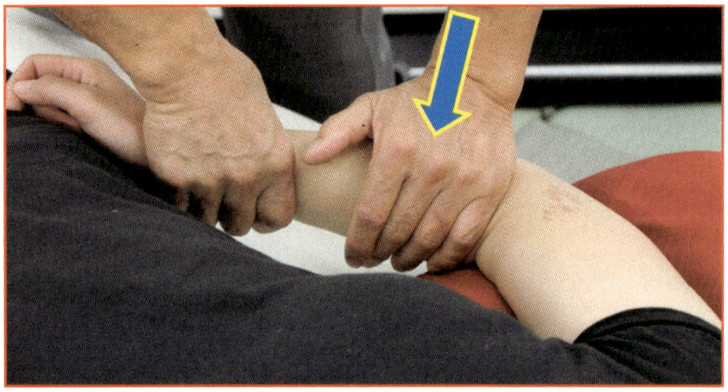

바로 누운 자세에서 자쪽을 아래로 하고 위팔뼈 아래 끝에 쿠션을 넣어 위팔자관절(완척관절) 횡단면의 미끄러짐 (노쪽에서부터 자쪽으로) 방향을 확인한다.

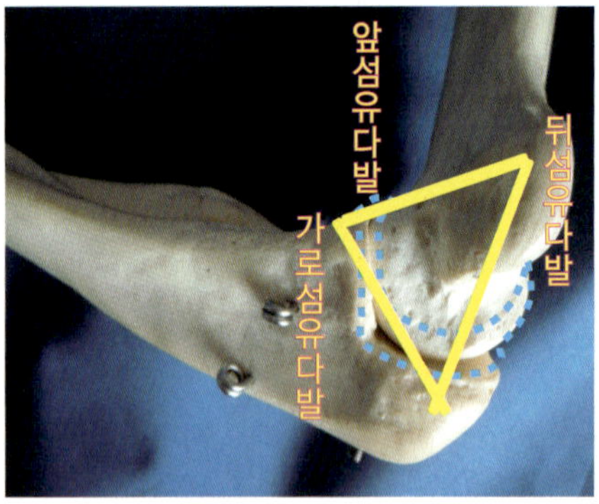

팔꿈치를 굽힐 때에 위팔자관절 횡단면의 움직임을 이해한다. 선(황색)은 MCL의 3가지를 나타낸다.

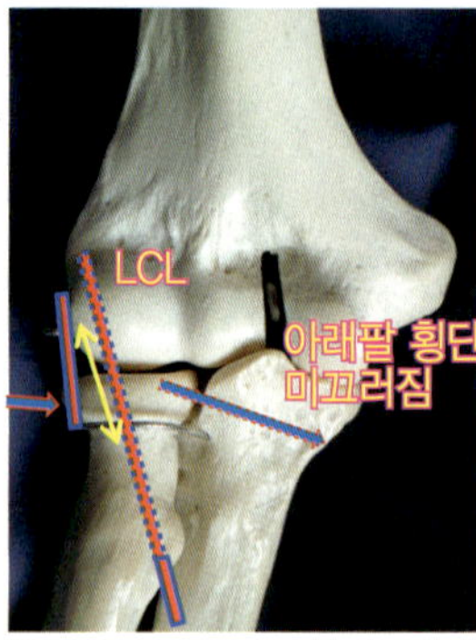

팔꿈치를 굽힐 때에 위팔자관절의 미끄러짐의 방향을 안다. 선(적색)은 LCL의 두 가지를 나타낸다.

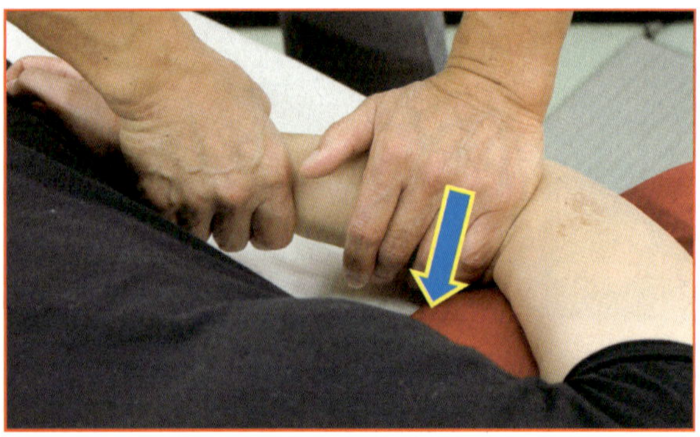

힘줄쪽과 비교하여 가동성이 적으면 노쪽에서부터 자뼈를 향해서 아래쪽으로 밀어 넣는다(활주시킨다).

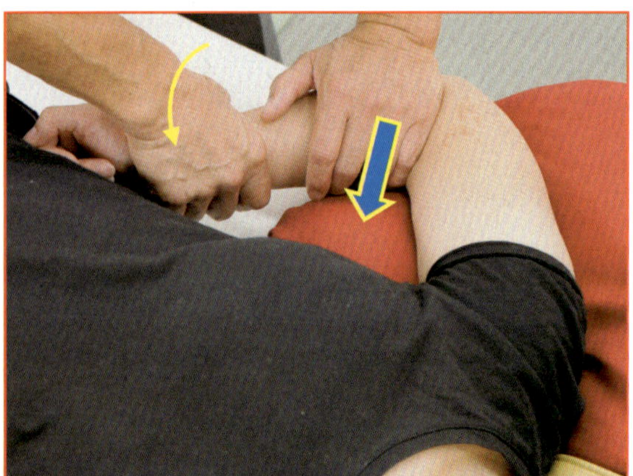

팔꿈치의 굽힘 각도를 바꿔 끝느낌(end feel)을 확인하면서 이 조작을 반복한다.

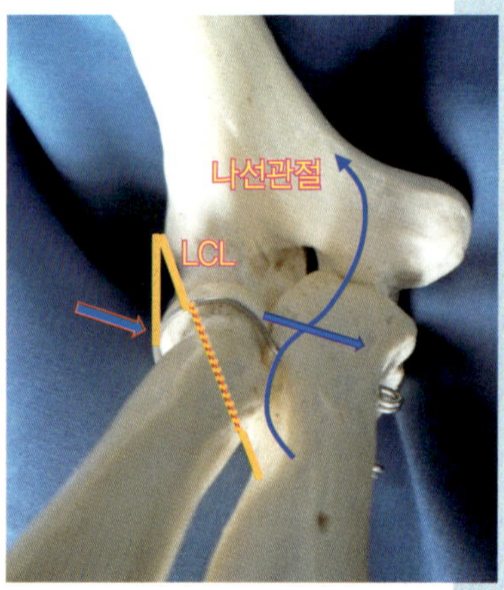

팔꿈치를 굽힐 때에 위팔자관절 횡단면의 움직임으로서의 "놀이"를 필요로 한다.

도움말

위팔자관절에서 노쪽에서부터 자쪽 방향으로 횡단면의 미끄러짐을 시행하는 이유 : 위팔자관절은 나선관절이기 때문에 팔꿈치를 굽힐 때는 위팔뼈에 대해서 자뼈는 약간 자쪽 방향으로 미끄러질 필요가 있다. 팔꿉관절 가쪽부분(특히, LCL의 가쪽자뼈곁인대)이 딱딱하면 팔꿈치 굽힘이 장애되는 경우가 있다.

전문가의 길
Road to Expert

팔꿉관절은 나선관절이며 앞뒤방향의 미끄러짐 이외에 약간의 횡단면의 미끄러짐이 필요하게 된다. 팔꿉관절을 굽힐 때, 자뼈는 위팔뼈에 대해서 자쪽 방향으로의 미끄러짐이 필요하며 그 방향으로의 중재를 시행한다.

굽힘 제한의 도수기법 2
위팔자관절에 대한 중재 ②

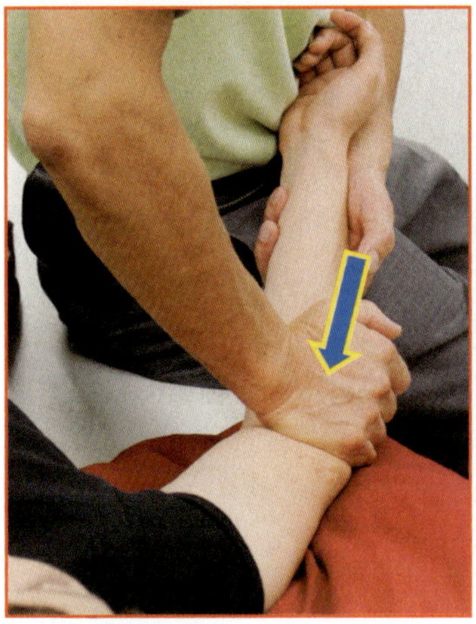

위팔뼈에 대한 자뼈의 뒤쪽 미끄러짐을 시행하기 위해 자뼈의 몸쪽 앞면에 손을 놓는다.

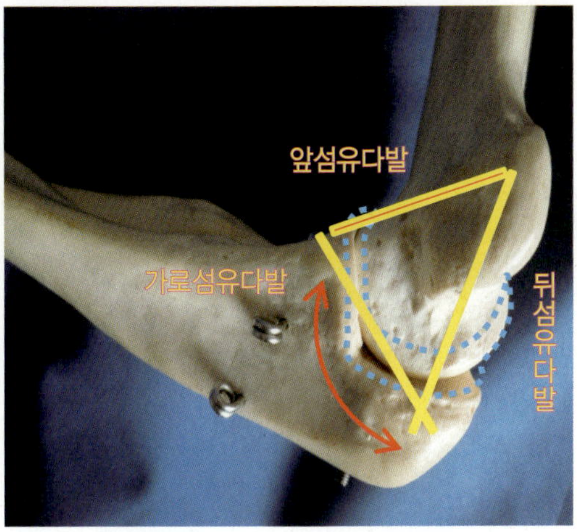

곡률이 같은 관절사이에서는 미끄러짐의 비율이 커진다.

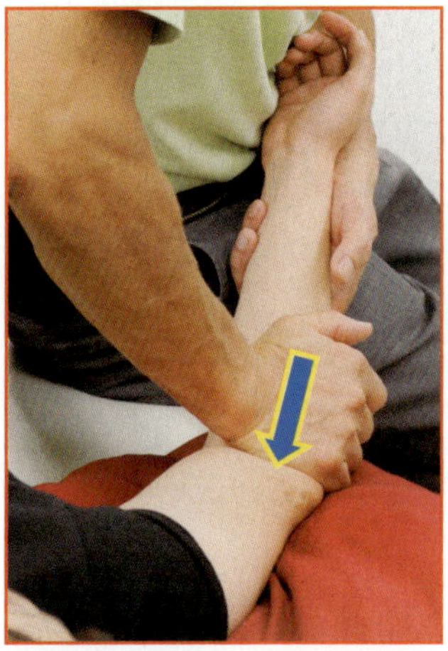

위팔뼈 먼쪽 끝에 쿠션을 놓고 팔꿈치머리가 뒤쪽으로 미끄러지는 방향으로 자뼈 몸쪽을 아래쪽으로 천천히 밀어 넣는다.

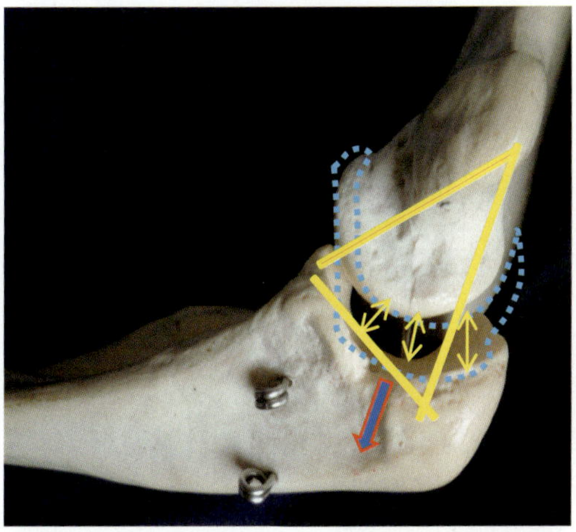

곡률이 같은 관절사이에서는 약간의 신연(distraction)이 관절의 움직임에 영향을 준다. 왼쪽 그림의 도수기법을 시행할 때, 말초에 장축견인을 가해도 좋다.

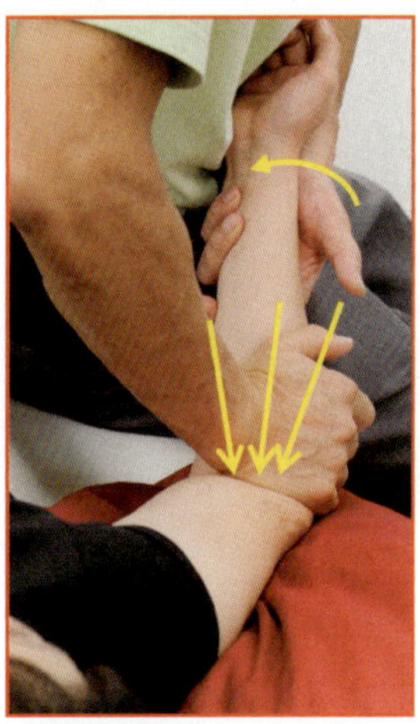

팔꿈치의 굽힘 각도와 밀어 넣는 방향을 바꾸면서 이 조작을 반복한다.

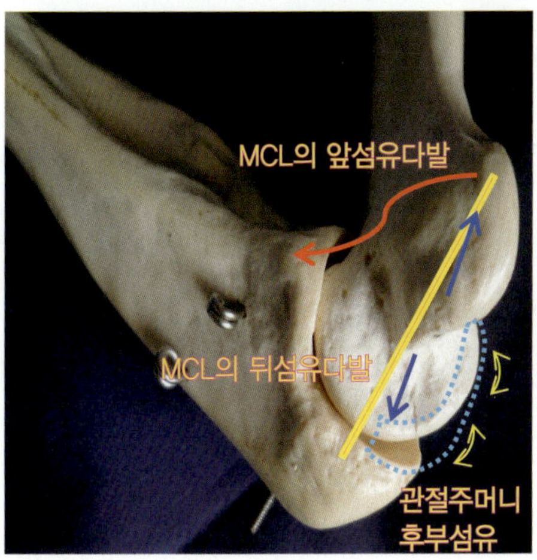

관절의 신연에 의해서 뒤섬유다발이나 관절주머니 후부섬유의 신장성을 높인다.

도움말

위팔뼈 도르래에 대해서 자뼈 도르래 패임(활차절흔)을 뒤쪽으로 밀어 넣는 목적은 관절의 미끄러짐과 신연(distraction)을 확보하는 것에 있다.

팔꿉관절에 치료사의 아래팔을 삽입하여 지레를 이용하는 것도 좋다.

전문가의 길

Road to Expert

1. 팔꿉관절을 굽힐 때에 자뼈는 위팔뼈에 대해서 뒤쪽으로의 미끄러짐(관절의 신연)이 필요하다. 굽힘 제한이 일어나고 있는 각도에서 관절의 신연을 시행할 필요가 있다.

2. 앞쪽 구성요소인 위팔근의 단축이 원인이 되어 팔꿉관절에 굽힘 제한이 나타나 있는 사례에서는 위팔자관절에 대한 "뒤쪽 미끄러짐"은 효과적이다. 그 이유로서는 위팔근의 심층 섬유는 자뼈 거친면의 몸쪽에서 관절주머니에 섬유성 연결을 하고 있기 때문에 굽힐 때에 관절주머니의 "삽입"을 피하는 의미가 있다. 또한 신장 도수기법에 의해서 관절주머니의 신장을 기대할 수 있기 때문이다.

폄 제한의 도수기법
위팔자관절에 대한 중재

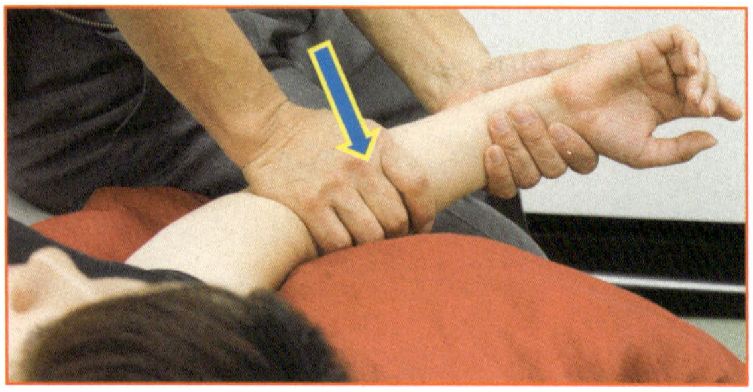

폄 때, 위팔자관절에서의 자뼈의 노쪽 방향으로의 미끄러짐을 시행한다.

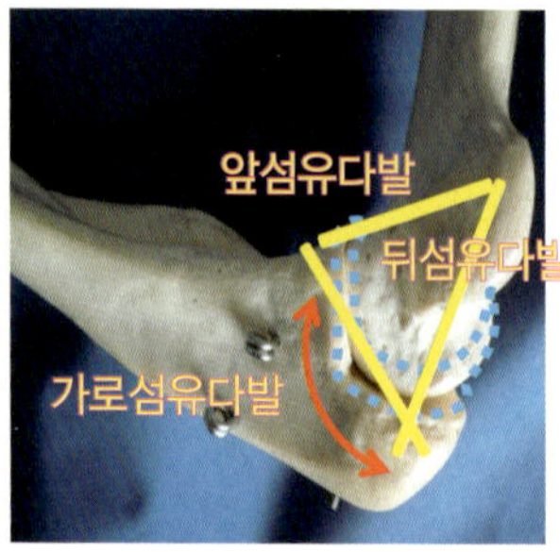

폄에서는 위팔자관절 횡단면의 미끄러짐이 필요하다.

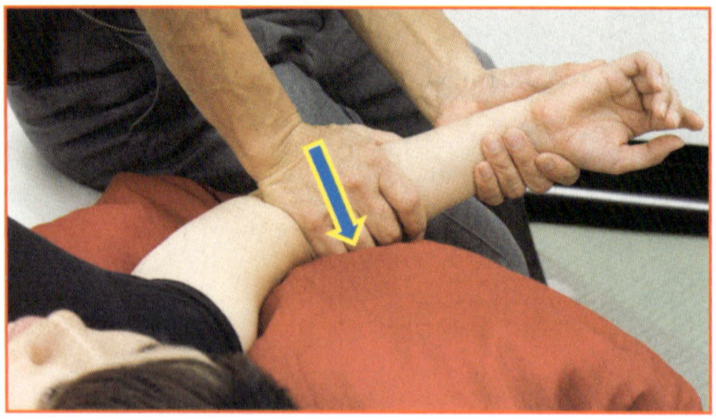

위팔뼈에 대해서 자뼈를 노쪽으로 미끄러지게 한다.

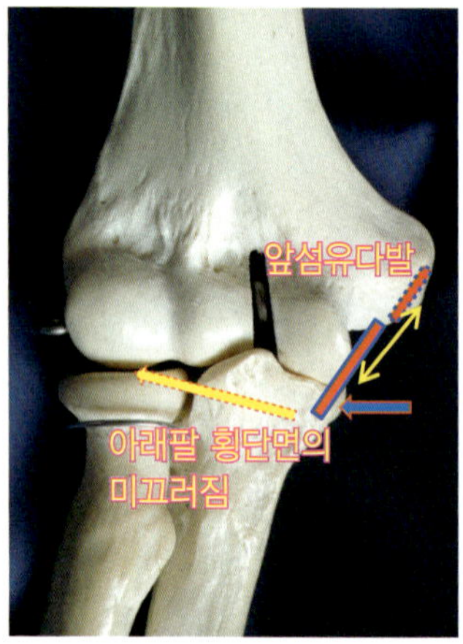

폄 때, 위팔자관절의 자뼈는 노쪽으로의 미끄러짐이 필요하다.

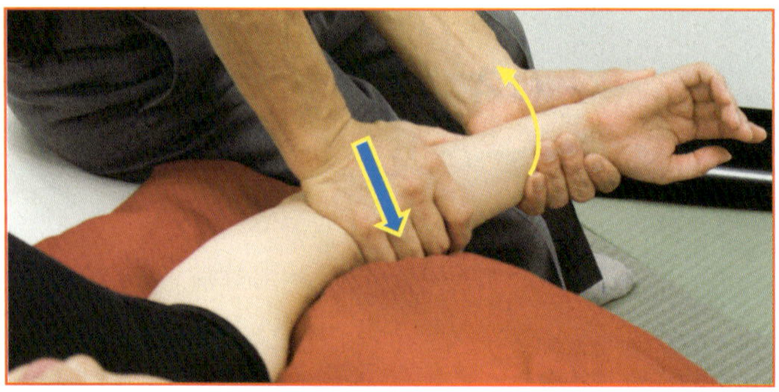

팔꿈치의 폄 각도를 바꿔서 끝느낌을 확인하면서 이 조작을 반복한다.

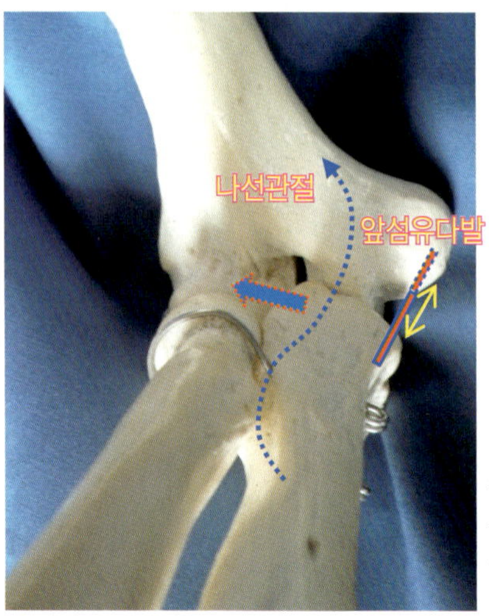

폄 때에 위팔자관절 횡단면의 미끄러짐과 동시에 관절사이 신연이 필요하다.
위에 설명된 도수기법을 시행할 때 말초에 대한 장축견인을 가해도 좋다.

도움말

위팔자관절에서 자쪽에서부터 노쪽 방향으로 횡단면의 미끄러짐을 시행하는 이유 : 위팔자관절은 나선모양 관절이기 때문에, 팔꿈치를 펼 때는 위팔뼈에 대해서 자뼈는 약간 노쪽 방향으로 미끄러질 필요가 있다. 팔꿉관절 안쪽부분[특히, MCL(전부섬유)]이 딱딱하면 팔꿈치 폄과 굽힘이 장애되는 경우가 있다.

전문가의 길

Road to Expert

팔꿉관절을 펼 때, 위팔뼈에 대해서 자뼈는 노쪽으로 미끄러질 필요가 있으며 또한 이 조작은 MCL을 신장하는 효과도 생각할 수 있다.

특히, MCL 전부섬유의 단축은 팔꿉관절의 폄 제한을 일으키고 후부섬유는 굽힘 제한을 일으킴과 동시에, 앞에 것은 폄 위치에서의 자뼈의 노쪽으로의 미끄러짐을 방해하고 뒤에 것은 굽힘 위치에서 노쪽으로의 미끄러짐을 방해하게 된다.

엎침 제한의 도수기법
몸쪽 · 먼쪽 노자관절에 대한 중재

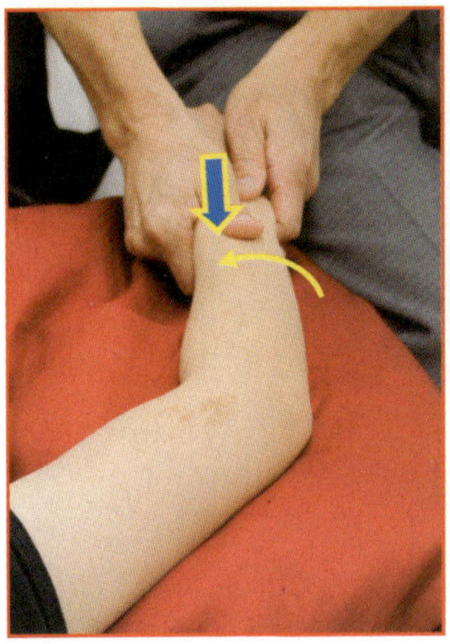
아래팔 엎침과 동시에
먼쪽노자관절에서 노뼈를
바닥쪽으로 가볍게 밀어 넣는다.

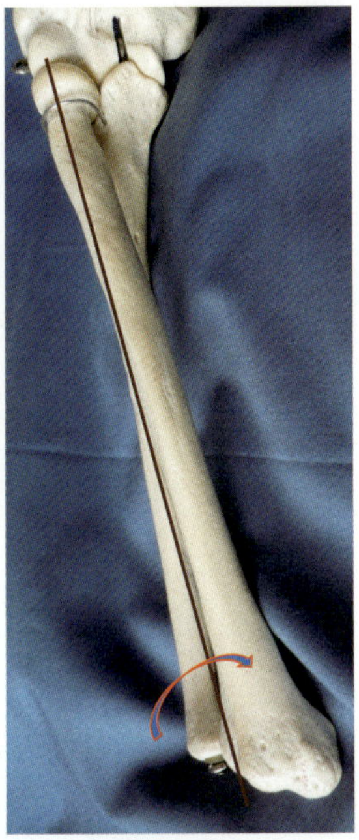
엎침(회내)은 노뼈머리와
자뼈머리를 연결한 선을
회전축으로 한다.

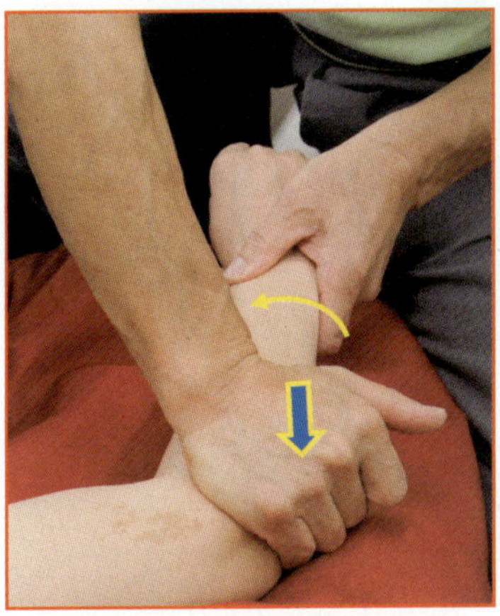
아래팔 엎침과 동시에
몸쪽노자관절에서 노뼈머리를
뒤 바깥쪽으로 미끄러지게 한다.

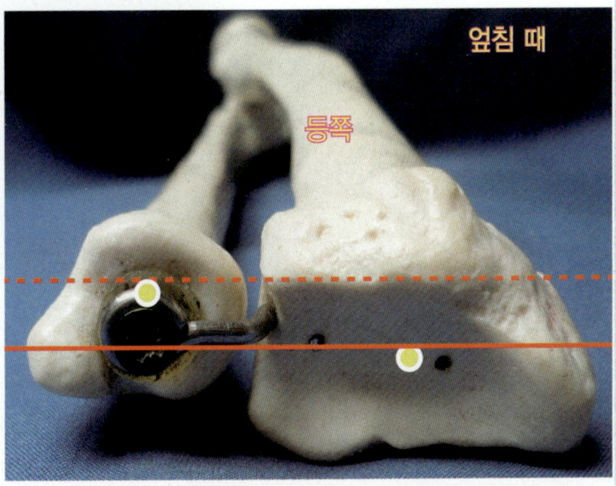

엎침 때, 노뼈는 바닥쪽으로 내려가고 자뼈는 상대적으로
등쪽으로 미끄러진다.

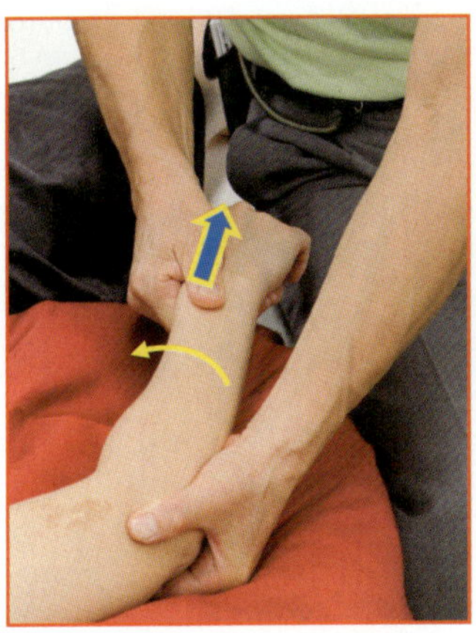
아래팔 엎침과 동시에 노뼈머리를
잡고 장축방향으로 견인을 가한다.

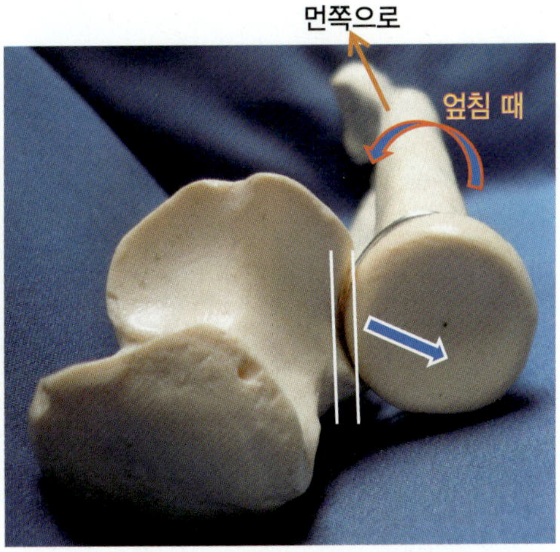

엎침 때, 노뼈머리는 타원형을 하고 있다는 것
때문에 자동적으로 뒤 바깥쪽으로 전위한다.

도움말

엎침 때, 먼쪽노자관절에서 노뼈는 바닥쪽으로 내려가기 때문에 노뼈를 바닥쪽으로 가라앉히는 도수기법을 시행한다. 한편, 몸쪽노자관절은 엎침과 동시에 노뼈머리를 뒤 바깥쪽으로 미끄러지게 한다.

전문가의 길

Road to Expert

아래팔의 엎침 때, 노뼈는 노뼈머리와 자뼈머리의 장축을 축으로 하여 자뼈의 주위를 회전한다. 이 때, 먼쪽노자관절에서는 노뼈는 바닥쪽으로 가라앉는 움직임이 발생하고 있다. 한편, 몸쪽노자관절에서는 노뼈머리는 회전하면서 뒤쪽으로 미끄러져 있다. 게다가 노뼈는 자뼈에 대해서 장축방향에서 먼쪽으로 미끄러져 있다.

몸쪽노자관절에서의 회전과 동시에 몸쪽노자관절 사이에서 미끄러짐이 발생하고 있다는 것을 이해한다.

뒤침 제한의 도수기법
몸쪽 · 먼쪽 노자관절에 대한 중재

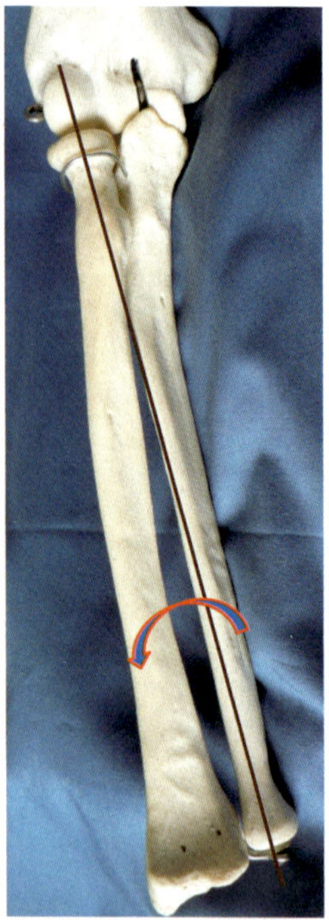

엎침 · 뒤침(회외)은 노뼈머리와 자뼈머리를 연결한 선을 회전축으로 한다. 어느 것인가에 장애가 발생하면, 다른 쪽 관절에 영향을 미치게 된다. 따라서 엎침 · 뒤침 제한에 대해서는 두 관절을 치료의 대상으로 할 필요가 있다.

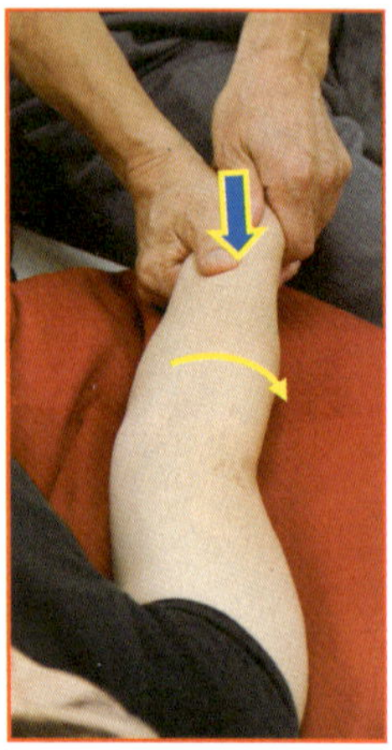

아래팔 뒤침과 동시에 먼쪽노자관절에서 노뼈를 등쪽으로 가볍게 밀어 넣는다.

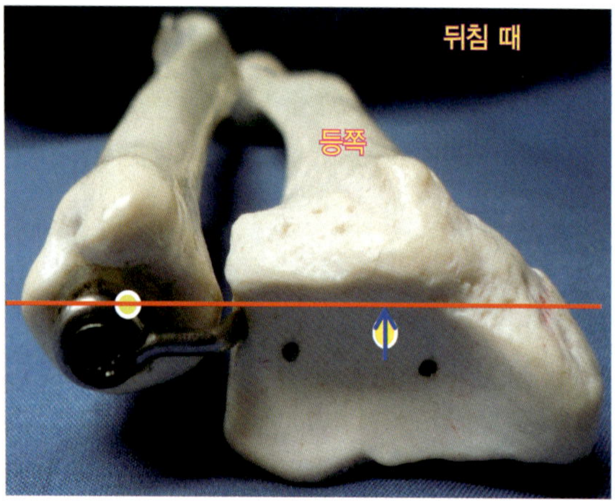

뒤침 때, 노뼈는 등쪽으로 올라가고 자뼈는 상대적으로 바닥쪽으로 미끄러진다.

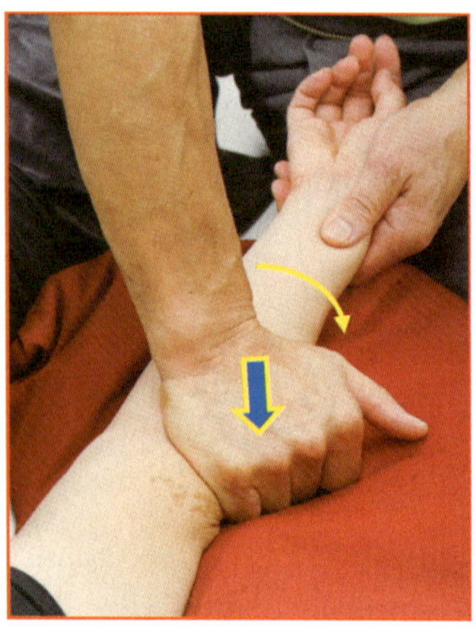

아래팔 뒤침과 동시에 몸쪽노자관절에서 노뼈머리의 가동성을 확보한다.

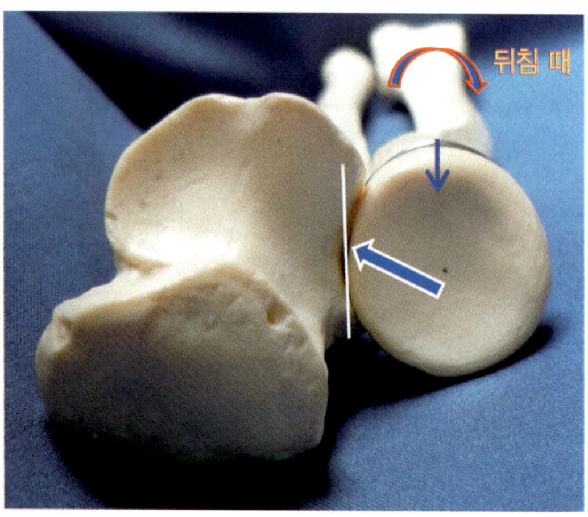

뒤침 때, 노뼈머리는 타원형을 하고 있다는 것 때문에 자동적으로 안 위쪽으로 전위한다.

도움말

뒤침 때, 먼쪽노자관절에서 자뼈에 대해서 노뼈머리는 등쪽으로 미끄러진다. 뒤침과 동시에 노뼈를 등쪽으로 미끄러지게 하는 도수기법을 시행한다. 한편, 몸쪽노자관절에는 뒤침과 동시에 노뼈머리를 앞 안쪽(앞면)으로 미끄러지게 한다.

전문가의 길

Road to Expert

1. 아래팔의 뒤침 때, 노뼈는 자뼈의 주위를 회전하지만, 먼쪽노자관에서는 노뼈는 등쪽으로 떠오르는 움직임이 일어나고 있다. 한편, 몸쪽 노자관절에서는 노뼈머리는 회전하면서 앞 안쪽으로 미끄러지고 있다.
2. 뒤침 때, 뒤침근의 수축에 의해서 고리인대의 긴장이 높아져 팔꿉관절 가쪽부분의 지지성을 높이게 된다.

가쪽위관절융기염(외측상과염)의 도수기법 1
아래팔 폄근 공통힘줄 미끄러짐에 대한 중재

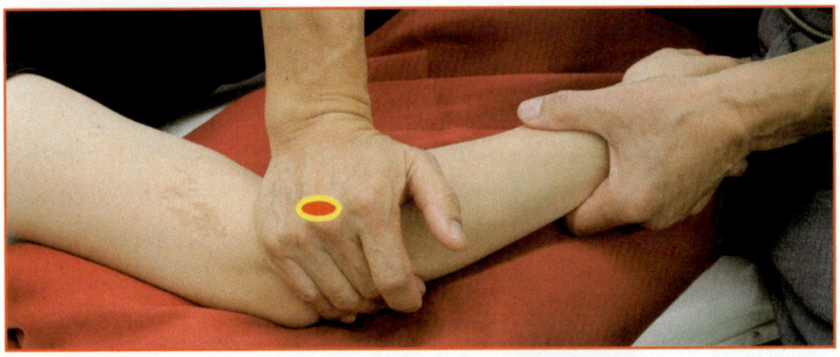

위팔뼈 가쪽위관절융기를 바르게 촉진하고 손바닥을 피부아래의 폄근 공통힘줄에 놓는다.

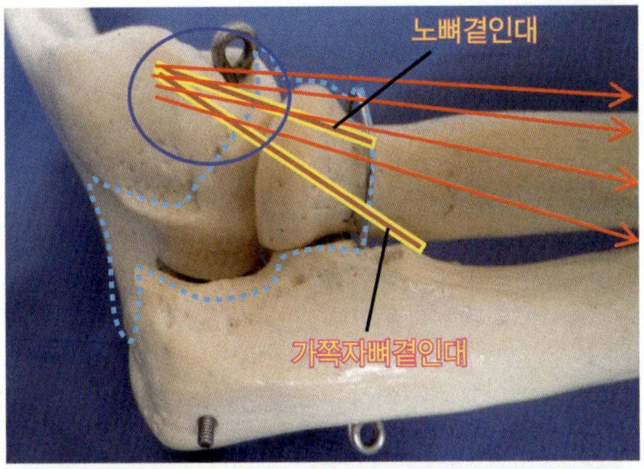

가쪽위관절융기에 부착하는 폄근 공통힘줄과 그것의 뻗음(화살표). 청색 점선은 관절주머니를 나타내고 적색(황색 테두리)선은 LCL을 나타낸다. LCL은 가쪽자뼈곁인대와 노뼈곁인대로 구성된다.

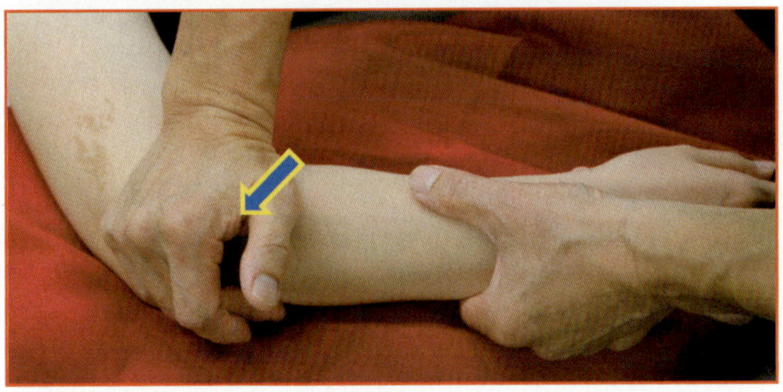

팔꿉관절 굽힘 위치에서 근육의 뻗음에 대해서 횡단면으로 현(chord)을 펴는 방향으로 미끄러지게 한다.

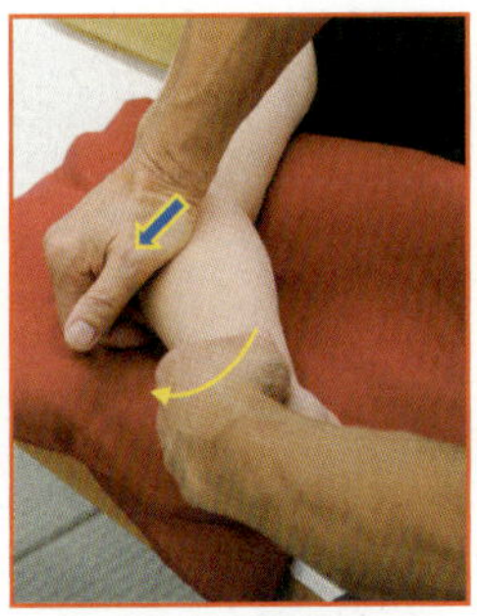

팔꿉관절을 펴면서 마찬가지로 공통힘줄에 횡단면의 미끄러짐을 가한다.

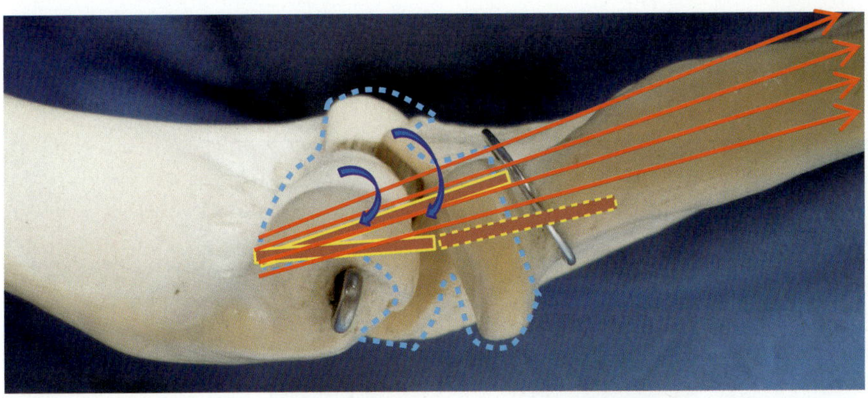

팔꿈치를 펼 때, 공통힘줄은 가쪽위관절융기를 넘어서 아래쪽(뒤쪽)으로 미끄러진다. 또한 위팔노관절의 뒤쪽 관절주머니의 비대는 공통힘줄의 미끄러짐을 방해한다. 따라서 팔꿉관절을 펼 때에 폄근 공통힘줄을 아래쪽(뒤쪽)으로 미끄러지게 하면 좋다(화살표).

도움말

가쪽위관절융기염의 요인

① 공통힘줄의 가장 깊은 층에 있는 짧은노쪽손목폄근힘줄의 변성, 비대, 파열
② 윤활막 주름의 비대 · 염증
③ 위팔노관절의 뒤쪽 관절주머니의 비대
④ 위팔노관절에서의 노뼈의 기능 장애 등을 생각할 수 있다.
(Kumai [熊井], 기타)

전문가의 길

Road to Expert

명치부위(전흉부)의 폄근 공통힘줄은 팔꿉관절 폄과 동시에 등쪽(뒤쪽)으로 미끄러지게 된다. 공통힘줄의 미끄러짐이 장애되면 팔꿉관절을 펼 때에 통증이 발생한다. 가쪽위관절융기 바로 밑에 있는 폄근 공통힘줄에 손바닥을 밀착시켜 천천히 저항(긴장)을 느끼는 부분까지 횡단면의 미끄러짐을 가하는 것이 중요하다.

가쪽위관절융기염의 도수기법 2
노뼈머리에 대한 중재

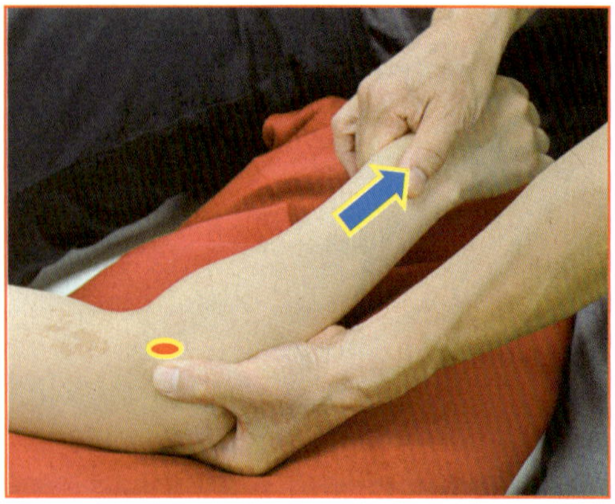

노뼈머리를 촉진하고 노뼈 먼쪽 끝부분을 잡아 말초견인에 대비한다.

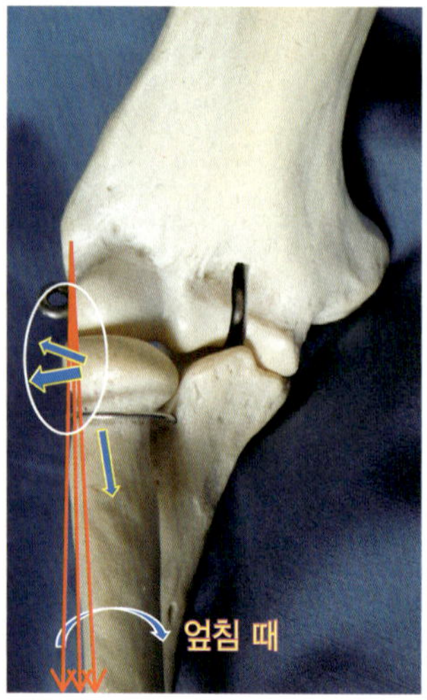

노뼈머리의 기능장애는 팔꿈치 가쪽 연부조직에 과도한 외력(자극)을 가하게 된다.

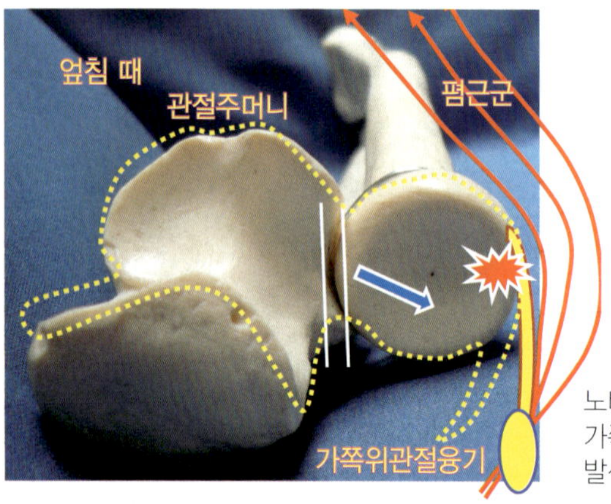

노뼈머리의 기능장애가 팔꿈치 가쪽 연부조직에 스트레스를 발생시키게 된다.

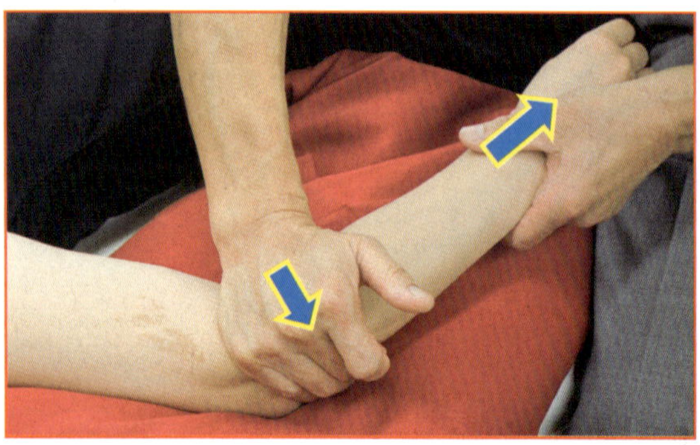

노뼈 먼쪽 끝을 말초로 견인함과 동시에 노뼈머리를 뒤쪽(팔꿈치머리 쪽)을 향해서 5~6회 미끄러지게 한다.

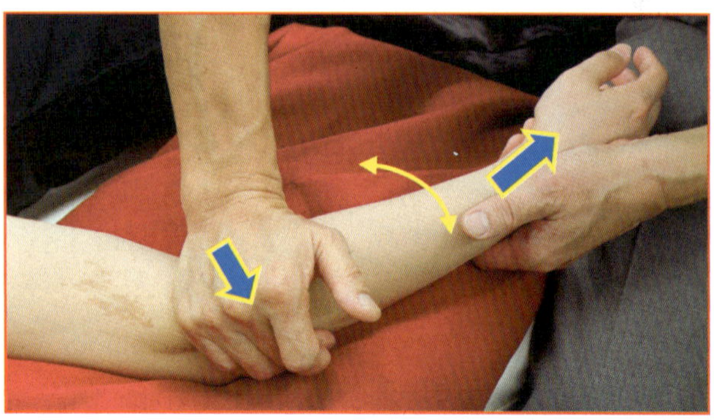

아래팔의 엎침 · 뒤침을 하면서 노뼈 먼쪽 끝부분에 견인을 가하고 거듭 노뼈머리를 뒤쪽으로 5~6회 미끄러지게 한다.

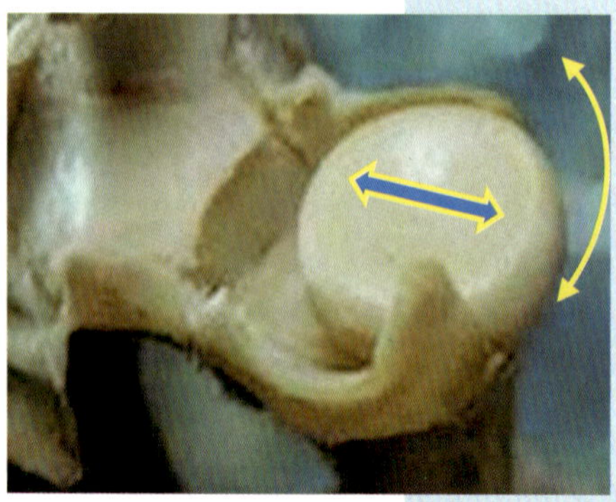

노뼈머리는 회전 때, 안쪽 · 가쪽으로 전위하지만 그것의 기능부전은 관절주머니를 포함한 연부조직에 스트레스를 발생시킨다.

도움말

노뼈머리의 기능이상에 대한 도수기법은 노뼈를 말초 견인하면서 노뼈머리를 뒤쪽으로 밀어넣는 등의 방법이 있다.

노뼈머리의 가동성 확보를 목적으로 한다.

전문가의 길
Road to Expert

자뼈와 노뼈머리의 위치관계를 확실하게 이해하여(또는 건강한 쪽과 비교하여) 몸쪽노자관절(자뼈 위에서의 노뼈머리)의 움직임을 느낄 수 있도록 숙련시켜둔다. 노뼈머리 움직임의 정상 패턴을 알고 좌우의 비교를 하고, 노뼈머리에 가동성의 저하가 관찰되면 도수기법을 시행한다.

가쪽위관절융기염의 도수기법 3
위팔자관절에 대한 중재

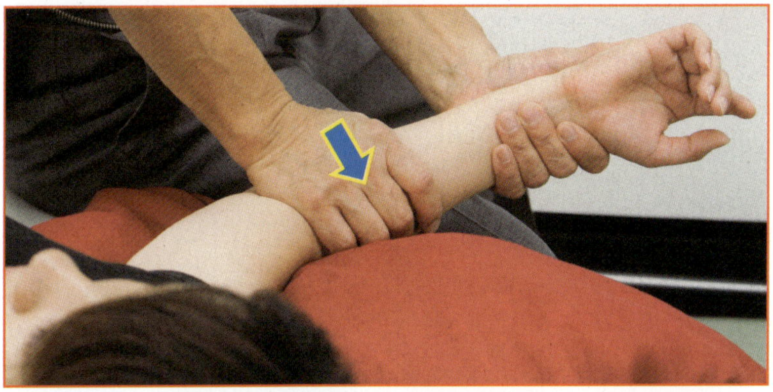

위팔뼈 밑에 쿠션을 대고 노쪽을 아래로 하여 안정시켜 천천히 자쪽에서부터 노쪽으로 밀어 넣는다.

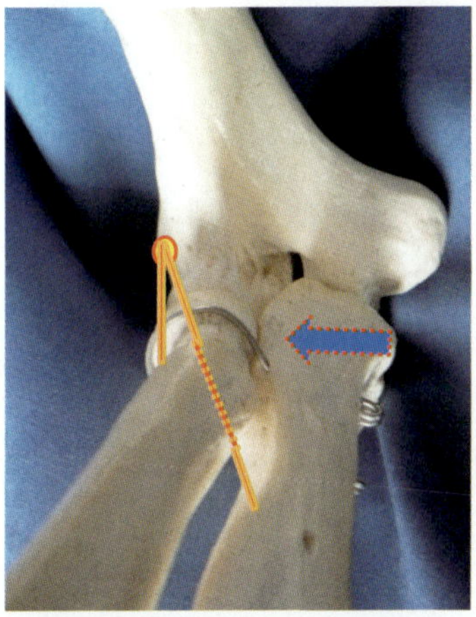

위팔자관절을 통해서 노쪽에 있는 연부조직(LCL이나 관절주머니)에 신장자극을 가한다.

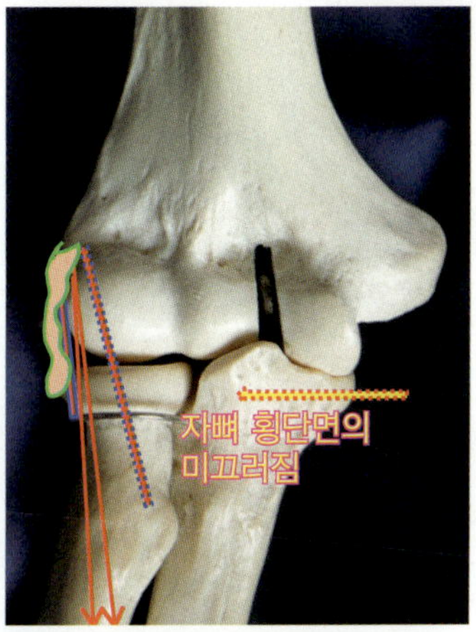

위팔자관절을 통해서 폄근 공통힘줄에 신장자극을 가한다.

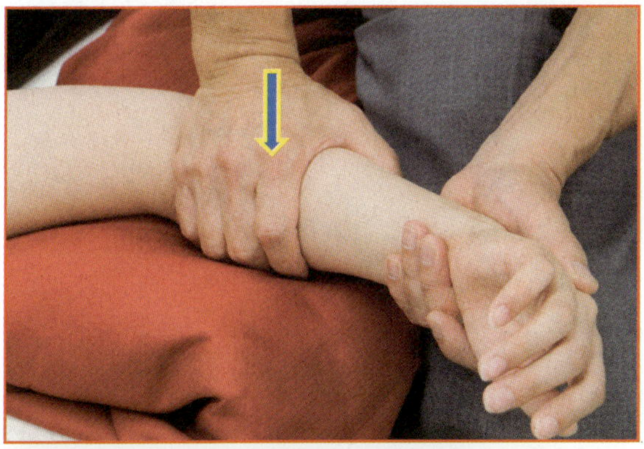

팔꿉관절의 각도를 바꾸면서 아래팔부분 몸쪽 끝을 노쪽(아래쪽)으로 밀어 넣어 횡단면의 미끄러짐을 시행한다.

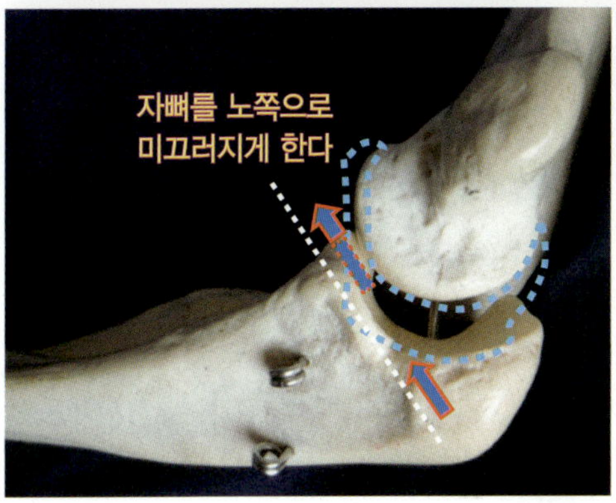

위팔자관절을 통해서 횡단면의 압박을 가하여 노쪽의 연부조직에 신장자극을 가한다. 관절면의 방향(백색 점선)을 파악하는 것이 중요하다.

도움말

위팔자관절의 횡단면의 미끄러짐의 확보를 목적으로 위팔뼈에 대해서 자뼈를 자쪽에서부터 노쪽으로 밀어 넣도록 하여 미끄러지게 한다.

전문가의 길
Road to Expert

위팔뼈 먼쪽 끝과 아래팔 몸쪽 끝을 정확히 잡고 아래팔을 자쪽에서부터 아래쪽(노쪽)으로 압박(미끄러지게) 한다. 양자 사이에 약간의 미끄러짐이 발생하고 있다는 것을 이해한다. 이 기능장애(미끄러짐의 장애)는 간접적으로 가쪽위관절융기에 대한 과도한 스트레스가 되어 가쪽관절융기염의 발병요인이 된다.

가쪽위관절융기염의 사례에서는 팔꿉관절 가쪽(노쪽)부분을 구성하는 뼈 구조, 연부조직에 기능이상을 나타내고 있는 경우가 많다. 도수기법은 뼈 구조와 연부조직에 이상이 있는 경우에 사용하게 된다. 따라서 중재 전의 평가가 중요하다.

가쪽위관절융기염의 도수기법 4
아래팔 폄근 공통힘줄에 대한 신장 중재

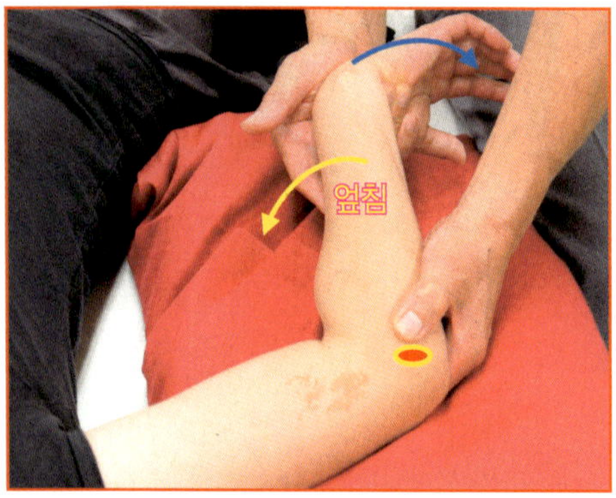

아래팔 폄근 공통힘줄이 기시부(시작되는 부위)인 가쪽위관절융기를 잡고 다른 쪽의 손은 손목관절을 잡고 신장자세를 확보한다.

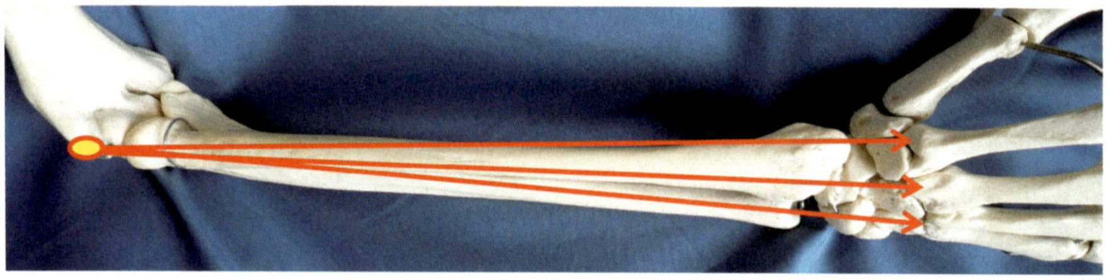

아래팔의 폄근 공통힘줄을 나타냈다. 이러한 근육은 아래팔 엎침 위치에서의 팔꿈치 굽힘, 아래팔의 뒤침, 손목관절의 등쪽 굽힘 · 노쪽굽힘(요굴)에 작용한다.

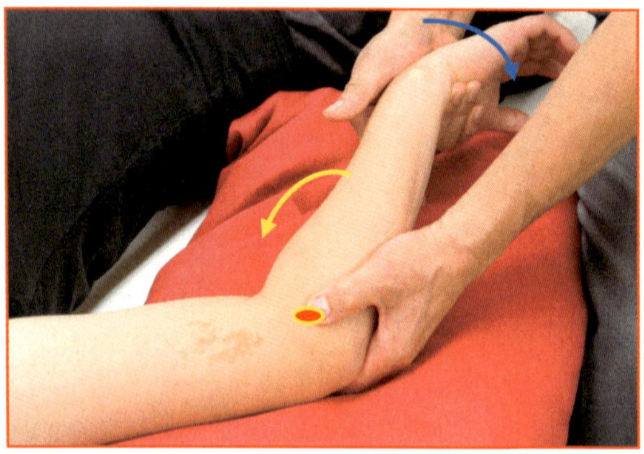

아래팔 엎침 위치에서 손목관절을 바닥쪽 굽힘 · 자쪽굽힘(자굴)으로 하여 잡는다.

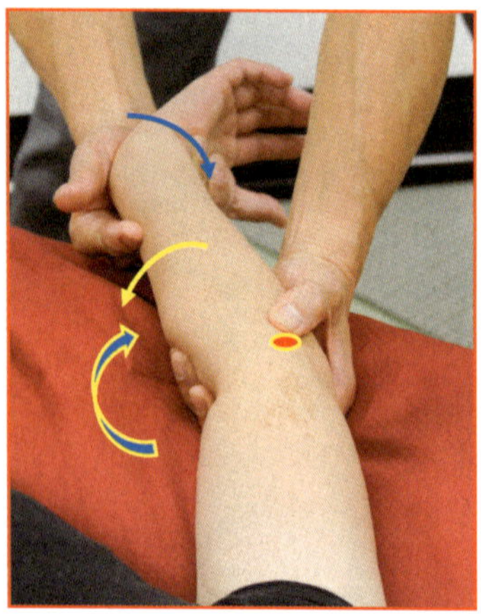

그 자세 그대로 이완함이 없이, 동시에 팔꿉관절을 편다.

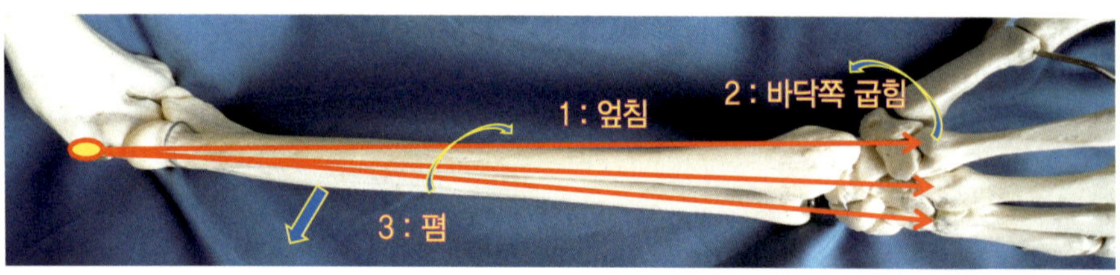

아래팔의 엎침과 동시에 손목관절의 바닥쪽 굽힘 · 자쪽굽힘을 시행하고 그대로 팔꿉관절을 서서히 편다.

도움말

아래팔 폄근군에 대한 신장방법을 이해한다.

실시할 때는 팔꿉관절, 아래팔 부분, 손목관절의 근육이 관여하는 모든 관절을 의식하면서 시행할 것.

static stretch : SS

direct stretch : DS

hold relaxed stretch : HRS

전문가의 길

Road to Expert

아래팔 폄근 공통힘줄의 단축은 가쪽위관절융기에 대한 과도한 부담이 되어 염증을 야기한다. 특히, 짧은노쪽손목폄근의 단축이 영향을 준다고 생각되고 있다.

주로 짧은노쪽손목폄근의 신장에서는 손목관절을 중간위치로 하여 바닥쪽 굽힘을 하면 좋다. 또한 이 자세(신장자세)를 유지한 상태에서 가쪽위관절융기의 1~2개 손가락 폭 아래쪽을 잠깐 눌러도 좋다(direct stretch).

안쪽위관절융기염의 도수기법 1
아래팔 굽힘근힘줄에 대한 미끄러짐 중재

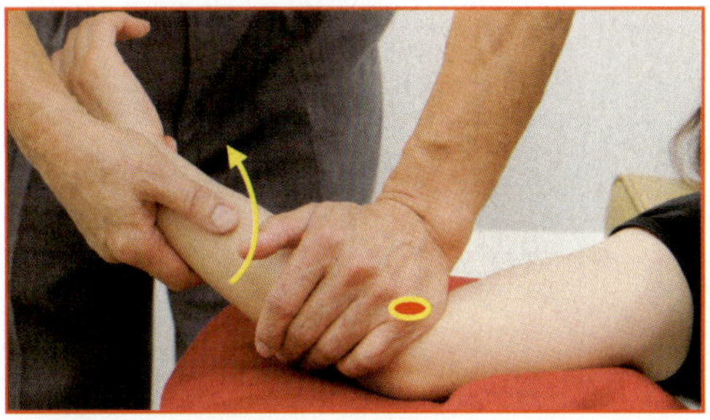

한쪽 손으로 아래팔 뒤침 위치를 유지한다. 다른 쪽 손으로 안쪽위관절융기 바로 밑에 아래팔 굽힘근군을 촉진하고 손바닥을 밀착시킨다.

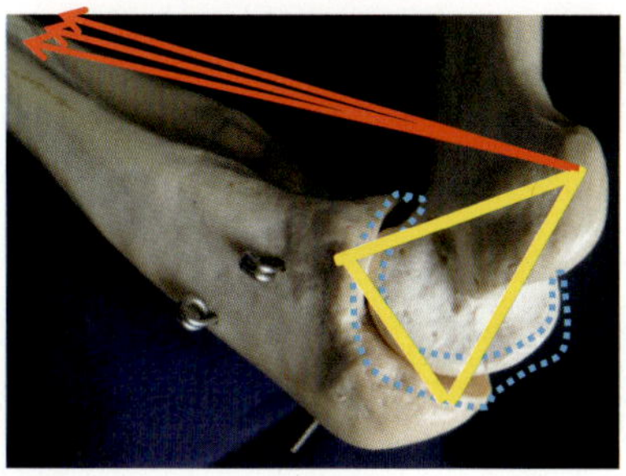

팔꿉관절 굽힘 위치에서의 안쪽위관절융기와 굽힘근군의 자세를 나타내고 있다.

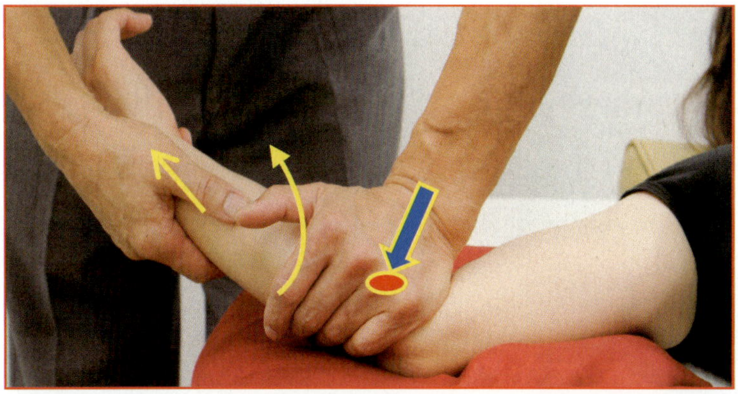

아래팔을 말초로 견인하면서 뒤침 · 외번을 시행하고 다른 쪽 손바닥부분을 굽힘근군이 시작되는 곳(기시부)에 밀착시켜서 굽힘근군을 아래쪽(뒤쪽)으로 압박(미끄러지게)한다.

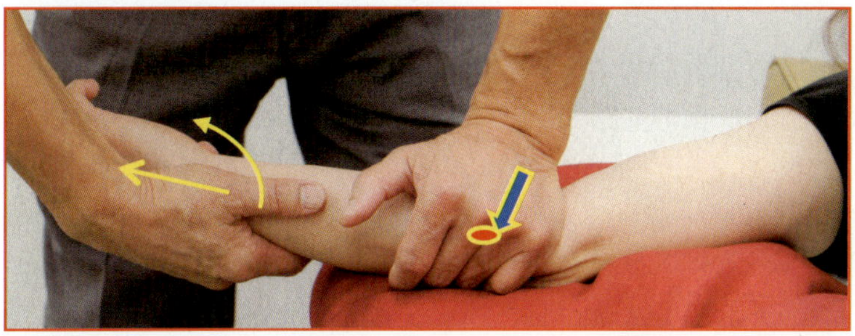

자세를 유지하면서 팔꿉관절을 펴게 하고 동시에 안쪽위관절융기 바로 아래의 굽힘근군을 뒤쪽으로 밀어 넣는다.

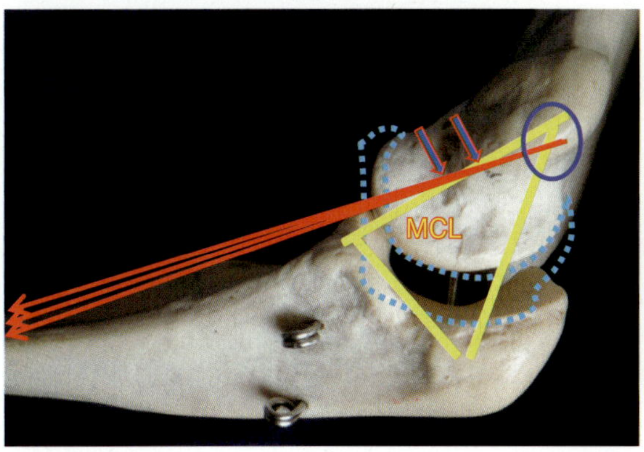

팔꿉관절을 약간 편 위치에서의 안쪽위관절융기와 굽힘근군의 자세를 나타내고 있다. 굽힘근 공통힘줄(적색 화살표)은 폄과 동시에 아래쪽으로 미끄러진다. 황색 선은 MCL을 나타낸다. 청색 점선은 관절주머니를 나타낸다.

도움말

팔꿉관절 폄 · 굽힘 때, 아래팔 굽힘근군에는 앞뒤로 횡단면의 이동(미끄러짐)이 일어나고 있다. 이 움직임이 방해되면 부착부염을 초래하는 일이 있다. 따라서 힘줄의 가동성을 목적으로 횡단면으로 미끄러지게 할 필요가 있다.

전문가의 길
Road to Expert

안쪽의 공통힘줄(굽힘근힘줄군)은 폄근힘줄군과 마찬가지로 팔꿉관절을 굽히고 펼 때에 횡단면의 미끄러짐이 필요하다. 팔꿉관절의 굽힘근힘줄에 손바닥을 밀착시켜서 횡단면의 신장을 시행한다. 게다가, 안쪽위관절융기와 팔꿈치머리 사이에 있는 팔꿉굴(cubital tunnel)을 의식하면서 그 구성체인 자쪽손목굽힘근을 포함한 굽힘근군을 충분히 신장시키면 좋다.

안쪽위관절융기염의 도수기법 2
아래팔 굽힘근 공통힘줄에 대한 신장 중재

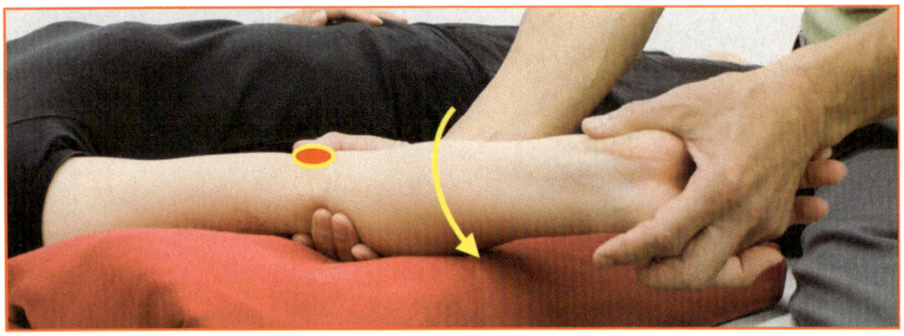

아래팔 굽힘근힘줄의 기시부인 안쪽위관절융기를 잡고 다른 쪽 손은 손목관절을 잡고 시작자세를 확보한다.

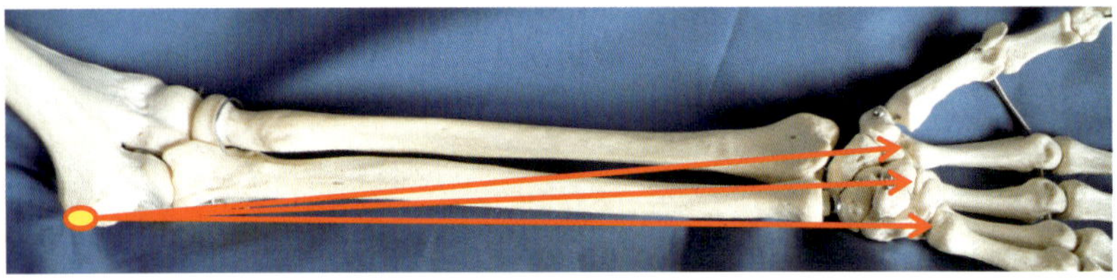

굽힘근 공통힘줄의 해부와 신장자세를 나타냈다. 이러한 근육은 아래팔 뒤침 위치에서의 팔꿈치 굽힘, 아래팔의 엎침, 손목관절의 바닥쪽 굽힘 · 자쪽굽힘에 작용한다.

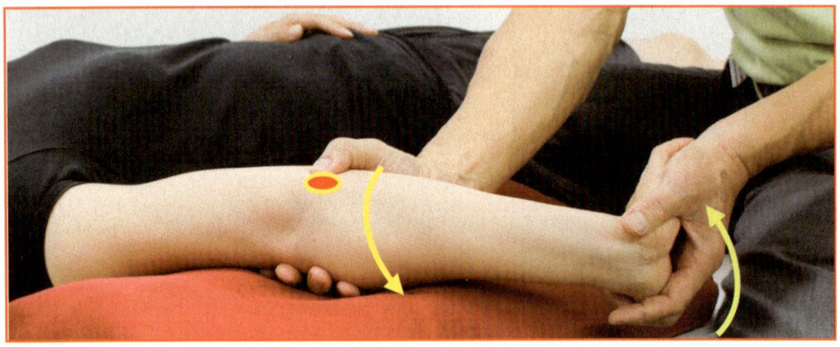

아래팔 뒤침 위치에서 손목관절의 자세를 등쪽 굽힘 · 노쪽굽힘을 하여 잡는다.

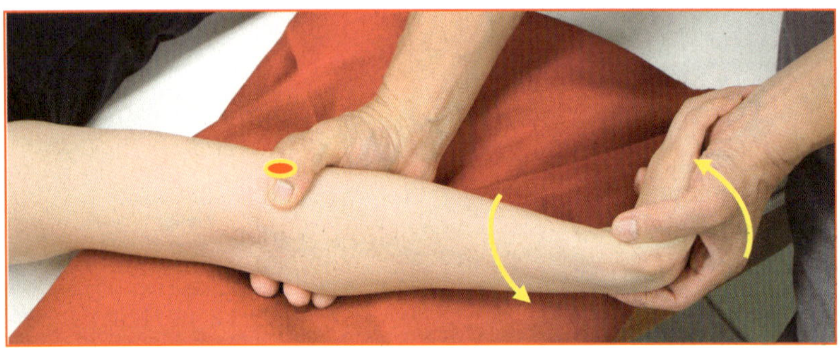

다음으로 그 자세 그대로, 그 자세를 이완시킴이 없이 뒤침과 동시에 팔꿉관절을 편다.

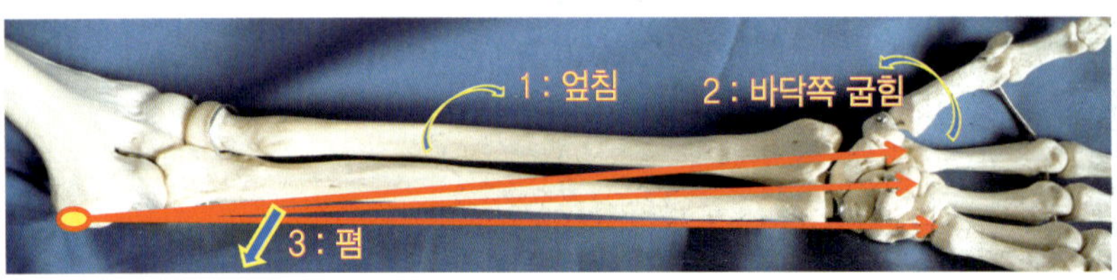

노쪽 · 자쪽손목굽힘근, 얕은손가락굽힘근(천지굴근), 긴손바닥근(장장근), 원엎침근(원회내근) 등의 위치를 알고 아래팔 뒤침 위치에서 손목관절을 등쪽 굽힘 · 노쪽굽힘과 동시에 팔꿈치 폄을 시행한다.

도움말

아래팔 굽힘근군에 대한 신장(SS, HRS, DS)은 팔꿉관절, 아래팔부분, 손목관절 3개 부분의 자세를 고려해서 시행한다.

전문가의 길

Road to Expert

안쪽위관절융기에서부터 나오는 굽힘근힘줄군을 의식하면서 그 구성체로서의 자쪽손목굽힘근을 포함한 모든 굽힘근군을 신장한다.

굽힘근공통힘줄에 대한 신장은 MCL에 대해서도 긴장을 이완시켜 순환의 개선을 기대할 수 있다.

안쪽위관절융기의 도수기법 3
위팔자관절에 대한 중재

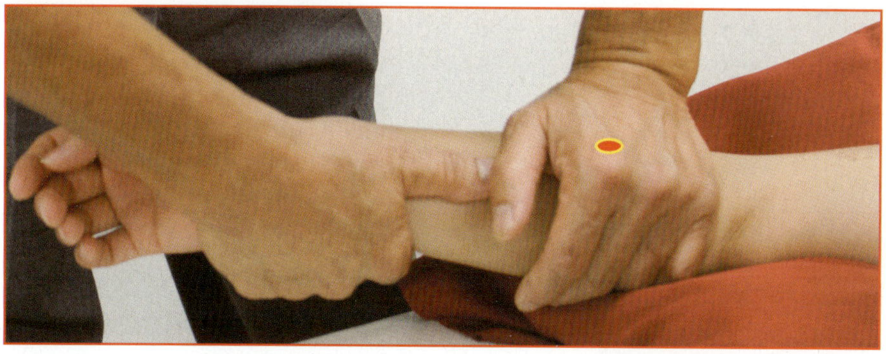

옆으로 누운 자세에서 위팔뼈 먼쪽에 쿠션을 깔고 아래팔 몸쪽 끝에 새끼두덩(소지구)을 댄다. 아래팔의 자세는 중간위치로 좋다.

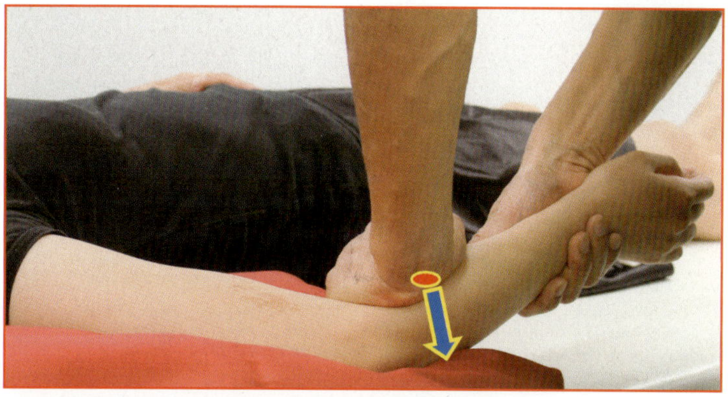

아래팔 몸쪽 끝의 노쪽 근처를 자쪽(아래쪽)으로 향해서 밀어 넣는다(횡단면으로 미끄러지게 한다). 다음으로 일단 되돌려서 위팔자관절의 미끄러짐의 범위를 확인 후, 다시 아래쪽으로의 미끄러짐을 몇 회 반복한다.

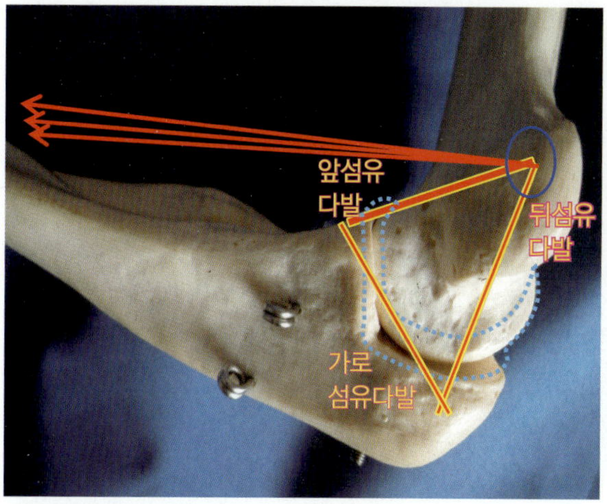

안쪽위관절융기에 관여하는 굽힘근 공통힘줄을 나타냈다. 이 부분(청색 ○부분)이 딱딱해져 있고 수동적 신장에 의해서 이완을 기대할 수 있다.

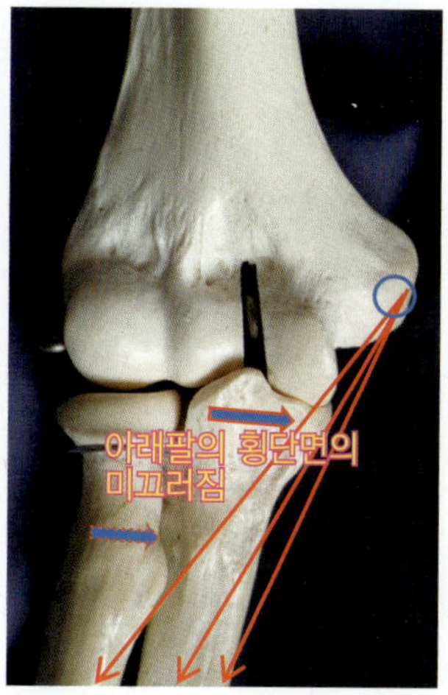

뒤침근능선의 위치에서부터 자쪽으로의 압박은 자쪽에 있는 연부조직에 대해서 신장작용이 작동하여 근육이나 힘줄의 긴장 제거에 작용한다.

도움말

아래팔의 굽힘근이 부착하는 안쪽위관절융기에 신장자극을 가하기 위해 위팔자관절을 노쪽에서부터 자쪽으로 향해서 횡단면의 미끄러짐을 시행하여 관절주머니나 MCL, 굽힘근군의 이완을 촉구하는 것이다.

전문가의 길
Road to Expert

안쪽곁인재(MCL)의 단축, 또는 신장성 저하가 원인이라 생각되는 사례에서는 자뼈를 통해서 MCL을 신장할 목적으로 위팔뼈에 대해서 자뼈를 노쪽에서부터 자쪽으로 향해서 횡단면의 미끄러짐을 시행한다.

등쪽 굽힘 제한의 도수기법 1
노뼈손목관절에 대한 중재

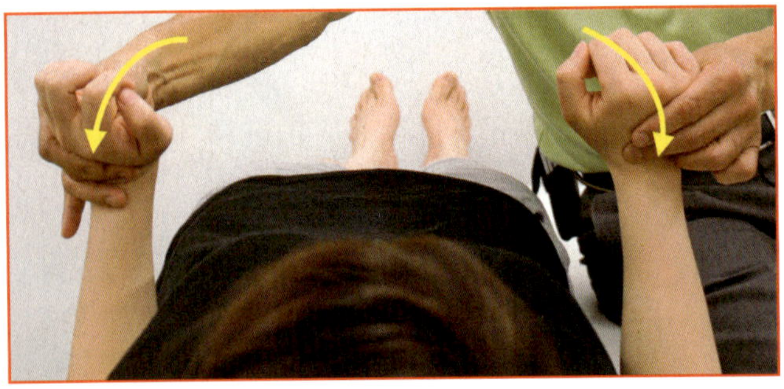

양 손목관절의 등쪽 굽힘 가동성을 비교한다.

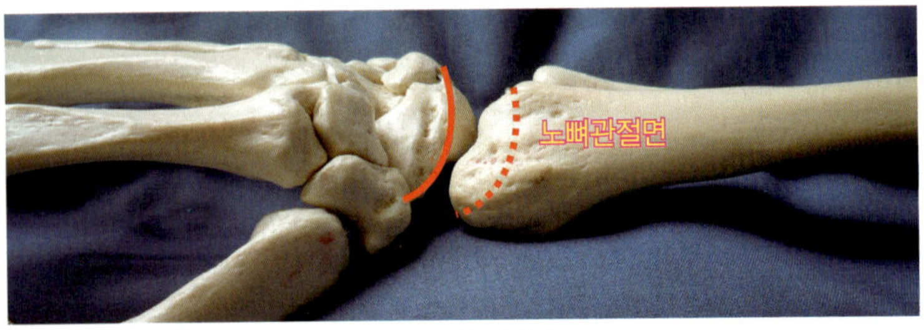

손목관절은 타원관절이며 2축 방향으로 움직인다.

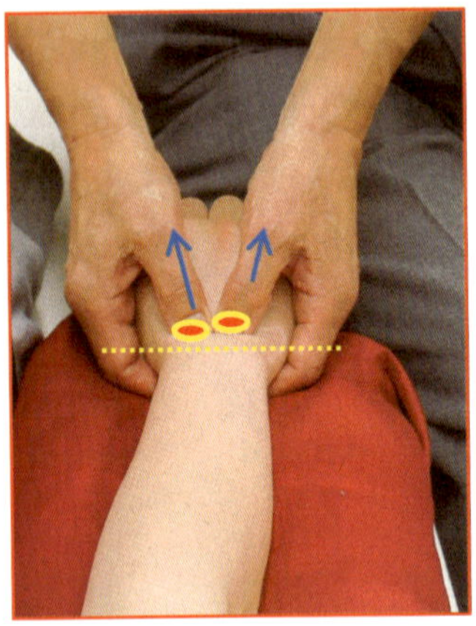

몸쪽 손목뼈열을 잡고 손목관절 약간의 굽힘과 동시에 바닥쪽(아래쪽)으로 밀어 넣는다. 말초견인을 가해도 좋다.

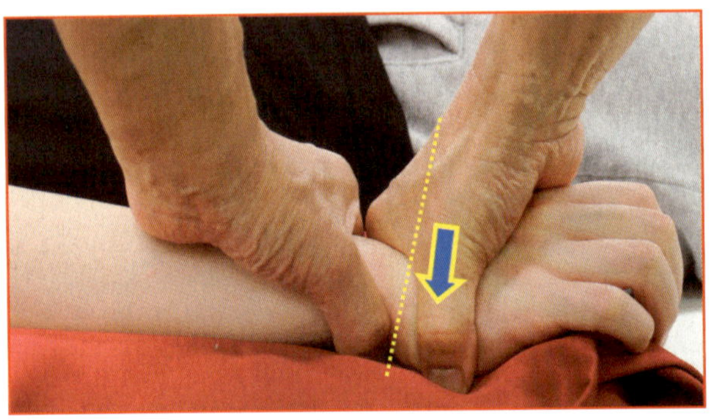

잡는 방법을 바꿔서 시행해도 좋다. 손목관절의 위아래를 잡고 몸쪽 손목뼈열을 바닥쪽으로 밀어 넣는다. 이 때, 노쪽굽힘 · 자쪽굽힘을 가하면서 미끄러짐이 나쁜 쪽을 중점적으로 시행한다.

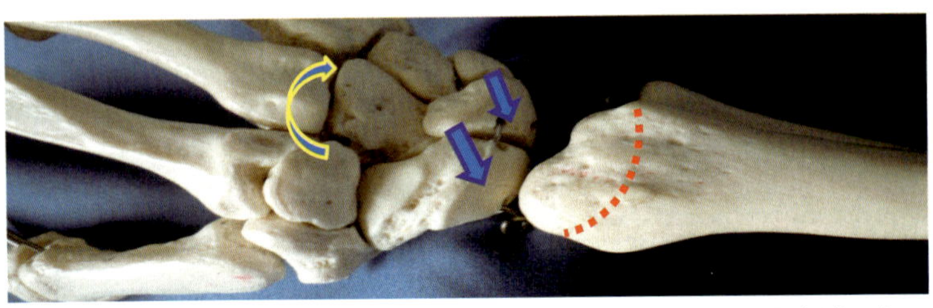

손목관절의 등쪽 굽힘을 함과 동시에 몸쪽 손목뼈열을 바닥쪽으로 밀어 넣는다. 그리고 노쪽굽힘 · 자쪽굽힘을 하면서 손목뼈열의 바닥쪽으로의 미끄러짐을 확인하고 미끄러짐이 나쁜 쪽을 중점적으로 조작한다.

도움말

손목관절의 등쪽 굽힘 때, 몸쪽 손목뼈열은 바닥쪽으로 미끄러진다. 등쪽 굽힘 제한에서는 몸쪽 손목뼈열을 바닥쪽으로 향해서 천천히 밀어 넣는다(미끄러지게 한다). 몸쪽 손목뼈열이란 노쪽에서부터 손배뼈, 반달뼈, 세모뼈, 콩알뼈의 일련의 연결 구조를 말한다.

전문가의 길
Road to Expert

손목관절의 등쪽 굽힘 때, 몸쪽 손목뼈열은 바닥쪽으로 미끄러질 필요가 있다. 미끄러짐이 나쁜 사례에서는 노쪽굽힘 + 등쪽 굽힘, 자쪽굽힘 + 등쪽 굽힘의 어느 것에 제한이 심한지를 확인하여 해당하는 쪽으로 치료중재를 시행한다.

등쪽 굽힘 제한의 도수기법 2
손목뼈중간관절에 대한 중재

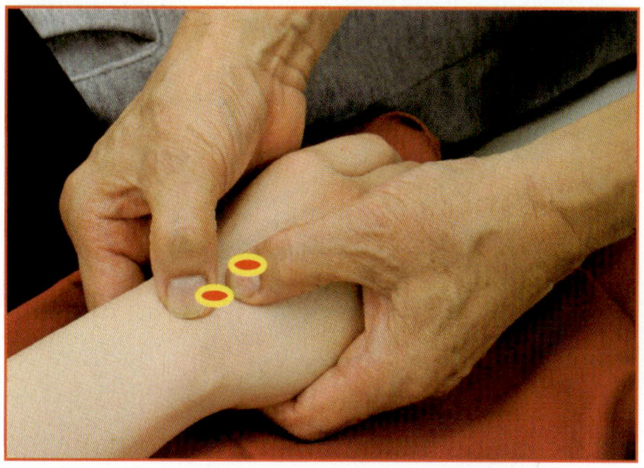

모든 손목뼈의 촉진을 시행하고 몸쪽 · 먼쪽 손목뼈 사이의 틈새를 잡는다.

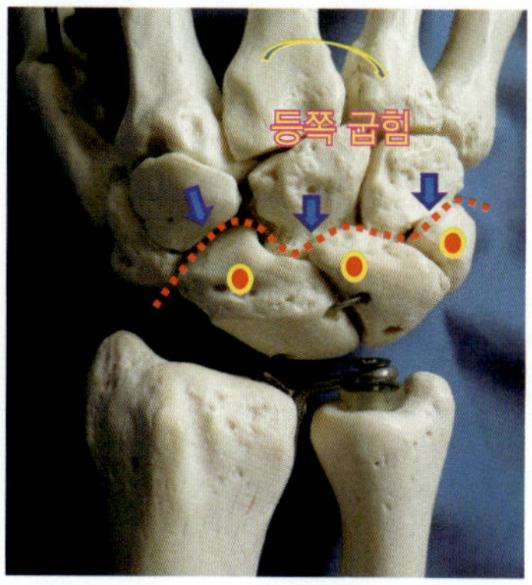

적색 점선은 손목뼈중간관절 (수근중앙관절)을 나타낸다.

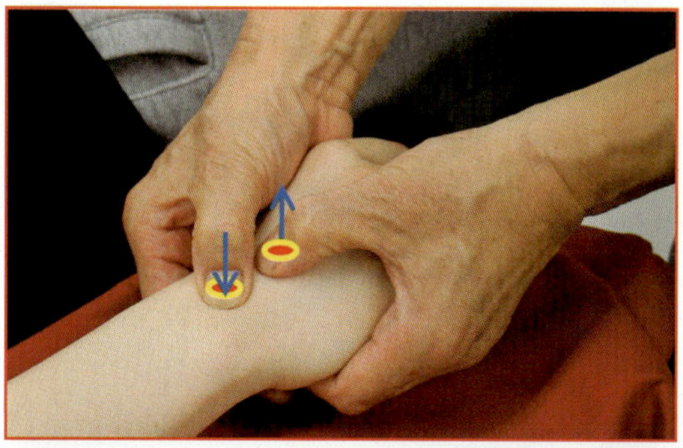

손목뼈중간관절의 각각 의 손목뼈에 대해서 위 · 아래로 미끄러짐을 가한다.

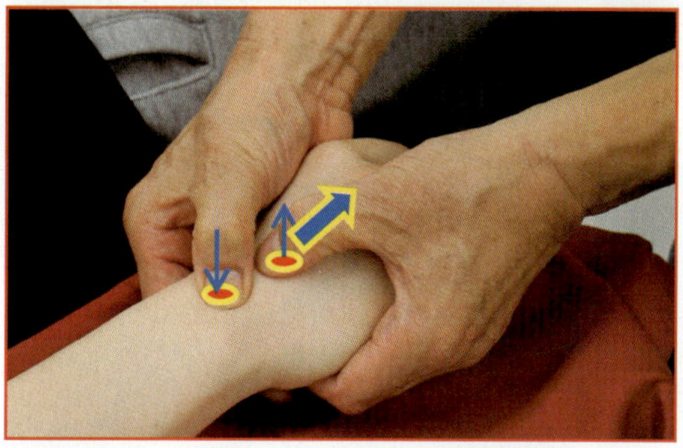

몸쪽 · 먼쪽 손목뼈 사이에서 견인을 가하면서 조금 전의 위 · 아래 미끄러짐을 시행한다.

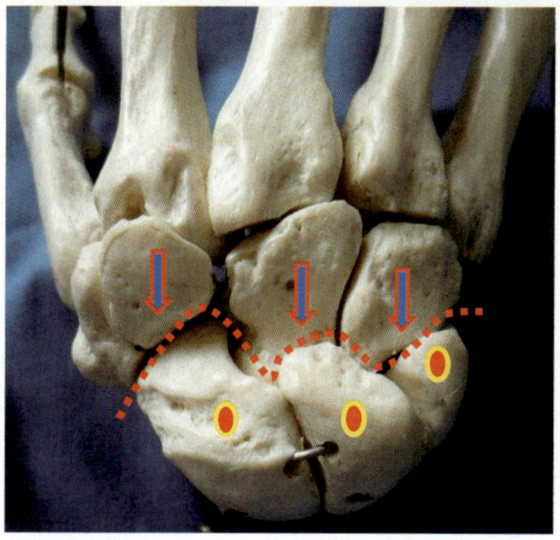

손목뼈중간관절에 대해서 몸쪽 손목뼈열을 고정하고 먼쪽 손목뼈열을 바닥쪽으로 미끄러지게 한다.

도움말

몸쪽 손목뼈열과 먼쪽 손목뼈열 사이를 촉진하고 모든 손목뼈를 하나 하나 만지면서 손목뼈중간관절에서 손목뼈의 미끄러짐을 유도한다. 먼쪽 손목뼈열이란 노쪽에서부터 큰마름뼈, 작은마름뼈, 알머리뼈, 갈고리뼈의 일련의 연결 구조를 말한다.

전문가의 길
Road to Expert

손목관절의 등쪽 굽힘이 강제되는 경우(예를 들면, 손을 짚고 체중을 걸 때)에서는 노뼈손목관절 이상으로 손목뼈중간관절에 등쪽 방향의 힘이 가해진다. 이 경우, 몸쪽 손목뼈열에 대한 먼쪽 손목뼈열의 바닥쪽 방향으로의 미끄러짐이 필요하다. 따라서 손목관절 등쪽 굽힘의 최종단계에 통증을 호소하는 사례에서는 손목뼈중간관절에 관여하는 손목뼈에 미끄러짐의 장애가 있다고 생각되기 때문에 개개의 손목뼈의 미끄러짐을 확인하면서 원인부위를 특정하여 치료중재를 시행하면 좋다.

등쪽 굽힘 제한의 도수기법 3
먼쪽노자관절에 대한 중재

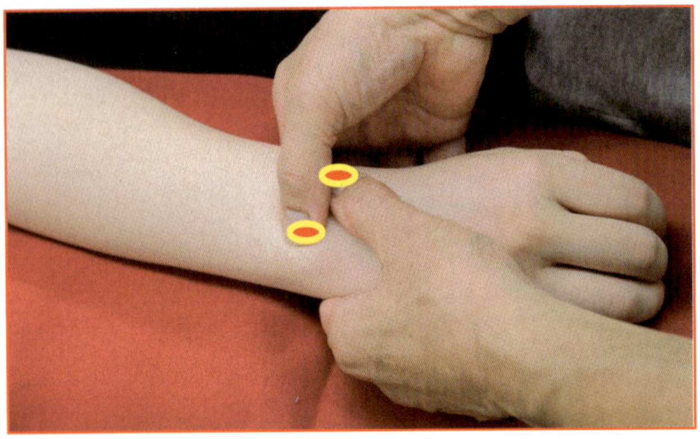

노뼈 · 자뼈의 먼쪽 끝을 치료사는 양손의 엄지손가락을 교차시켜 안정시킨다.

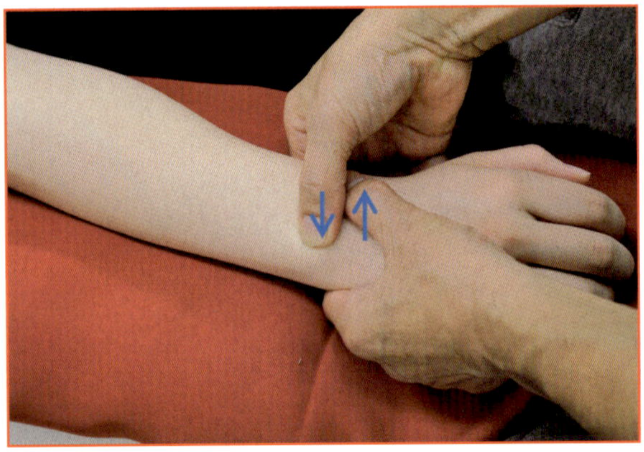

양 관절사이의 상하 · 신연의 놀이를 확인한다.

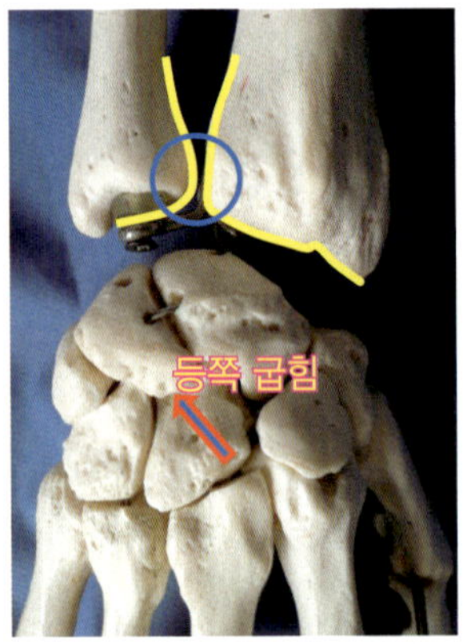

청색 ㅇ는 먼쪽노자관절을 나타낸다.

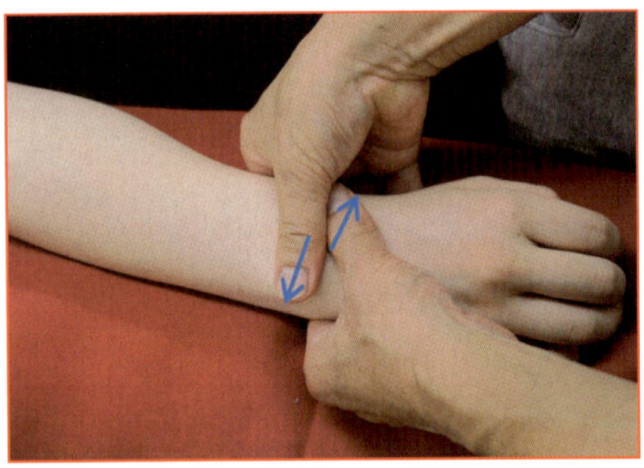

관절면을 마주보는 방향으로 떼어 놓아 신연시킨다. 과도하게 시행하지 말 것.

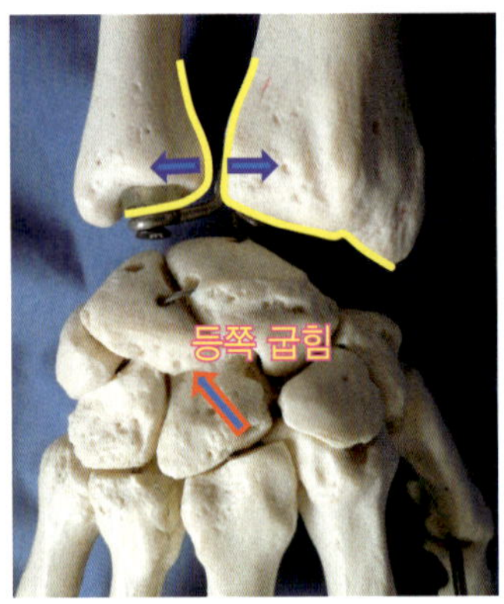

노뼈, 자뼈는 각각에 신연함으로써 손목관절의 등쪽 굽힘이 가능해진다.
양 뼈를 손으로 사이에 끼고 신연의 가동성을 적게 하면 손목관절 등쪽 굽힘은 제한된다는 것으로부터도 이해할 수 있다.

도움말

먼쪽노자관절에서는 양 뼈 사이에 상하의 미끄러짐, 신연, 장축방향으로의 움직임이 일어나고 있다. 먼쪽노자관절의 도수기법은 치료사가 먼쪽노자관절을 교차시켜 유지하고 양 뼈 사이를 넓히는 조작을 시행한다. 과도한 조작은 원판을 손상시키기 때문에 금기이다.

전문가의 길
Road to Expert

먼쪽노자관절의 주위를 양손으로 잡고 손목관절을 등쪽 굽힘을 하면 손목관절의 등쪽 굽힘 가동범위가 감소한다. 즉, 먼쪽 노자관절에 신연이 관찰되지 않는 경우는 손목관절의 등쪽 굽힘이 제한된다는 것을 의미하고 있다.

바닥쪽 굽힘 제한의 도수기법
노뼈손목관절에 대한 중재

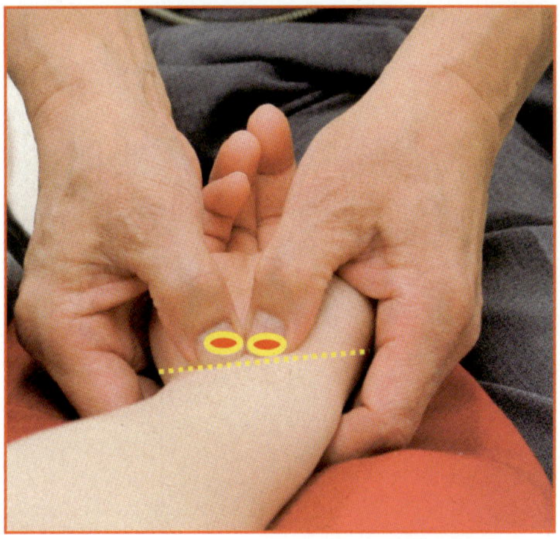

손목관절에서 몸쪽손목뼈열에 손가락을 댄다.

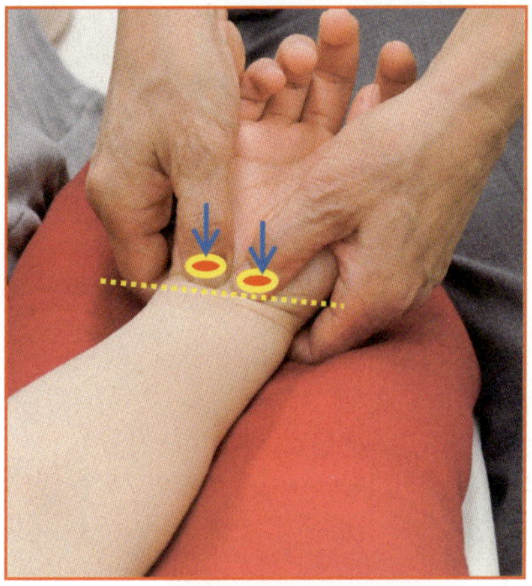

바닥쪽 굽힘과 동시에 몸쪽손목뼈열을 등쪽으로 미끄러지게 한다(견인을 가해도 좋다).

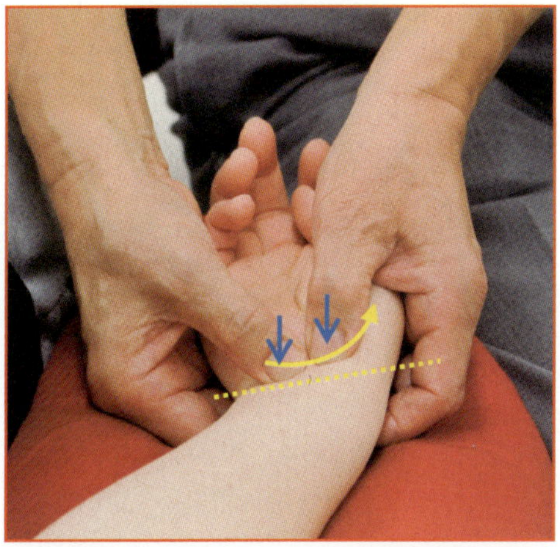

몸쪽손목뼈열을 등쪽으로 미끄러지게 함과 동시에 필요에 따라서 노쪽으로 밀어 넣는다.

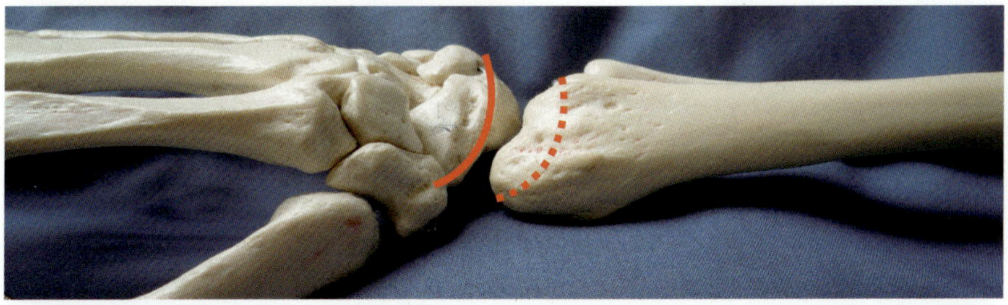

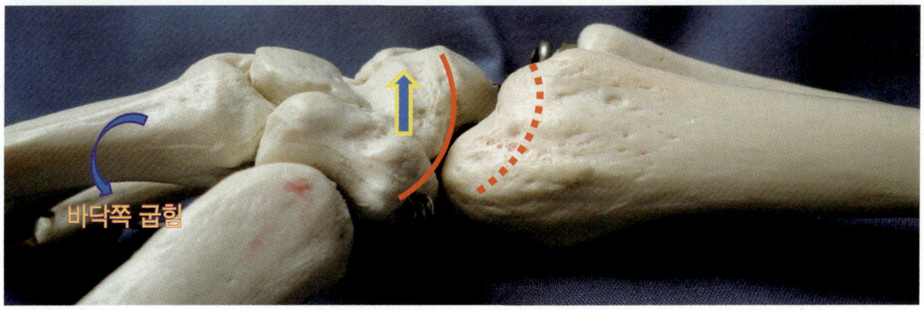

손목관절은 타원관절이며(위의 그림), 바닥쪽 굽힘 때에 몸쪽손목뼈열은 노뼈에 대해서 등쪽으로 미끄러진다.

도움말

손목관절의 바닥쪽 굽힘 때에 몸쪽 손목뼈열은 등쪽으로 미끄러진다.

조작은 바닥쪽 굽힘과 함께 몸쪽 손목뼈열을 천천히 등쪽으로 끌어올리도록 한다.

필요에 따라서 노쪽 또는 자쪽을 우선적으로 끌어올리는 경우가 있다.

전문가의 길

Road to Expert

손목관절의 바닥쪽 굽힘 때에 노뼈 먼쪽 끝과 몸쪽손목뼈열은 서로 미끄러지고 있다는 것을 확인한다. 정상에서의 가동범위의 정도를 파악해둔다.

손목관절의 바닥쪽 굽힘의 대부분은 노뼈손목관절에서 시행된다(손목뼈중간관절의 움직임은 적다).

엄지손가락의 노쪽 벌림 제한의 도수기법
제1손목손허리관절에 대한 중재

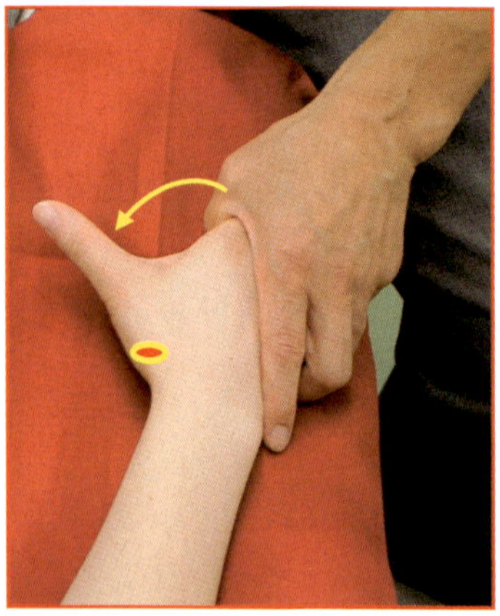

엄지손가락의 노쪽 벌림 때, 제1손목손허리관절(안장관절)에서의 움직임은 큰마름뼈의 위를 손허리뼈(중수골) 바닥이 자쪽으로 미끄러진다.

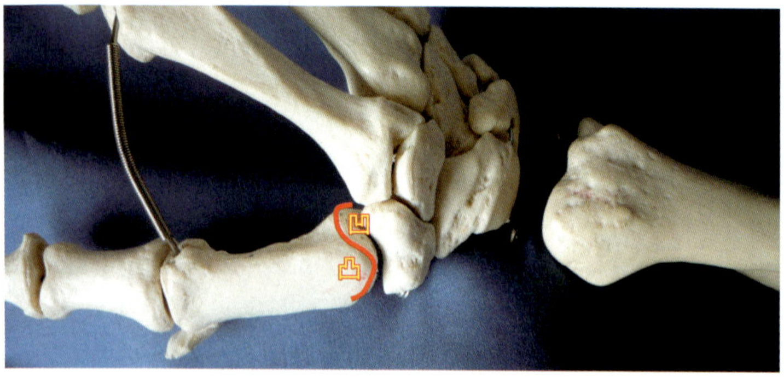

노쪽 벌림 때, 제1손허리뼈 바닥은 볼록(凸)으로서 기능한다.

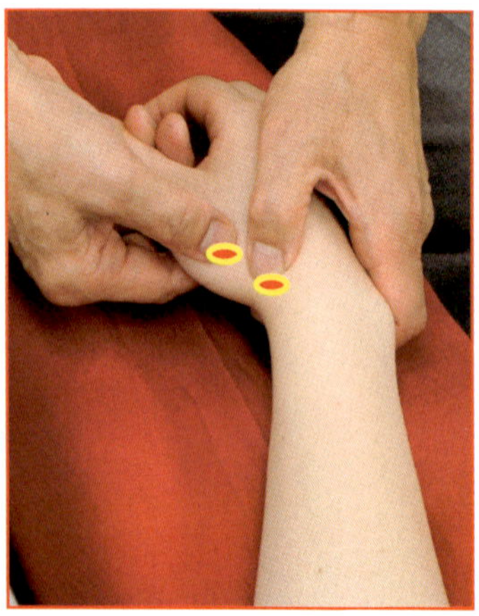

치료사의 엄지손가락으로 큰마름뼈를 고정하고 다른 쪽 손가락으로 손허리뼈 바닥을 잡는다..

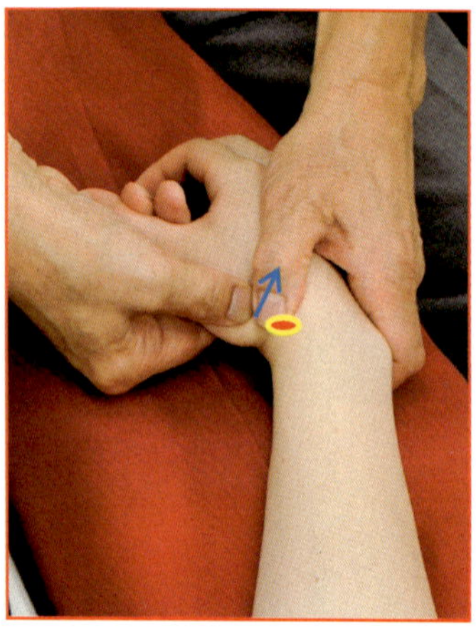

엄지손가락의 벌림과 동시에 손허리뼈 바닥을 자쪽으로 미끄러지게 한다.

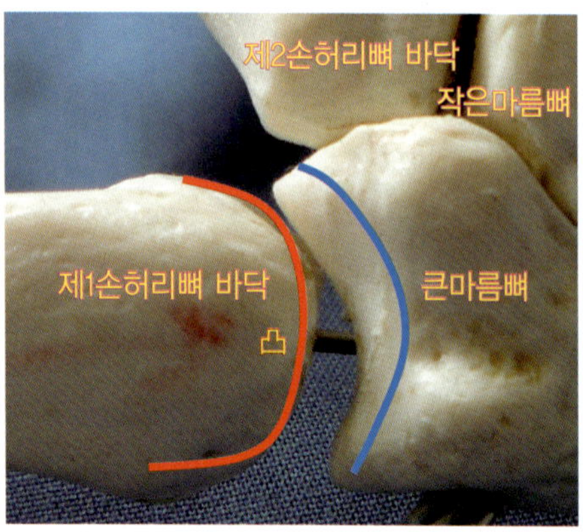

제1손목손허리관절을 노쪽에서 보고 있다.

도움말

엄지손가락의 노쪽 벌림은 손바닥면 위의 움직임이며 통증을 호소하는 경우는 CM(손목손허리)관절에 대한 도수기법을 시행한다.

전문가의 길

Road to Expert

제1손목손허리관절은 독립된 안장관절이며 2축의 움직임과 휘돌림(circumduction)운동이 가능해진다. 엄지손가락의 노쪽 벌림의 경우, 먼쪽관절(손허리뼈 바닥)은 볼록(凸)으로 되어 있고 노쪽 벌림과 동시에 반대방향(자쪽)으로 밀어넣도록 한다.

손을 혹사하는 사람에서는 어느 관절보다도 제1손목손허리관절에 통증이 발생하기 쉽고 또한 변형성관절증(OA)이 출현하는 비율도 높다는 것 때문에 이 도수기법의 용도는 크다 할 수 있다.

엄지손가락의 바닥쪽 벌림 제한의 도수기법
제1손목손허리관절에 대한 중재

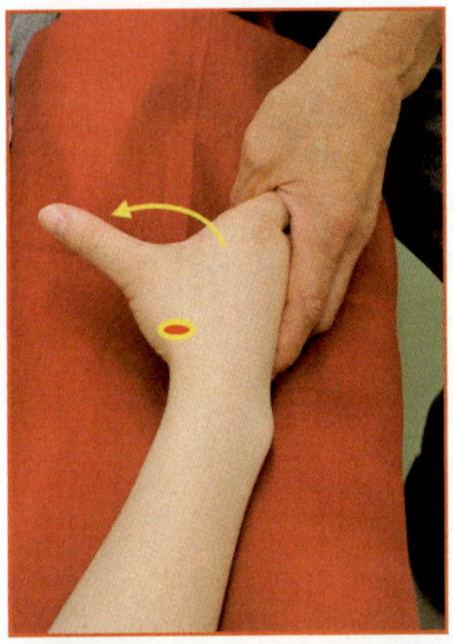

바닥쪽 벌림 때, 손허리뼈 바닥은 큰마름뼈에 대해서 바닥쪽으로 미끄러지는 것을 확인한다.

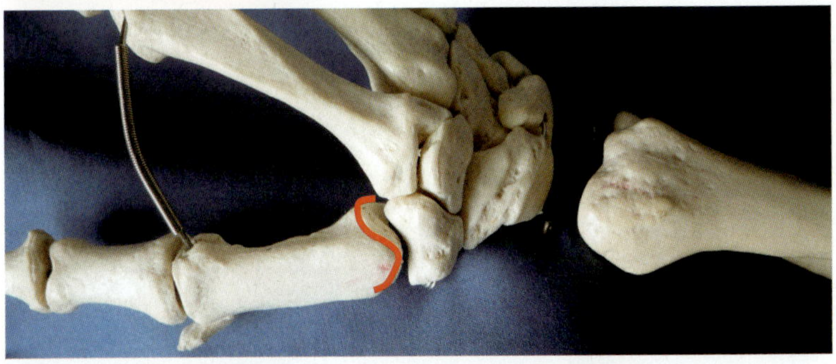

바닥쪽 벌림 때는 제1손허리뼈 바닥은 오목(凹)으로서 기능한다.

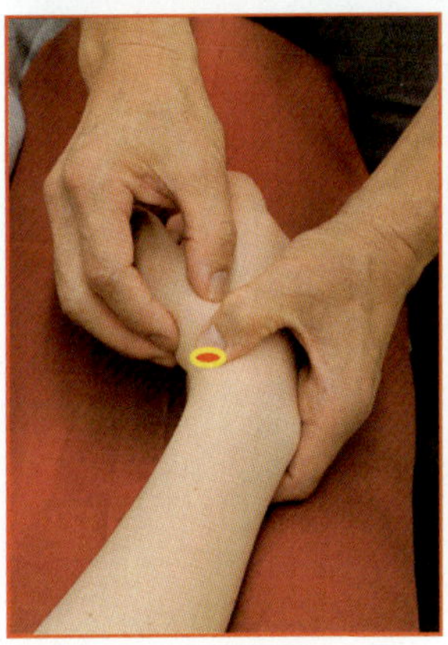

치료사의 엄지손가락으로 큰마름뼈를 고정한다. 다른 쪽의 손가락으로 손허리뼈 바닥을 잡는다.

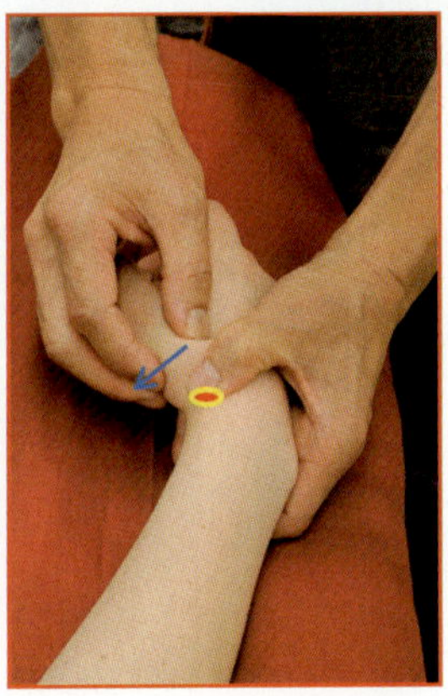

바닥쪽 벌림 때, 손허리뼈 몸통을 바닥쪽으로 미끄러지게 한다.

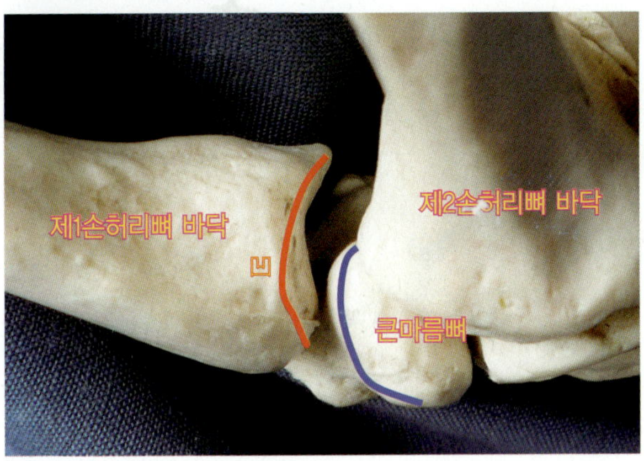

제1손목손허리관절을 노쪽의 등쪽에서부터 본다.

도움말

엄지손가락의 바닥쪽 벌림은 손바닥면에 직각인 움직임이며 마주보는 동작 등에서 통증이 관찰되는 경우는 CM관절에 대한 도수기법이 효과적이다.

엄지손가락힘줄윤활막염(무지건초염) 등에도 응용할 수 있다(힘줄윤활막염 참조).

엄지손가락의 움직임은 제1손목손허리관절을 꼭짓점으로 하여 원뿔모양의 움직임으로서 파악된다. 꼭지점에 위치하는 제1손목손허리관절에는 가장 부하가 가해진다고 생각된다.

전문가의 길

Road to Expert

제1손목손허리관절은 독립된 안장관절이며 2축의 움직임과 휘돌림 운동이 가능해진다. 엄지손가락의 바닥쪽 벌림은 먼쪽의 관절(손허리뼈 바닥)은 오목(凹)으로 되어있다는 것으로부터 바닥쪽 벌림과 동시에 같은 운동방향으로 끌어내도록 한다.

엄지손가락(구획 I) 통증의 도수기법 1(이른바, 협착성힘줄윤활막염) 제1손목손허리관절에 대한 중재

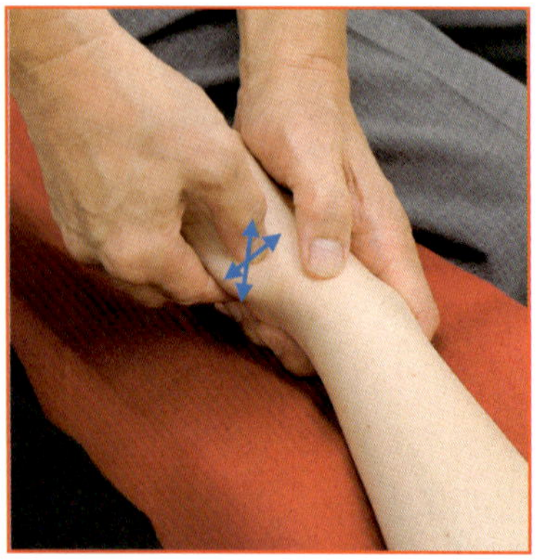

엄지손가락 손목손허리관절의
노쪽 벌림 · 바닥쪽 벌림 때의 가동성을 확인한다.

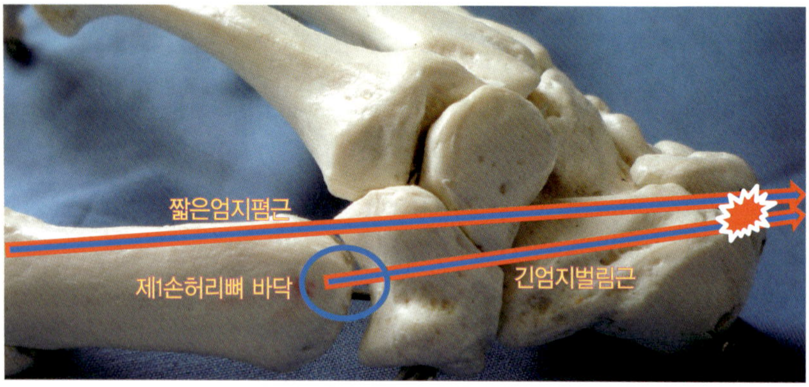

긴엄지벌림근(장무지신근)이 원인근육인 사례에서는 그것의 부착부인 제1손허리뼈 바닥의 가동성의 기능이상을 의심한다. 손허리큰마름관절(중수대능형관절)(청색 ○)에 대해서 중재를 시행한다.

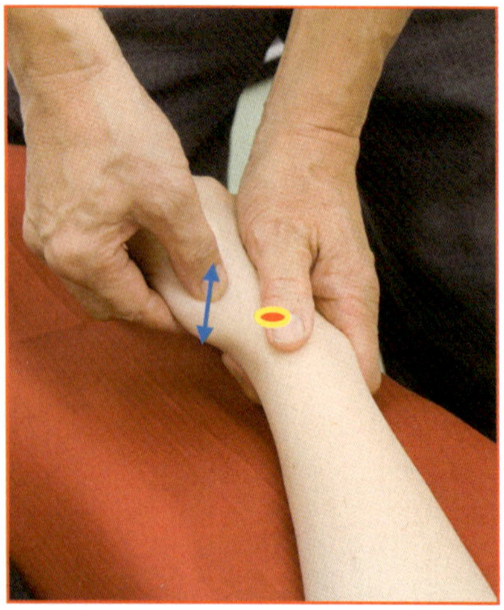

짧은엄지폄근(단무지신근)은
제1첫마디뼈(기절골) 바닥에 부착한다는
것으로부터 MP관절에 대해서 가동성을 부여한다.

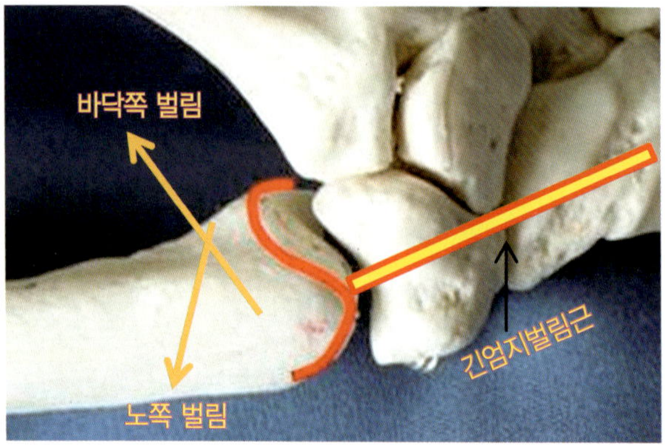

CM관절을 움직이는 방향은
노쪽 벌림 · 자쪽 모음, 바닥쪽
벌림 · 등쪽 모음이다.

도움말

협착성힘줄윤활막염은 별명 "드퀘르 뱅병(de Quervain's disease)" 이라고도 한다.

엄지손가락 CM관절의 "미끄러짐"이 감소하여 있는 경우, 그 방향으로 관절을 미끄러지게 한다. 또한 장축견인도 아울러서 시행하면 효과적이다.

전문가의 길
Road to Expert

드퀘르뱅병의 원인근육에 짧은엄지폄근이 있으며 짧은엄지폄근을 치료의 대상으로 하는 경우가 많다. 짧은엄지폄근(EPB)은 제1첫마디뼈 바닥에 부착한다는 것으로부터 MP관절에 도수기법을 시행하고, 한편 긴엄지벌림근(APL)은 제1손허리뼈 바닥(CM관절)에 부착한다는 것으로부터 CM관절 가동성 저하의 개선을 목적으로 도수기법을 시행한다.

엄지손가락(구획 I) 통증의 도수기법 2(이른바, 협착성힘줄윤활막염) 손배뼈에 대한 중재

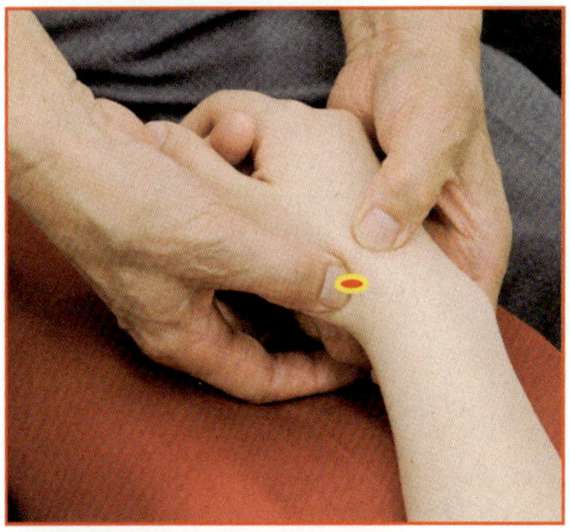

손배뼈의 위치를 확인한다.

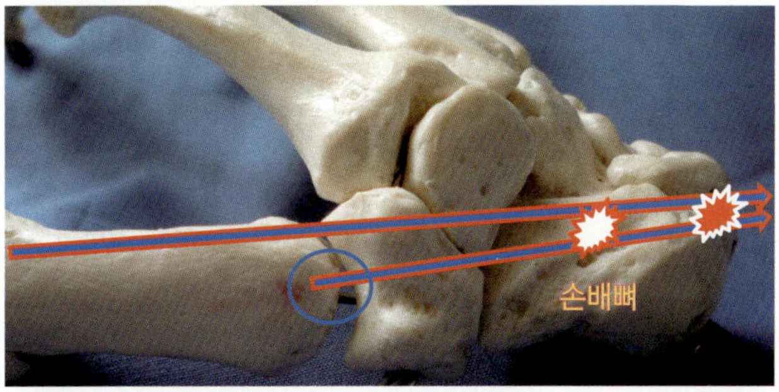

긴엄지벌림근, 짧은엄지폄근은 손배뼈의 노쪽을 통과하고 있다. 손배뼈의 기능이상은 양 힘줄에 스트레스를 초래한다.

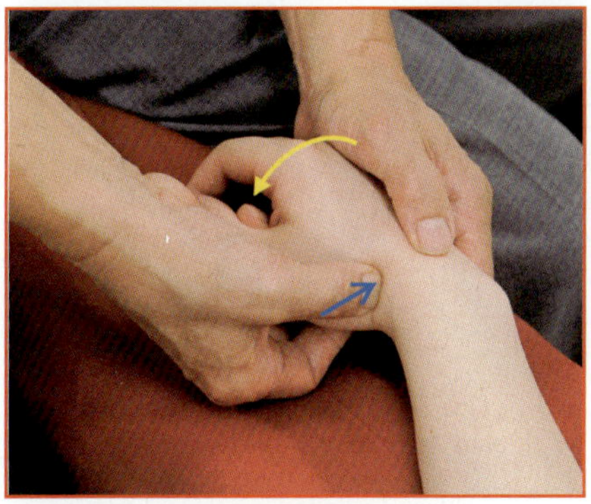

손목관절을 노쪽 굽힘 · 자쪽굽힘을 하고 노쪽 굽힘 때에 손배뼈를 자쪽으로 밀어 넣는다(미끄러지게 한다).

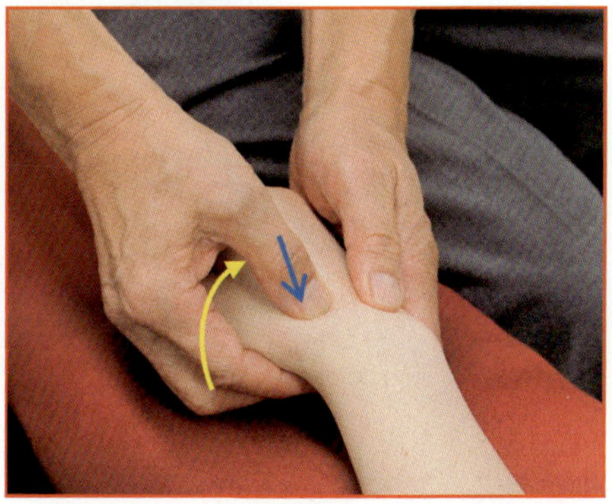

손목관절을 등쪽 굽힘을 하여 손배뼈를 바닥쪽으로 밀어 넣는다(미끄러지게 한다).

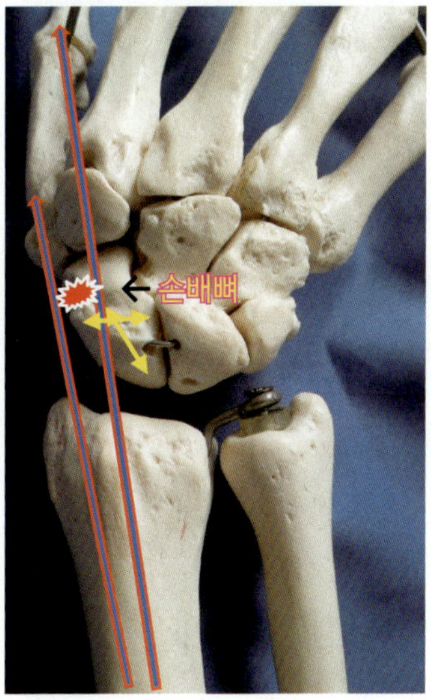

손배뼈의 노쪽을 양 힘줄이 뻗고 있으며 손배뼈의 위치는 손을 사용함에 있어서 양 힘줄에 영향을 미친다고 생각되고 있다.

도움말

손목관절의 노쪽 · 자쪽 굽힘 때는 손배뼈의 노쪽 · 자쪽 방향으로의 미끄러짐이 일어나고 있다.

손배뼈의 "미끄러짐"이 적은 사례에서는 손배뼈의 미끄러짐을 유도한다. 또한, 등쪽 · 바닥쪽 방향으로의 미끄러짐도 아울러서 시행한다.

전문가의 길

Road to Expert

제1 구획의 자쪽에는 손배뼈가 있고 손배뼈의 기능장애는 힘줄윤활막에 영향을 준다고 생각된다. 손배뼈의 정상적인 움직임을 알고 좌우를 비교하는 것이 중요하며 좌우 차이가 있으면 치료중재의 대상이라 생각하면 된다.

엄지손가락(구획 I) 통증의 도수기법 3(이른바, 협착성힘줄윤활막염) 긴엄지벌림근 · 짧은엄지폄근에 대한 압박중재

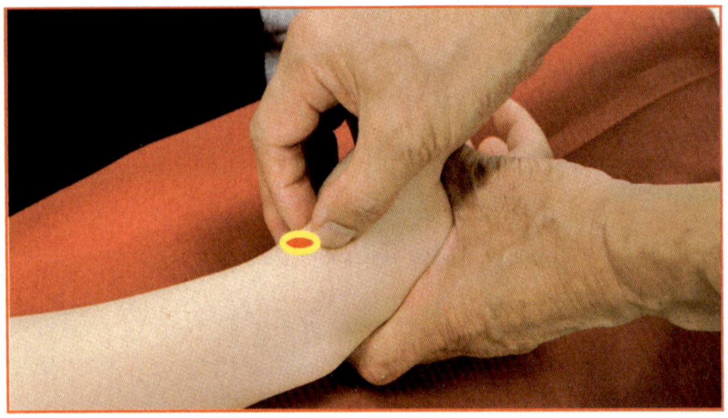

제1구획의 양 힘줄을 집고 통증의 부위를 확인한다.

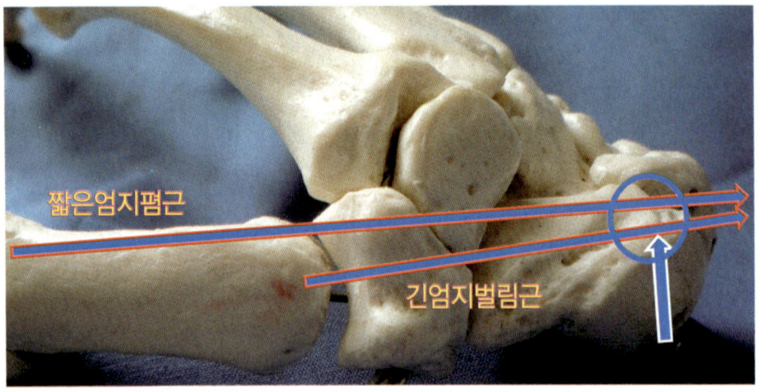

제1구획의 양 힘줄의 신장성이 저하하는 사례에서는 표면에서부터는 딱딱한 띠 모양의 끈 모양 물질로서 촉진할 수 있다. 특히, 통증이 심하고 딱딱하게 느껴지는 부분이 존재한다.

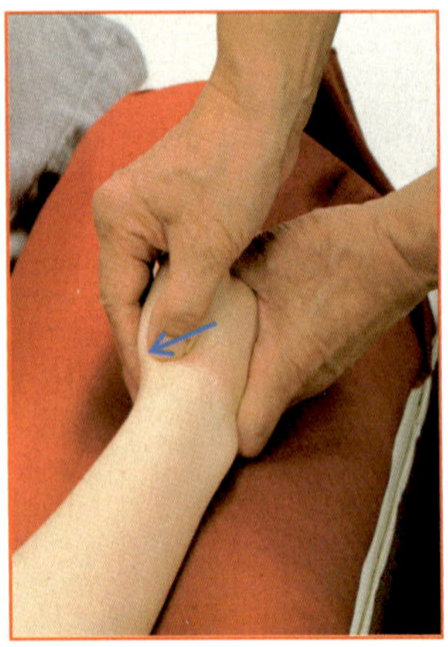

엄지손가락으로 양 힘줄을 가볍게 밀어 넣고 통증이 나타나기 시작하는 범위까지 신중하게 횡단면으로 신장한다.

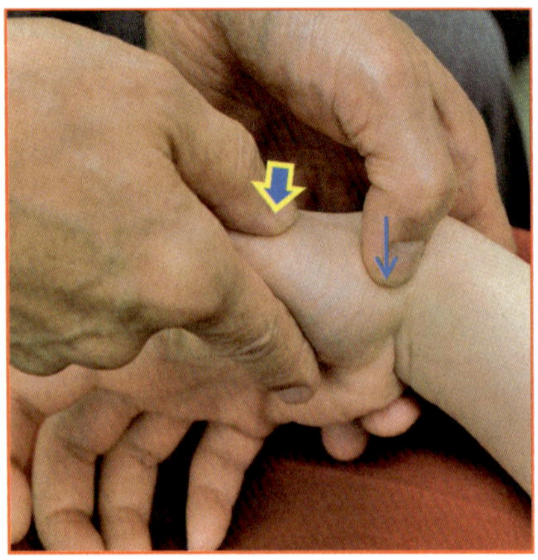

손가락을 펴게 하여 저항을 가하고 등척성 수축을 유지하면서 다른 손가락으로 힘줄을 가볍게 압박한다.

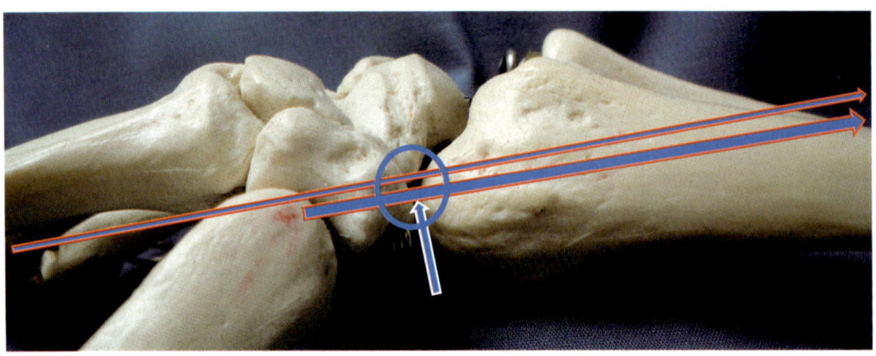

제1구획의 양 힘줄의 신장성을 확인하는 경우, 양 힘줄을 집어서 좌우, 상하로 미끄러지게 하면 그것의 딱딱함으로부터 파악할 수 있다. 강한 통증을 호소하는 경우, 허용할 수 있는 범위 내에서 시행하는 것이다.

도움말

힘줄을 보는 경우, 통증의 부위와 정도, 종창의 상태, 비후한 정도, 딱딱함의 정도 등을 기준으로 평가한다. 발병시기에도 따르지만, 치료중재는 과도하게 시행되지 않도록 유의한다.

전문가의 길

Road to Expert

1. 폄근힘줄 제1구획 지지띠의 비후, 또는 힘줄의 비대가 원인으로 되어 있다.
2. 긴엄지벌림근은 제1손허리뼈 바닥(CM관절의 먼쪽)에 부착하고 짧은엄지폄근은 첫마디뼈 바닥에 부착한다는 것으로부터 신장하는 부위를 명확히 구별한다. 일반적으로 짧은엄지폄근이 힘줄윤활막염의 원인으로 되어있는 경우가 많다.
3. 등척성 수축에서 근육길이를 일정하게 해두고 수동적으로 반대쪽으로 손가락을 굽힘으로써 힘줄에 대한 신장을 시행할 수도 있다. 이것은 능동운동에 의한 등척성 수축에 대해서 수동적으로 원심성 수축을 시행하는 것을 의미하고 있다.

엄지손가락(구획 Ⅰ) 통증의 도수기법 4(이른바, 협착성힘줄윤활막염)
긴엄지벌림근 · 짧은엄지폄근에 대한 신장중재

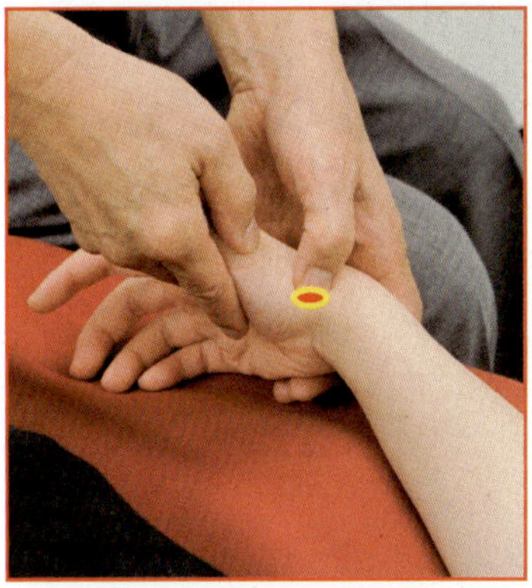

제1 구획의 양 힘줄에 대해서 압통을 확인한다.

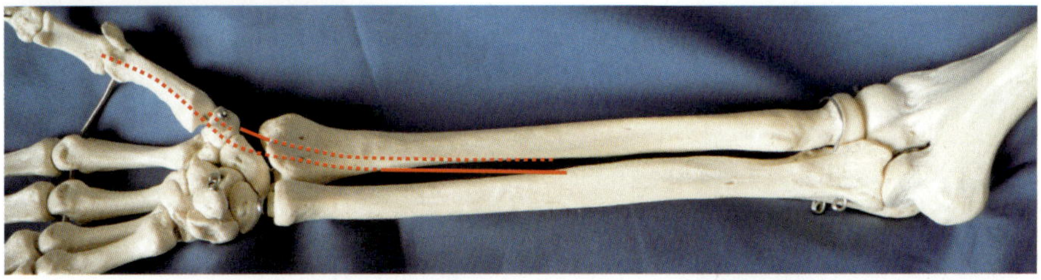

긴엄지벌림근, 짧은엄지폄근이 뻗는 것을 바닥쪽에서 본다. 부착부는 앞에 것은 제1손허리뼈에 부착하고, 뒤에 것은 제1첫마디뼈 바닥에 부착한다.

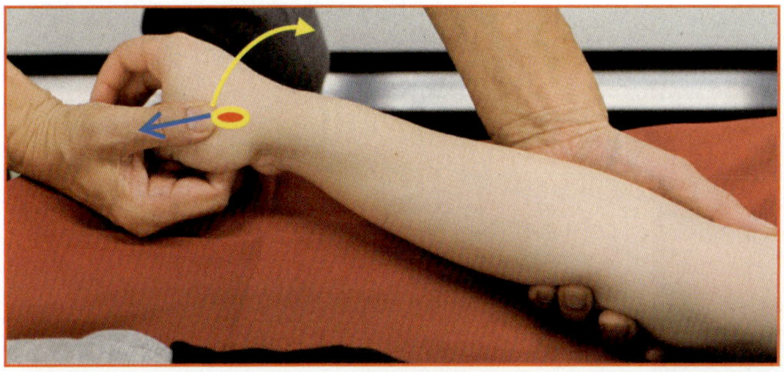

긴엄지벌림근의 신장
아래팔 엎침위치에서 손허리뼈 바닥을 엄지손가락으로 잡고 손목관절의 자쪽굽힘을 하면서 손허리뼈 바닥을 먼쪽으로 견인한다.

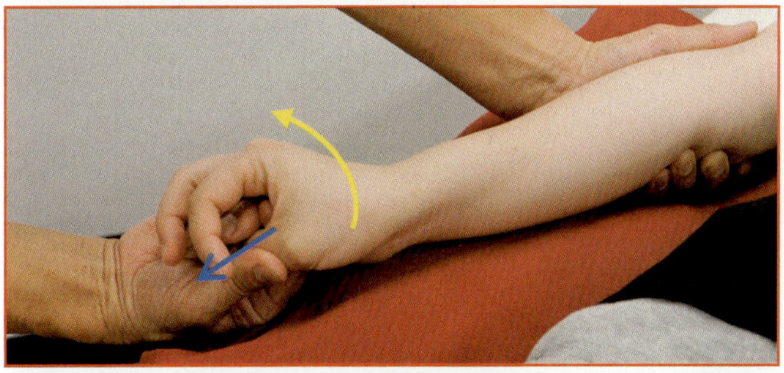

짧은엄지폄근의 신장
아래팔 엎침위치에서 MP관절을 견인하면서 첫마디뼈를 잡고 손목관절의 자쪽굽힘과 MP관절의 굽힘을 동시에 시행한다.

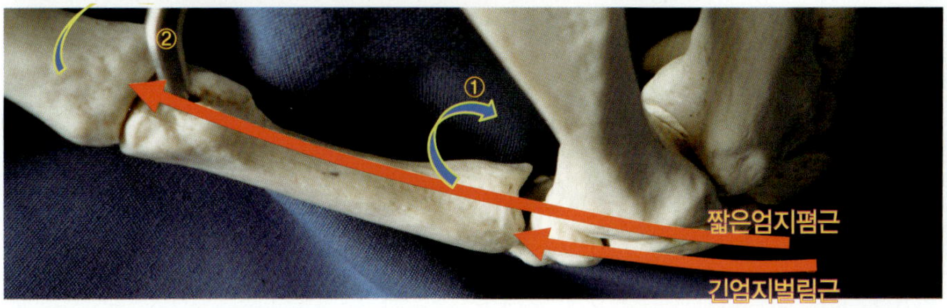

긴엄지벌림근은 제1손허리뼈 바닥(①)을 바닥쪽 굽힘, 짧은엄지폄근은 제1첫마디뼈 바닥의 바닥쪽 굽힘을 하고, 거듭 손목관절의 자쪽굽힘을 시행하면서 아래팔의 엎침을 하면 손목관절에 무리 없이 신장을 시행할 수 있다.

도움말

힘줄에 대한 직접 신장은 엄지손가락을 굽힌 상태에서 힘줄을 좌우, 앞뒤로 직접 밀어 넣은 것처럼 하여 신장한다(약간 통증을 호소할 정도).

노뼈 · 자뼈 사이에서부터 시작하는 긴엄지벌림근과 짧은엄지폄근은 긴 · 짧은 노쪽손목폄근과 교차하는 부위(아래팔 등쪽의 먼쪽 1/3 부분)에서 "교차성 힘줄윤활막염"이 발생하는 경우가 있다.

아울러서 신장하는 부위로서 이해해 두면 좋다.

전문가의 길
Road to Expert

긴엄지벌림근은 제1손허리뼈 바닥(CM관절의 먼쪽)에 부착하고 짧은엄지폄근은 첫마디뼈 바닥에 부착한다는 것으로부터 신장하는 부위를 확인할 수 있다. 손목관절의 자쪽굽힘을 하면서 중재하는 것이 요점이라 할 수 있다.

원인근육은 짧은엄지폄근이고 이 근육을 능동운동으로 펴게 하면서 치료사는 대항적으로 MP관절을 굽혀가면 힘줄 자체의 신장이 가능해진다.

원엎침근증후군의 도수기법
원엎침근에 대한 중재

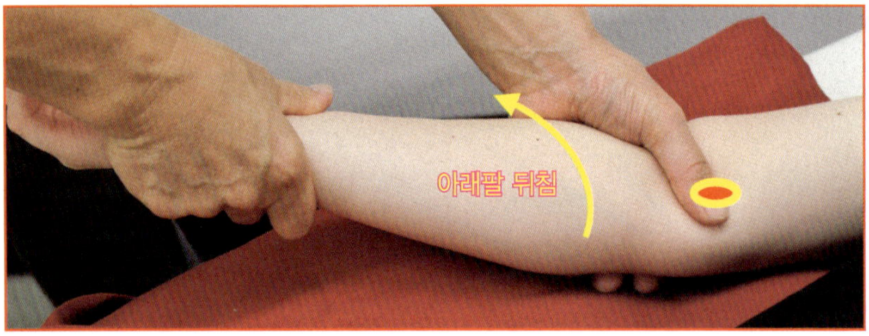

원엎침근의 신장을 목적으로 위팔뼈 먼쪽부분을 잡고 아래팔 뒤침 위치에서 안정시킨다.

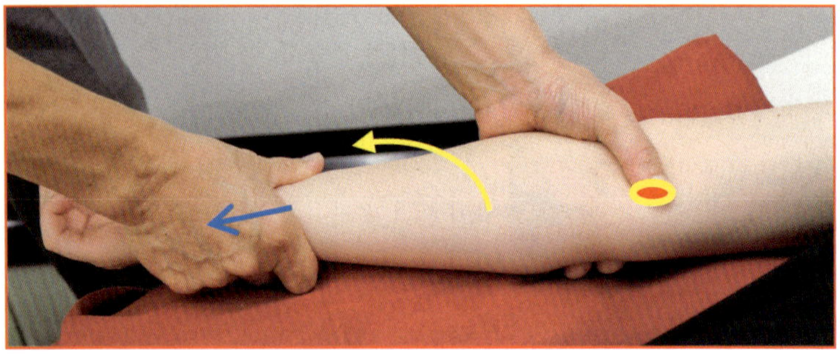

뒤침 위치에서 가볍게 견인을 가하여 팔꿈치를 편다.

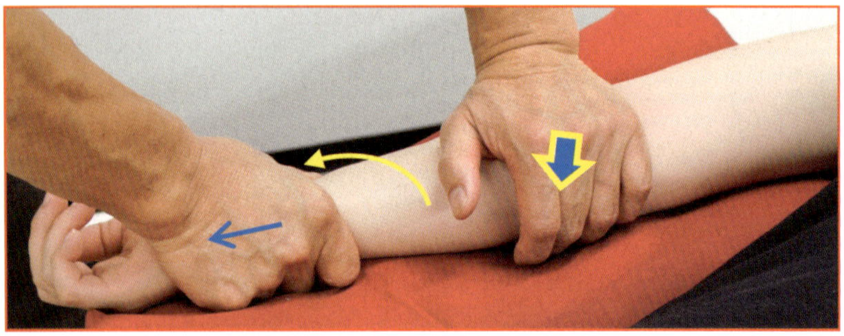

위팔뼈 먼쪽을 누르고 아래팔 뒤침 · 폄 위치에서부터 거듭 팔꿉관절을 펴고 팔꿈치머리를 뒤쪽으로 미끄러지게 한다.

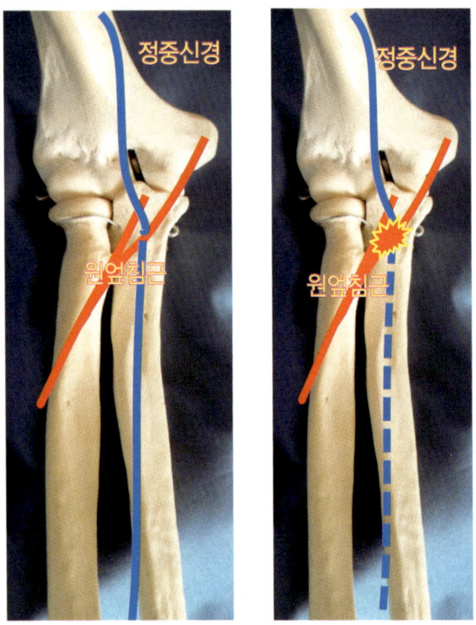

원엎침근의 2개 지점의 기시부 사이를 정중신경이 관통한다. 그 비율은 95~97%의 빈도라고 일컬어지고 있다(Terada [寺田春水], 기타 : 해부실습의 입문서, 2004 南山堂)

도움말

원엎침증후군으로서 정중신경이 포착되는(고위신경장애) 사례에서는 엎침근의 신장이 효과적이다. 다만, 신장에 의해서 증상이 악화하는 경우는 살살 천천히 시행한다.

전문가의 길

Road to Expert

정중신경의 장애는 원엎침근(고위장애)에서 일어나는 포착(entrapment)의 사례와 손목사이(저위 장애)에서의 포착의 두 가지를 생각할 수 있다. 정중신경이 최초로 도달하는 근육이 원엎침근이며 정중신경의 약 90% 이상은 원엎침근을 관통하고 있다.

원엎침근의 단축 · 긴장정도의 정밀검사가 필요하다.

손목굴증후군의 도수기법 1
손목뼈에 대한 중재

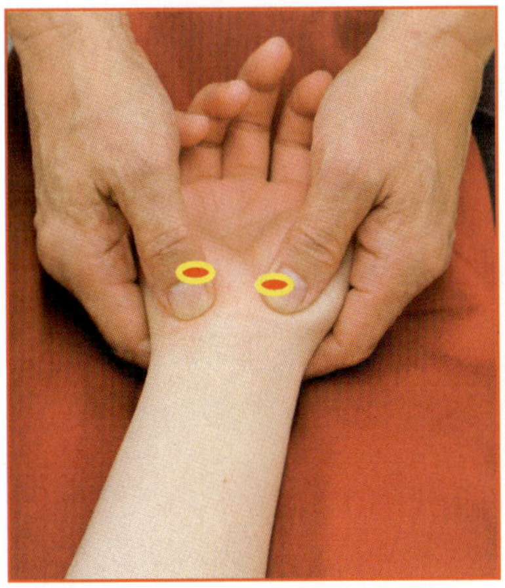

몸쪽가로손목인대(근위횡수근인대)에 관여하는 손목뼈를 확인한다.

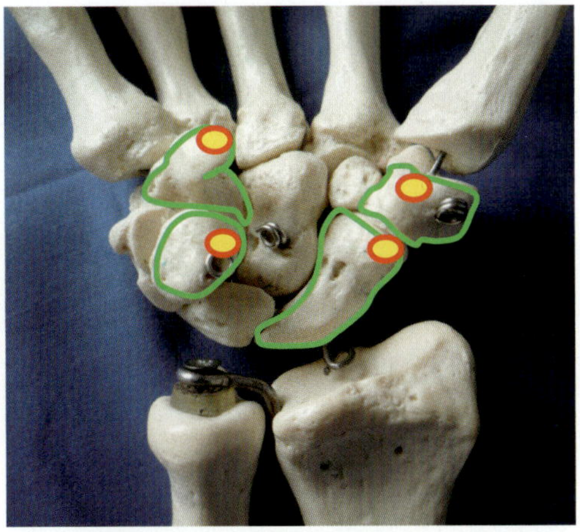

몸쪽손목뼈열에서는 손배뼈결절과 콩알뼈, 먼쪽손목뼈에서는 큰마름뼈능선과 갈고리뼈갈고리 사이에 가로손목인대(굽힘근지지띠)가 부착하여 있다.

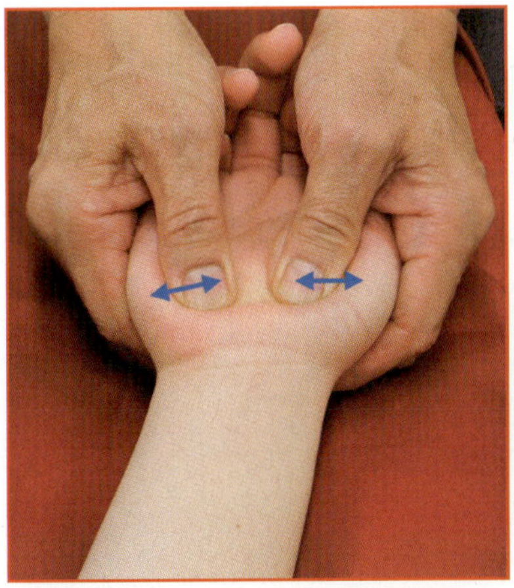

몸쪽 · 먼쪽가로손목인대에 관계하는 손목뼈에 대해서 그 가동성을 부여한다.

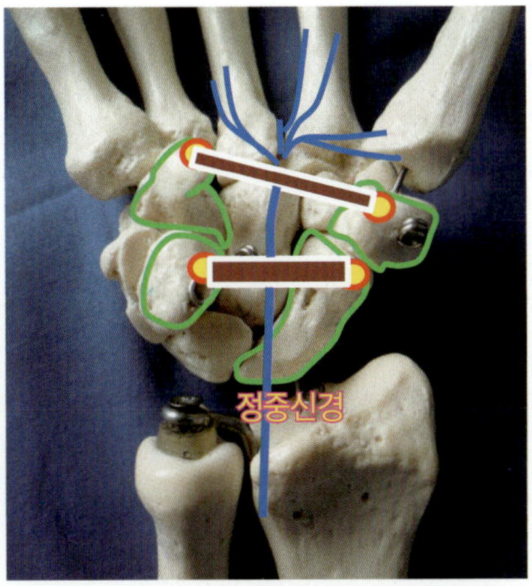

손목뼈 사이에 있는 굽힘근지지띠의 바로 아래를 정중신경이 뻗는다.

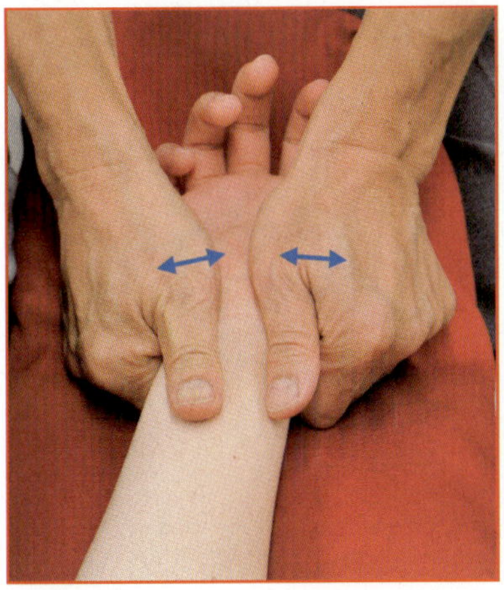

양 엄지두덩을 사용해서 벌리는 방법으로도 된다.

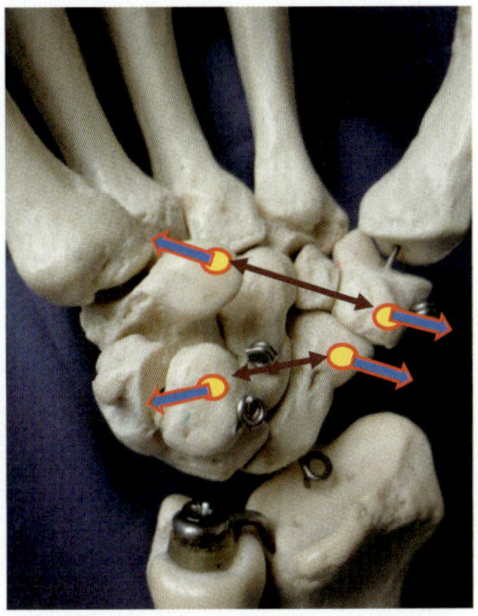

양 가로손목인대(굽힘근지지띠)의 아래(손목굴)를 정중신경이 통과한다. 손목굴 안쪽공간의 협착 등에 의해서 포착된다.

도움말

손목굴증후군의 증상은 몸쪽 · 먼쪽 가로손목인대(굽힘근지지띠) 바로 아래에서 정중신경이 포착되어 일어난 것이다. 가로손목인대에 관여하는 손배뼈결절과 콩알뼈 사이, 거듭 큰마름뼈능선과 갈고리뼈갈고리 사이에서 손목뼈사이의 가동성을 확보하고 손목굴 안쪽공간을 확대하는 것은 이 질환에 있어서 효과적인 방법이라 생각된다.

전문가의 길
Road to Expert

손목굴은 몸쪽 · 먼쪽가로손목인대와 손목뼈열 사이에서 손목뼈와의 사이에서 만들어져 있다. 손목굴 안쪽공간의 협소화를 원인으로 하지만, 생각할 수 있는 병태로서 인대의 신장성 저하, 또는 손목뼈 사이의 가동성 저하를 생각할 수 있다. 손목뼈의 정상적인 움직임을 이해하여 도수기법을 시행할 필요가 있다.

손목굴증후군의 도수기법 2
굽힘근지지띠에 대한 중재

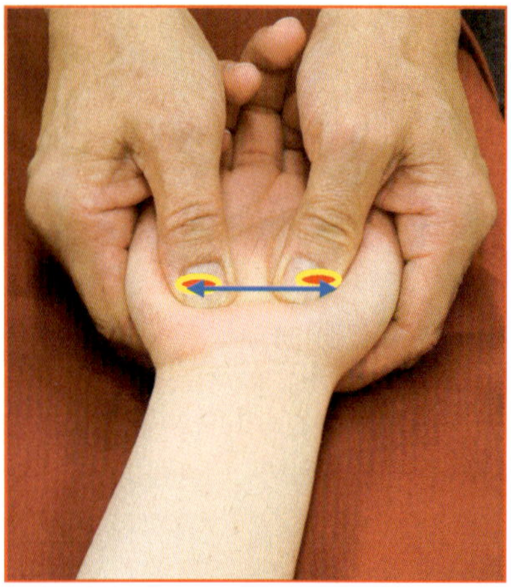

굽힘근지지띠는 무지쪽가로손목인대를 엄지손가락을 마주보고 견인함으로써 신장한다.

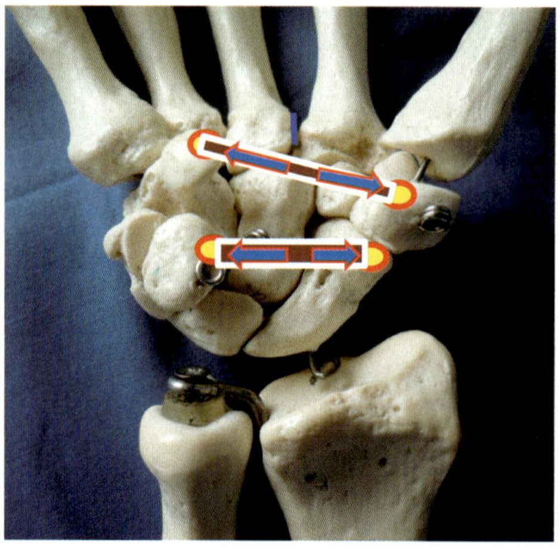

양 지지띠 사이에 손가락을 놓고 굽힘근지지띠를 따라서 그 긴장을 조사한다(화살표).

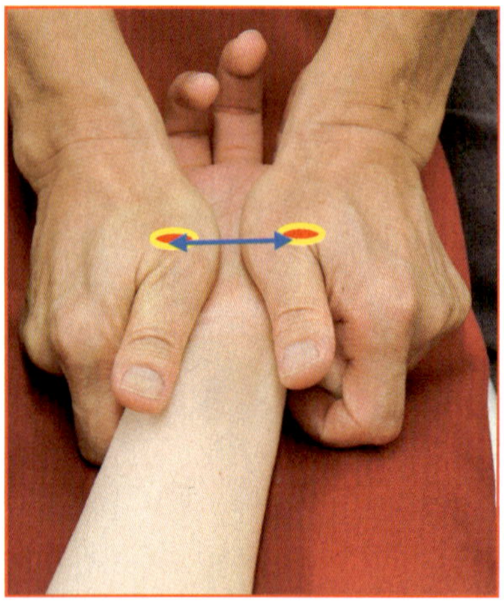

먼쪽가로손목인대를 양 엄지두덩으로 마주보고 견인하여 지지띠를 신장한다.

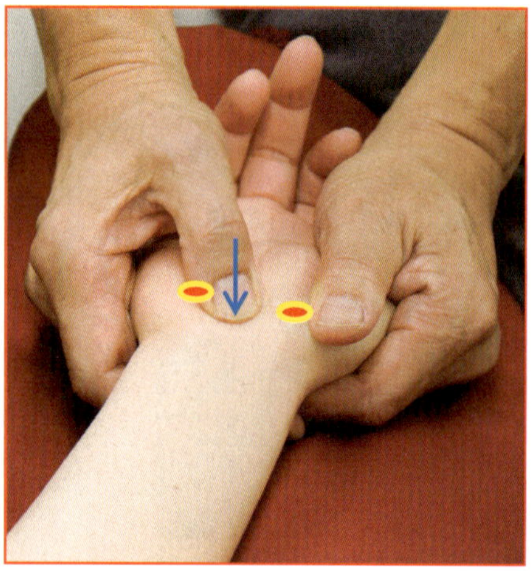

굽힘근지지띠의 섬유에 엄지손가락으로 직접 압박을 가한다.

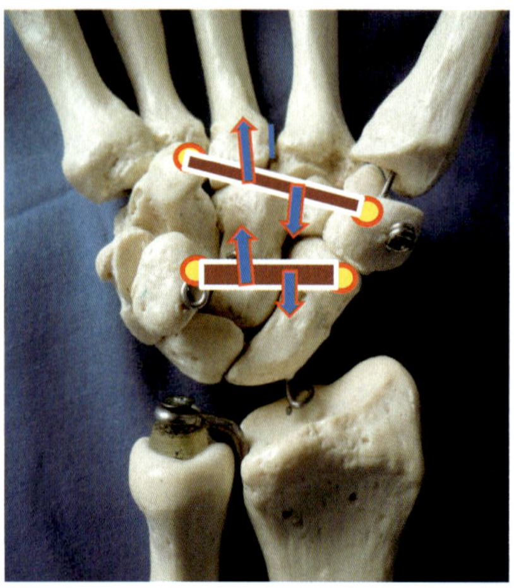

양 굽힘근지지띠 사이에 손가락을 놓고 손가락으로 지지띠를 상하로 밀어 넣어 긴장을 조사한다. 그리고 굽힘근지지띠를 깊은 층으로 밀어 넣도록 하여 긴장과 통증의 유무를 조사한다.

도움말

손목굴증후군은 여성에 많이 관찰되는데 EBM에 뒷받침된 원인은 아직 불명이다.

가설로서 속 공간(lumen) 내를 뻗는 힘줄의 비후, 또는 속 공간 그 자체의 협소화 등을 열거할 수 있다. 굽힘근지지띠의 변성이나 비후에 의한 신장성 저하에 대해서는 신장성의 확보를 목적으로 압박신장 자극을 가하고 있다.

전문가의 길

Road to Expert

손목굴증후군은 물리적인 변화(지지띠의 비후, 속 공간의 협소화 등)가 원인이라 일컬어지고 있으며 수술치료의 대상으로서 다루어지는 경우가 많다. 그러나 초기라면 보존치료에 의한 물리적 변화(굽힘근지지띠의 경화, 신장성 저하)에 대한 개선도 필요하다고 생각된다.

기용관증후군(Guyon tunnel syndrome)의 도수기법
기용관에 대한 중재

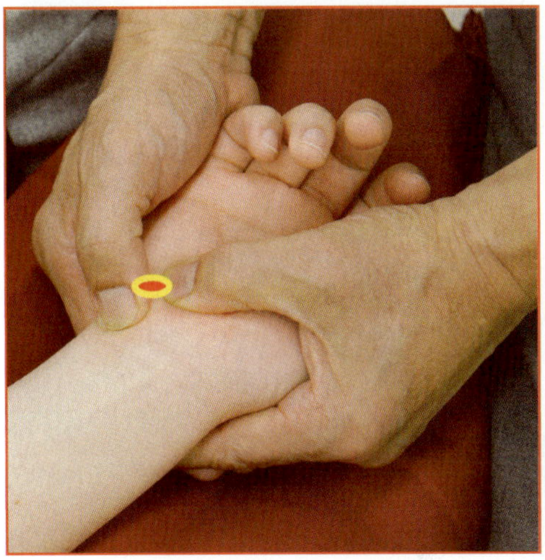

기용관의 위치와 콩알뼈의 움직임을 확인한다.

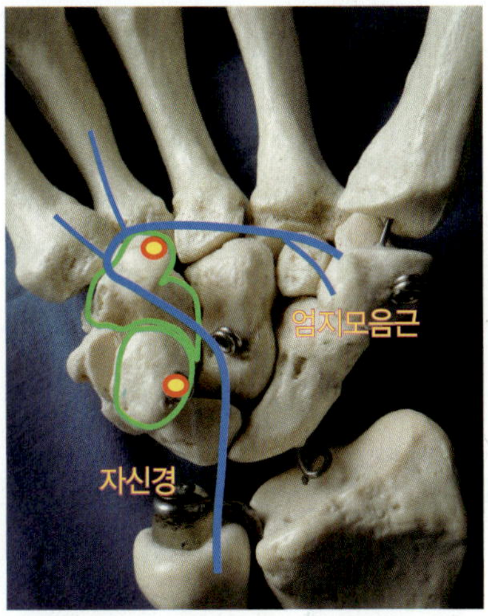

콩알뼈와 갈고리뼈갈고리 사이에는 갈고리콩알인대(유구두상인대)가 있고 속 공간 내에서 협착의 위험성이 있다.

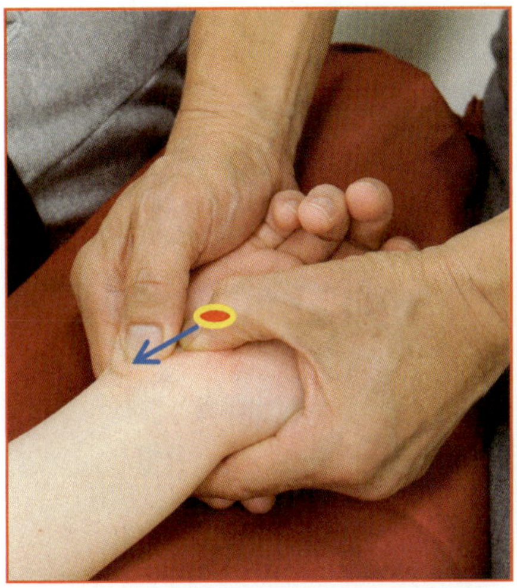

갈고리뼈갈고리를 고정하여 콩알뼈를 신연하는 방향으로 미끄러지게 한다.

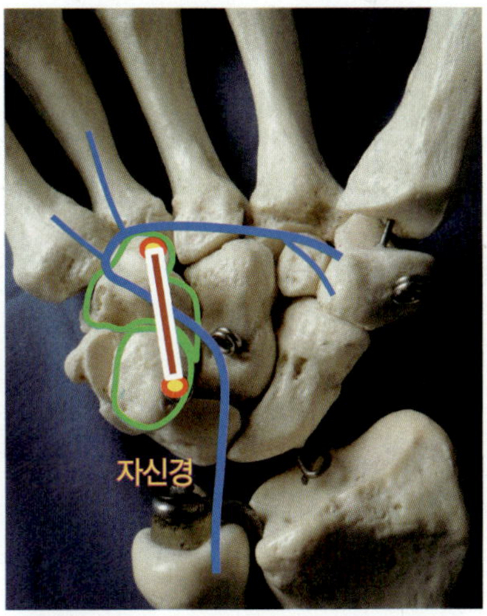

기용관은 콩알뼈와 갈고리뼈갈고리 사이의 속 공간을 말하며 그 안을 자신경이 통과한다.

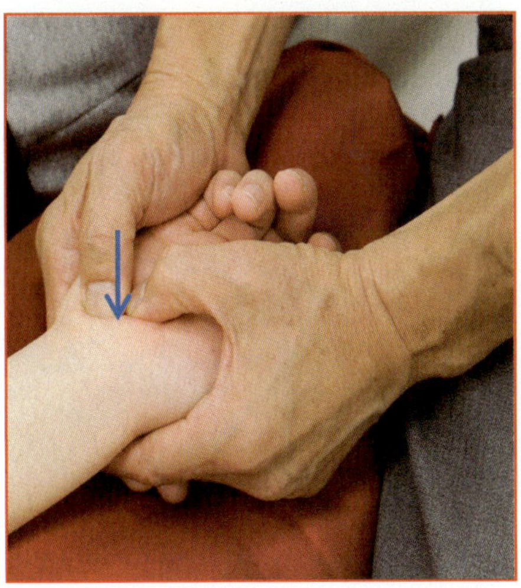

그리고 갈고리콩알인대에 대해서 엄지손가락을 사용하여 천천히 밀어 넣어 긴장을 완화한다.

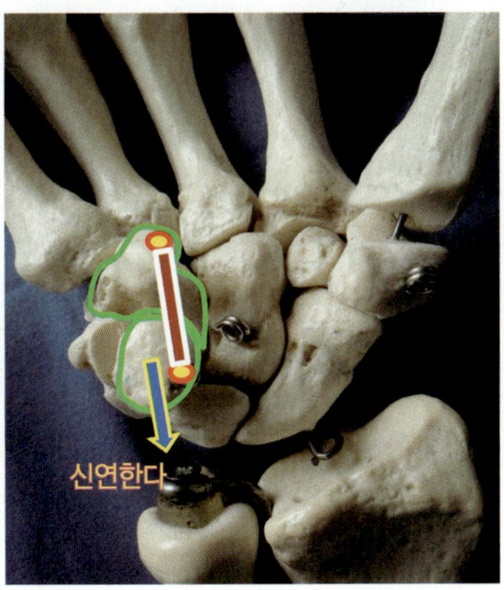

콩알뼈와 갈고리뼈갈고리 사이에서 인대의 신장과 양 뼈 사이의 가동성을 부여한다.

도움말

기용관은 섬유골성의 관이며 자신경이 통과한다. 속 공간 내의 변화로 엄지모음근 등에 위축이 관찰된다.

도수기법의 목적은 세모콩알관절(삼각두상관절)의 가동성 확보와 갈고리콩알인대의 신장성 확보이다.

전문가의 길
Road to Expert

장애의 원인이라 생각되는 갈고리콩알인대의 신장성 저하를 촉진할 수 있고 그리고 세모콩알관절의 기능장애를 콩알뼈의 가동성으로부터 판단할 수 있는 것이 중요하며 원인에 대한 증상별 치료가 시행된다.

MP관절 잠금의 도수기법
MP관절 덧인대에 대한 중재

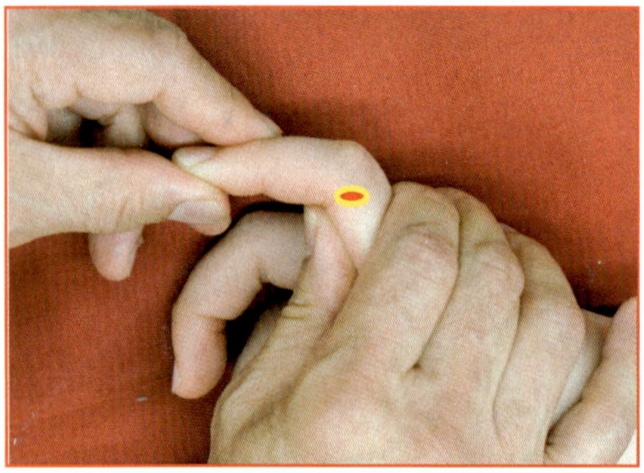

걸림이 있는 쪽의 몸쪽 관절을 안정(고정)시킨다.

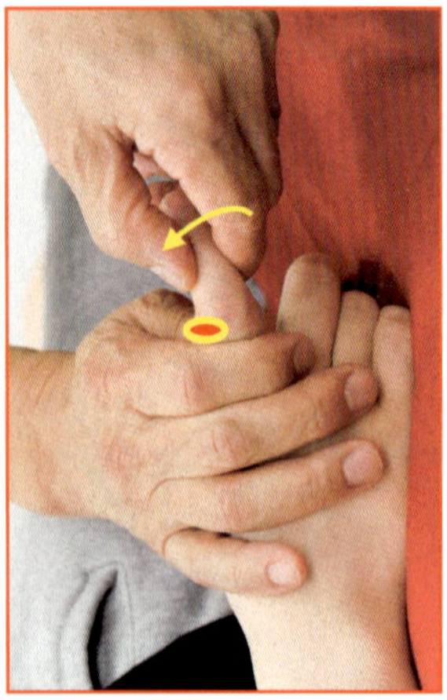

먼쪽의 관절에 대해서 걸림이 있는 방향으로 옆굽힘을 하여 덧인대(accessory ligament)를 이완한다.

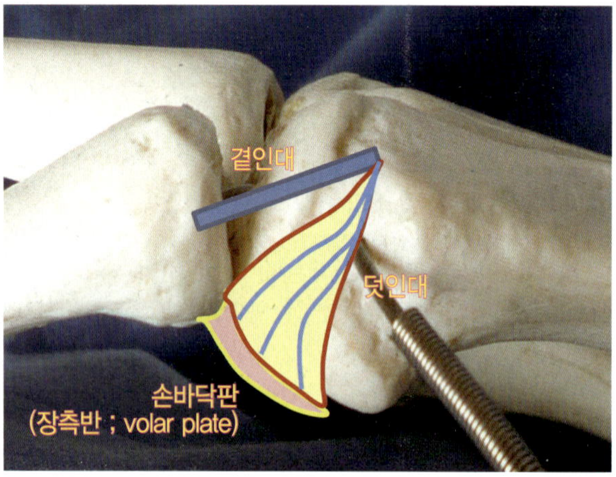

예를 들면, MP관절에는 곁인대와 손바닥판에 관여하는 덧인대가 존재한다. 이것에 의해서 굽힘과 폄 때의 안정성을 높이게 된다.

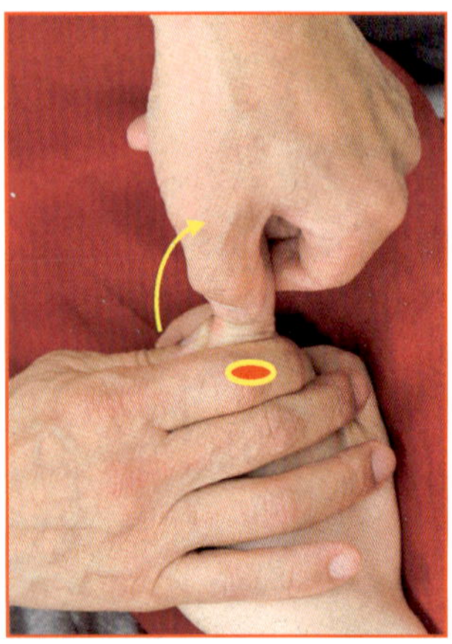

이완하면서 덧인대의 걸림을 제거하도록 회전을 가하게 하여 서서히 폄을 시행한다.

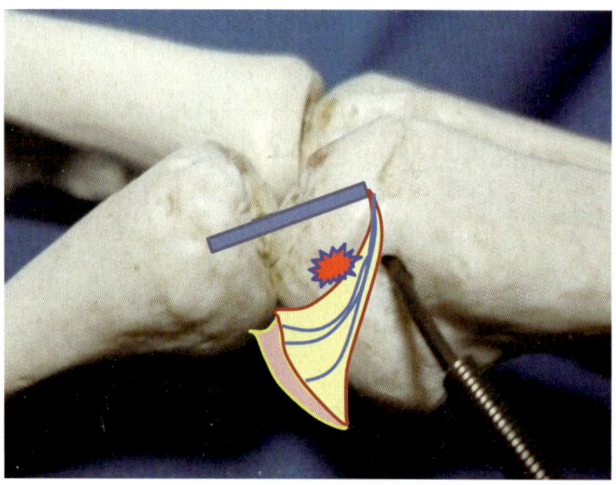

관절을 굽힐 때 관절융기의 돌기에 덧인대가 걸려서 펼 수 없게 된다. 이것을 잠금(locking)이라 부르고 있다.

도움말

잠금(locking)의 병태를 이해하면 그 치료는 비교적 용이하다. 잠긴 쪽의 이환관절에 대해서 환부 쪽 방향으로 옆굽힘을 시행하면서 덧인대의 걸림을 제거하고 그대로 펴면 잠금은 해제된다.

전문가의 길
Road to Expert

잠금은 별로 많이 목격되는 것은 아니지만, 재발하는 사례에서는 형태상의 이상을 생각할 수 있다. 덧인대의 걸림이 원인이기 때문에 어떻게 덧인대를 이완하여 잘 제거할 것인지가 치료의 목적이 된다.

DIP관절 헤바덴 결절의 도수기법
DIP관절에 대한 중재

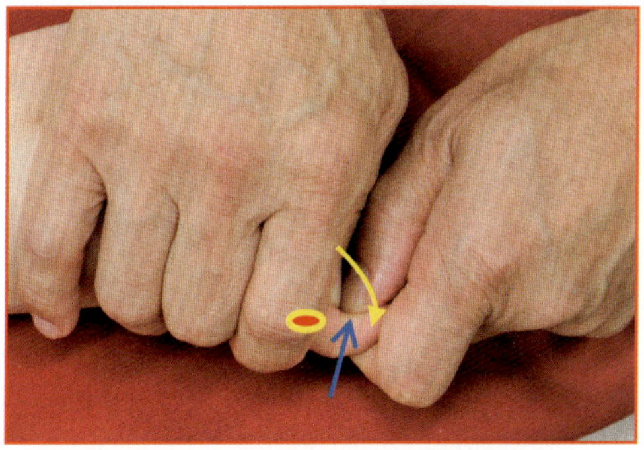

DIP관절이 굽힘 위치(황색 화살표)로 되어있기 때문에 끝마디뼈(말절골) 몸통부분을 갖고 등쪽(청색 화살표)으로 미끄러지도록(평행이동) 조작한다.

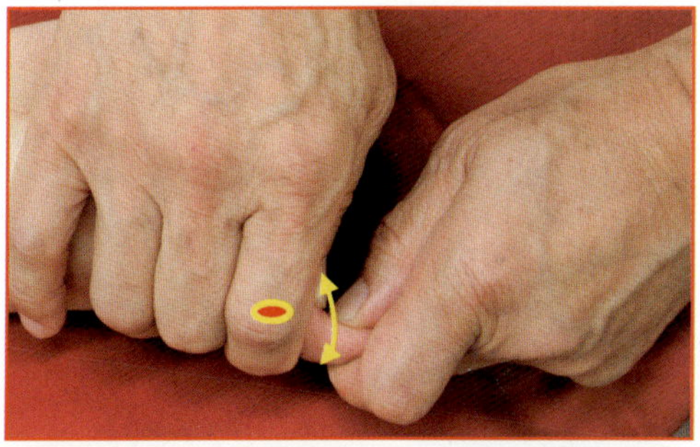

DIP관절의 등쪽 · 바닥쪽으로 가동성을 부여한다.

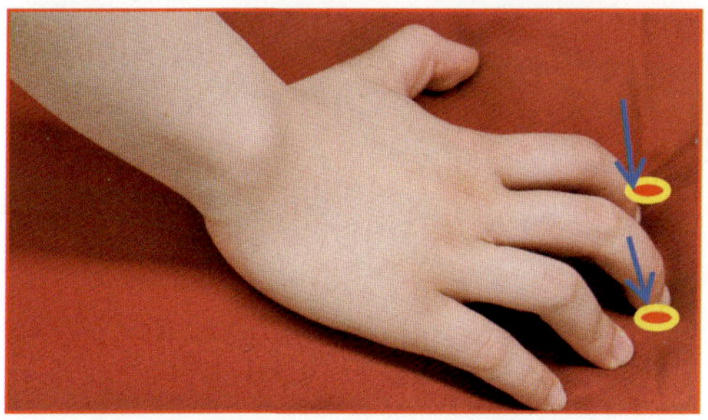

DIP관절을 약간 굽힘위치에서 직접압력을 가하여 곁인대의 취약성을 강화한다.

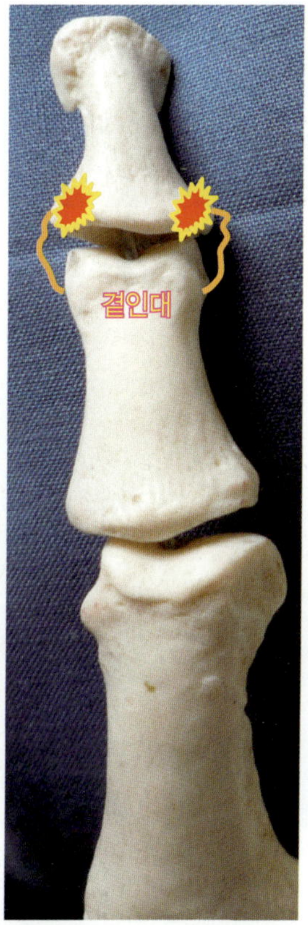

끝마디뼈 바닥의 양 끝에 관찰되는 변형과 통증을 본다. 일반적으로는 옆쪽으로 불안정하며 일상의 손가락 사용에 의해서 통증이 강화된다.

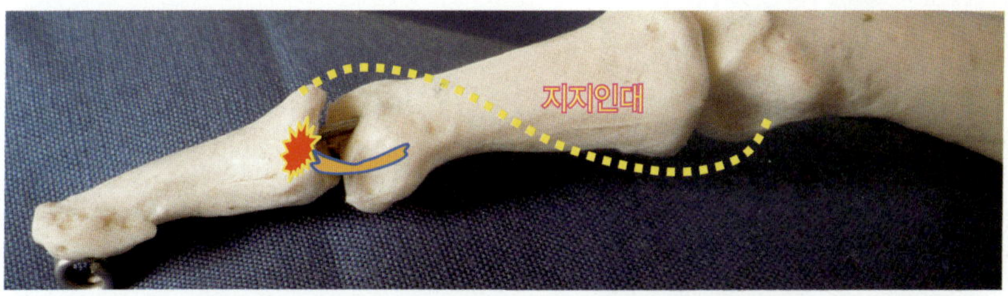

DIP관절의 굽힘 변형이 두드러지게 관찰되며 옆쪽 불안정성에 동반해서 염증을 재발시켜 곁인대의 약화를 초래한다. 또한 DIP관절 굽힘 변형은 지지인대를 통해서 PIP관절의 폄을 조절하게 된다.

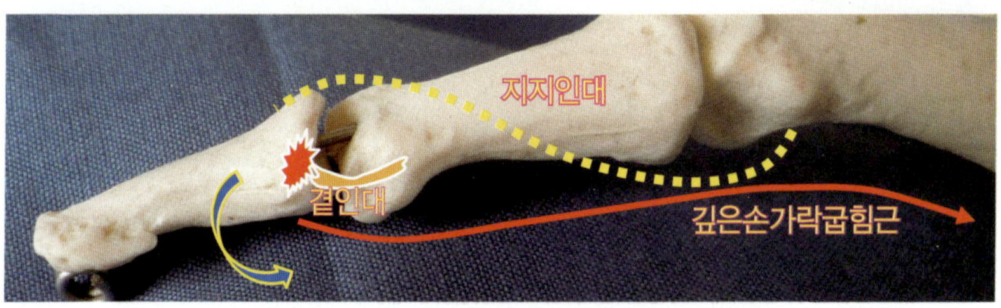

깊은손가락굽힘근(심지굴근)에 의해서 차츰 굽힘 변형은 심해진다.

도움말

헤바덴 결절의 발생요인은 분명하지 않다. 증상사례를 결과적으로 보면 근육 · 인대의 불균형과 곁인대의 퇴행변성에 의한 취약성이 추측된다. 이 점으로 압축하여 도수기법을 시행하면 진행을 상당히 억제할 수 있다고 생각한다. 예를 들면, 중간마디뼈(중절골)머리에 대해서 끝마디뼈 바닥을 등쪽 방향으로 미끄러지게 한다. 곁인대의 강도를 높이는 등이 그것이다.

전문가의 길

Road to Expert

확실하지는 않지만 여성에 많고 호르몬의 영향, 한편으로 손을 빈번하게 사용하는 여성에게 많다는 것으로부터 과다사용의 영향 등을 생각할 수 있다. 곁인대의 취약성에 대해서, 또한 관절 사이에서의 미끄러짐 장애에 대해서 도수기법을 시행하게 된다. 테이블에 손가락 안쪽을 놓고 압박을 가하여 지지성을 높인다. 또는 지지인대의 가동성을 높일 목적으로 PIP관절을 상하로 굽히고 펴는 방법 등이 사용된다.

샅고랑인대의 도수기법(특히, 샅고랑인대의 경직에 동반하는) 샅고랑인대에 대한 중재

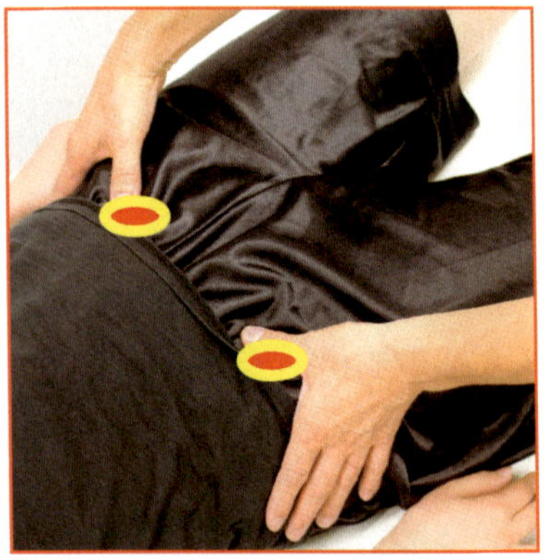

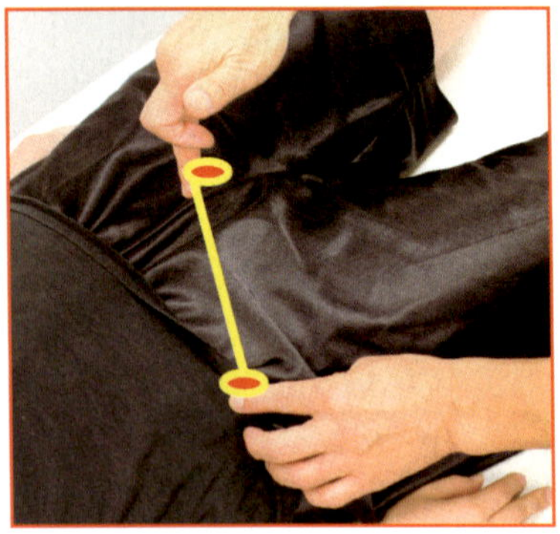

좌우의 위앞엉덩뼈가시(전상장골극)를 확인하여 샅고랑인대의 위치를 파악한다.

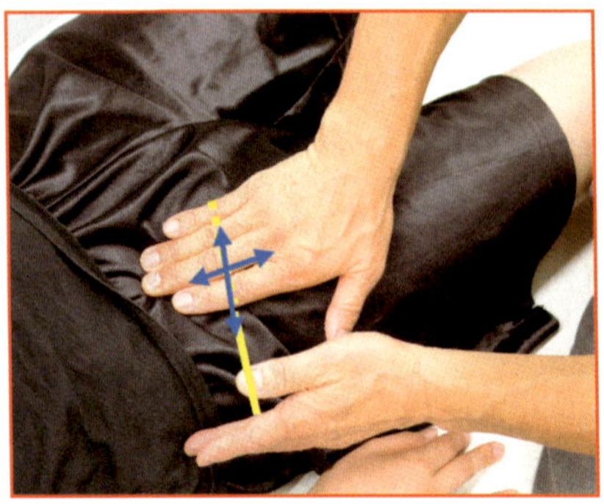

부분적으로 밀어 넣고 거듭 신장한다.
샅고랑인대는 배바깥빗근의 섬유로 구성되기 때문에 배바깥빗근의 긴장도 확인한다.

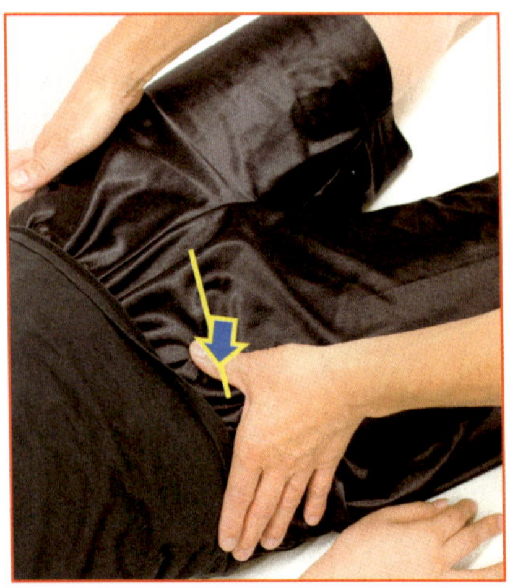

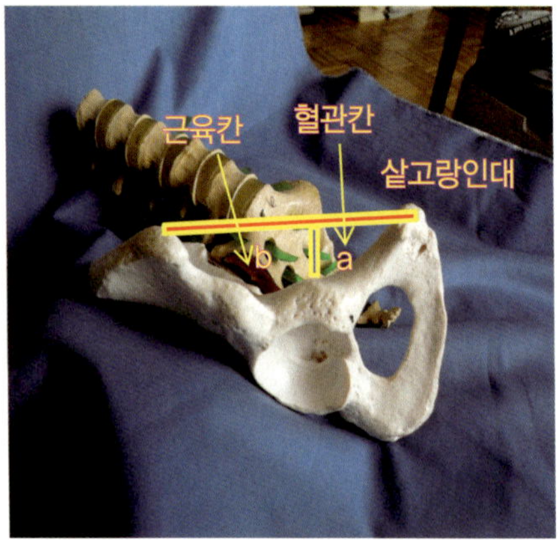

샅고랑인대와 칸사이근막활(장치근막궁 ; Iliopectineal arch). 칸사이근막활의 가쪽에 근육칸(근열공 ; Lacuna musculorum)(b), 안쪽에 혈관칸(혈관열공 ; Lacuna vasorum)(a)이 있다.

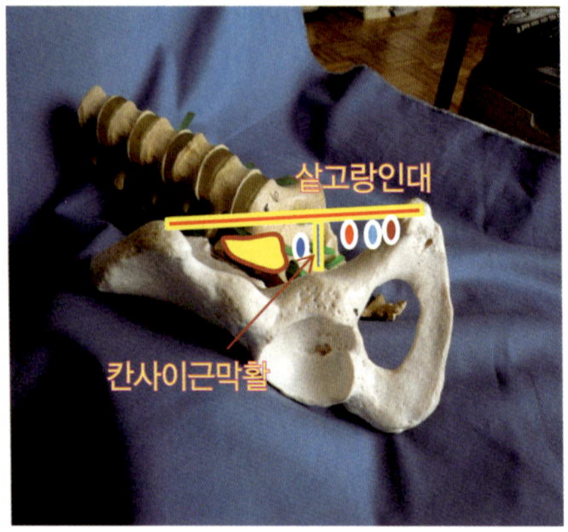

혈관칸에는 안쪽에서부터 샅굴구멍(서혜륜), 넙다리정맥, 넙다리동맥이 위치하고 근육칸에는 넙다리신경, 엉덩허리근(장요근)이 위치한다.

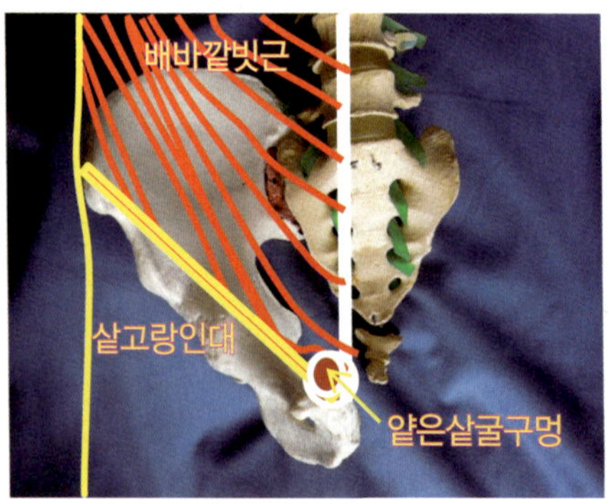

샅고랑인대와 배바깥빗근 · 넙다리근막은 섬유성 연결을 하고 있다.

샅고랑인대의 긴장을 조사하고 특히, 딱딱하다고 생각되는 영역에 신장자극(아래쪽으로 밀면서 손가락을 상하 · 좌우로 미끄러지게 한다)을 가한다.

도움말

배바깥빗근의 신장성 저하 · 단축 등에 기인하는 샅고랑인대의 구축을 생각할 수 있다.

특히, 좌우 인대의 딱딱함을 비교하는 것부터 시작하면 알기 쉽다. 이 경우, 샅고랑인대에 직접압력 등의 신장자극을 가하면 좋다.

인대의 딱딱함은 근육칸, 또는 혈관칸에 간접적 영향을 준다고 생각된다.

전문가의 길

Road to Expert

샅고랑인대는 배바깥빗근의 널힘줄(건막)의 하층과 섬유성 연결이 되어 있다는 것으로부터 근육긴장을 포함한 근육의 성상을 조사할 것. 또한 아래쪽에서부터 넙다리근막이 부착하여 있어 좌우 샅고랑인대의 신장성이나 긴장상태를 정성껏 평가할 것. 배바깥빗근을 포함한 복부 전체의 근육 신장성 저하는 샅고랑인대의 성상에 향을 주는 일이 있다.

굽힘 제한에 대한 도수기법 1(살고랑부위 통증을 동반하는 경우도 포함)
뼈머리의 미끄러짐 장애에 대한 중재

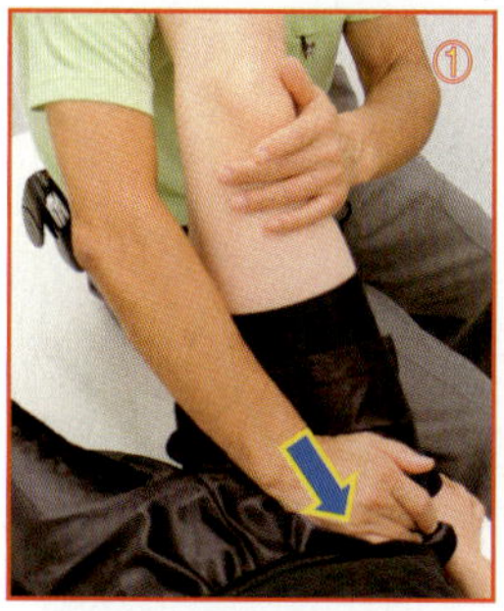

엉덩관절 굽힘위치에서 뼈머리에 새끼두덩을 대고 뼈머리를 뒤쪽으로 밀어 넣는다(미끄러지게 한다①).

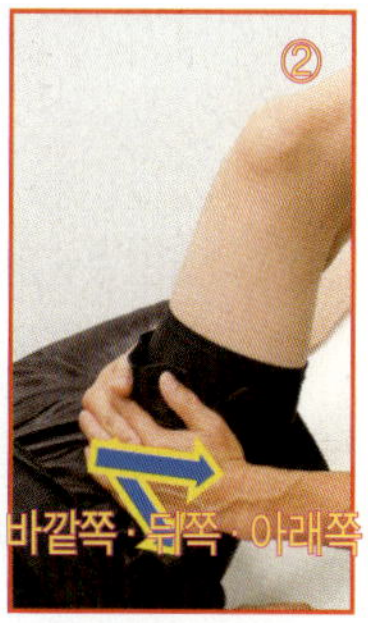

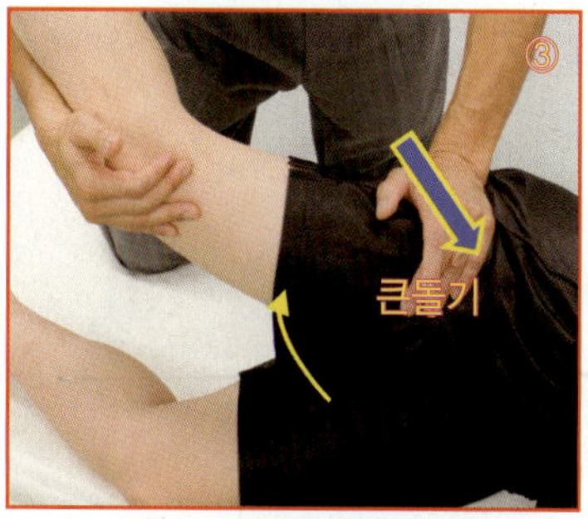

엉덩관절 굽힘위치에서 관절 몸쪽을 양손으로 잡고 뼈머리를 신연(②)한다. 그리고 큰돌기에 손을 놓고 경체각의 방향으로 압박(③)한다. 뼈머리의 신연, 압박은 경체각(약 125°)과 전념각(15~20°)의 방향을 고려하여 시행한다.

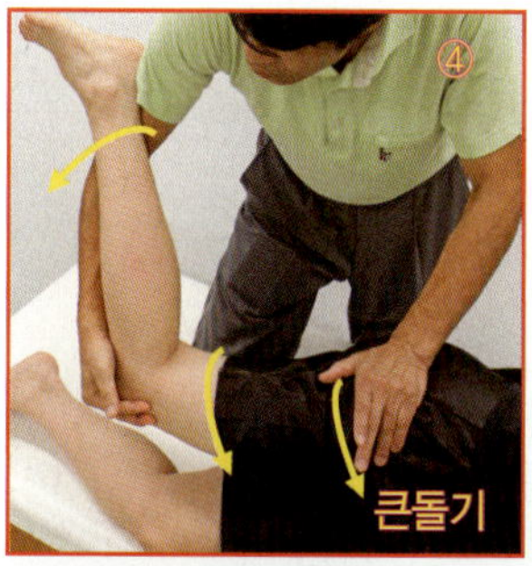

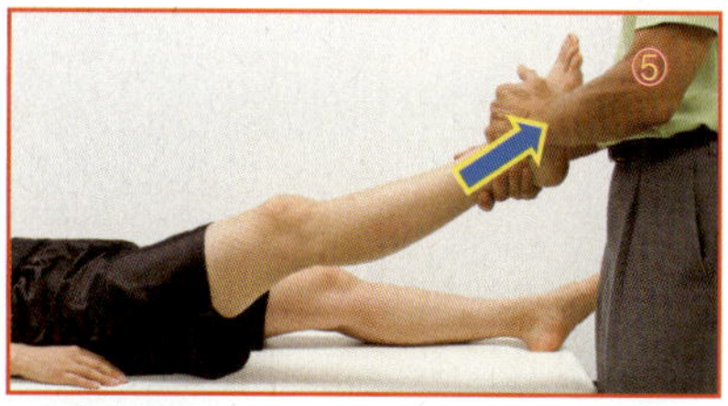

큰돌기에 손을 놓고 넓적다리부분을 안쪽회전(④)시킨다. 마지막으로 종아리를 장축방향으로 견인(⑤)한다.

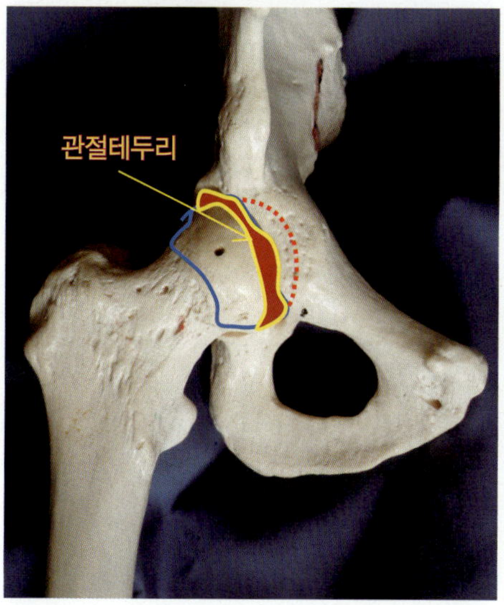

엉덩관절은 깊은 관절테두리에 의해서 안정성이 유지되어 있다.

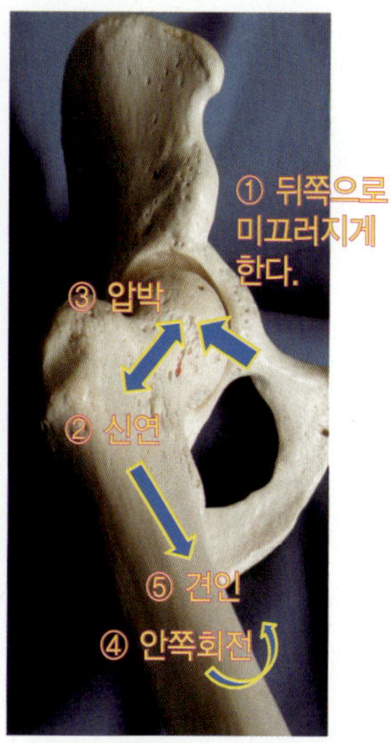

엉덩관절에 대한 도수기법으로서 뼈머리의 뒤쪽으로의 미끄러짐(①), 넙다리뼈머리를 따라가는 신연(②) · 압박(③), 넙다리뼈의 안쪽회전(④), 넙다리뼈 장축방향으로의 견인(⑤)이 있다.

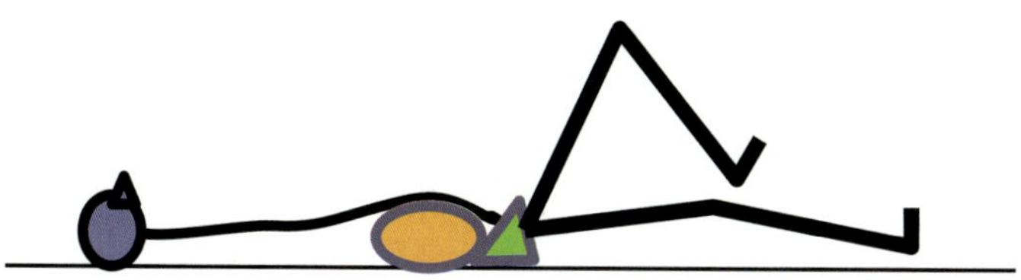

엉덩관절에 대한 도수기법은 골반의 자세에 영향을 받기 때문에 허리뼈 전만자세로서 골반을 앞으로 경사시킨 상태에서 시행하면 조작을 하기 쉬워진다. 특히, ①, ②의 사례에서 그러하다.

도움말

엉덩관절은 안정된 관절이지만 약간의 "미끄러짐 장애"는 굽힘 장애나 엉덩관절 통증을 초래하는 경우가 있다.

엉덩관절에 통증이나 운동제한이 있으면 뼈머리의 "미끄러짐"을 유도할 것.

전문가의 길

Road to Expert

관절오목과 뼈머리 사이의 관절주머니 내의 운동이 장애되면 엉덩관절의 굽힘을 충분히 확보할 수 없게 되어 통증의 원인이 된다. 우선은 뼈머리에 일어나고 있는 움직임을 확인할 필요가 있다. 예를 들면, 구심성 압박, 반대방향으로의 견인, 굽힐 때의 뼈머리의 "미끄러짐", 엉덩관절의 안쪽회전 · 가쪽회전 가동성, 다리의 장축으로의 신연을 평가한다. 한편, 도수기법을 가하는 경우, 허리뼈 하부에 베개 또는 쿠션을 삽입하여 허리뼈의 전만, 골반의 앞경사를 확보해두면 조작이 용이하고 효과도 얻기 쉽다.

굽힘 제한에 대한 도수기법 2(살고랑부위 통증을 동반하는 경우도 포함) 골반 앞경사 감소에 대한 중재

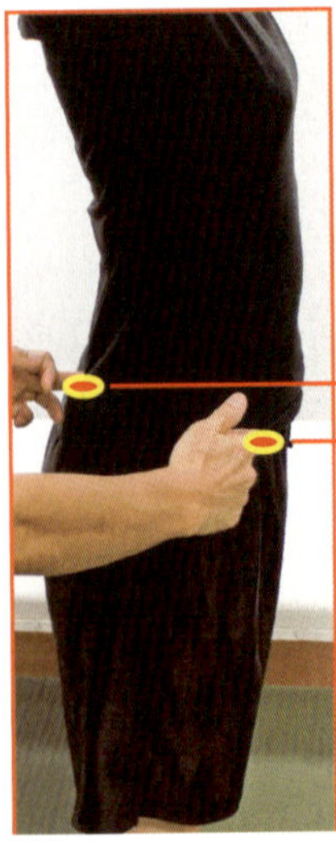

손가락 2개 폭을 기준으로 한다.

선 자세에서 ASIS와 PSIS의 높이를 비교하여 골반 앞경사의 정도를 확인한다. 일반적으로는 손가락 2개 폭 정도의 차이이다.

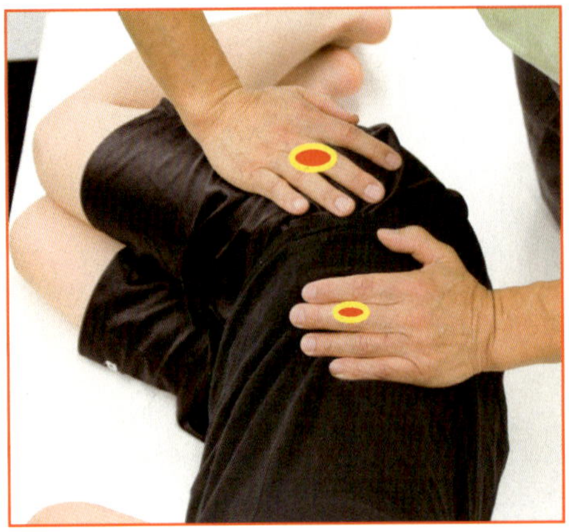

옆으로 누운 자세에서 엉덩관절을 굽힘위치로 하여 골반을 안정시키고 엉덩뼈능선과 큰돌기(또는 궁둥뼈결절)에 손을 놓는다.

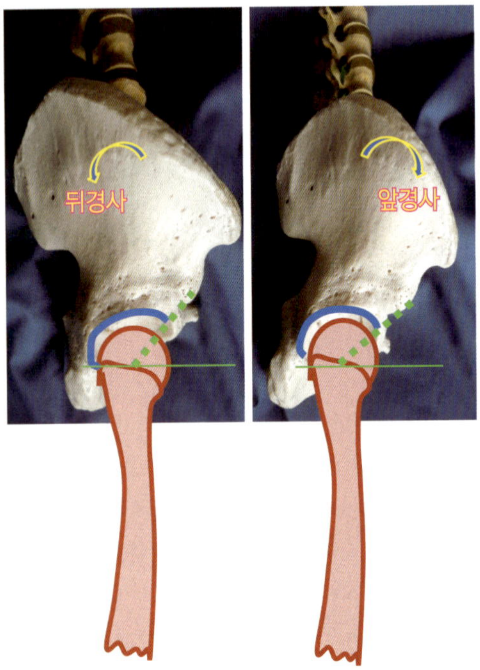

골반의 앞경사 · 뒤경사와 엉덩관절의 피복률(surface coverage)은 뒤경사(왼쪽 그림)보다도 앞경사(오른쪽 그림)가 피복률이 높다는 것을 알 수 있다. 피복률이 저하하면 굽힘 때에 엉덩관절 앞쪽에서 부딪힘(impingement)이 일어나기 쉽다.

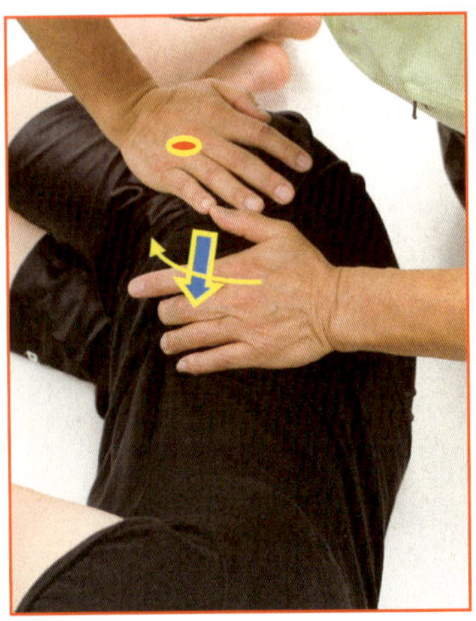

큰돌기를 축으로 하여 엉덩뼈능선을 앞으로 경사시킨다. 또한 동시에 ASIS를 안쪽으로 향해서 밀어 넣는다(in flare).

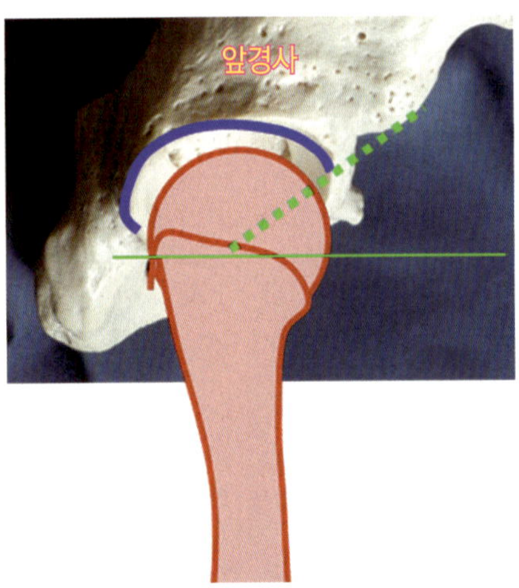

엉덩관절은 골반 앞경사 때에 뼈머리의 피복이 커져 굽힘 때의 안정성이 증가한다.

도움말

골반 뒤경사는 엉덩관절의 굽힘 가동범위를 감소시킨다고 생각되고 있다.

뼈머리와 골반(관절오목)의 적합성은 골반 앞경사 때에 높아진다는 것이 알려져 있고, 뼈머리에 대한 접근법 이외에 골반에 대한 접근법이 필요하다.

골반의 앞경사를 시키면서 in flare (ASIS를 정중선 방향으로 민다)를 가하면 좋다.

전문가의 길

Road to Expert

엉덩허리근의 약화는 허리뼈의 후만을 시켜 골반을 뒤로 경사시킨다. 게다가, 엉덩허리근의 근력저하는 뼈머리의 앞쪽이동을 억제할 수 없다는 것 때문에 엉덩관절 굽힘 가동범위를 얻기 어렵고, 엉덩관절에 통증을 발생시키는 일이 있다. 엉덩허리근을 바르게 작동시키기 위해서는 허리뼈 전만과 골반의 앞경사를 유도하는 것이 중요하다.

또한 엉덩허리근의 근력강화에 있어서는 골반 앞경사 · 허리뼈 전만 자세에서 시행하도록 해야 한다(요통의 도수기법 9 참조).

굽힘 제한에 대한 도수기법 3
엉치엉덩관절 기능이상에 대한 중재

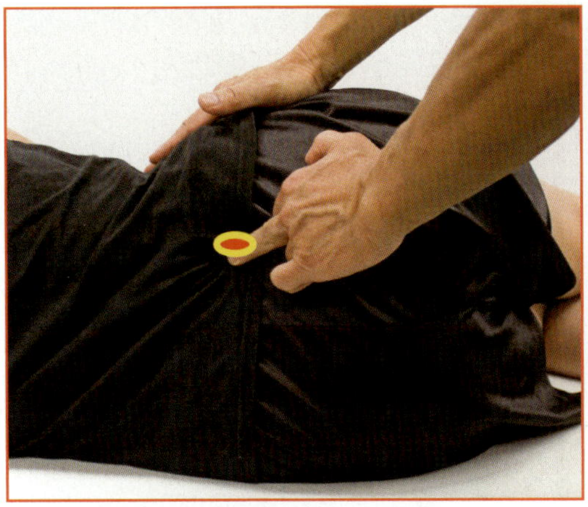

옆으로 누운 자세에서 골반을 안정시키고 엉치엉덩관절을 확인한다.

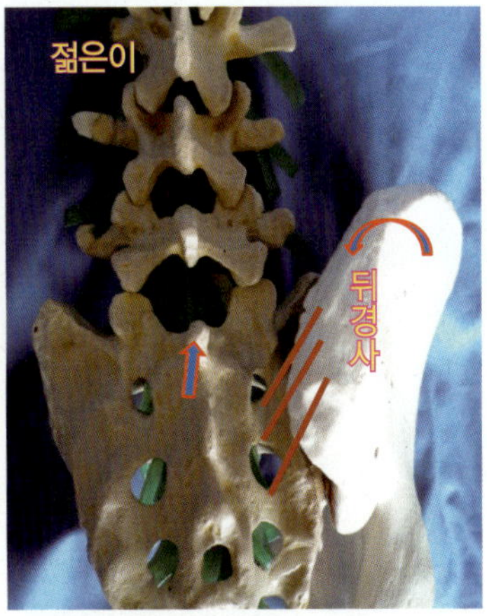

젊은이에서는 엉치엉덩관절의 가동성이 있어 골반의 뒤경사 때에 in flare가 되어 엉치뼈는 끄덕임(nutation)을 한다.

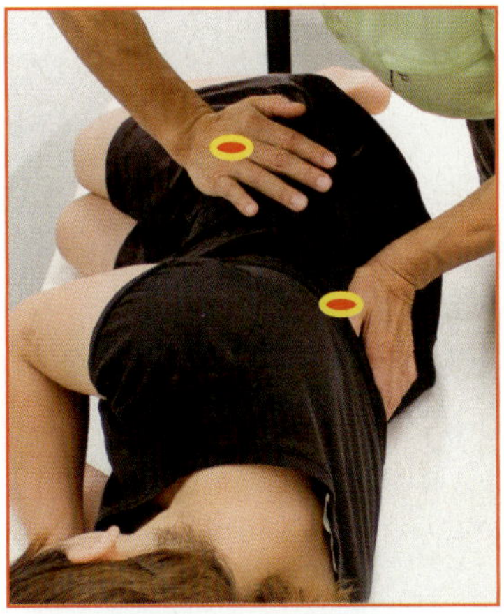

엉덩뼈능선과 엉치뼈 상부에 손을 댄다.

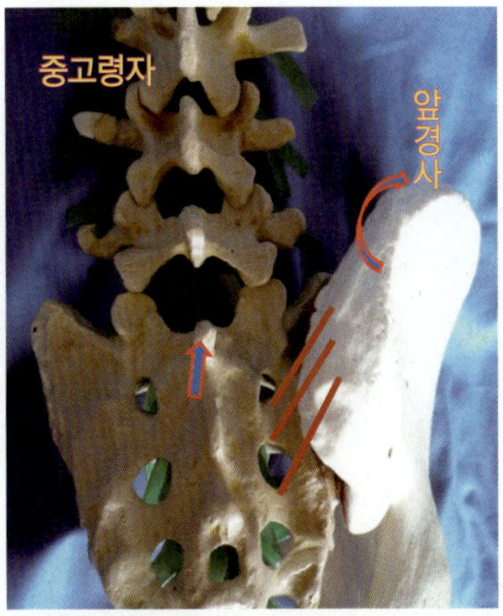

중고령자에서는 엉치엉덩관절의 유합 때문에 가동성은 없고 골반의 앞경사를 하면서 엉치뼈 끄덕임을 가한다.

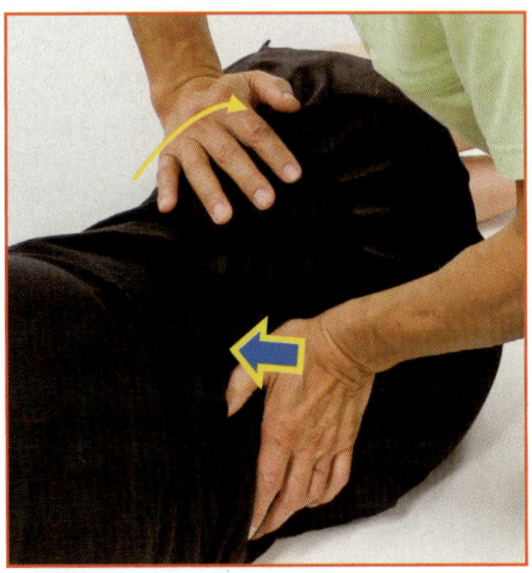

엉덩뼈능선을 뒤쪽으로, 엉치뼈 상부를 앞쪽(끄덕임)으로 밀어 넣도록 하여 전단력(shearing force)을 가한다.

젊은이에서는 엉치엉덩관절은 약간 가동성이 있기 때문에 관절주머니 내 운동이 발생한다. 한편, 고령자에서는 엉치엉덩관절은 가동성을 상실하기 때문에 관절주머니 내 운동은 기대할 수 없다.
따라서, 중고령자와 젊은이에서는 자연히 관절주머니 내 운동의 도수기법이 다르다는 것에 유의한다.
엉치엉덩관절의 관절주머니 내 운동은 골반의 뒤경사 때에 in flare가 일어나고 앞경사 때에 out flare가 일어나지만, 고령자에서는 이 관절주머니 내 운동의 기전은 참고로 할 수 없다.

도움말

엉치엉덩관절의 뼈 유합이 없는 경우(중고령자 이외), 골반은 뒤경사와 동시에 in flare가 일어난다. 한편 유합하여 있는 경우(고령자)는 골반 뒤경사와 동시에 out flare가 일어나고 있다.

따라서, 고령자의 사례에서는 엉치뼈의 끄덕임(골반은 앞경사)과 동시에 in flare를 시행하게 된다. 우선은 엉치엉덩관절의 가동성을 확인한 다음에 엉치엉덩관절에 대한 중재의 유무를 결정한다.

전문가의 길
Road to Expert

엉치엉덩관절에 대한 치료중재의 목적은 엉치뼈를 앞경사(끄덕임) 또는 관절사이를 신연시키는 것 이외에, 뒤엉치엉덩인대(후천장인대)에 대한 신장(stretch)에 의한 통증 문턱값을 높이는 효과를 기대할 수 있다.

굽힘 제한에 대한 도수기법 4(특히, 근육단축에 동반하는) 가쪽회전 6개 근육의 단축에 대한 중재

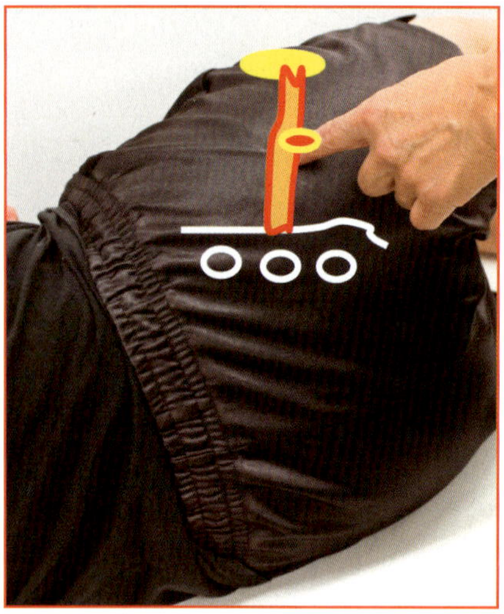

골반 뒤쪽에 있는 가쪽회전근 6개를 확인한다(그림은 궁둥구멍근을 나타낸다).

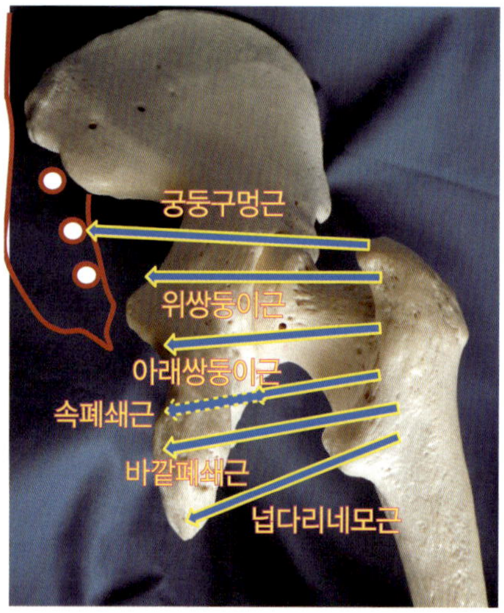

골반 뒤쪽에 있는 가쪽회전 6개 근육의 위치를 나타낸다

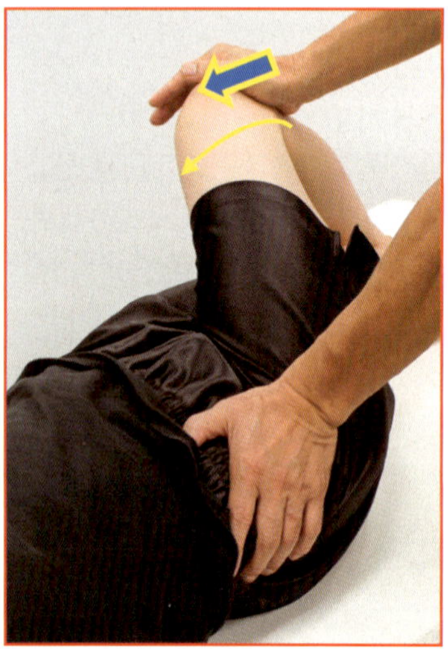

궁둥구멍근의 신장은 엉덩관절 굽힘 60° 이하에서는 엉덩관절 약간 굽힘 · 안쪽회전 자세에서 모음(내전)을 시행한다.

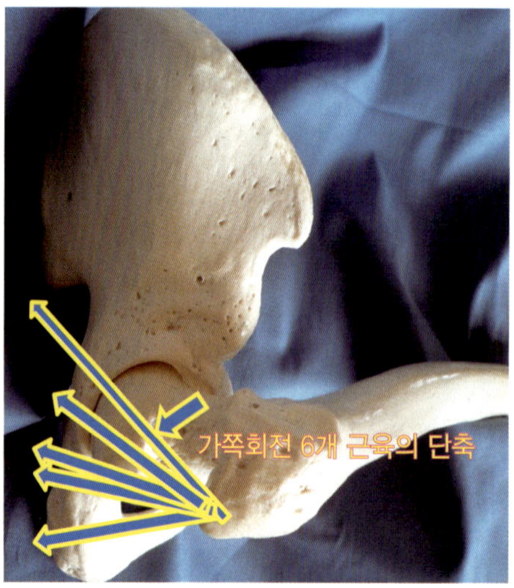

엉덩관절 굽힘 때에 가쪽회전 6개 근육은 뼈머리의 뒤쪽에 위치한다. 6개 근육의 단축은 엉덩관절 굽힘 때의 뼈머리의 뒤쪽 미끄러짐을 제한하게 된다.

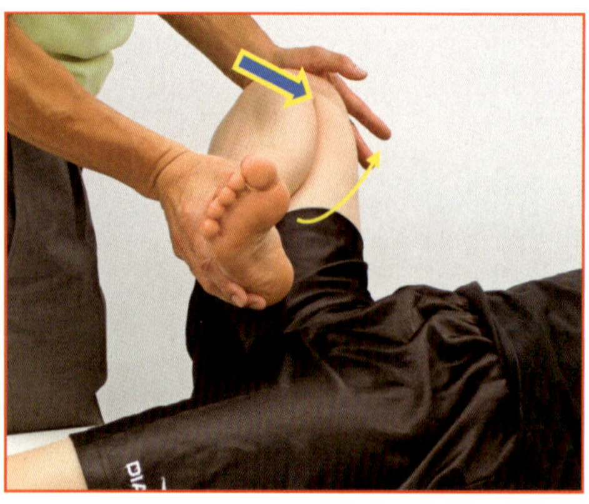

엉덩관절 굽힘 60°이상에서는 엉덩관절을 가쪽회전 · 벌림을 하면서 굽힌다.

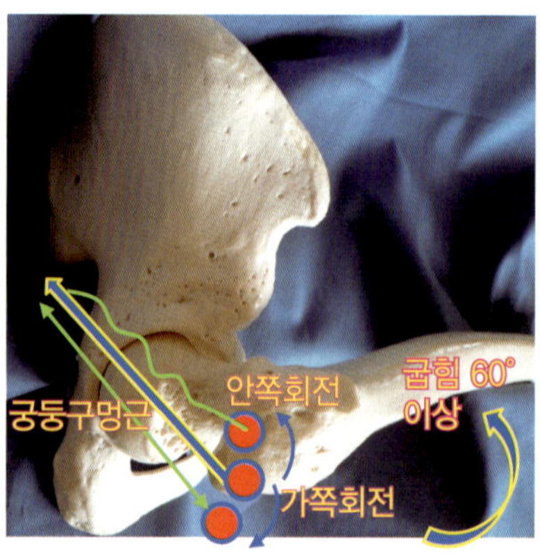

60°이상의 엉덩관절 굽힘 때, 궁둥구멍근은 엉덩관절의 안쪽회전 작용에 역할을 한다. 따라서 굽힘 60°이상에서의 궁둥구멍근의 신장은 가쪽회전 위치에서 시행한다.

도움말

골반 뒤쪽에 위치하는 가쪽회전 6개 근육은 나이를 먹음과 더불어 단축하는 경향을 나타낸다.

단축은 엉덩관절 굽힘 때에 뼈머리의 뒤쪽 미끄러짐을 제한하게 된다.

따라서 골반 뒤쪽에 있는 가쪽회전근군을 신장(SS, DS, HRS)시키는 방법이 사용된다. 특히, 궁둥구멍근은 원인근육의 대상이 된다.

전문가의 길
Road to Expert

한쪽다리로 선 자세를 지시하고(90° 굽힘위치) 입각 쪽의 큰돌기가 가쪽회전을 하면, 엉덩관절 가쪽회전 근군의 단축을 의심한다. 그 이유로서 입각 쪽은 엉덩관절 폄 위치로 되어있고, 이 자세는 가쪽회전 모멘트에 작용하는 근육이 많다는 것을 의미한다. 한편, 엉덩관절 굽힘 90°이상에서는 안쪽회전 모멘트에 작용하는 근육이 많아진다.

이것은 가쪽회전 6개 근육의 기시부와 부착부에 도달하는 벡터가 엉덩관절의 각도에 의해서 역전하는 것에 기인하기 때문이다.

벌림 장애에 대한 도수기법 1
넙다리뼈머리 미끄러짐 장애에 대한 중재

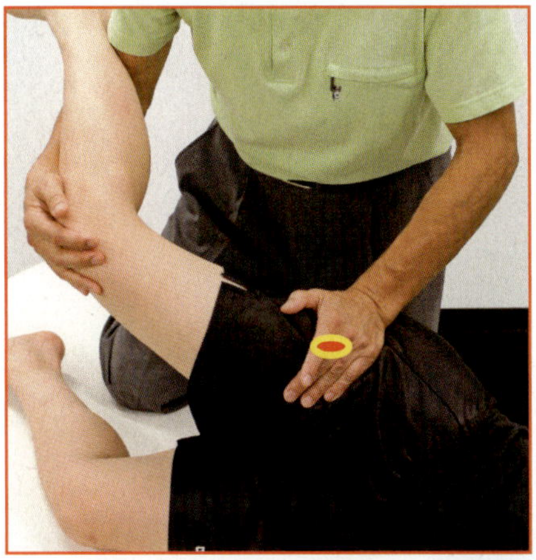

옆으로 누운 자세에서 골반을 안정시키고 엉덩관절을 약간 벌린 위치에서 큰돌기에 손을 댄다.

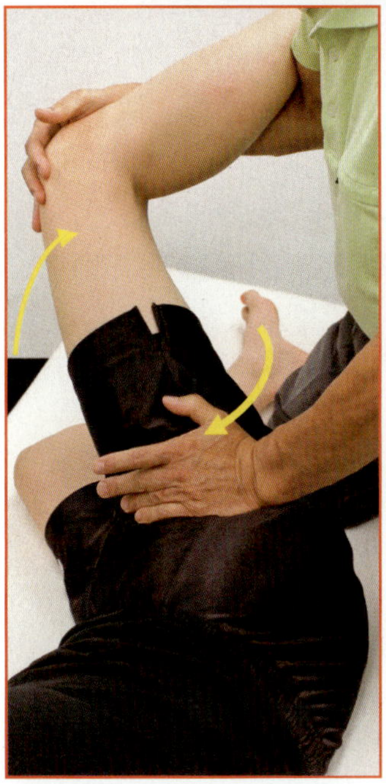

엉덩관절을 벌리면서 큰돌기를 통해서 뼈머리를 아래쪽으로 미끄러지게 한다.

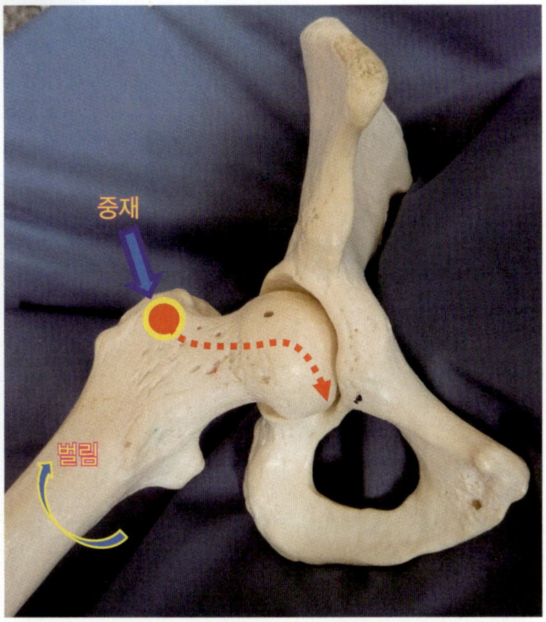

뼈머리는 엉덩관절 벌림 때에 미끄러짐이 필요하다. 온갖 자세에서의 미끄러짐이 확보되어 원활한 벌림 운동이 가능해진다. 뼈머리의 아래쪽 미끄러짐을 정확히 파악할 필요가 있다.

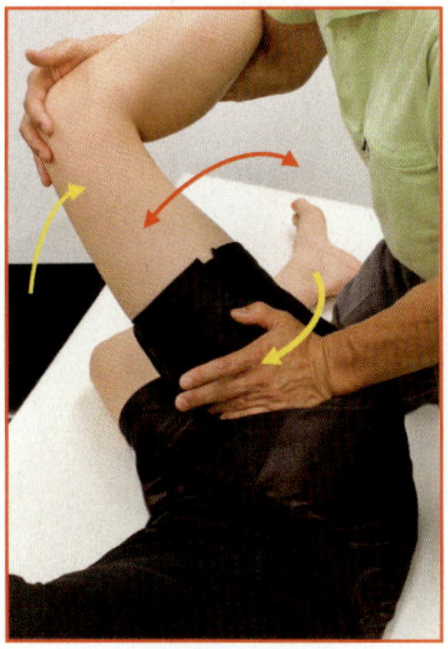

엉덩관절의 굽힘 각도를 다양하게 바꾸면서 벌림에 제한을 느끼는 각도에서 마찬가지의 미끄러짐을 유도한다.

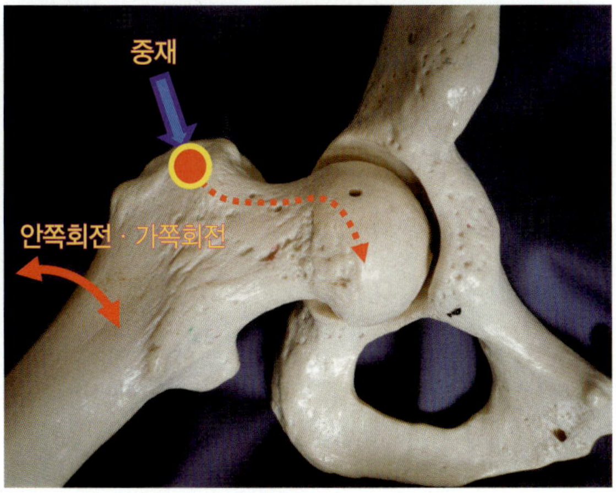

뼈머리에 대한 중재에는 큰돌기를 통해서 시행하면 좋다. 큰돌기를 지지점으로 하여 뼈머리와 넙다리뼈 사이에서 아래쪽 미끄러짐을 유도한다.

도움말

엉덩관절 벌림 때에 뼈머리는 관절오목의 아래쪽으로 미끄러진다. 벌림 제한에는 옆으로 누운 자세에서 엉덩관절 벌림과 동시에 큰돌기를 통해서 뼈머리를 구심성으로 모음방향으로 미끄러지게 한다. 이 경우, 경체각(125°)과 전념각(15~20°)을 고려한 방향으로 밀어 넣을 필요가 있다.

엉덩관절 굽힘위치 · 중간위치 · 약간 폄 위치, 안쪽회전위치 · 가쪽회전위치 · 중간위치에서의 다양한 자세에서 "미끄러짐"을 확보하는 것이 바람직하다.

전문가의 길

Road to Expert

넙다리뼈머리는 벌림 때에 뼈머리는 아래쪽으로 회전할(구를) 필요가 있다. 큰돌기를 통해서 뼈머리의 회전을 일으키기 위해서는 엉덩관절 벌림 위치에서 뼈머리의 움직임을 머릿속에서 그리면서 큰돌기를 통해서 아래쪽으로 밀어 넣는 것이 중요하다. 또한 큰돌기에 놓은 손으로부터 뼈머리가 미끄러지는 감각을 느껴야 한다. 엉덩관절 굽힘위치 · 중간위치 · 폄 위치에서의 미끄러짐 상태 등, 3D에서의 조작이 요구된다.

벌림 장애에 대한 도수기법 2(특히, 근력저하에 동반하는) 중간볼기근 근력저하에 대한 중재

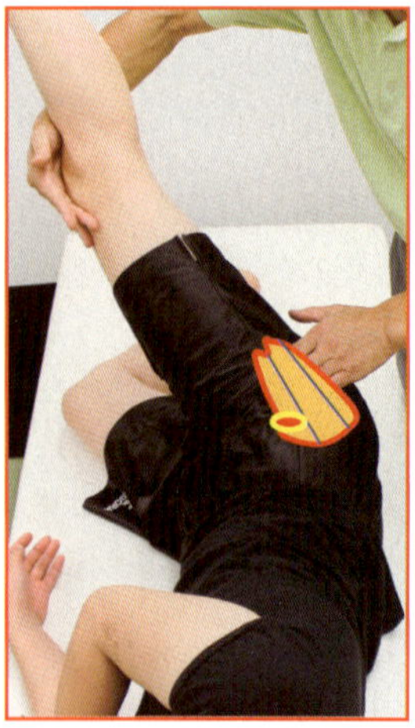

약간의 굽힘위치에서의 벌림 근력을 본다(중간볼기근 전부섬유)

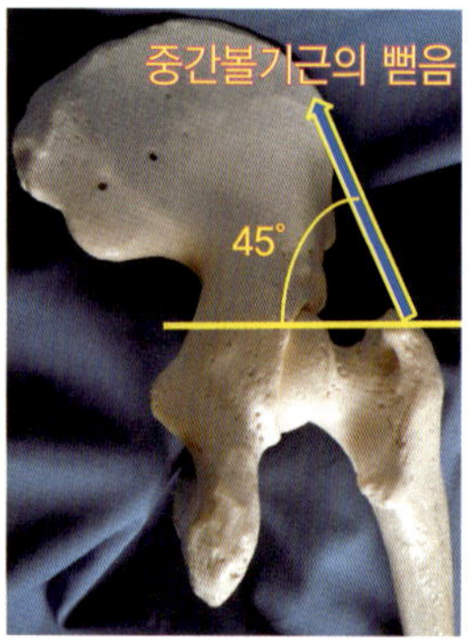

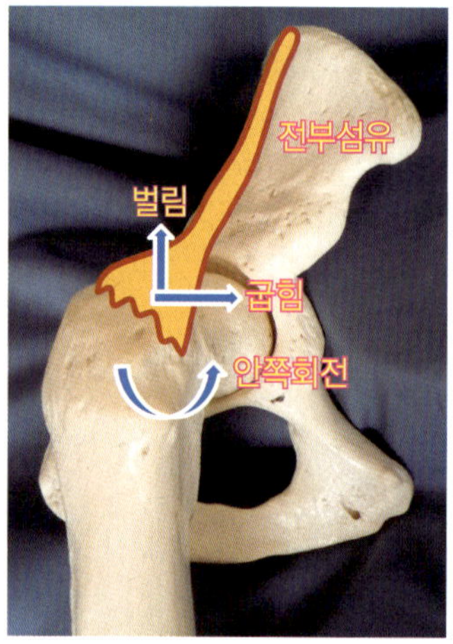

전부섬유가 우위가 되면 엉덩관절은 굽힘 · 안쪽회전위치에서의 벌림이 된다.

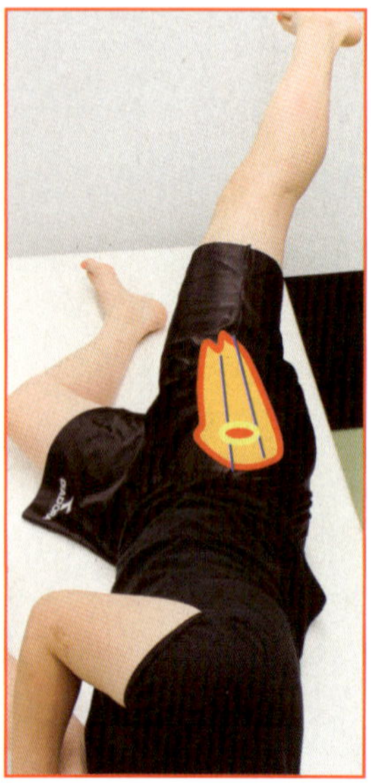

중간위치에서의 벌림근 근력을 본다(중간볼기근 중부섬유)

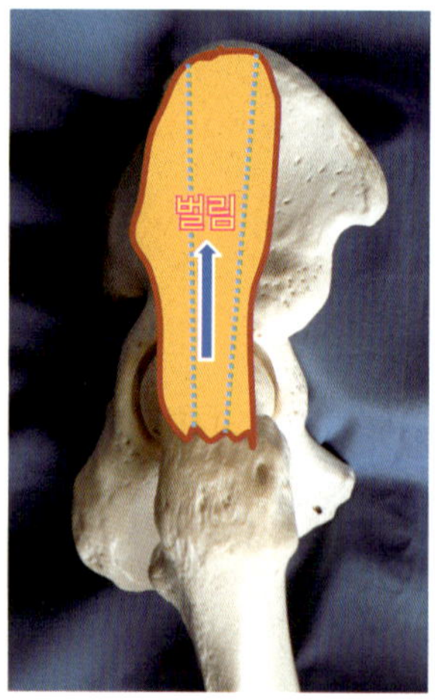

약간 폄 위치에서의 엉덩관절 벌림 때는 가장 효율이 좋다.

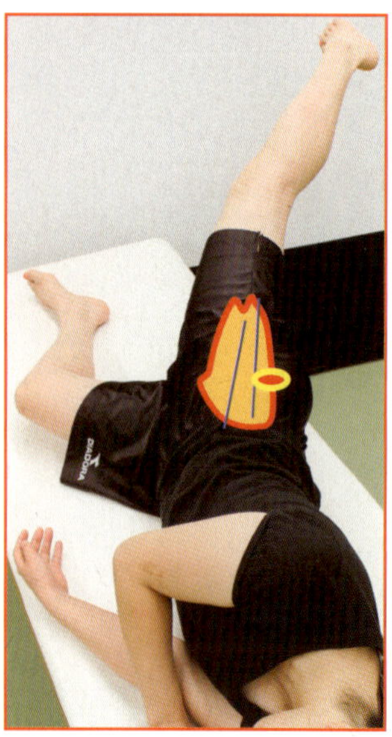

폄 위치에서의 벌림근 근력을 본다(중간볼기근 후부섬유)

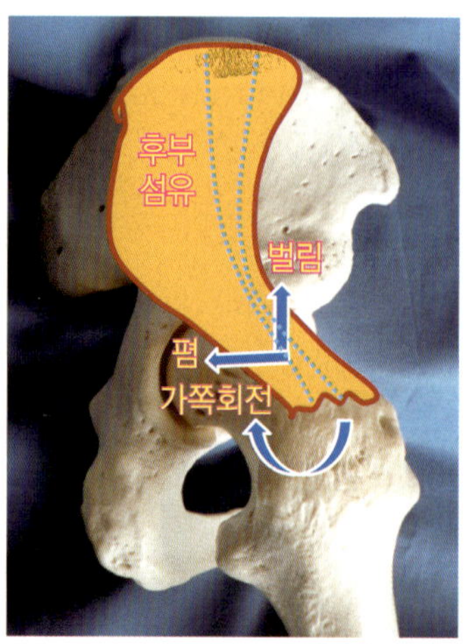

후부섬유가 우위가 되면 엉덩관절은 폄 · 가쪽회전위치에서의 벌림이 된다.

도움말

중간볼기근의 MMT는 골반의 보상성(예를 들면, 허리네모근으로 골반을 끌어 올린다)이 일어나기 쉽기 때문에 주의가 필요하다. 검사로서는 선 자세에서 트렌델버그 징후(Trendelenburg sign), 또는 뒤시엔느 징후(Duchenne sign)가 있고 양성인 경우는 중간볼기근의 근력강화를 시행한다.

다만, 중간볼기근은 앞뒤에 3개의 섬유를 상정하면서 보상동작의 유무에 주의할 필요가 있다.

전문가의 길

Road to Expert

엉덩관절 벌림 장애의 원인근육에 중간볼기근의 근력저하를 들 수 있다. 기능상, 중간볼기근은 전부 · 중부 · 후부섬유의 세 가지로 분류할 수 있고 각각의 근력저하는 한쪽다리로 선 자세 때의 자세에 차이를 발생시킨다. 근력검사 또는 선 자세의 변화로부터 특히, 저하하여 있는 섬유의 근력강화가 필요하다.

굽힘 제한에 대한 도수기법 1
무릎뼈에 대한 중재

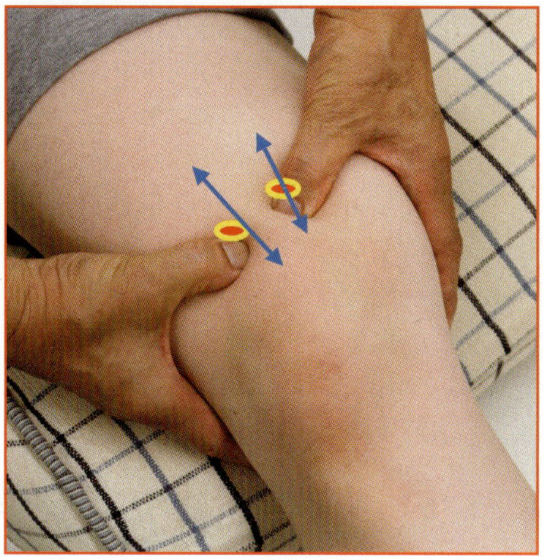

무릎뼈 먼쪽에의 미끄러짐을 확보하기 위해 무릎관절 굽힘 위치에서 중간넓은근(중간광근)의 근막 신장을 시행한다[무릎위주머니(슬개상낭)에 대한 접근법].

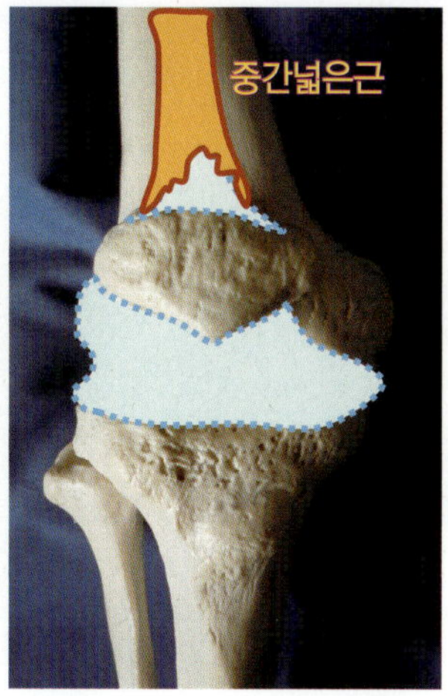

중간넓은근은 관절주머니와 섬유연결을 하고 있고 중간넓은근의 단축과 신장성 저하는 굽힘을 제한한다.

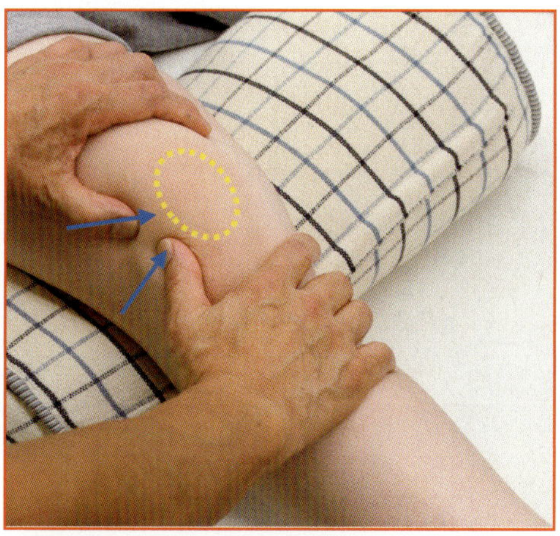

무릎뼈의 모음 · 안쪽회전을 확보하기 위해 가쪽넓은근(외측광근)의 근막 신장과 가쪽무릎넙다리인대(외측슬개대퇴인대)의 신장(stretching)을 시행한다.

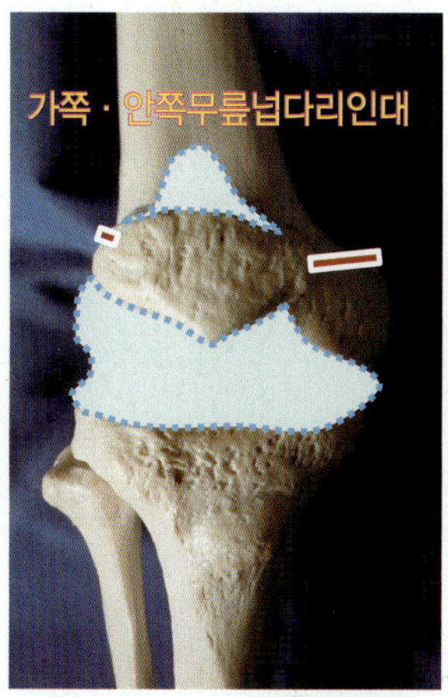

무릎뼈는 안쪽 · 가쪽무릎넙다리인대에 의해서 좌우의 안정성이 얻어져 있다. 그 단축은 기능장애를 일으킨다.

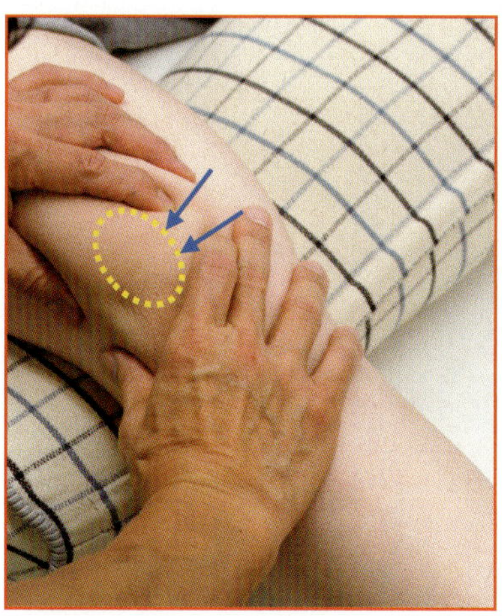

무릎뼈의 벌림 · 가쪽회전을 유도하기 위해 안쪽무릎넙다리인대를 신장한다.

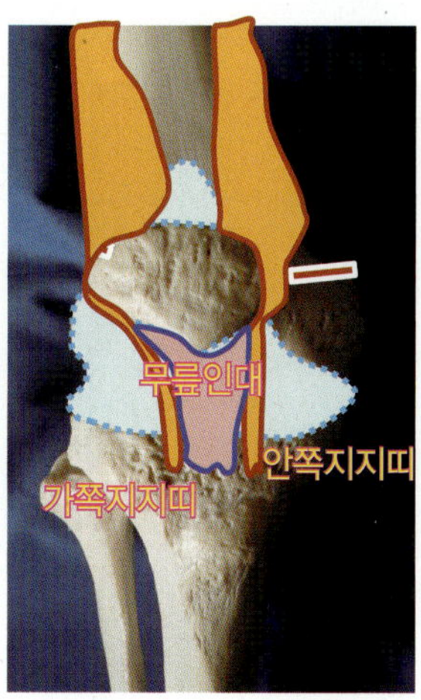

가쪽넓은근으로부터의 가쪽지지띠, 안쪽넓은근으로부터의 안쪽지지띠가 무릎인대의 좌우로부터 안정성에 관여한다.

도움말

무릎관절 굽힘 때에 무릎뼈는 세 방향으로의 미끄러짐이 일어나고 있다. 이 때문에, 도수기법은 무릎뼈에 대한 세 방향으로의 "미끄러짐"의 유도를 들 수 있다.

중간넓은근은 관절주머니 위모서리(무릎위주머니)에 부착하여 있어 중간넓은근의 신장성 저하는 무릎뼈의 아래쪽으로의 미끄러짐을 방해한다. 그 개선을 목적으로 중간넓은근 근막에 대한 접근법이 사용된다.

전문가의 길

Road to Expert

1. 관절의 ROM 제한은 순환장애, 관절 내 모세혈관의 울혈, 연부조직의 부종 등을 초래하여 세포 침윤을 일으키고 결합조직의 증식을 초래하게 된다. 결과적으로 관절공간이 협소화하여 관절내압은 높아지고 윤활막 작용(관절액의 순환)에 지연이 일어나서 연골의 변성에서부터 연골괴사에 이르게 한다.
2. 가쪽넓은근의 근막 신장은 근육의 장축방향과 횡단방향에서 근막의 딱딱함을 체크하고 특히, 신장성이 적은 지점을 신장부위로서 특정한다.

굽힘 제한에 대한 도수기법 2
넙다리정강관절에 대한 중재

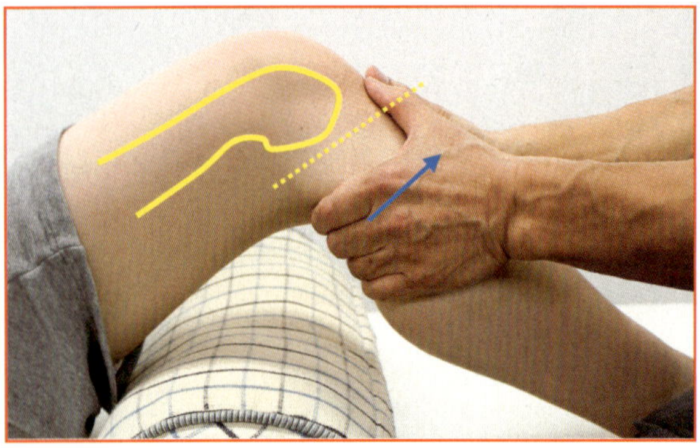

정강뼈의 뒤쪽 · 앞쪽 미끄러짐을 확인한다. 무릎 굽힘 제한이 있는 사례에서는 뒤쪽 미끄러짐 이외에 앞쪽 미끄러짐을 확보해야 한다.

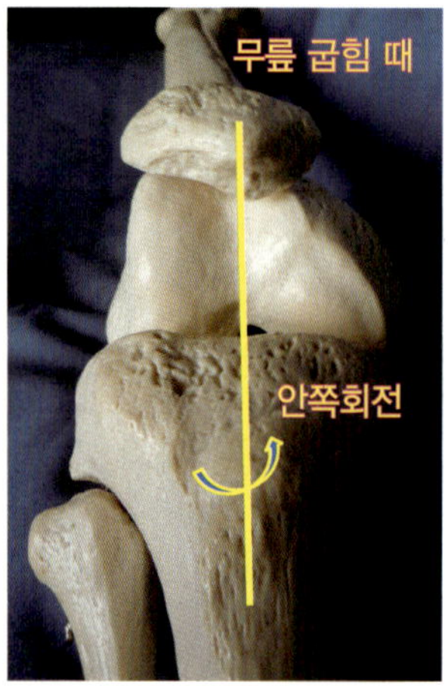

무릎관절 굽힘 때 정강뼈의 뒤쪽 미끄러짐과 안쪽회전이 필요하다.

도움말

무릎관절 굽힘 때에 종아리(정강뼈)는 안쪽회전을 한다. 굽힘 때에 정강뼈의 안쪽회전 가동성이 적은 사례에서는 무릎관절 굽힘과 동시에 안쪽회전 유도를 시행한다. 그리고 정강뼈의 앞쪽 미끄러짐을 확인한 다음에 제한이 있는 경우는 정강뼈를 앞쪽으로 미끄러지게 하는 도수기법을 가한다.

전문가의 길
Road to Expert

무릎관절 굽힘 때에 관절주머니 내 운동으로서 정강뼈에 안쪽회전이 일어나면서 내번 방향으로 움직이고 있다. 무릎관절 폄 위치에서부터 최종 굽힘에 이르는 범위에서 일어나는 정강뼈의 회전각도는 약 40°라 일컬어지고 있으며 정상적인 사람의 정강뼈 회전의 가동범위를 감각으로서 이해해 둘 필요가 있다.

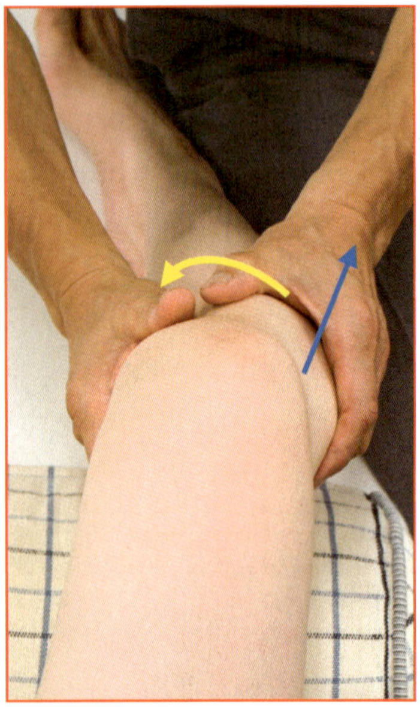

정강뼈 안쪽회전 위치에서 정강뼈 가쪽을 앞쪽으로 미끄러지게 한다.

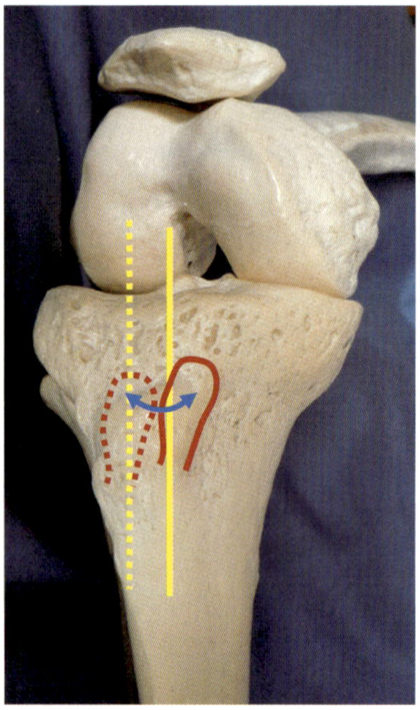

정강뼈의 안쪽회전 · 가쪽회전의 총 가동범위는 약 40°이다.

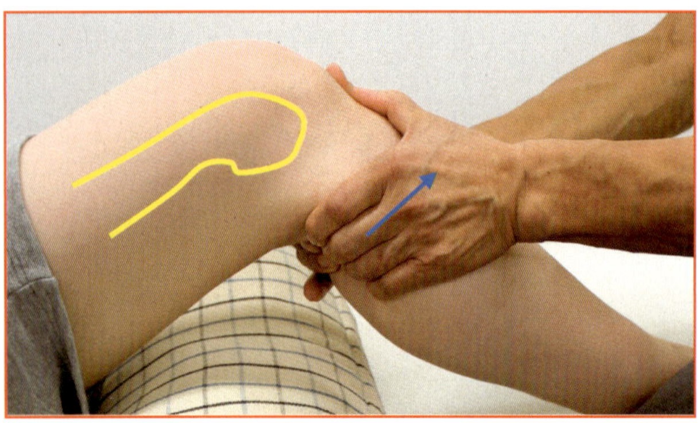

무릎관절 굽힘 위치에서 안쪽회전을 하면서 정강뼈의 양 끝을 앞쪽으로 끌어낸다.

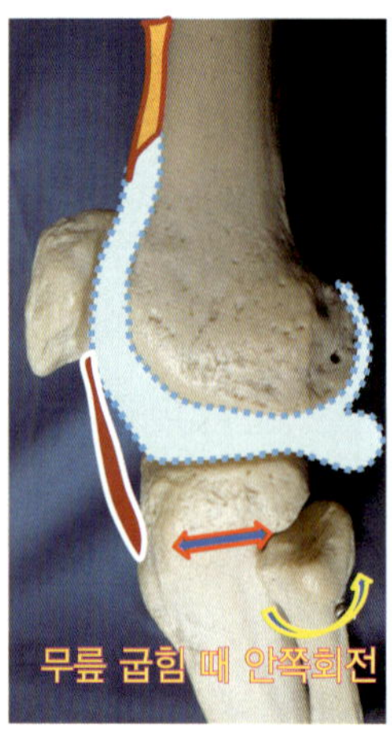

무릎관절 굽힘 제한 때는 정강뼈의 안쪽회전과 앞쪽으로의 미끄러짐이 필요하다.

굽힘 제한에 대한 도수기법 3(특히, 오금근 단축을 동반하는) 오금근에 대한 중재

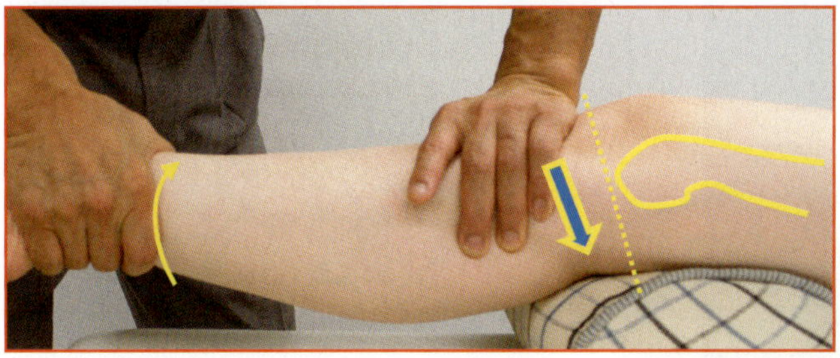

일단 정강뼈의 뒤쪽 미끄러짐을 확인하기 위해 종아리 가쪽회전 위치에서 무릎을 펴게 하고 거듭 정강뼈 위모서리를 아래쪽으로 밀어 넣는다.

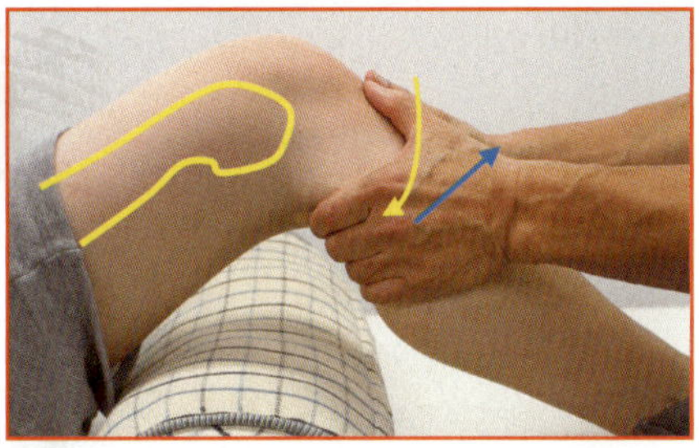

다음으로 오금근 신장을 목적으로 정강뼈의 가쪽회전을 하면서 앞쪽으로 미끄러지게 한다.

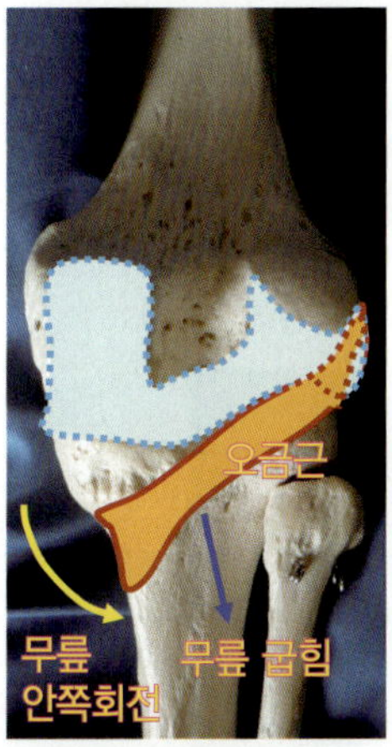

오금근의 작용은 무릎 안쪽회전, 무릎 굽힘(굽힘 초기), 정강뼈의 뒤쪽 미끄러짐이다.

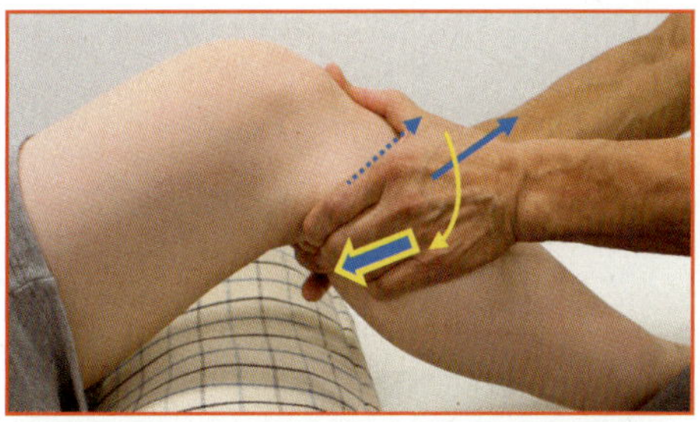

종아리 가쪽회전 위치(↓)에서 정강뼈 가쪽 끝을 뒤쪽(←)으로, 안쪽 끝을 앞쪽(↑)으로 끌어내면서 정강뼈를 앞쪽으로 당긴다(↑).

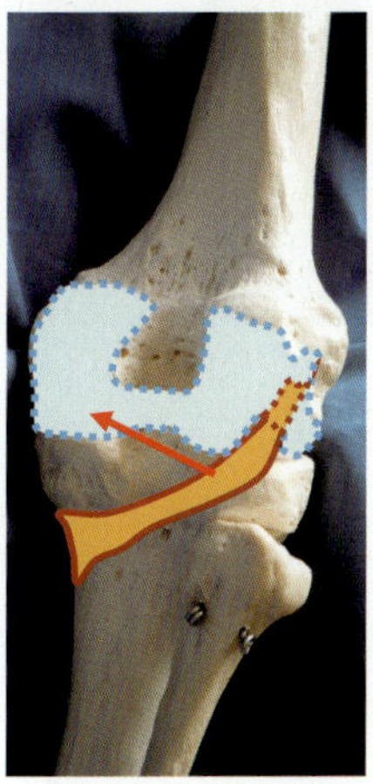

오금근의 단축은 무릎 가쪽회전과 정강뼈의 앞쪽 미끄러짐을 제한한다.

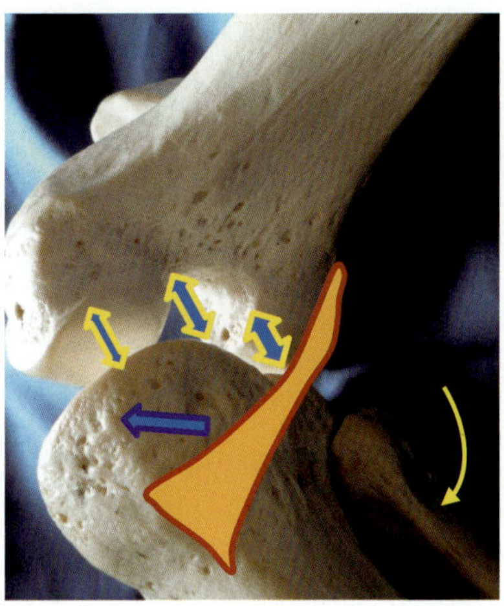

관절의 신연을 시행한다.

오금근을 신장하기 위해 무릎을 약간 굽힘 위치에서 넙다리뼈에 대해서 정강뼈를 앞쪽으로 미끄러지게 한다. 또한 동시에 가쪽회전을 가한다.

도움말

무릎 굽힘 때에 무릎관절 가쪽에서 오금근의 "감입"이 발생하는 경우가 있다.

넙다리정강관절면을 신연(예를 들면, 치료사의 아래팔을 삽입)하면서 오금근이 "사이에 끼어들어감"을 회피시키면 좋다. 또한 무릎관절 가쪽부분에서 정강뼈를 앞뒤로 미끄러지게 하면 좋다.

전문가의 길

Road to Expert

오금근은 가쪽에서 관절주머니 내에 침입하여 가쪽관절융기 뒷면에 부착한다. 이 때문에 오금근의 단축이나 신장성 저하, 또는 정강뼈의 미끄러짐이 장애되면 관절사이에서 오금근은 "사이에 끼어들어가는" 상태가 되어 통증이나 굽힘 제한을 일으키게 된다.

깊은 굽힘 제한(굽힘 130° ~)에 대한 도수기법 1
넙다리정강관절에 대한 중재

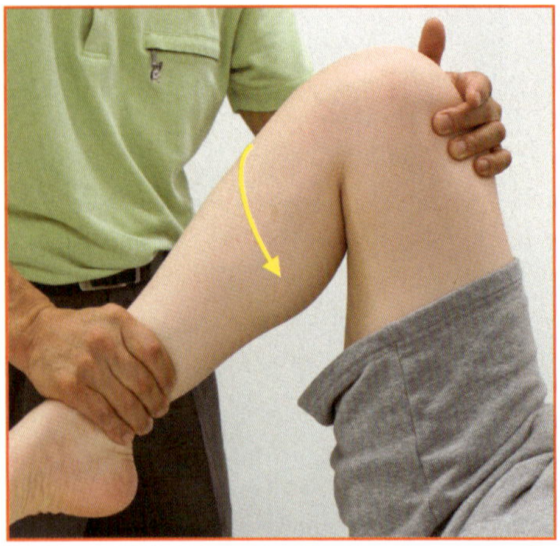

깊은 굽힘 위치에서 종아리 안쪽회전 위치에서의 가동범위를 확인한다.

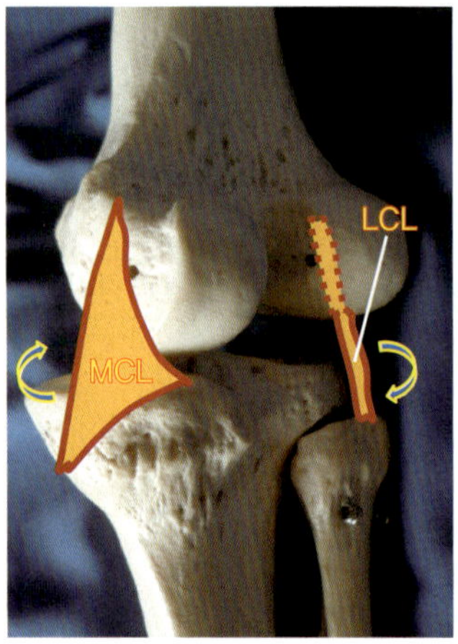

안쪽 · 가쪽곁인대는 종아리의 가쪽회전(→)을 제한한다.

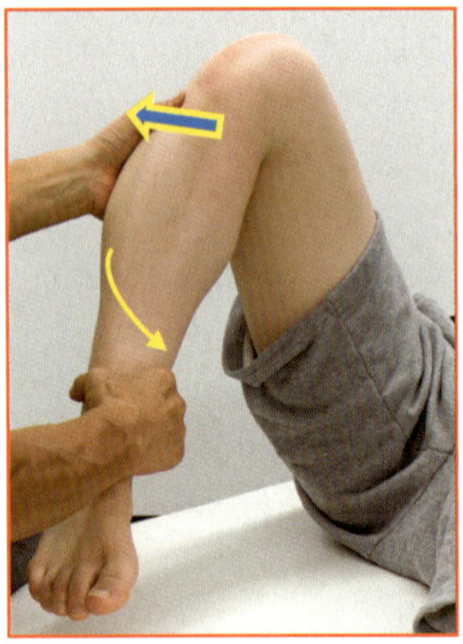

깊은 굽힘 위치에서의 안쪽회전 위치로서 정강뼈 가쪽을 앞쪽으로 끌어내어 앞십자인대(ACL)를 신장한다. 또한 뒤십자인대(PCL)가 무릎 뒤쪽에서 부딪힘을 일으키지 않도록 관절면의 뒤쪽을 신연시킨다.

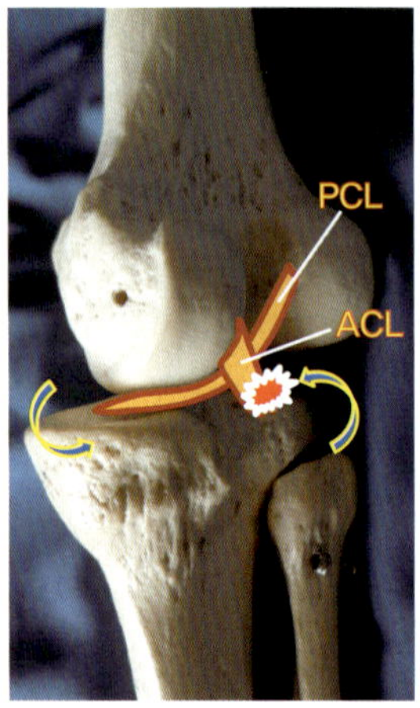

앞 · 뒤십자부인대는 정강뼈의 안쪽회전(→)을 제한한다.

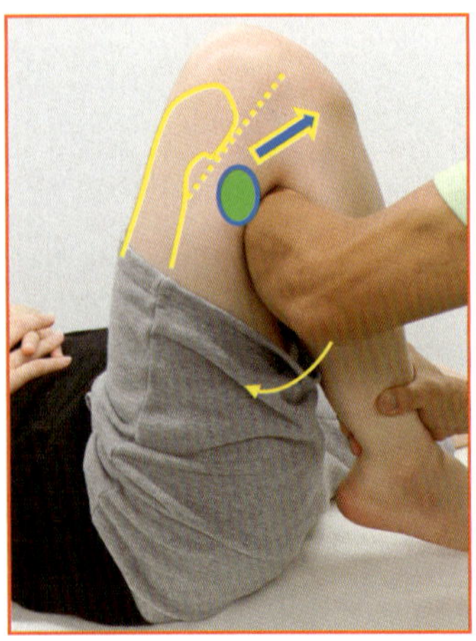

안쪽회전 유도와 관절 뒤쪽의 신연(distraction). PLS(뒤가쪽 구성체)가 딱딱하면 정강뼈의 가쪽회전을 할 수 없게 된다. 이와 동시에 관절사이(특히, 뒤가쪽부분)의 신연이 일어나기 어려워진다. 오금부분에 베개를 삽입하여 지레를 이용해서 굽힌다.

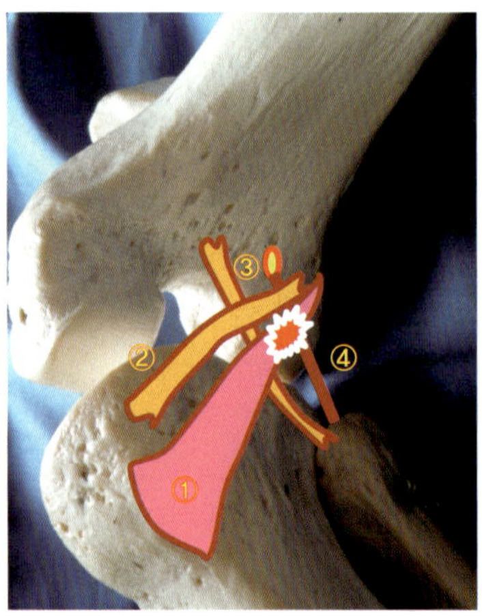

뒤가쪽 구성체(PLS)는
① 오금근,
② 빗오금인대(사슬와인대),
③ 활꼴인대(궁상인대),
④ 파벨라종아리인대로 구성된다.

도움말

무릎관절의 깊은 굽힘 장애에서는 오금부분에 아래팔 또는 베개 등을 이용하여 정강뼈를 안쪽회전방향으로 회전시키면서 천천히 굽히게 한다. 무릎관절면의 뒤가쪽부분을 시연시키는 것이 목적이 된다.

전문가의 길

Road to Expert

깊은 굽힘 제한을 초래하는 기능해부학적 마이너스 요인

① 깊은 굽힘 때, 가쪽관절융기 · 안쪽관절융기의 횡경(transverse diameter)이 최대가 되기 때문에 관절주머니나 인대 등에 단축이 있어 충분한 신장성을 얻을 수 없는 경우, 깊은 굽힘 때의 가동범위 제한이 일어나는 경우가 있다.

② 무릎관절 폄근(특히, 중간넓은근)의 단축이나 신장성 저하는 관절주머니의 신장성을 저하시켜 최종 굽힘에 마이너스의 영향을 준다.

③ 무릎관절 굽힘 후반(굽힘 90°~)에서부터 정강뼈의 능동 안쪽회전 · 내번이 요구되기 때문에 깊은 굽힘에서의 안쪽회전 · 내번 제한은 굽힘 장애를 초래한다.

깊은 굽힘 제한(굽힘 130° ~)에 대한 도수기법 2
앞쪽 구성체에 대한 중재

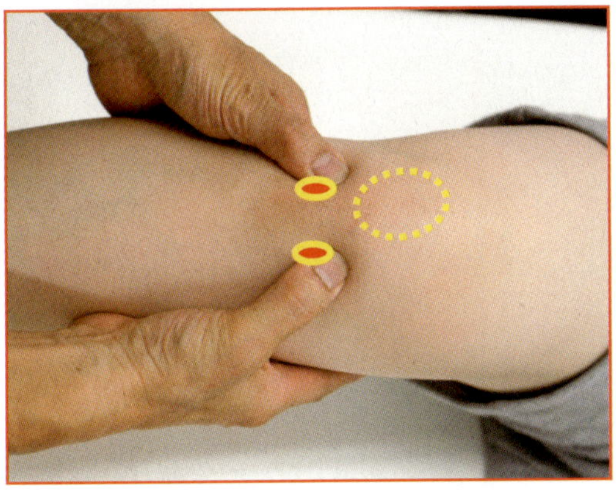

무릎인대의 단축(딱딱함)과 무릎밑지방체의 비후 · 유연성을 본다.

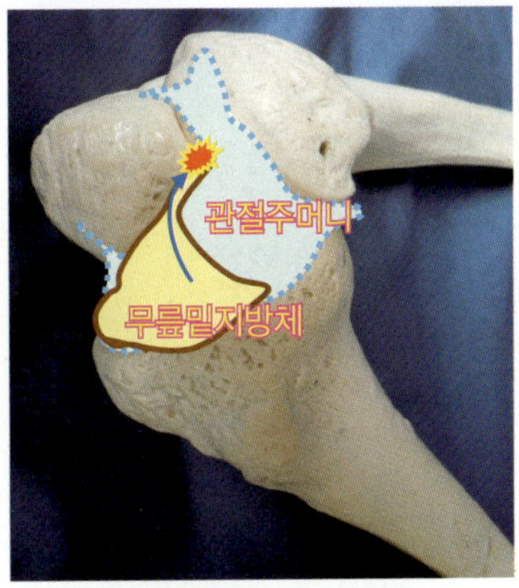

굽힘 때에 무릎밑지방체는 위쪽으로 이동하여 무릎뼈 밑에서의 "사이에 끼어들어감"이 일어난다.

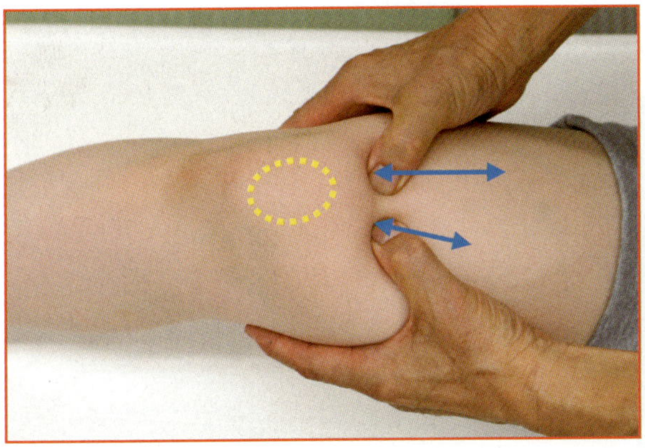

중간넓은근 근막을 신장한다.

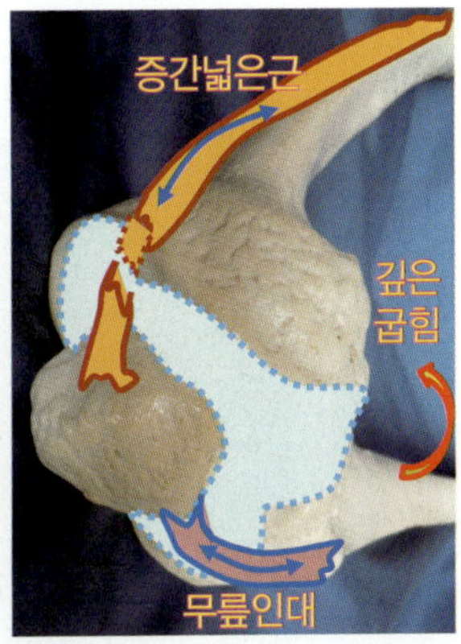

깊은 굽힘 때, 중간넓은근의 단축은 굽힘 제한에 영향을 준다. 중간넓은근 깊은 층 섬유는 굽힘 때에 관절주머니를 끌어 올리는 작용을 갖고 있다.

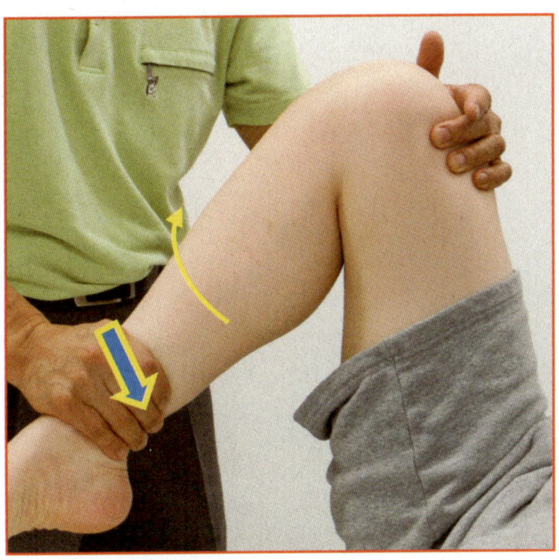

무릎관절을 가능한 한 굽히고 그 자세에서부터 무릎의 능동 폄(황색 화살표)을 시행시킨다.

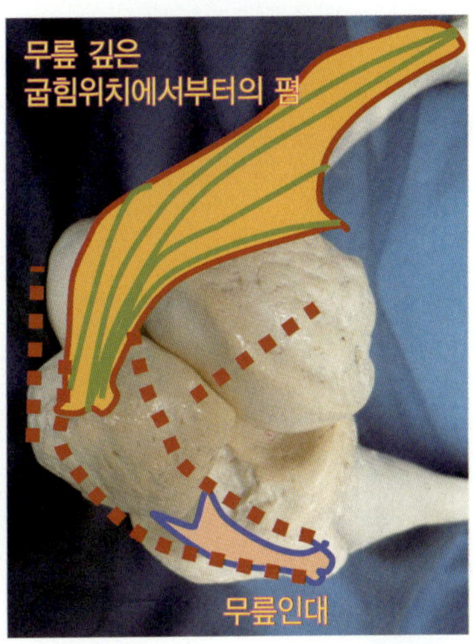

깊은 굽힘에서부터의 무릎 능동 폄에 의해서 무릎관절 주위의 온갖 근육 · 인대를 깊은 굽힘 위치에서 수축시킬 수 있다 (점선은 안쪽 · 가쪽무릎넙다리인대와 안쪽 · 가쪽무릎지지띠를 나타낸다).

도움말

무릎관절의 깊은 층에 있는 중간넓은근은 관절주머니나 무릎뼈에 직접 영향을 주기 때문에 중요한 근육이라 할 수 있다.

또한 무릎관절의 굽힘 각도를 바꿔서 다양한 자세에서의 무릎 폄의 능동운동이 필요하며 특히, 최대 굽힘 위치에서부터의 능동 폄 운동은 효과적이다. 중간넓은근에 대해서는 근막 신장자극을 가하고 거듭 능동수축을 요구하면 좋다.

전문가의 길
Road to Expert

깊은 굽힘 제한을 초래하는 기능해부학적 부위

① 무릎위주머니 : 무릎뼈 위쪽의 지지조직의 유착(중간넓은근 심층섬유의 유착, 무릎위주머니의 유착, 무릎 폄 구조의 신장성 장애)

② 무릎넙다리관절, 정강넙다리관절 : 무릎뼈 아래쪽 지지조직(무릎밑지방체의 섬유화, 무릎힘줄의 섬유성 흉터화와 단축), 안쪽 · 가쪽무릎지지띠의 섬유화와 단축

③ ACL, PCL의 단축 : 관절 내 공간의 섬유화, MCL, LCL의 단축을 생각할 수 있다.

폄 제한에 대한 도수기법 1
무릎뼈와 무릎인대에 대한 중재

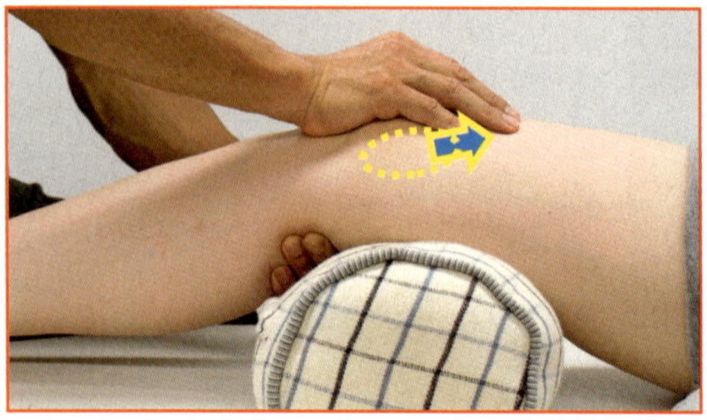

무릎뼈 몸쪽으로의 미끄러짐을 확보하기 위해 무릎뼈를 통해서 무릎인대를 위쪽으로 신장한다.

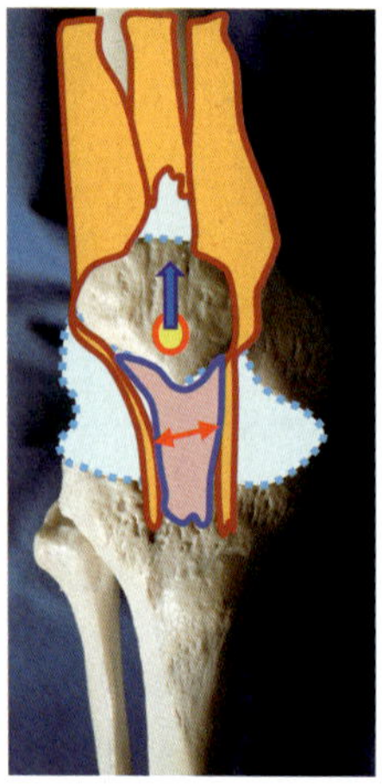

무릎뼈를 위쪽으로 끌어올린다(미끄러지게 한다). 무릎뼈를 통해서 무릎인대, 안쪽 · 가쪽지지띠를 신장한다.

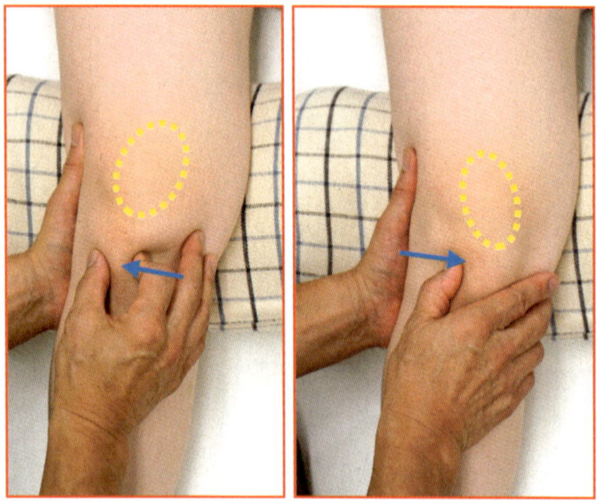

무릎인대의 신장을 목적으로 무릎인대를 좌우에서부터 아치를 신장하도록 밀어 넣는다.

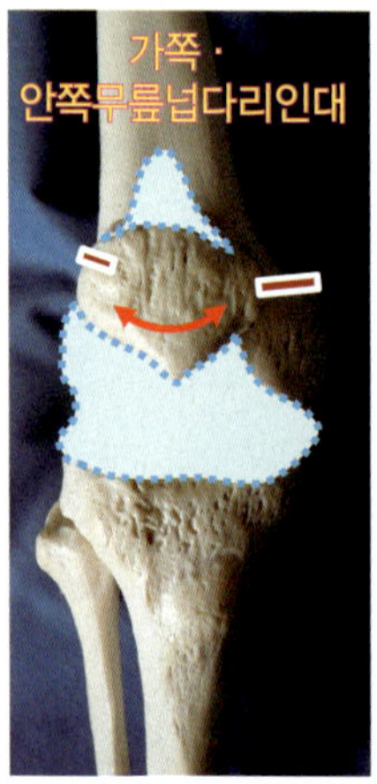

무릎뼈를 좌우로 미끄러지게 한다. 안쪽무릎넙다리인대와 가쪽무릎정강인대를 신장한다.

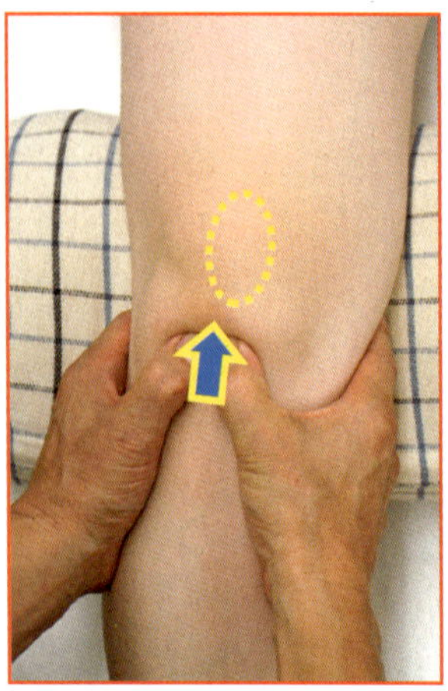

무릎인대에 대한 직접압력을 목적으로 무릎인대의 전체 길이에 대해서 압박을 가한다.

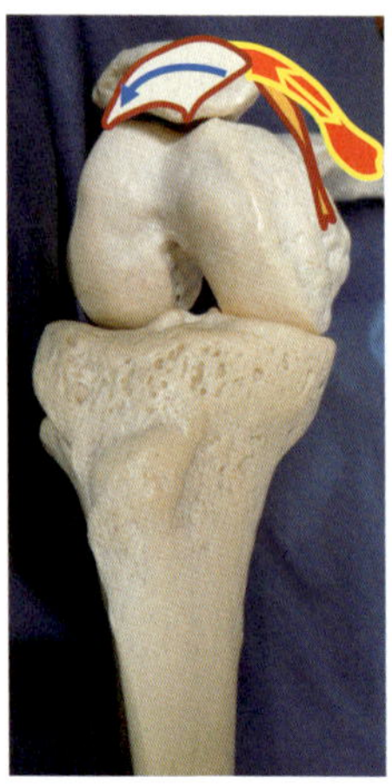

무릎을 펼 때, 무릎뼈가 가쪽회전(가쪽이 압박된다)을 하기 위해 안쪽넓은근의 근막의 신장, 안쪽무릎넙다리인대의 신장이 필요하다.

도움말

무릎관절 폄에서도 굽힘과 마찬가지로 무릎뼈 가동성의 확보가 중요하다. 무릎뼈는 넙다리뼈의 주위를 공전(revolution)하면서 구심성으로 자전(rotation)하고 있기 때문에 다양한 방향으로 미묘한 움직임이 필요하다.

이미 설명한(굽힘 제한에 대한 도수기법 1)무릎뼈의 움직임은 세 방향이 있다는 것을 이해한다.

무릎을 펼 때에 중간넓은근은 관절주머니를 끌어올리는 역할을 갖고 있어 중간넓은근의 충분한 수축능력이 요구된다.

전문가의 길
Road to Expert

무릎관절을 펼 때, 무릎넙다리관절에서 무릎뼈는 위쪽으로 미끄러질 필요가 있다. 한편, 굽힘 때는 넙다리뼈의 주위를 아래쪽으로 미끄러지게 된다. 이때에 발생하고 있는 무릎뼈의 움직임은 넙다리뼈의 주위를 공전하면서 구심성으로 자전하고 있어 이 이미지(image)를 갖고 도수기법의 조작을 시행하면 효과적이다.

폄 제한에 대한 도수기법 2
넙다리정강관절에 대한 중재

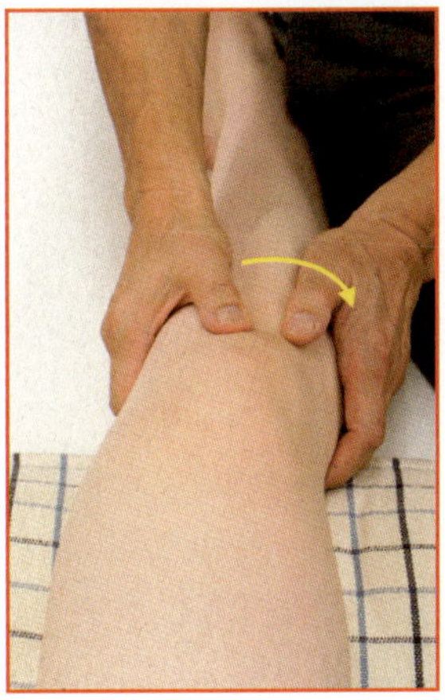

넙다리뼈의 아래쪽에 쿠션을 놓고 무릎관절 폄 위치에서 정강뼈를 가쪽회전시킨다.

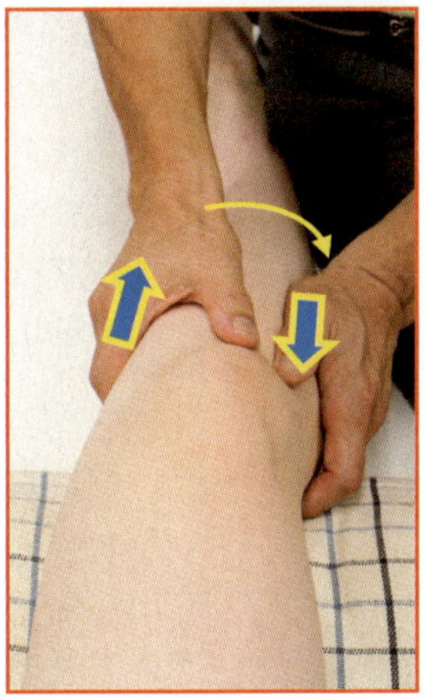

무릎관절 폄과 동시에 정강뼈의 가쪽회전과 앞쪽 미끄러짐을 시행한다.

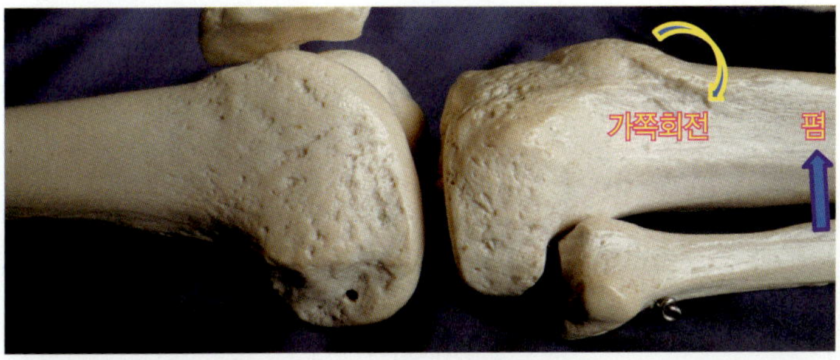

무릎관절은 최종 폄 때에 종아리가 가쪽회전을 한다(screw home movement)

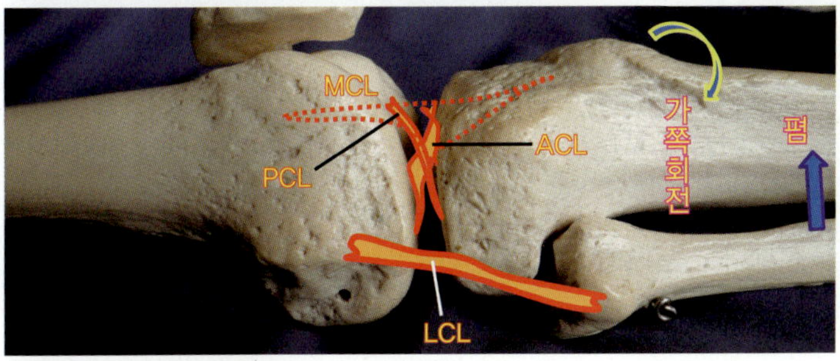

무릎관절 주위의 인대와 회전에 대해서 종아리의 가쪽회전 제한은 MCL, LCL이 관련되고 안쪽회전 제한은 ACL, PCL이 관계한다. ACL, PCL은 최종 폄 때에 서로 얽혀 무릎관절을 안정시킨다.

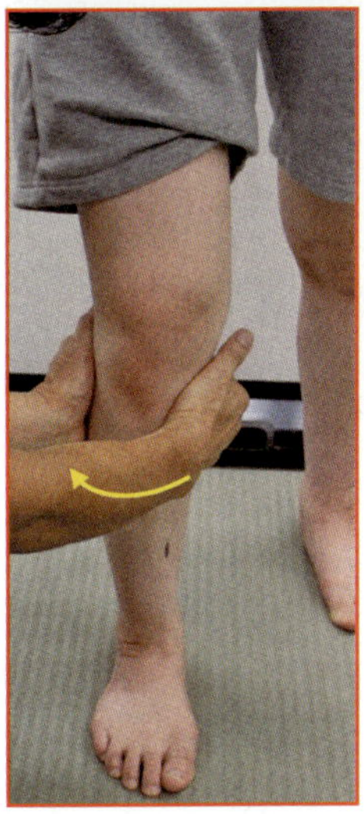

선 자세에서 치료사는 정강뼈를 가쪽회전시키고, 이 자세에서 무릎을 펴게 한다.

도움말

무릎관절의 폄 때는 종아리(정강뼈)의 가쪽회전이 일어나고 있다. 넙다리뼈에 대해서 정강뼈를 가쪽회전 위치에 유지하면서 정강뼈를 앞쪽으로 미끄러지게 한다.

전문가의 길
Road to Expert

무릎관절의 폄에는 정강뼈의 최종 가쪽회전이 필요하다(screw home move ment). 고령자에서는 골반 뒤 경사와 동시에 넙다리뼈가 가쪽회전 자세를 취하고 있기 때문에 정강뼈의 가쪽회전이 장애되기 쉽다. 결과적으로 보행 시의 무릎관절 폄 때에 가쪽 동요(lateral thrust)현상이 발생하여 무릎통증이 일어난다. 이 사례에서의 무릎관절 완전 폄은 불가능하게 된다. 골반을 포함한 다리 전체에 대한 접근법이 필요하다.

폄 제한에 대한 도수기법 3(특히, 오금부분의 구축을 동반하는) 뒤가쪽 구성체 · 앞안쪽 구성체에 대한 중재

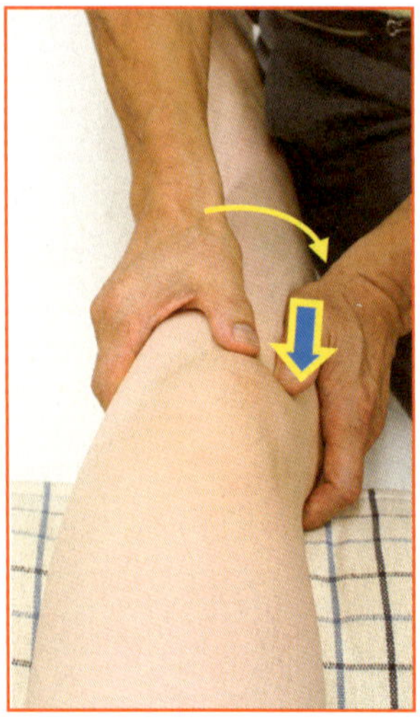

뒤가쪽 구성체를 신장하는 경우, 무릎관절 폄 위치에서의 정강뼈의 가쪽을 뒤쪽으로 밀어 넣는다.

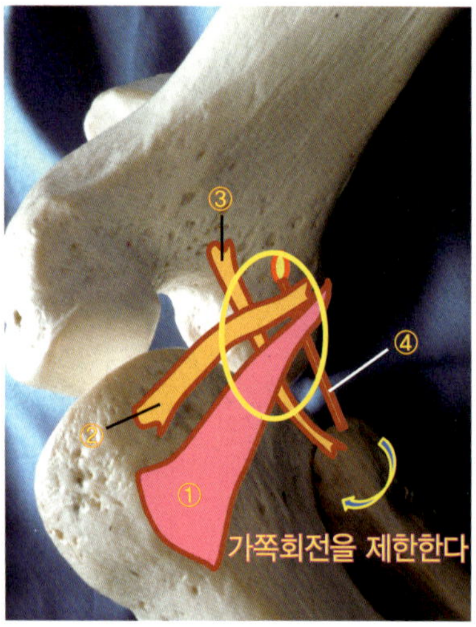

뒤가쪽 구성체
① 오금근
② 빗오금인대
③ 활꼴인대
④ 파벨라종아리인대 LCL(dial test가 사용된다)

뒤가쪽 구성체는 종아리의 가쪽회전을 제한한다. 구성체의 단축은 가쪽회전을 억제하여 무릎에 폄 제한을 초래한다(그림은 안뒤쪽에서 본 것이다).

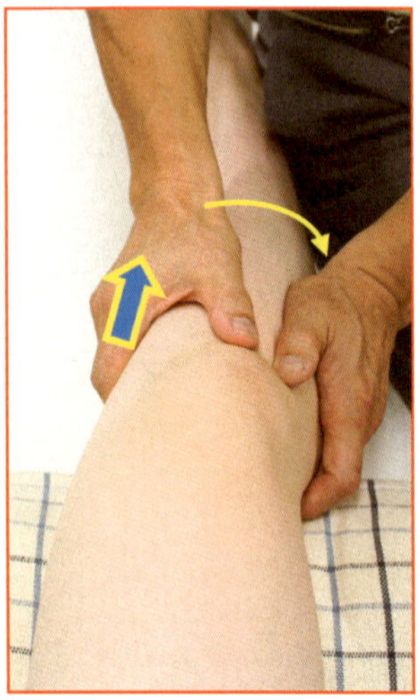

앞안쪽 구성체를 신장하는 경우, 정강뼈의 안쪽을 앞쪽으로 끌어낸다.

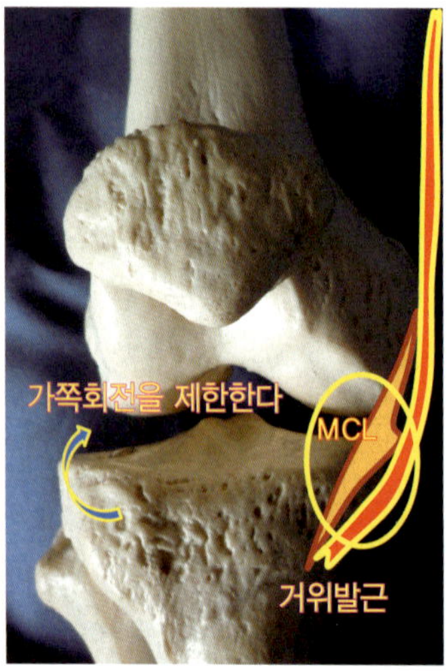

앞안쪽 구성체
① 거위발근
② 넙다리빗근
③ 두덩정강근
④ MCL (slocum test가 사용된다)

앞안쪽 구성체는 종아리의 가쪽회전을 제한한다.

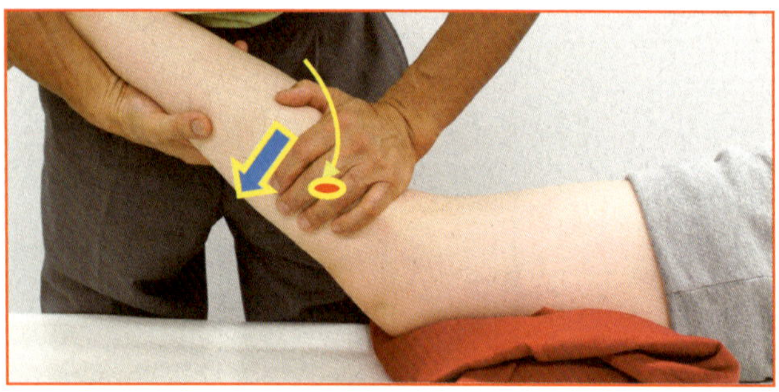

엎드려 누운 자세에서 정강뼈 가쪽을 밀어서 가쪽회전을 시키고 그대로 정강뼈를 앞쪽으로 미끄러지게 하는 방법도 있다.

도움말

무릎관절 폄 제한의 원인에 정강뼈의 가쪽회전 제한이 관찰되는 경우, 두 가지의 사고방법을 검토한다.

① 뒤가쪽 구성체에 구축 등이 있어 정강뼈에 가쪽회전 제한이 일어나고 있는 경우, 정강뼈를 뒤가쪽으로 밀어 넣고 가쪽회전을 유도할 필요가 있다.

② 앞안쪽 구성체에 구축 등이 있어 정강뼈에 가쪽회전 제한이 일어나고 있는 경우, 정강뼈를 앞안쪽으로 밀어 넣고 가쪽회전을 유도하게 된다.

전문가의 길

Road to Expert

무릎관절에 폄 제한을 초래하는 원인의 하나에 뒤가쪽 구성체의 단축을 열거해야 한다. 뒤가쪽 구성체는 활꼴인대, 빗오금인대, 파벨라종아리인대 등으로 구성되어 있다. 위치적으로는 오금부분의 뒤가쪽을 가리키지만, 무릎 폄 제한의 개선을 목적으로 하는 경우는 정강뼈 가쪽을 종아리뼈를 포함하여 종아리를 가쪽회전(뒤쪽으로 회전)시켜서 뒤가쪽 구성체를 신장하는 방법이 사용된다.

폄 제한에 대한 도수기법 4 관절주머니 · 인대에 대한 중재

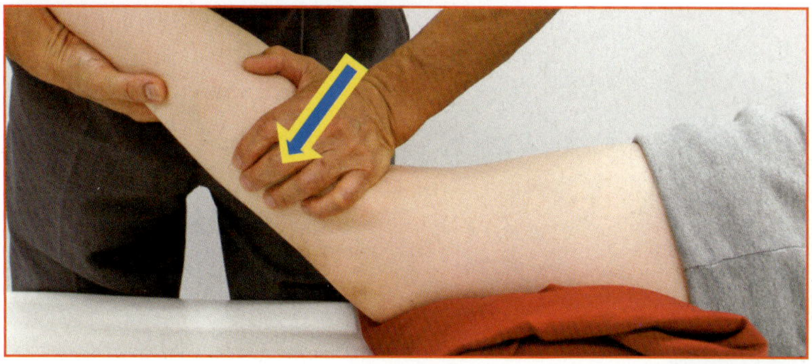

엎드려 누운 자세에서 뒤가쪽 구성체를 신장하기 위해 정강뼈를 앞쪽으로 밀어 넣는다.

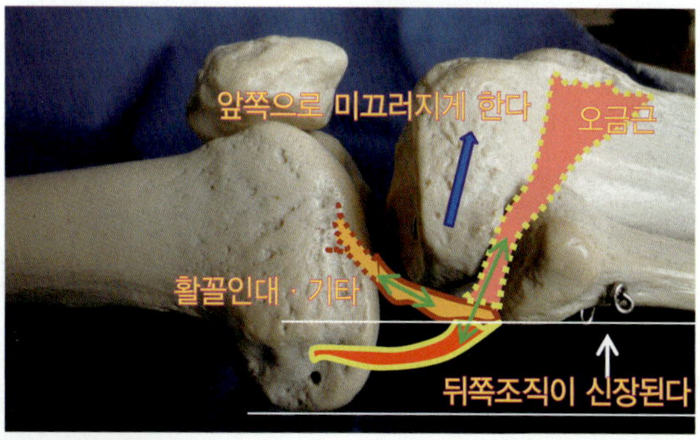

무릎 뒤쪽 관절주머니 · 빗오금인대 · 활꼴인대 · 파벨라종아리인대가 오금부분뒤쪽에서의 지지조직이다.

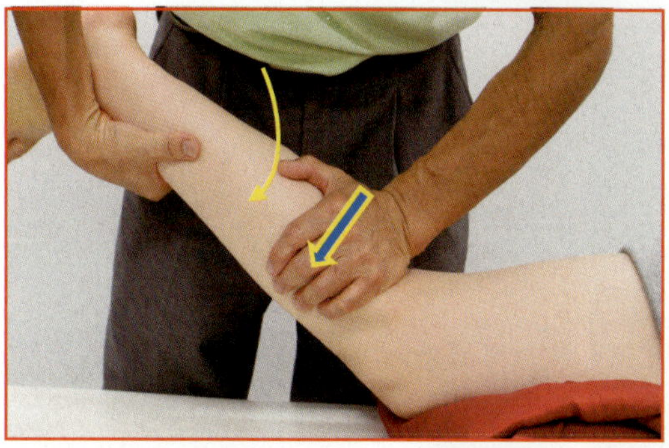

엎드려 누운 자세에서 정강뼈를 가쪽회전위치로 하고 뒤가쪽 구성체의 신장을 목적으로 정강뼈를 앞쪽으로 밀어 넣는다.

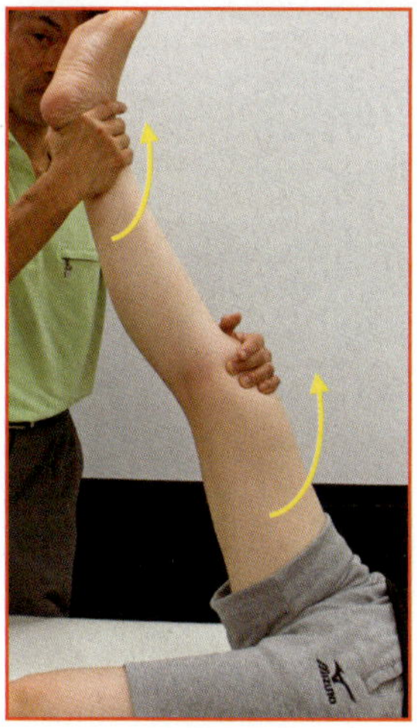

반막모양근을 신장한다. 엉덩관절 가쪽회전 위치에서의 SLR(straight leg raising)이 된다.

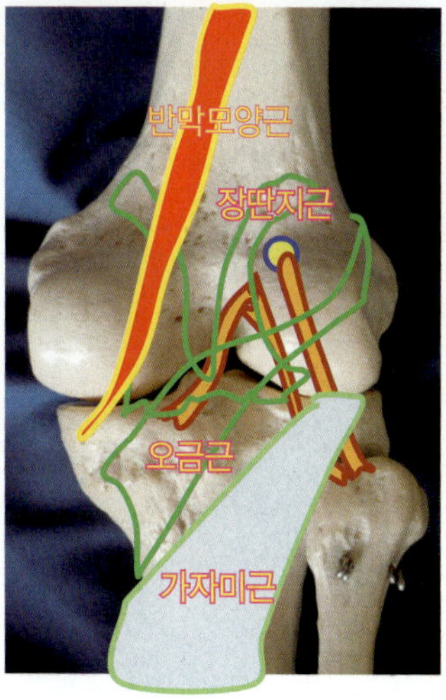

반막모양근은 오금부분의 넓은 범위에 섬유를 보내기 때문에 오금부분에 대한 영향이 크다 할 수 있다.
반막모양근의 신장은 오금부분의 긴장을 완화하는 의미에서 효과적이라 할 수 있다.

도움말

무릎 폄을 제한하는 관절주머니 · 인대는 주로 뒤쪽에 위치하는 것이 관여하게 된다. 즉, 무릎 뒤쪽(오금부분)의 단축 · 구축에 대한 중재가 필요하다.

오금부분 전체에 구축이 관찰되는 사례에서는 정강뼈의 앞 · 뒤 방향으로의 미끄러짐을 확보한다. 한편, 반막모양근은 관절주머니 후부섬유와 섬유성 연결을 하고 있다는 것으로부터 오금부분에 대한 영향이 크다 할 수 있다. 반막모양근의 충분한 신장은 오금부분에 있어서 효과적이다.

전문가의 길

Road to Expert

오금부분에서 반막모양근은 오금근막, 인대(빗오금인대 · 활꼴인대 · 파벨라종아리인대) · 관절주머니와 섬유성 연결을 하고 있어 해부학적 이해가 필요하다. 특히, 무릎관절의 뒤가쪽 구성체는 관절주머니 뒤쪽섬유와 강력하게 관계된다는 것으로부터 이 부위와 주위의 근육에 대한 접근법은 오금부분 통증에 대해서 중요한 도수기법이 된다.

폄 제한에 대한 도수기법 5(근력저하에 동반하는) 큰모음근에 근육연결을 하는 안쪽넓은근에 대한 중재

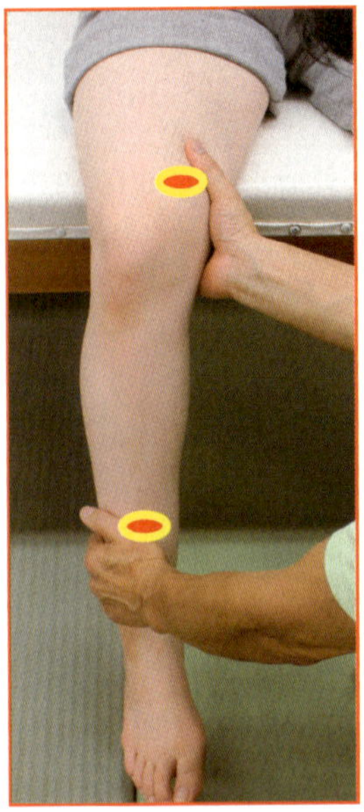

근력저하에 원인이 있는 사례에서는 안쪽넓은근과 큰모음근을 촉진하고 손을 그림의 2개 지점에 놓고 능동 저항운동을 시행한다.

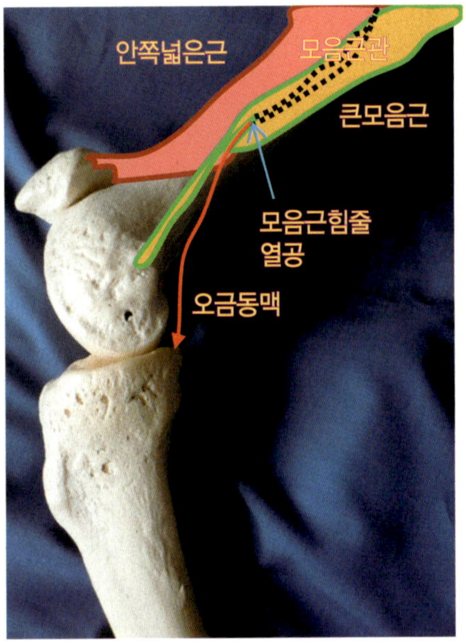

무릎 폄에 중요한 안쪽넓은근은 큰모음근과 근육연결을 하고 있고 그 사이를 모음근관(헌터관), 그 출구를 모음근 열공이라 한다. 큰모음근의 약화는 안쪽넓은근에 마이너스의 영향을 초래하여 무릎을 펴는 힘의 저하를 초래한다.

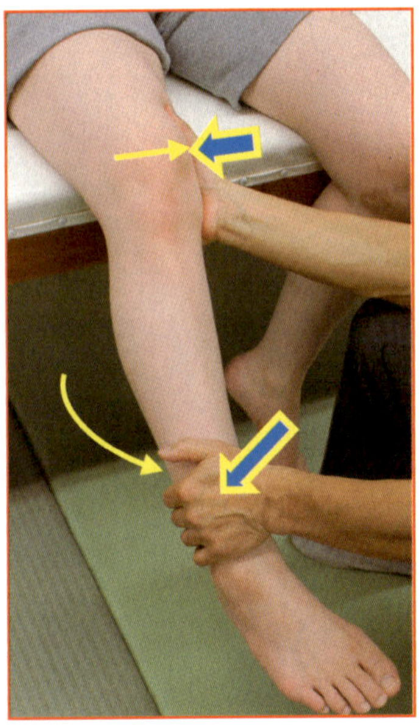

엉덩관절의 모음에 저항을 가하고 거듭 무릎 폄에 대해서 동시에 저항을 시행한다. 고무줄을 사용해도 좋다.

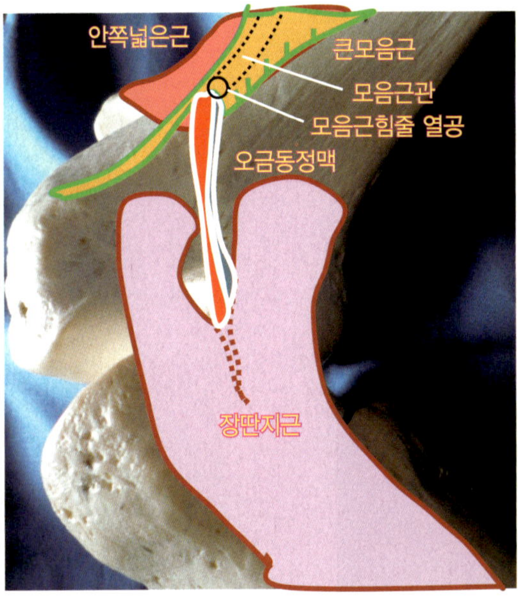

안쪽넓은근과 큰모음근으로 만들어지는 모음근관은 별명 헌터관이라 일컬어지고 그 안을 넙다리 동 · 정맥이 뻗고 있다. 피부 바로 밑에서부터 이 부위에는 가벼운 압통이 관찰된다.

도움말

무릎 폄 제한이 근력의 영향이라 생각되는 사례에서는 엉덩관절의 모음운동(큰모음근)과 동시에 무릎관절 폄(안쪽넓은근)을 시행시키면 좋다. 안쪽넓은근은 큰모음근과 근육연결을 하고 있다는 것으로부터 이해할 수 있다.

전문가의 길

Road to Expert

근력저하에 의한 무릎관절 폄 장애는 원인근육의 근력강화가 필수적이다. 안쪽넓은근의 근력강화방법의 하나는 patella setting, 그리고 무릎관절의 폄 능동운동을 하면서 엉덩관절을 굽혀가는 방법이 있다. 세 번째의 방법으로서는 안쪽넓은근이 큰모음근과 근육연결을 하고 있다는 것으로부터 엉덩관절의 모음운동과 동시에 무릎관절 폄을 시행하는 방법을 생각할 수 있다. 무릎관절 질환에서는 엉덩관절 모음근의 근력저하가 관찰되는 것은 일상적인 다반사이다.

폄 제한에 대한 도수기법 6(골반의 기울기)
폄-다리 정렬에서부터의 중재

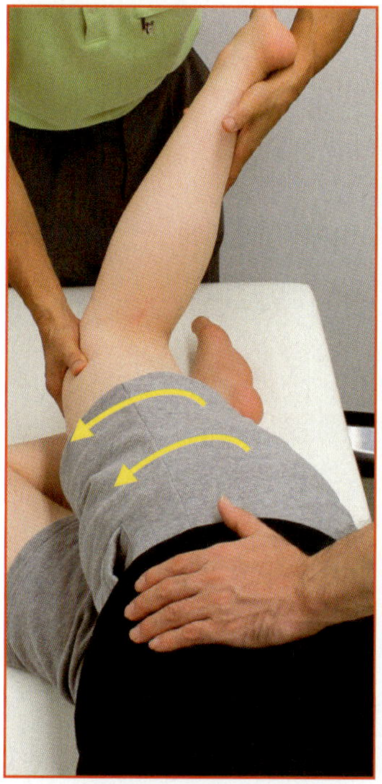

골반 앞경사와 동시에 종아리를 통해서(또는 큰돌기를 통해서) 엉덩관절의 안쪽회전을 시행한다.

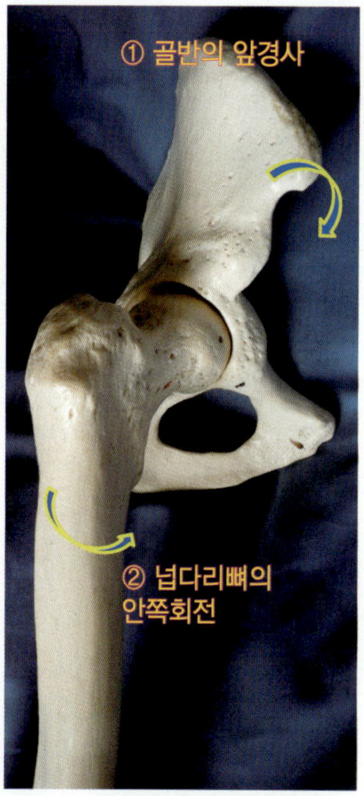

골반의 앞경사는 넙다리뼈를 안쪽회전 방향으로 향하게 한다.

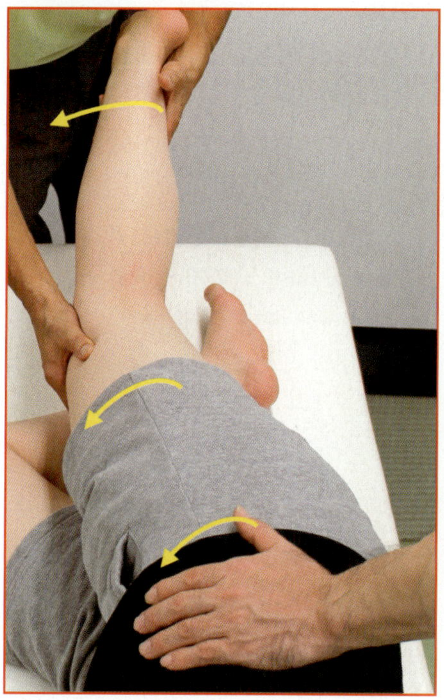

골반 앞경사 위치에서 엉덩관절 안쪽회전을 시행하고 그 자세에서부터 무릎 폄을 시행한다.

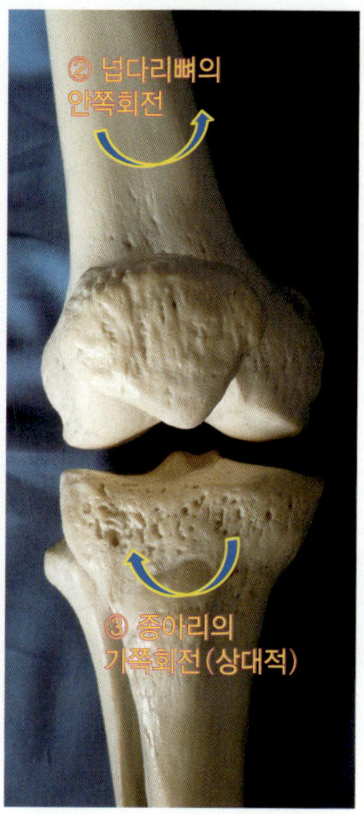

넙다리뼈가 안쪽회전 방향으로 향하면 종아리는 상대적으로 가쪽회전을 한다. 이 경우, 무릎 폄에 필요한 종아리의 가쪽회전이 일어나서 폄에 유리해진다.

도움말

무릎관절의 움직임은 골반을 포함한 다리 전체의 기능이상이 관계한다. 따라서 단관절만의 중재로는 효과적인 치료 결과를 끌어낼 수 없는 경우, 골반을 포함하는 다리 전체에 접근할 필요가 있다.

전문가의 길
Road to Expert

골반의 앞경사 · 뒤경사는 다리의 정렬에 크게 영향을 준다. 일반적으로 골반 앞경사에 의해서 넓적다리부분은 안쪽회전한다. 반대로 골반 뒤경사는 넓적다리부분을 가쪽회전시켜서 가쪽 트러스트(lateral thrust)로 유도하여 무릎 폄에 불리해진다. 넓적다리가 안쪽회전하면 상대적으로 종아리는 가쪽회전하여 screw home movement 원리로부터 무릎관절 폄을 유도할 수 있다. 결과적으로 골반은 앞경사 방향으로 유도하면 좋다.

분열 무릎뼈에 대한 도수기법(특히, 통증성 분열 무릎뼈의 경우) 가쪽 지지구조에 대한 중재

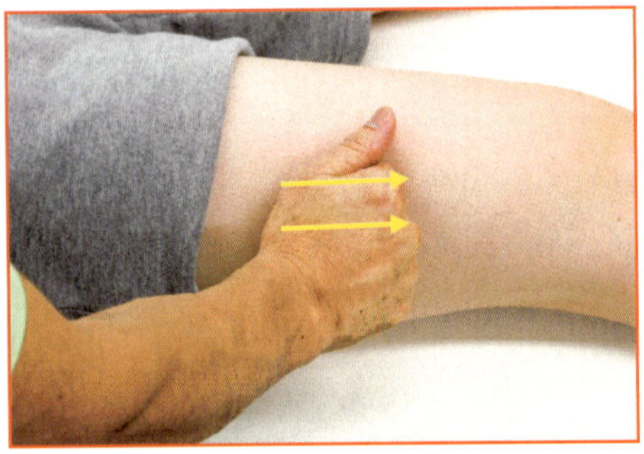

가쪽넓은근의 신장, 특히, 근섬유의 경결부분에 대한 근막신장을 시행한다.

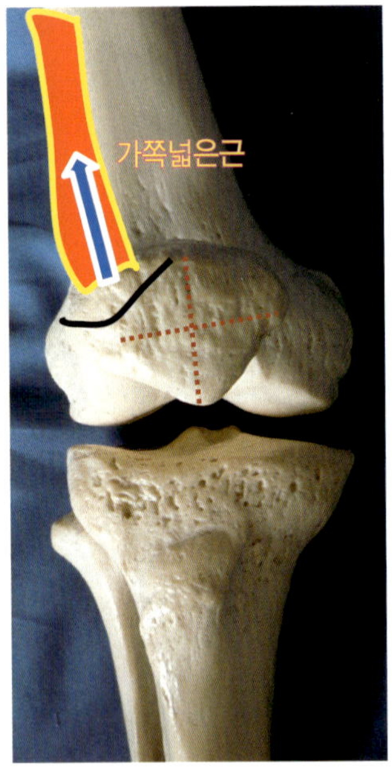

분열 무릎뼈(patella partita)의 대부분은 위가쪽에 발생한다. 유발요인으로서 가쪽넓은근에 의한 신장자극(화살표)을 생각할 수 있다.

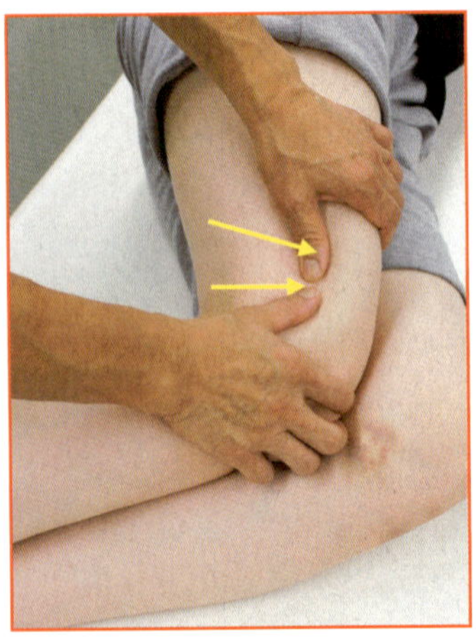

엉덩정강근막띠 신장은 인대 그 자체를 횡단면으로 미끄러지게 한다.

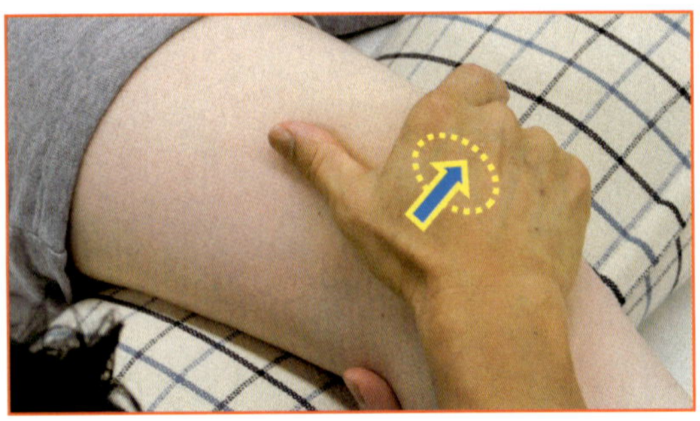

가쪽무릎지지띠를 신장한다. 무릎뼈와 가쪽위관절융기 사이에서 무릎뼈를 통해서 신장한다.

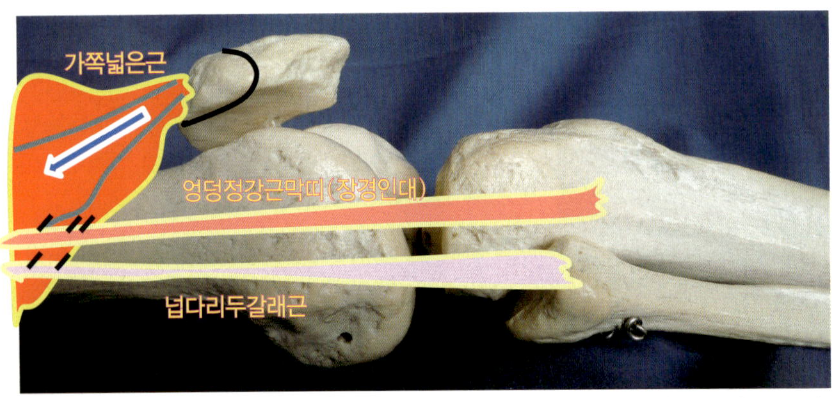

가쪽넓은근은 엉덩정강근막띠나 넙다리두갈래근과 섬유성 연결을 하고 있다는 것으로부터 양 근육의 단축이나 신장성 저하는 2차적으로 가쪽넓은근에 근육단축이나 신장성 저하를 초래한다.

도움말

통증성 분열 무릎뼈의 원인에 무릎뼈의 위 바깥 1/4에 부착하는 가쪽넓은근, 그리고 섬유성 연결을 하고 있는 엉덩정강근막띠 등에 의한 신장자극을 열거할 수 있다.

해당근육의 신장(SS, DS, HRS)이 필요하고 가쪽넓은근에 대해서는 근막신장도 아울러서 시행하면 좋다.

전문가의 길
Road to Expert

knee out-toe in은 가쪽넓은근의 긴장을 높인다는 것으로부터 이 자세는 금기로 한다. 그리고 toe in에 동반하는 종아리의 안쪽회전은 엉덩정강근막띠의 긴장을 높인다는 것으로부터 이 자세도 금기로 한다. 따라서 다리 정렬의 수정은 이 질환의 치료수단으로서 효과적이라 생각된다.

안쪽 지지구조의 약화(근력저하)와 가쪽 지지구조의 신장성 저하(유착이나 흉터화, 변성)가 기초질환으로서 존재한다고 생각된다. 그렇다면 안쪽 지지구조의 강화를 목적으로 하는 접근법도 필요해진다.

무릎밑지방체염에 대한 도수기법
무릎뼈 · 무릎인대에 대한 중재

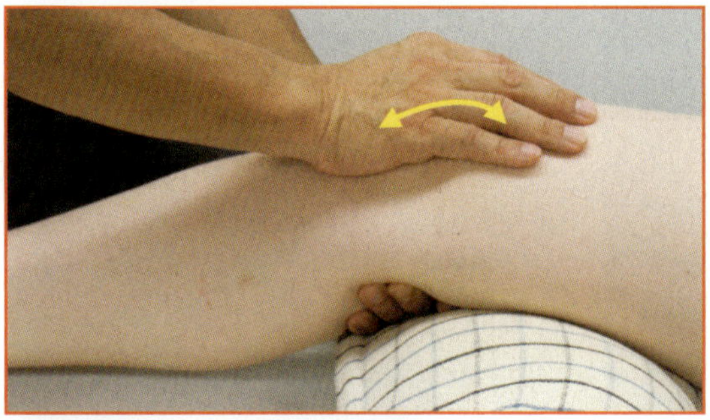

무릎뼈를 상하로 미끄러지게 하여 인대의 신장성을 확보한다.

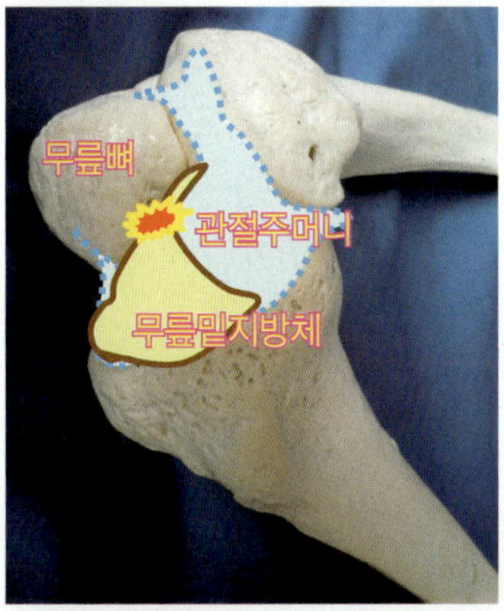

무릎뼈의 다방면으로의 활주의 저하나 반대로 불안정성은 그 바로 밑의 무릎밑지방체를 자극하여 염증을 발생시킨다.

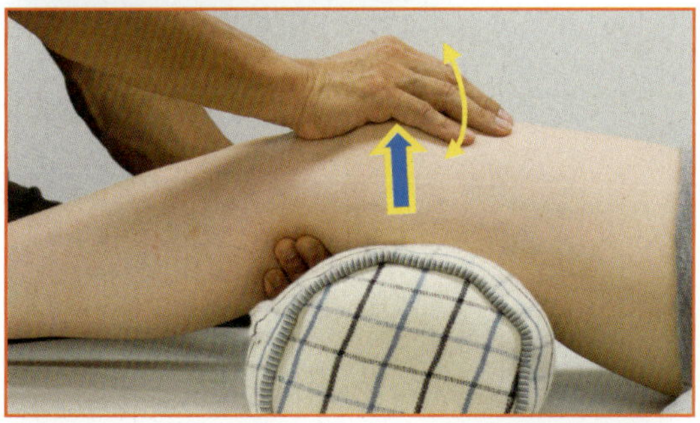

무릎뼈에 회전방향의 움직임을 시행하고 무릎뼈를 위쪽으로 끌어낸다.

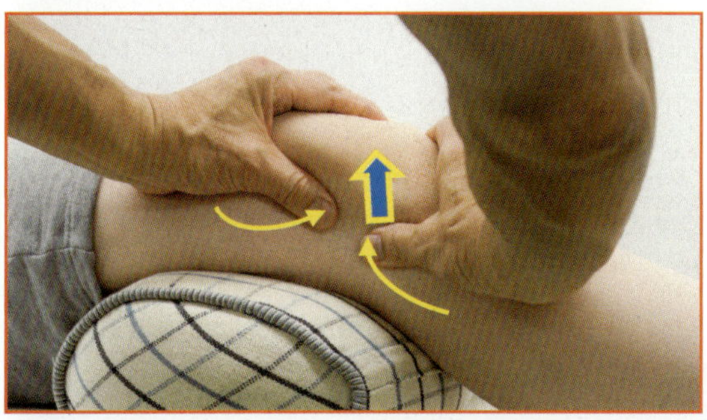

무릎뼈를 좌우로부터 들어 올려 무릎뼈 밑에 손가락을 삽입하고 그 자세를 유지한다.

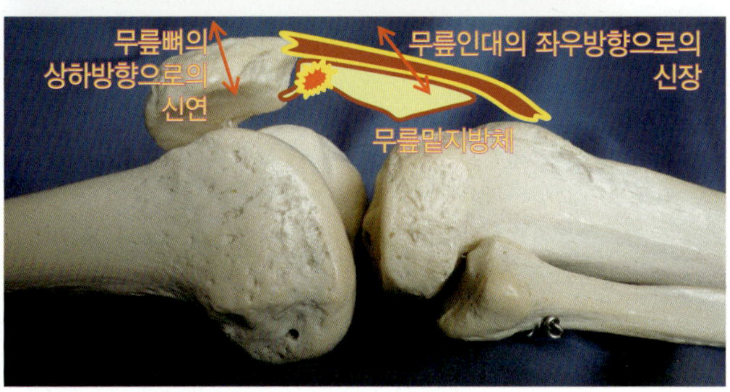

무릎뼈의 가동성 확보는 그 바로 밑에 존재하는 무릎밑지방체에 대한 신장을 감소시키게 된다.

도움말

무릎뼈의 가동성 저하는 무릎인대에 신장성 저하를 초래하여 무릎밑지방체에 과도한 스트레스를 준다. 무릎인대를 포함한 무릎뼈의 가동성을 확보하는 것이 중요하다.

전문가의 길

Road to Expert

무릎뼈의 불안정성 또는 운동감소증(hypokinesia)은 무릎관절의 운동 시에 무릎인대를 통해서 무릎밑지방체에 과도한 스트레스를 준다. 무릎뼈의 움직임을 3차원적으로 이해하고 정상적인 움직임을 도수기법에 의해서 확보할 필요가 있다.

게다가, 무릎인대의 단축, 신장성 저하는 무릎관절을 굽히고 펼 때에 무릎뼈 바로 밑을 압박하여 무릎을 굽힐 때에 무릎뼈 밑에 들어가 버리는 지방체는 무릎뼈와 넙다리뼈 사이에 끼이어 염증을 일으키기 쉬워진다. 인대의 신장은 이 질환에 있어서 매우 효과적이라 할 수 있다.

또한, 중간넓은근의 단축, 또는 신장성 저하는 관절주머니를 통해서 무릎뼈의 정상적인 리듬을 파탄시키게 된다. 따라서 중간넓은근의 신장 또는 근막신장은 무릎뼈의 가동성 확보에 효과적으로 작용한다.

오금부위 통증에 대한 도수기법 1 반막모양근힘줄에 대한 중재

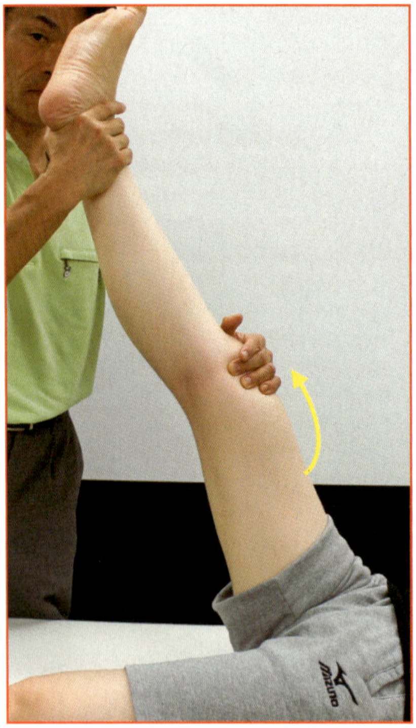

반막모양근 널힘줄(건막)은 오금부위의 근막이나 인대와 섬유성 결합을 하고 있다. 반막모양근의 단축을 배제할 목적으로 다리 가쪽회전 위치에서의 SLR은 효과적이다.

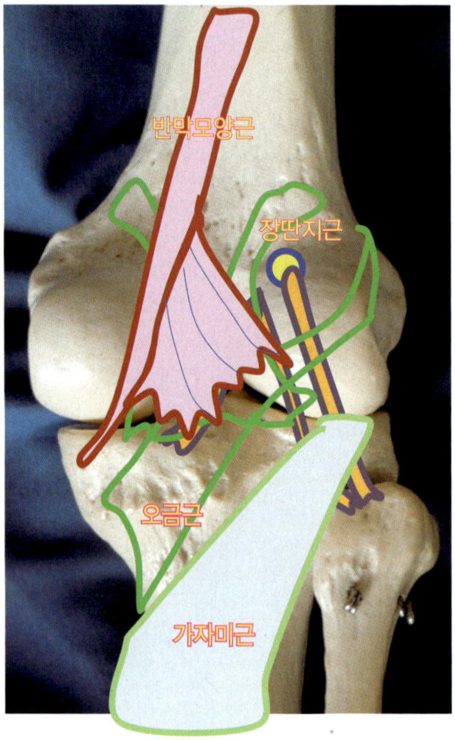

반막모양근막은 오금부위에서 장딴지근 안쪽갈래나 뒤가쪽 구성체의 일부와 섬유성 연결을 하고 있다. 이 때문에 반막모양근의 단축이나 신장성 저하는 오금부위 통증의 유발요인이 된다.

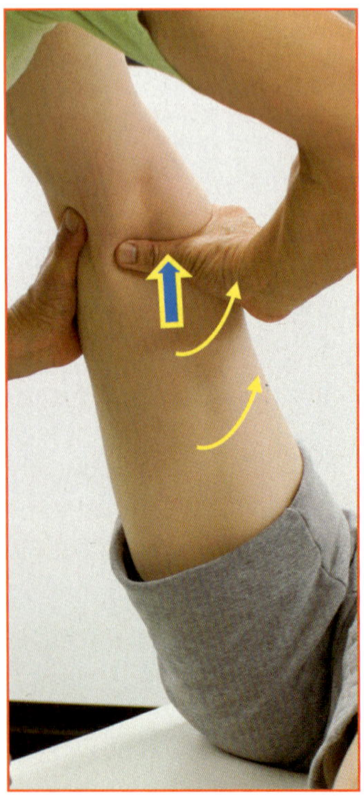

다리 가쪽회전 위치에서 SLR을 유지하면서 반막모양근의 힘줄부분에 천천히 직접압력을 가하면 좋다.

도움말

오금부위 통증의 원인에 오금부위의 연부조직 단축이나 불안정성을 열거할 수 있다. 한편, 반막모양근막은 오금부위 깊은 층에 섬유를 보내고 있어 이 부위의 유착이나 단축은 오금부위 통증의 요인이 된다.

정강뼈 안쪽관절융기의 거위발부위에 부착하는 거위발근 힘줄과 반막모양근 힘줄의 정확한 촉진을 시행하고 특히, 반막모양근 힘줄에 대한 신장이나 직접압력은 효과적이다.

전문가의 길

Road to Expert

반막모양근은 엉덩관절 폄근임과 동시에 무릎관절 안쪽회전 위치에서의 굽힘근이다. 반막모양근은 오금부위 안쪽에서 막 모양의 넓어짐을 나타내고 있기 때문에 오금부위의 다양한 근막 · 인대와 섬유성 연결을 하고 있다. 따라서 오금부위 통증에 대한 반막모양근의 유연성 확보는 오금부위의 통증을 제거하는 데에 있어서 의미가 있다.

오금부위 통증에 대한 도수기법 2
오금근 힘줄에 대한 중재

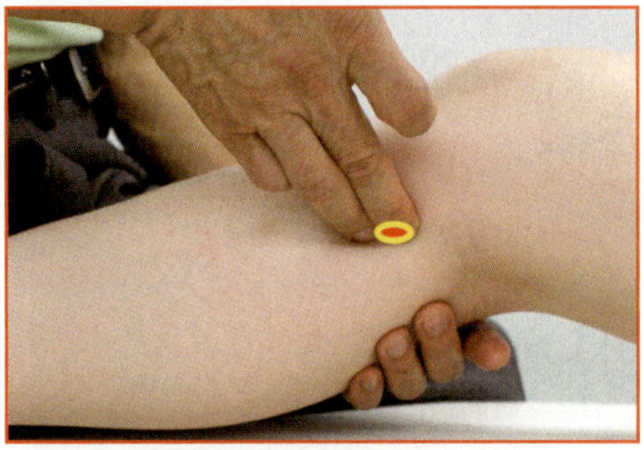
오금근은 정강뼈 위모서리의 안쪽에서 촉진한다.

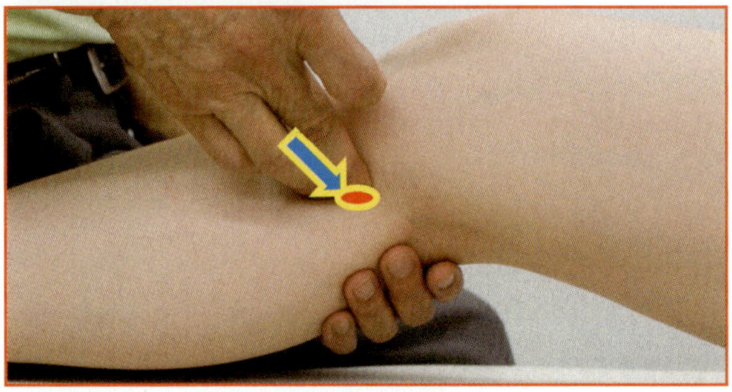
요금근을 손가락 끝으로 천천히 밀어 넣어 신장한다.

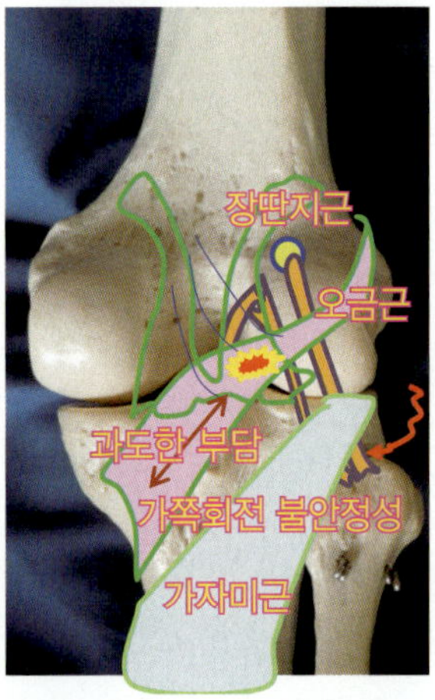

오금근은 종아리를 안쪽회전시키고 거듭 정강뼈의 앞쪽 미끄러짐을 억제한다. 한편, 뒤가쪽 구성체의 손상으로부터 발생하는 가쪽회전 불안정성은 오금근에 과도한 신장을 강요함으로써 오금부위에 통증을 일으키는 경우가 있다.

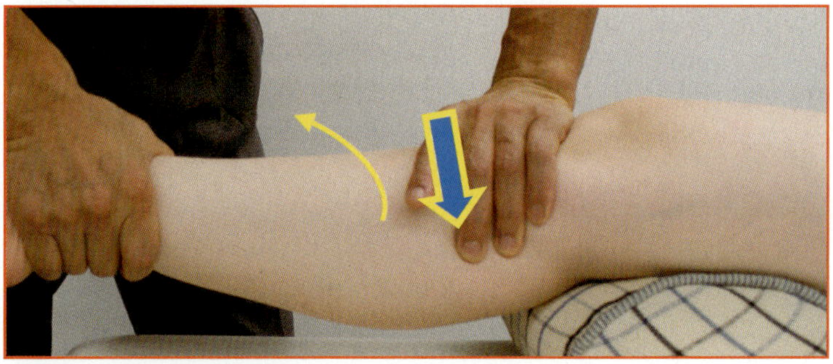
오금부위의 신장은 종아리의 가쪽회전과 무릎 폄을 시행하고 동시에 정강뼈 몸쪽을 아래쪽으로 밀어 넣는다.

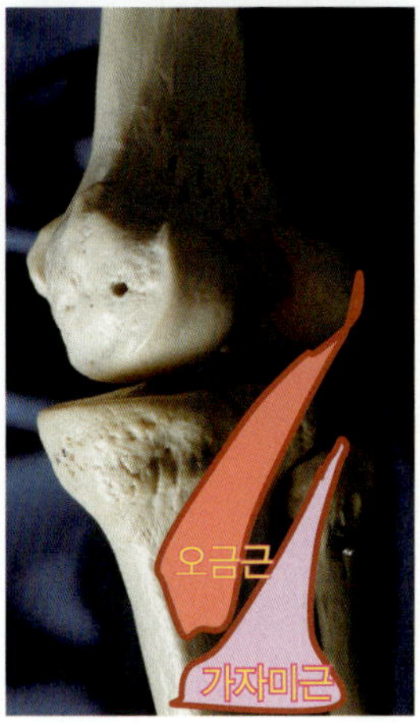

종아리의 회전기능이상은 오금근에 과도한 부하를 가하여 오금부위에 운동통증이나 신장통증이 발생하게 된다.

도움말

오금근이 오금부위 통증에 미치는 영향은 크다.

정강뼈 몸쪽 안쪽모서리에서 시작하여 넙다리뼈 가쪽관절융기 뒷면으로 향하는 오금근의 부착부는 관절 내에 있어 가쪽반달과 접하여 있다.

또한 근육방추를 많이 포함하고 있다는 것으로부터 감각기관으로서의 역할을 수행하고 있다고 생각된다.

전문가의 길
Road to Expert

오금근은 종아리의 안쪽회전 작용을 갖고 무릎관절의 초기 굽힘 때에 잠금을 푸는 역할이 있다. 오금부위에 있는 인대조직의 불안정성, 또는 구축은 오금근에 과도한 부담을 미쳐서 오금근 내압의 상승을 초래한다. 오금근에 대한 올바른 운동을 유도하면서 근육수축능력을 높일 필요가 있다.

오금근은 신장반사에 관여하는 근육방추를 많이 함유하고 있고 $\alpha-\gamma$ 연관성의 영향으로부터 비정상적인 근육수축을 일으켜 기능장애를 초래하게 된다.

오금부위 통증에 대한 도수기법 3(장딴지근 안쪽갈래의 단축에 동반하는) 장딴지근 안쪽갈래에 대한 중재

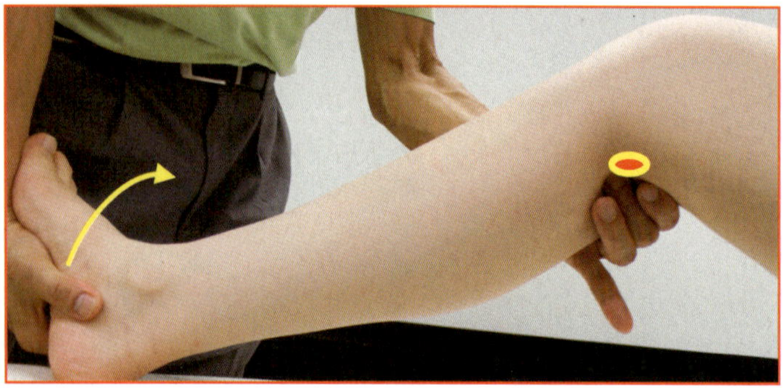

바로 누운 자세에서 장딴지근 안쪽갈래에 대해서 손가락을 대고 압통과 딱딱함을 확인한다. 그리고 발목관절 바닥쪽 굽힘을 지시하고 근육수축으로부터 안쪽갈래의 위치를 판단한다.

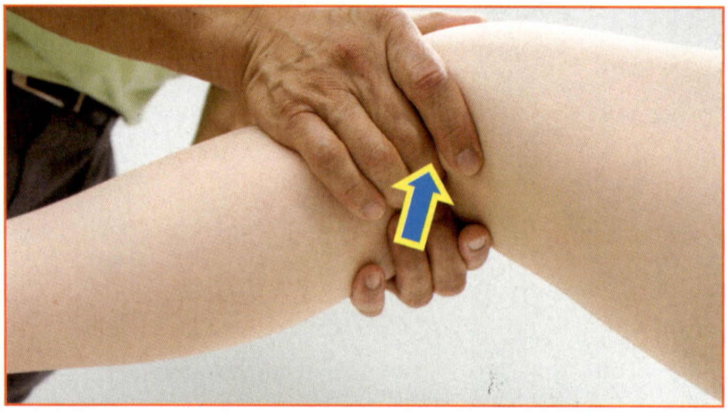

장딴지근 안쪽갈래에 대해서 손가락으로 압박을 가하고, 동시에 발목관절의 등쪽 굽힘을 시행시켜 마찬가지의 조작을 가한다.

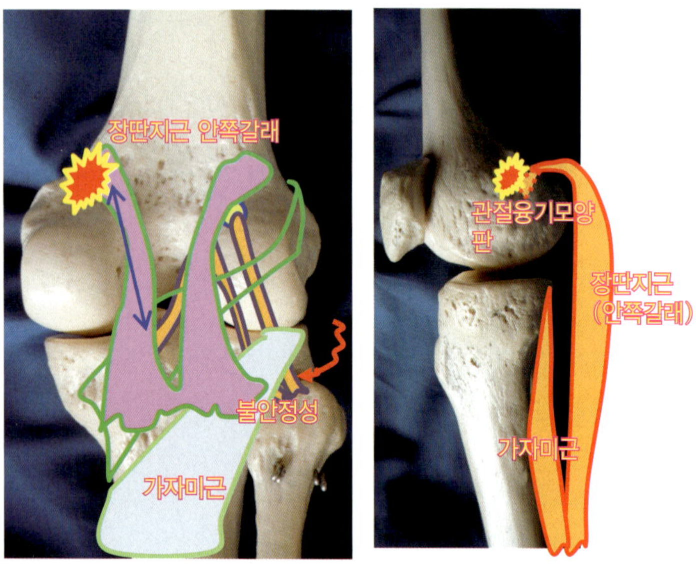

2관절근인 장딴지근은 오금부위에 있는 인대나 오금근 등의 영향을 받기 쉽다. 오금근의 근력저하나 오금근에 있는 인대의 단축은 장딴지근에 과도한 스트레스를 초래하여 통증을 유발한다.

장딴지근 안쪽갈래, 가쪽갈래는 정강뼈의 회전기능 이상의 영향을 받기 쉽고 과도한 부담이 가해지는 부위로서 이해한다.

2관절근으로서 발목관절을 포함한 종아리의 운동에 크게 관여한다는 것으로부터 안쪽갈래, 가쪽갈래에는 과도한 스트레스가 가해져 오금부위 통증을 발생시키게 된다.

도움말

오금부위 통증을 초래하는 원인 중 하나로서 장딴지근 안쪽갈래의 근육경결이라고 생각할 수 있다. 장딴지근 안쪽갈래는 가쪽갈래와 비교하여 과도한 부하의 영향을 받기 쉽고 통증의 발병부위가 된다. 안쪽갈래의 정확한 촉진과 신장, 압박자극은 오금부위 통증의 제거에 효과적인 수단이 된다.

전문가의 길

Road to Expert

장딴지근 안쪽갈래, 가쪽갈래의 일부는 섬유화를 초래하여 무릎 굽힘 때에 관절 내에 말려들어가는 경우가 있어 섬유화는 안쪽갈래에 나타나기 쉽다. 또한 가쪽갈래의 섬유화에 의해서 말려들어가는 것은 오금부위를 압박하여 오금부위 통증의 원인이 된다. 장딴지근은 기시부에서 관절주머니에 섬유를 보내고 있고 관절주머니의 형태이상이나 구축, 뼫기의 변화는 안쪽갈래, 가쪽갈래에 운동기능이상이나 운동통증을 일으키게 된다.

오금부위 통증에 대한 도수기법 4
넙다리정강관절(앞쪽 미끄러짐 장애)에 대한 중재

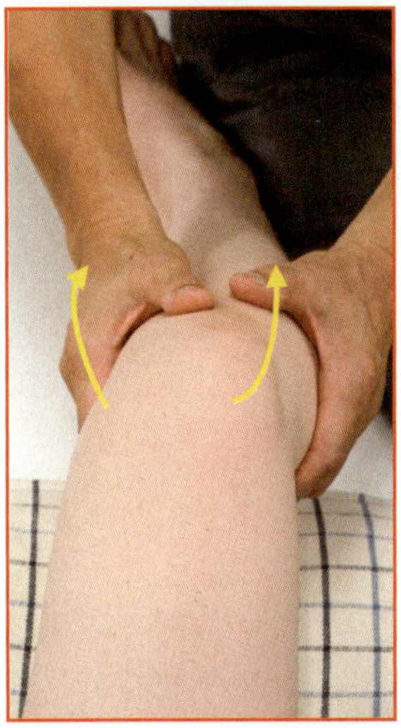

정강뼈의 안쪽을 앞쪽으로,
또는 정강뼈의 가쪽을
앞쪽으로 미끄러지게 한다.

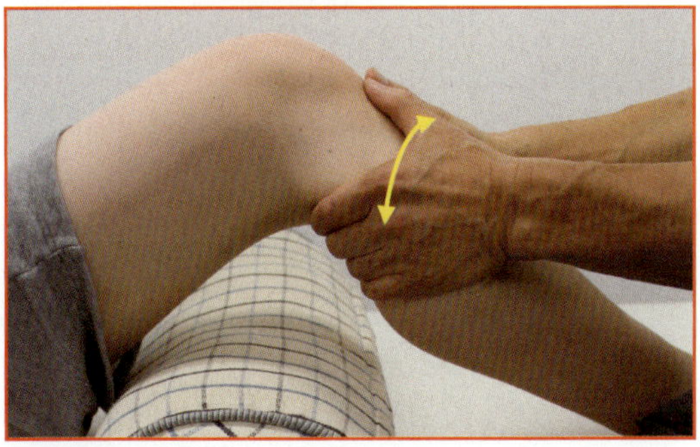

정강뼈를 앞뒤방향으로 몇 번 반복하여 미끄러지게 한다.

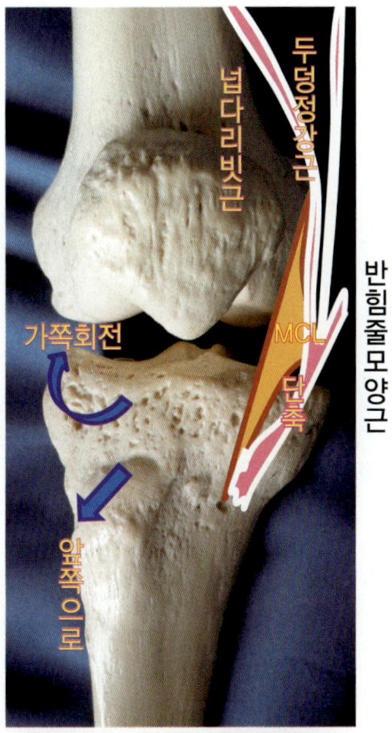

앞 안쪽 구성체의 단축이나 신장성 저하는
정강뼈의 가쪽회전을 제한한다.
정강뼈의 회전 제한은 오금부위에 통증이
일어나기 쉽게 한다.

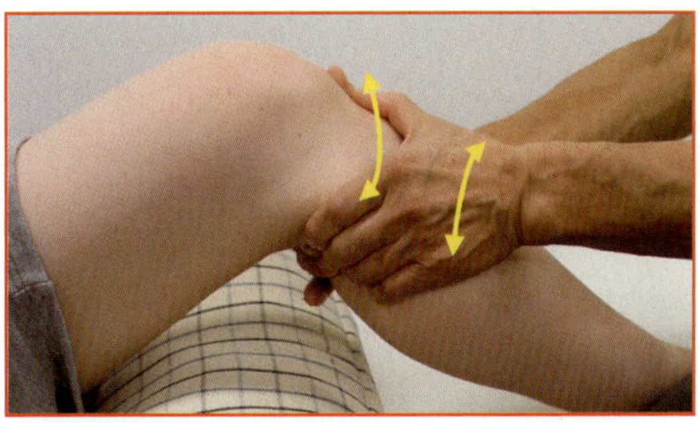

정강뼈를 안쪽회전, 가쪽회전하여 회전의 움직임을
가하면서 앞쪽 미끄러짐을 유도한다.

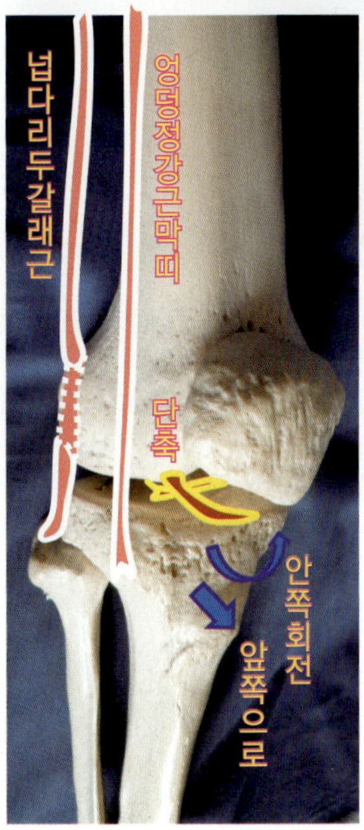

십자인대의 단축이나 신장성 저하는 정강뼈의
안쪽회전을 제한한다. 정강뼈의 회전제한은
오금부위에 통증이 일어나기 쉽게 한다.

도움말

정강뼈의 앞쪽 미끄러짐이 장애된 경우, 무릎 굽힘 때에 오금부위 통증을 발생시키는 경우가 있다.

원인의 특정이 곤란한 사례에서는 우선은 정강뼈의 "앞쪽 미끄러짐"을 목적으로 도수기법을 시행한다.

또한 사례에 따라서는 정강뼈의 안쪽 회전위치, 또는 가쪽회전위치에서 종아리를 앞쪽으로 "미끄러짐"을 유도하면 좋다.

전문가의 길
Road to Expert

오금부위 통증의 원인은 매우 많다고 생각된다. 넙다리뼈에 대한 정강뼈의 앞쪽 미끄러짐과 회전은 매우 중요하며 기능장애는 굽힘 때에 오금부위에서 관절주머니 등의 "사이에 끼어들어감"을 일으켜서 오금부위 통증을 발생시킨다. 이 경우, 정강뼈가 앞쪽으로의 미끄러짐이 장애되어 있는 일이 있고 장애를 배제하기 위한 도수기법이 필요하게 된다. 무릎관절을 안쪽 구획과 가쪽 구획으로 나눈 경우, 안쪽 구획을 앞쪽으로 미끄러지게 하는 경우와 가쪽 구획을 앞쪽으로 미끄러지게 하는 두 가지의 방법을 생각할 필요가 있고 병태 평가가 중요하다.

거위발윤활낭염에 대한 도수기법(특히, 두덩정강근의 단축에 동반하는) 두덩정강근에 대한 중재

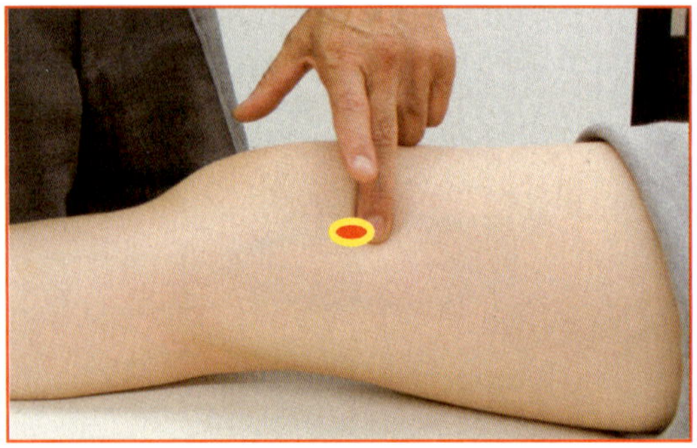

두덩정강근의 촉진으로부터 단축의 유무를 조사한다.

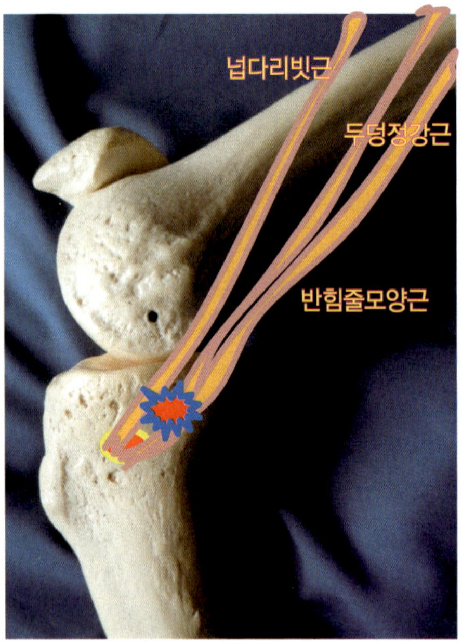

거위발근인 3개 근육을 정확히 촉진한다. 3개 근육 중에서 특별히 단축경향이 강하고 압통을 나타내는 근육을 조사한다.
두덩정강근에 단축이 관찰되는 경향이 강하고 이 근육은 치료대상이 되어야 한다.

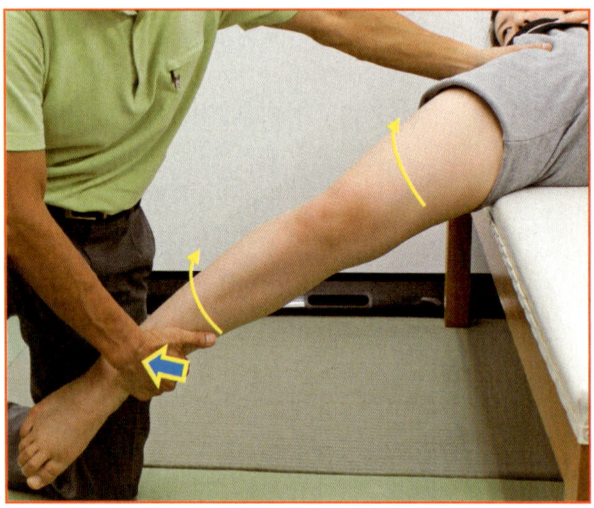

엉덩관절의 폄 · 벌림을 하고 넓적다리 안쪽이 충분히 신장되면 그 상태를 유지한 채로 무릎관절의 가쪽회전 · 폄을 한다.

도움말

거위발염은 대부분 두덩정강근이 원인이다.

이 경우, 두덩정강근의 단축, 또는 신장성 저하를 초래하여 있고 촉진하면 딱딱하고 띠 모양의 섬유를 느끼는 경우가 많다.

두덩정강근에 대해서 적절한 신장을 시행한다.

거위발 부위를 구성하는 3개의 힘줄은 정강뼈 안쪽관절융기에서 촉진할 수 있고 앞쪽에서부터 넙다리빗근, 두덩정강근, 반힘줄모양근힘줄의 순서로 배열한다.

전문가의 길

Road to Expert

거위발윤활낭염은 정강뼈 안쪽에서 거위발근(넙다리빗근, 두덩정강근, 반힘줄모양근)이 부착하는 부위의 윤활주머니에 과도한 부하, 외력이 가해져 일어나는 질환이다. 원인근육의 주된 것은 두덩정강근이며 대부분은 두덩정강근에 단축이 관찰되고 있다. 이 근육의 신장은 이 질환에 효과적이라 알려져 있다(Akabane : 赤羽根).

두덩정강근의 촉진 시, 큰모음근 힘줄부분이 모음근결절로 향하는 띠 모양 물질이라 착각하는 일이 있다. 두덩정강근이 부착하는 방향을 확인한 다음 정확히 시행한다.

엉덩정강근막띠염의 도수기법 1(특히, 엉덩정강근막띠의 단축에 동반하는) 엉덩정강근막띠 단축에 대한 중재

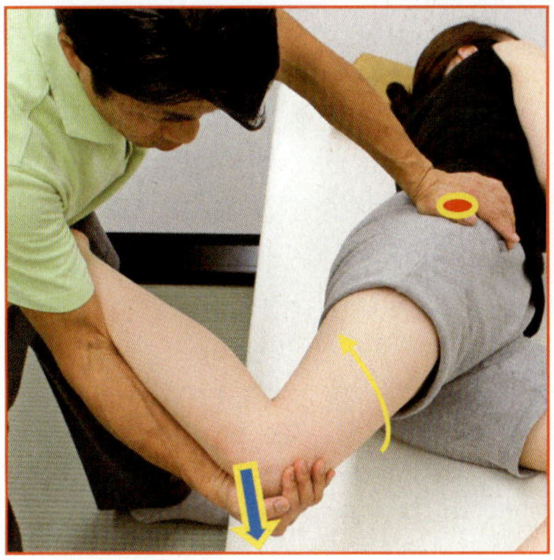

엉덩정강근막띠에 섬유를 보내는
큰볼기근(얕은층 섬유)을 의식한다.

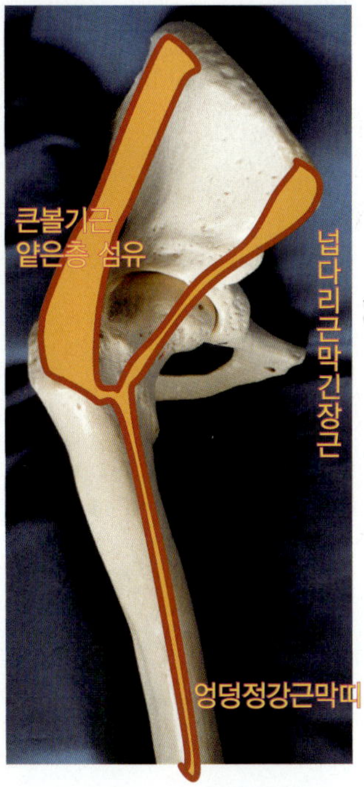

엉덩정강근막띠는 넙다리근막긴장근와 큰볼기근 얕은층 섬유가 섬유를 연결한 후, 넓적다리부위 가쪽을 넓게 막 모양으로 덮어가고 최종적으로 Gerdy결절에 부착한다.

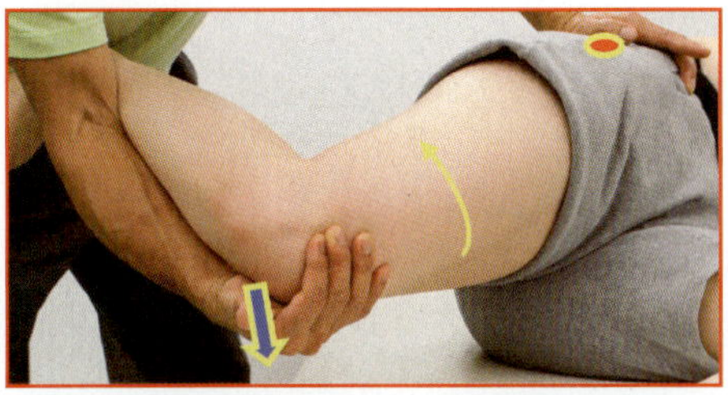

엉덩정강근막띠를 충분히 신장한다.

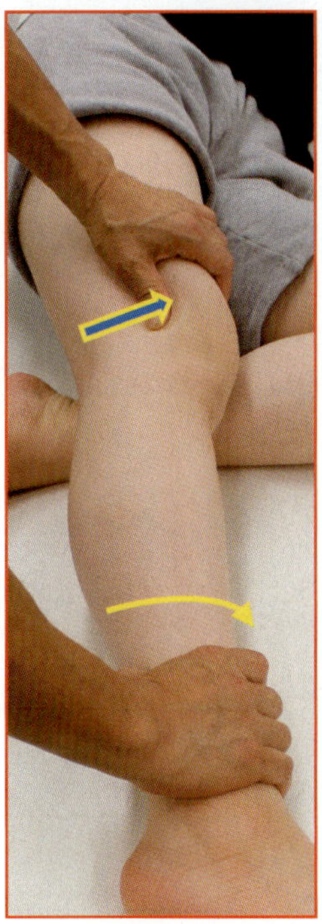

무릎관절을 펼 때는 엉덩정강근막띠를 엄지손가락으로 앞쪽으로 미끄러지게 하고 무릎을 굽힐 때는 뒤쪽으로 미끄러지게 한다.

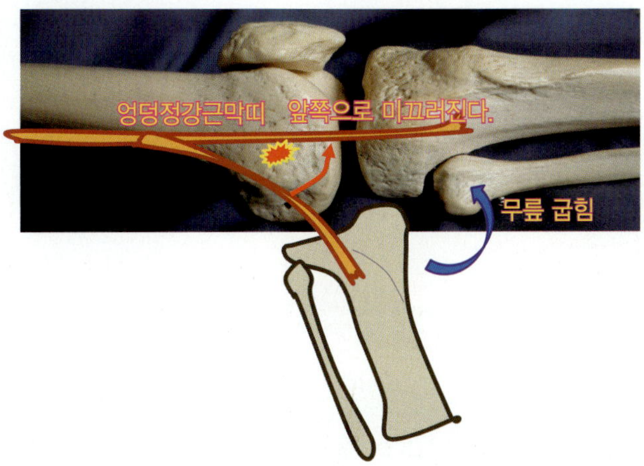

엉덩정강근막띠는 무릎을 펼 때에 앞쪽으로 미끄러지고 굽힐 때는 뒤쪽으로 미끄러져 있다. 엉덩정강근막띠의 활주장애는 runner's knee로서 무릎의 가쪽부분에 통증을 발생시킨다.

도움말

엉덩정강근막띠염의 원인의 하나에 엉덩정강근막띠의 단축이 있다. 또한 내반슬(genu varum)(오다리)의 사례에서도 엉덩정강근막띠염을 발병하는 일이 있다. 오버 테스트(Ober test) 등으로 확인 후, 충분한 신장(SS, DS, HRS)을 시행할 필요가 있다.

전문가의 길

Road to Expert

runner's knee의 대표적인 검사법에 grasping test가 있다. 또한 한쪽다리로 선 자세에서 굽히고 펼 때에 통증을 유발시키는 유발검사도 참고가 된다. 게다가, squatting test는 환부쪽을 일보 앞으로 내어 toe in, toe out, neutral의 세 가지 자세에서 무릎의 굽힘과 폄을 시행하여 통증의 유발로부터 판단한다. 엉덩정강근막띠는 넙다리근막긴장근과 큰볼기근 얕은층 섬유가 연결한 것이며 엉덩관절 굽힘 · 벌림 · 안쪽회전 작용이 있다.

엉덩정강근막띠염의 도수기법 2(특히, 근육연결에 동반하는) 가쪽넓은근 · 넙다리두갈래근에 대한 중재

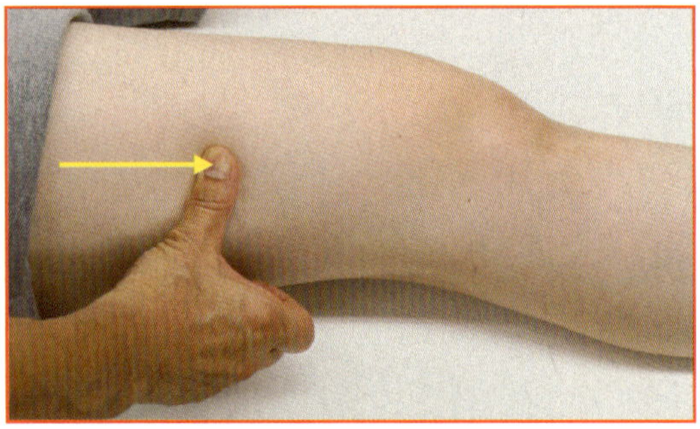

가쪽넓은근의 가장 긴장하고 있는 부위에 근막 신장을 시행한다.

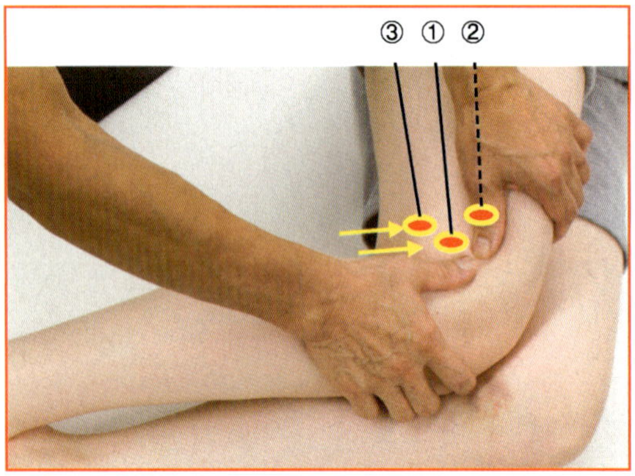

① 엉덩정강근막띠, ② 가쪽넓은근, ③ 넙다리두갈래근이 섬유연결을 하고 있다고 생각하면서 각각에 도수기법을 가한다.

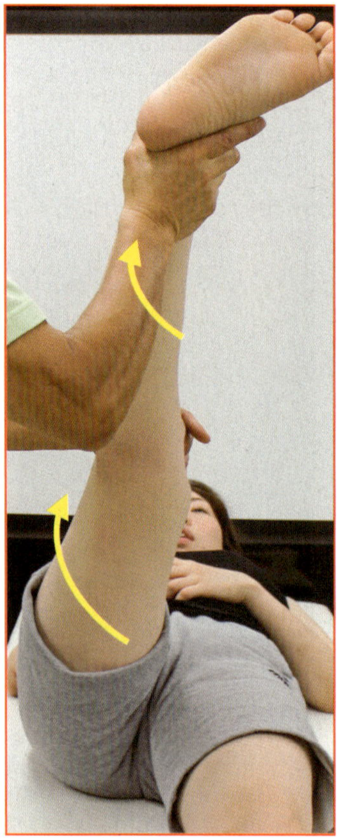

넙다리두갈래근의 신장은 다리 안쪽회전 위치에서 올린다.

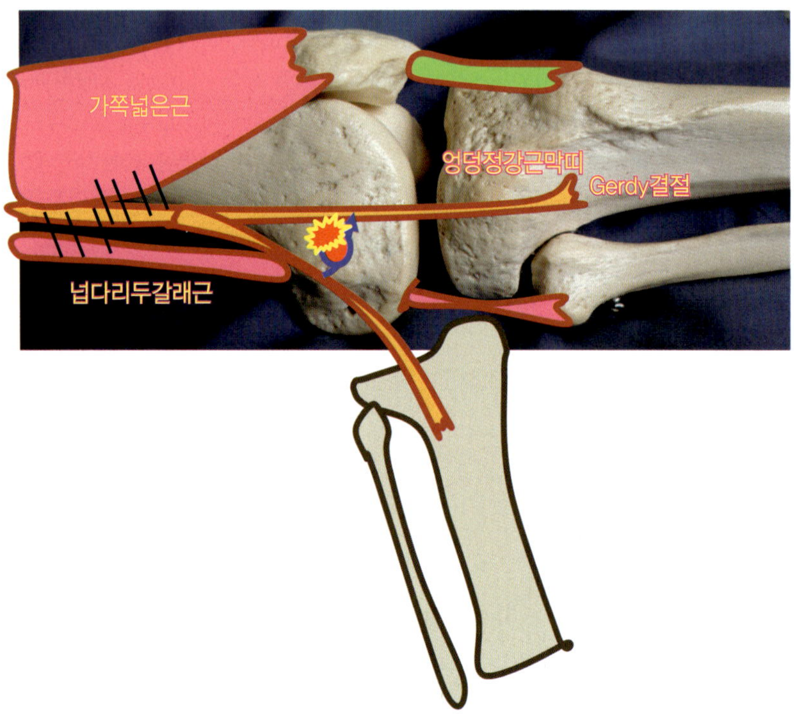

엉덩정강근막띠는 가쪽넓은근, 넙다리두갈래근과 근육연결을 하고 있고, 어느 것인가의 단축, 신장성 저하는 엉덩정강근막띠에 영향을 미친다.

도움말

엉덩정강근막띠는 넓적다리부위 가쪽에 광범위하게 퍼지는 막 모양의 섬유이며 가쪽넓은근이나 넙다리두갈래근으로부터 섬유를 받고 있다. 어느 근육에 단축이 관찰되고 어느 근육의 영향을 받았는가를 조사할 필요가 있다.

원인근육을 확인한 다음에 가쪽넓은근에 대한 근막신장, 또는 넙다리두갈래근의 신장을 시행할 필요가 있다.

가쪽넓은근의 횡단면의 신장도 아울러서 시행하면 좋다.

전문가의 길

Road to Expert

엉덩관절, 무릎관절 주위의 2관절근군의 단축은 무릎관절 주위에 다양한 영향을 미친다. 기본적으로 축회전을 일으키는 무릎관절에서는 넓적다리의 가쪽을 뻗는 근육의 단축은 내반슬을 조장한다. 특히, 가쪽넓은근과 넙다리두갈래근, 그리고 큰볼기근을 포함한 넙다리근막긴장근(엉덩정강근막띠)은 서로 근육연결을 하고 있다는 것으로부터 내반슬을 발생시킬 가능성은 더 높아진다고 판단된다.

엉덩정강근막띠염의 도수기법 3(특히, 정렬이상에 동반하는) 내반슬과 엉덩관절 가쪽회전위치에 대한 중재

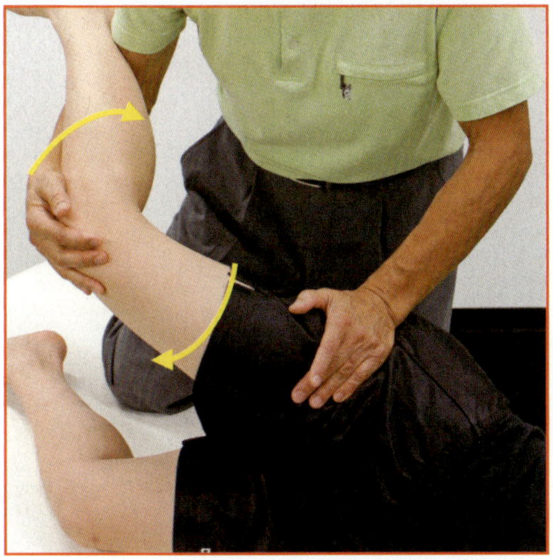

엉덩관절의 가쪽회전 우위에 대해서 큰돌기를 통해서 엉덩관절을 안쪽회전 방향으로 미끄러지게 한다.

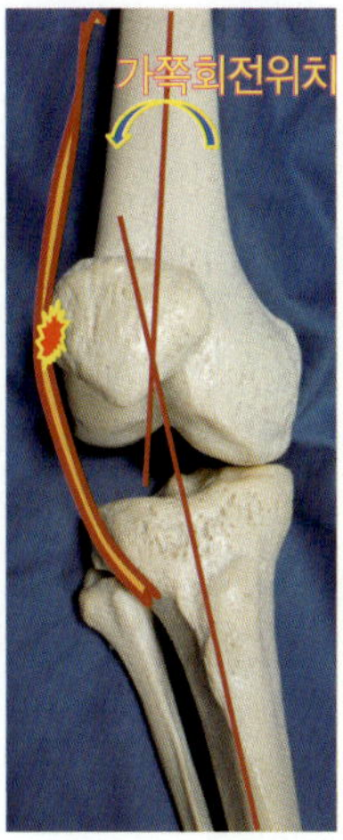

엉덩관절의 가쪽회전위치는 종아리의 상대적 안쪽회전을 야기하여 내반슬을 초래하고, 가쪽 동요(lateral thrust)를 발생시킨다. 골반을 포함한 넙다리뼈의 안쪽회전 유도를 중재방법으로서 생각할 수 있다.

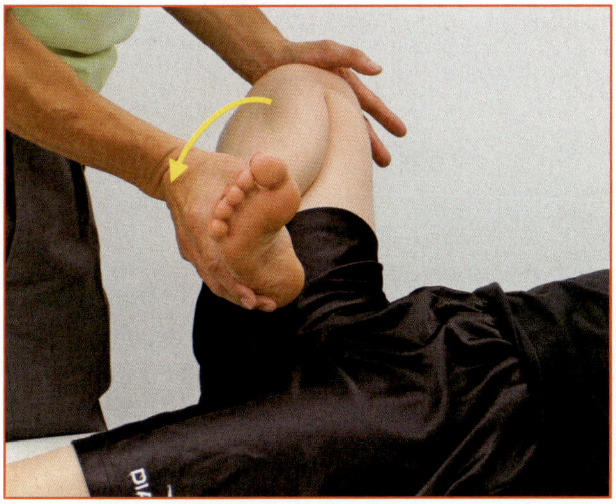

엉덩관절의 가쪽회전위치에 대해서 엉덩관절 가쪽회전근의 단축에 대한 신장을 가한다(궁둥구멍근의 신장 참조).

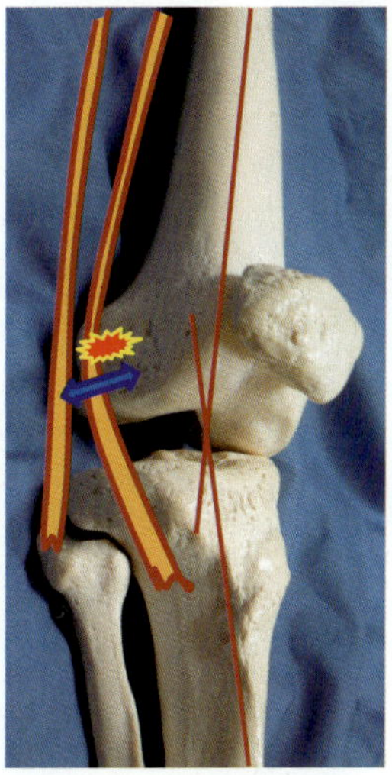

내반슬은 가쪽관절융기와 엉덩정강근막띠 사이에서 앞뒤의 미끄러짐을 장애한다.

도움말

엉덩정강근막띠염의 원인의 하나에 엉덩관절의 가쪽회전위치를 열거할 수 있다. 엉덩관절의 가쪽회전은 내반슬을 조장하기 때문에 엉덩관절을 안쪽회전 방향으로 향한 도수기법을 가한다.

전문가의 길

Road to Expert

엉덩정강근막띠염은 다리 정렬의 이상 등, 다양한 원인으로부터 일어날 수 있는 질환이다. 고령에서는 골반 뒤경사와 out flare의 결과로서 넓적다리부분의 가쪽회전 경향으로부터 내반슬이 되어 가쪽 동요를 발생시키고 엉덩정강근막띠염으로 연결된다.

엉덩정강근막띠염의 도수기법 4(특히, 정렬이상에 동반하는) 목말발꿈치관절과 내반슬, 발바닥에 대한 중재

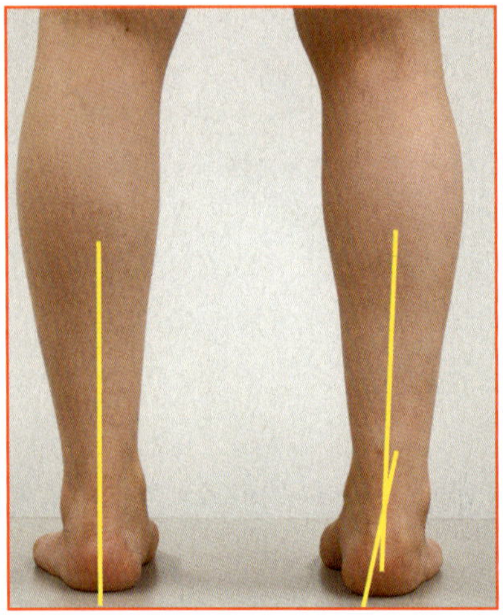

종아리발꿈치뼈 각도(발꿈치뼈 내번 : 오른쪽)에 대한 목말발꿈치관절에 대한 도수기법을 시행한다.

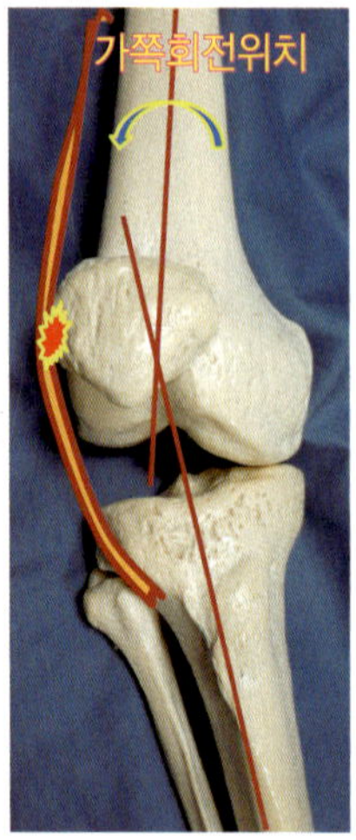

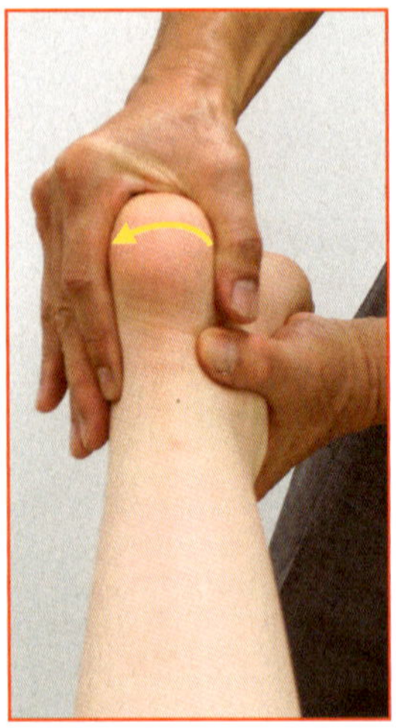

목말발꿈치관절에서 발꿈치뼈를 외번(뒤침) 방향으로 유도한다.

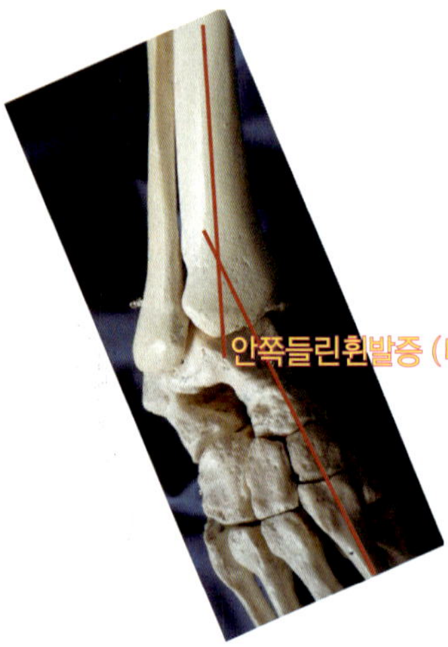

목말발꿈치관절에서의 내번(아래 그림)에 동반해서 일어나는 무릎관절의 내번(위의 그림)은 엉덩정강근막띠염 발병의 원인이 된다.

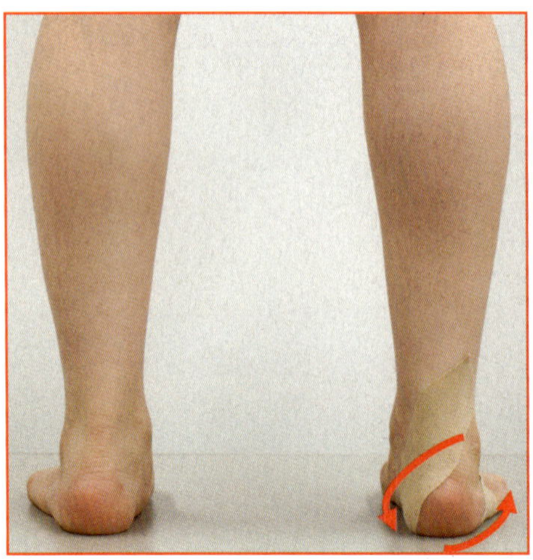

필요에 따라서 테이프 등으로 교정하면서 보행을 시행한다.

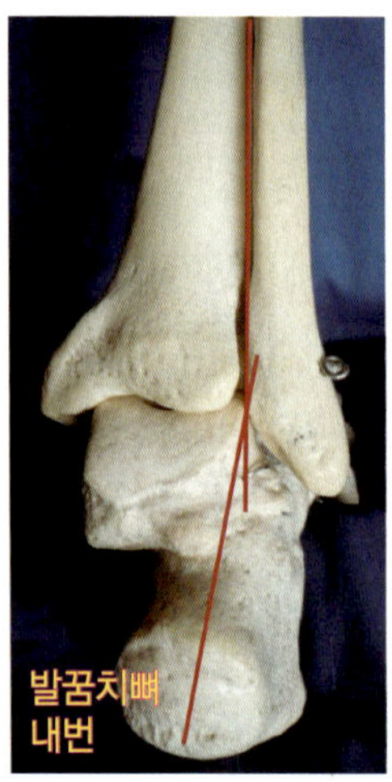

엉덩정강근막띠에 염증을 초래하는 요인으로서 발의 변형을 들 수 있다.
안쪽들린휜발증, 또는 발꿈치뼈 내번은 하중을 가할 때에 무릎관절에 내번 변형을 초래한다.

도움말

무릎 내번의 증가에 동반하여 엉덩정강근막띠에 통증이 발생하는 사례가 있다.

목말발꿈치관절에 원인이 있다고 생각되는 경우, 목말발꿈치관절에 대한 접근법, 일시적으로 테이프나 발바닥판을 사용하는 경우가 있다.

발바닥판은 장착에 의해서 증상은 개선되지만 근본치유가 되는 것이 아니라 병태를 개선시키는 것이 우선된다.

도수기법은 근본 치유를 지향하는 치료라 할 수 있다.

전문가의 길

Road to Expert

내반슬을 초래하는 요인의 하나에 발의 정렬이상이 있다. 내반슬은 엉덩정강근막띠염을 야기한다는 것으로부터 발에 대한 접근법도 의미가 있다. 하나의 병태에 대해서 다면적인 관찰(평가)을 시행하여 하나하나 원인을 배제해 나가는 자세가 치료사에게 요구된다.

무릎관절 앞쪽통증(AKP)의 도수기법 1
무릎뼈에 대한 중재①

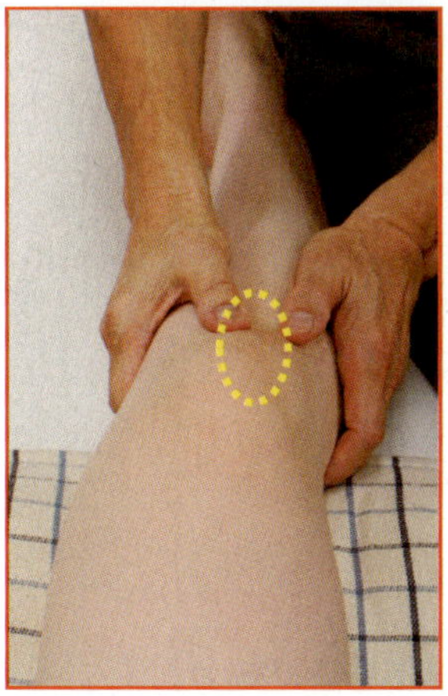

무릎뼈의 가동성을 모두 확인한다.

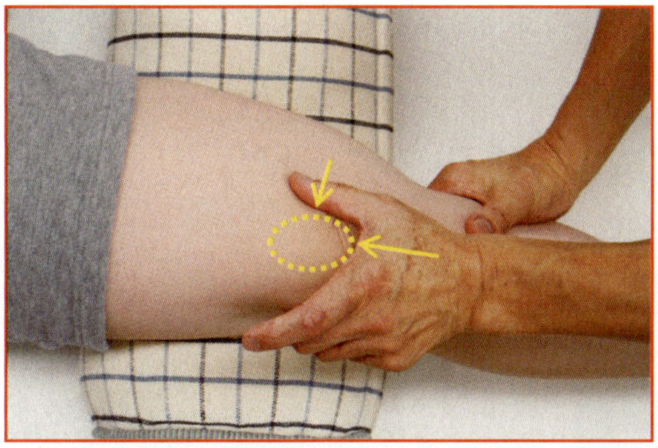

특히, 굽힘 때에 무릎뼈에 일어나야 할 움직임이 관찰되지 않는, 또는 비정상적인 가동성이 있는 경우, 그 방향의 가동성을 드러낸다.

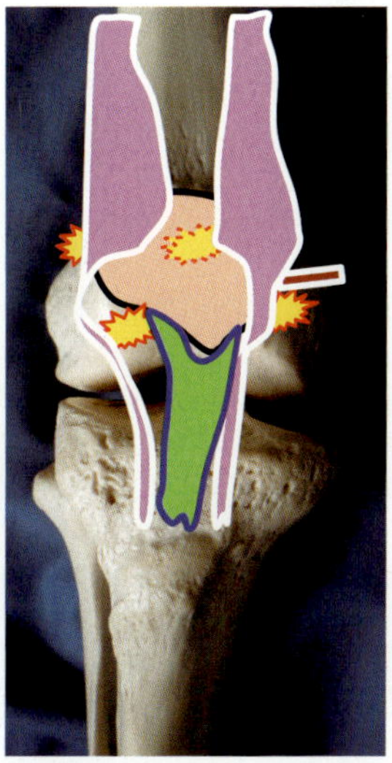

무릎뼈 주위의 인대, 지지띠 등이 단축 또는 신장성 저하를 초래하여 무릎뼈의 가동성이 저하한다.
이 경우, 무릎넙다리관절면에 압박력이 증가하여 통증이 발생하게 된다.

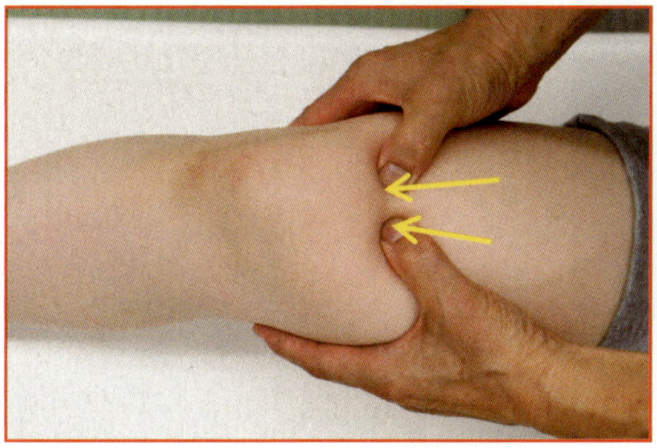

무릎뼈의 바로 위에서 관절주머니에 연결하는 중간넓은근에 대해서 근막신장을 시행한다.

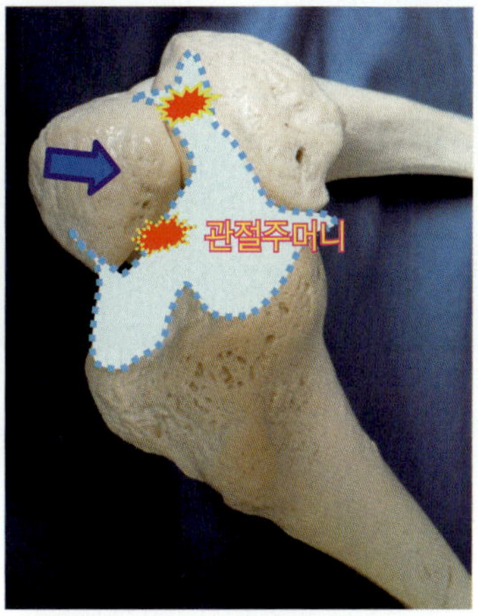

무릎뼈의 가동성 저하와 이에 동반하는 관절주머니의 비후에 의해서 무릎을 굽힐 때에 무릎뼈가 관절주머니를 사이에 끼워 넣는 경우가 있다.
무릎뼈의 움직임에는 일정한 조인트 플레이(관절 놀이)가 필요하다.

도움말

무릎관절 앞쪽통증(anterior knee pain : AKP)은 무릎넙다리부위 통증증후군(patello-femoral pain syndrome)이라고도 호칭되고 있으며 소아기, 성장기에 관찰되는 무릎뼈와 넙다리뼈 사이에서의 장애를 의미한다. 대략적으로 무릎 앞쪽의 통증에 대해서 AKP라 호칭하는 경우가 있다.

전문가의 길

Road to Expert

넙다리뼈 앞면을 덮고 있는 무릎뼈는 무릎인대 이외에 안쪽 · 가쪽무릎넙다리인대, 안쪽넓은근으로부터 섬유인 안쪽지지띠, 가쪽넓은근으로부터 섬유인 가쪽지지띠, 그리고 관절주머니와 연결되어 있다. 또한 넙다리네갈래근(특히, 중간넓은근)에 의해서 안정성이 확보되어 있다. 이것들에 손상이 발생하여 불안정성이 증가한 경우, 또는 단축하여 가동성이 감소한 경우는 무릎뼈에 기능장애가 일어난다. 관절면에 대한 압박은 특히, AKP의 요인으로 되어 있다.

무릎뼈의 움직임을 정확히 평가하는 기술을 갖는 것은 AKP의 치료에 있어서 중요하다 할 수 있다.

무릎관절 앞쪽통증(AKP)의 도수기법 2
무릎뼈에 대한 중재②

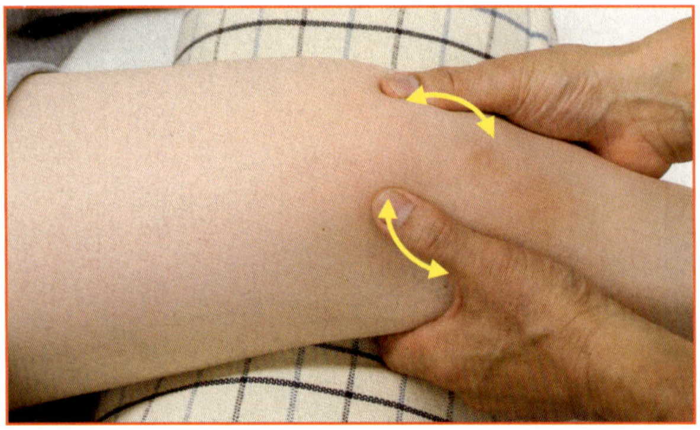

무릎뼈의 수직축을
회전축으로 하는
회전(안쪽회전 · 가쪽회전)을
가한다.

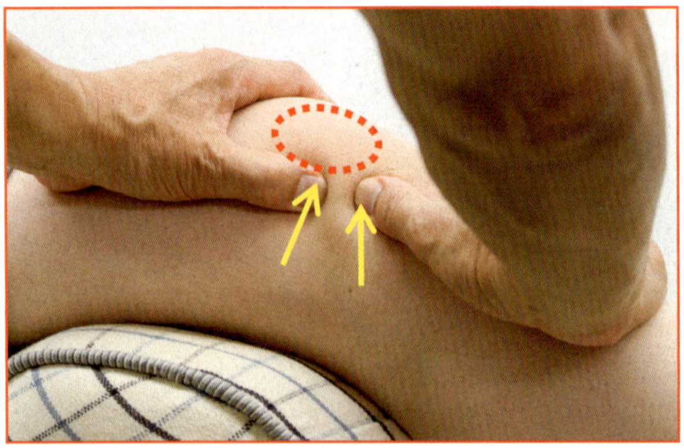

필요에 따라서
안쪽 · 가쪽으로부터
넙다리무릎관절 사이에
손가락을 삽입하여 그 사이를
떠오르게 한다(신장한다).

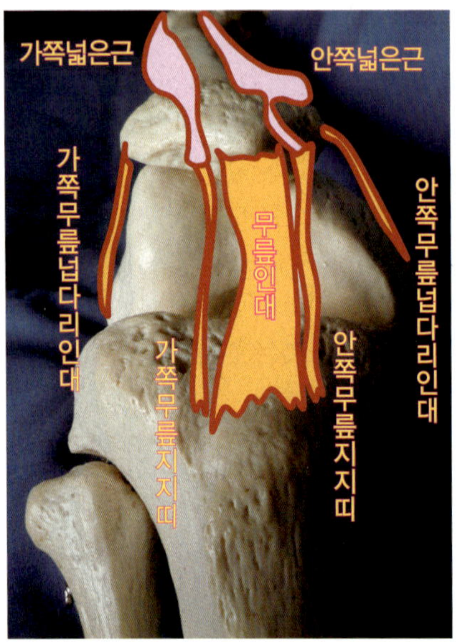

무릎뼈 주위에는 안정성을 높이기 위하여
많은 섬유가 존재한다.
근육을 포함하여 무릎뼈의 안정화에
작용하는 인대, 지지띠를 이해한다.

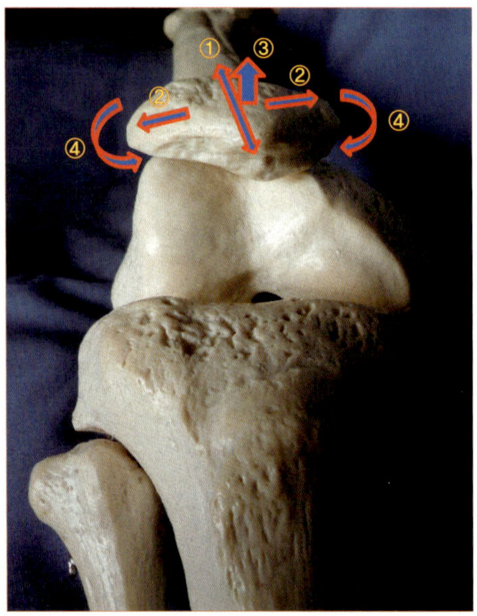

무릎뼈의 움직임은 ① 상하방향, ② 좌우방향,
③ 신연 · 압박방향, ④ 회전방향의 네 가지가
있다. 각 방향으로 움직일 필요가 있다.

도움말

AKP는 무릎뼈의 기능장애가 주된 요인이며 이것에 관여하는 무릎뼈 주위의 연부조직에 대한 접근법이 중요하다.

전문가의 길
Road to Expert

AKP는 무릎뼈의 가동성 저하를 원인으로서 열거할 수 있다. 무릎뼈에 대해서 상하 · 좌우방향으로의 도수기법을 가할 필요가 있다.

특히, 무릎뼈의 아래쪽 미끄러짐을 방해하는 중간넓은근의 경직(신장성 저하)을 개선시키는 것은 효과적이라 할 수 있다. 무릎넙다리관절의 기능장애나 정강뼈의 회전이상에 대한 도수기법의 목적은 무릎뼈의 가동성을 높이는 것이다.

내반슬의 도수기법 1(근력저하에 동반하는) 내번을 조장하는 근육에 대한 중재

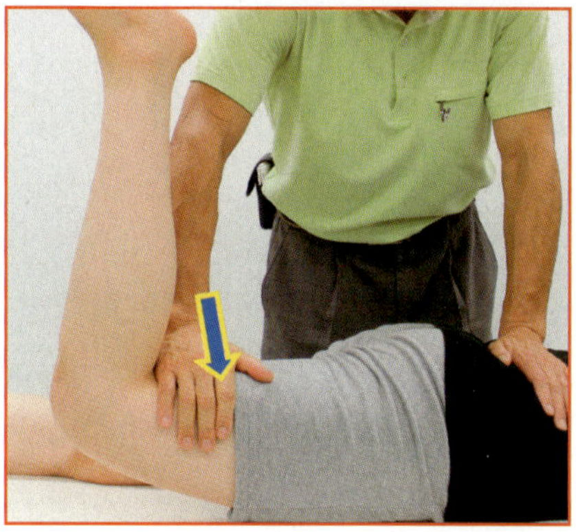

큰볼기근의 MMT를 보여주고 있다.

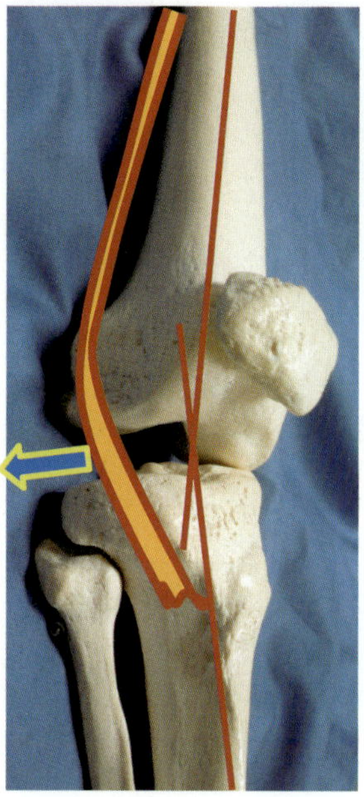

큰볼기근과 넙다리근막긴장근은 섬유성 연결을 하고 있어 근력저하는 골반의 옆굽힘과 뒤경사를 초래한다. 이 경우, 무릎관절은 내번 방향으로 유도된다.

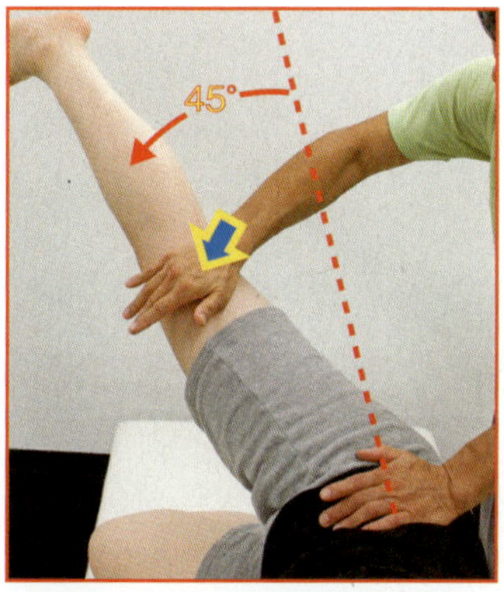

넙다리근막긴장근의 MMT를 보여주고 있다.

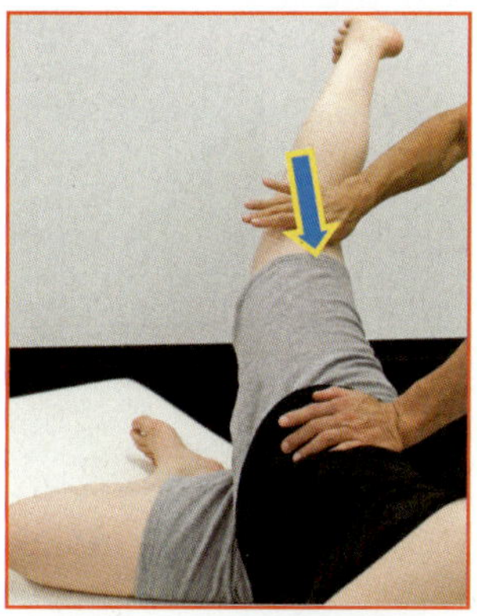

중간볼기근의 MMT를 보여주고 있다.

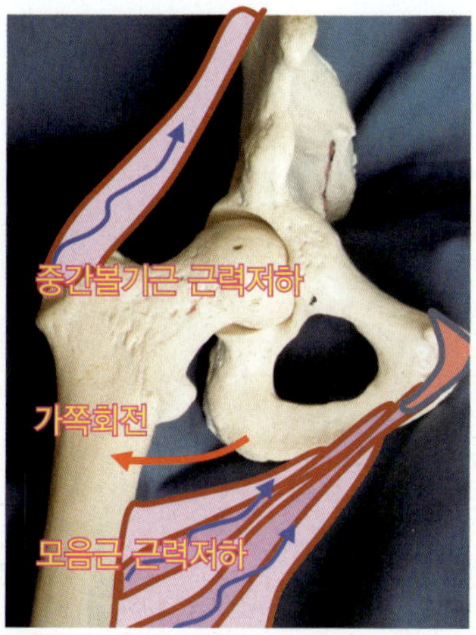

엉덩관절 모음근이 약하면 엉덩관절은 벌림 방향으로 열려서 무릎관절은 내번한다. 한편 중간볼기근의 약화는 골반을 반대쪽으로 떨어뜨리기 때문에, 동시에 무릎관절은 내번한다.

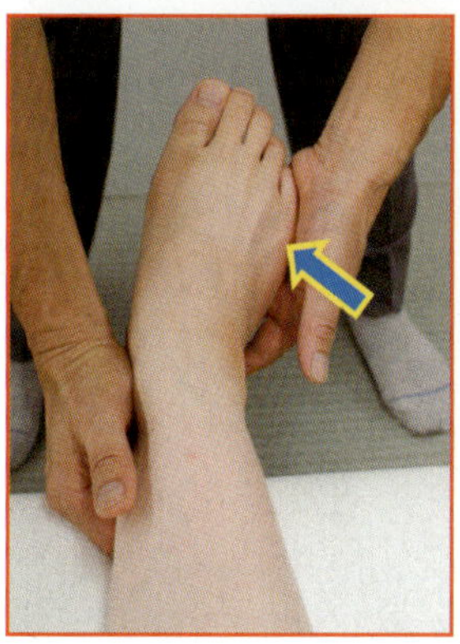

긴종아리근(장비골근)의 MMT를 보여주고 있다.

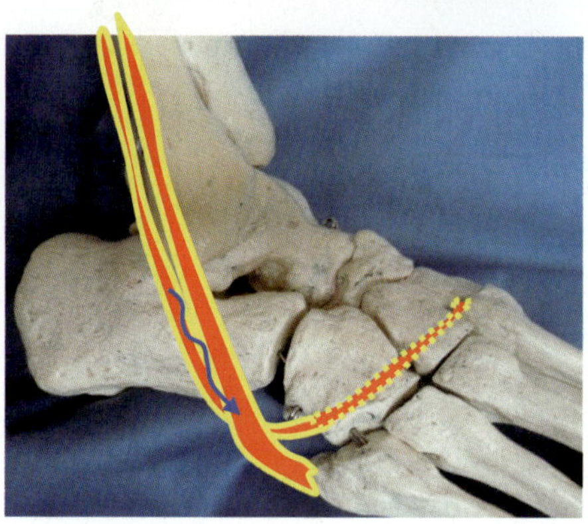

긴종아리근의 약화는 발목관절을 내번 방향으로 향하기 때문에 무릎관절 가쪽 틈새는 벌려져 내번한다.

도움말

무릎관절의 내번에 영향을 주는 요인으로서 골성 요인과 근육성 요인 등을 생각할 수 있다. 내번을 조장하는 근육에는 골반주위근육이 있고 단관절근 이외에 2관절근의 관여를 알 필요가 있다.

전문가의 길

Road to Expert

무릎 내번을 조장하는 주된 근육으로서 골반주위에서는 큰볼기근, 중간볼기근, 넙다리근막긴장근, 그리고 엉덩관절 모음근, 발목관절에서는 긴종아리근의 근력저하를 열거할 수 있다.

골반주위근육의 근력저하로 일어나는 종아리의 가쪽회전 장애(screw home movement 장애)는 무릎관절의 내번 경향을 높이고 안정성의 저하와 가쪽 동요로 연계된다.

내반슬의 도수기법 2(특히, 뒤가쪽 구성체의 단축에 동반하는) 뒤가쪽 구성체에 대한 중재

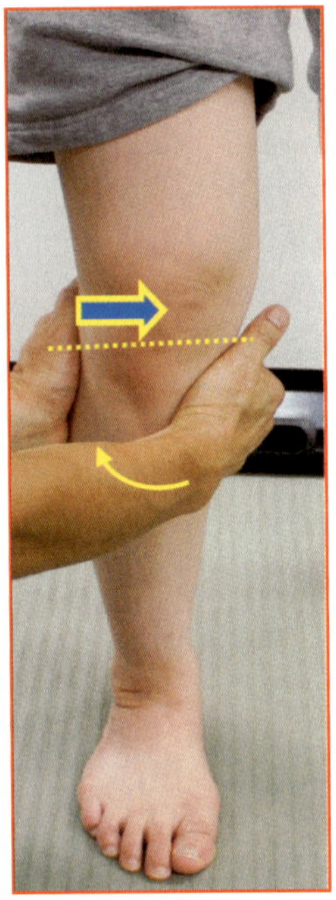

뒤가쪽 구성체의 구축에 의해서 정강뼈의 가쪽회전이 장애되어 있는 경우 무릎관절에 내번이 일어나는 일이 있다.
이 경우에는 무릎관절의 외번과 정강뼈의 가쪽회전 위치를 유지하면서 하중을 가한다.

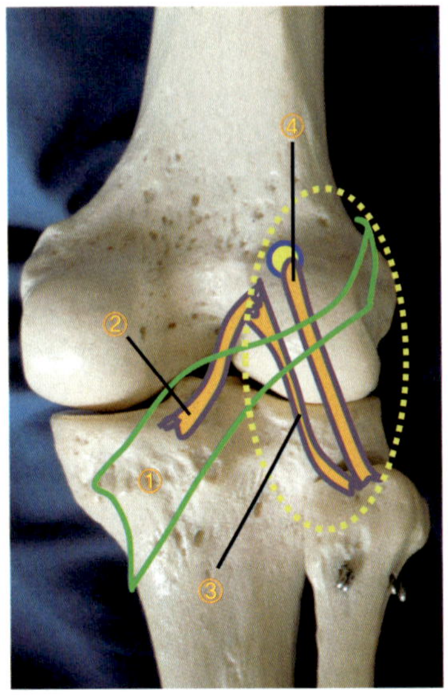

뒤가쪽 구성체(점선)
① 오금근
② 빗오금인대
③ 활꼴인대
④ 파벨라종아리인대

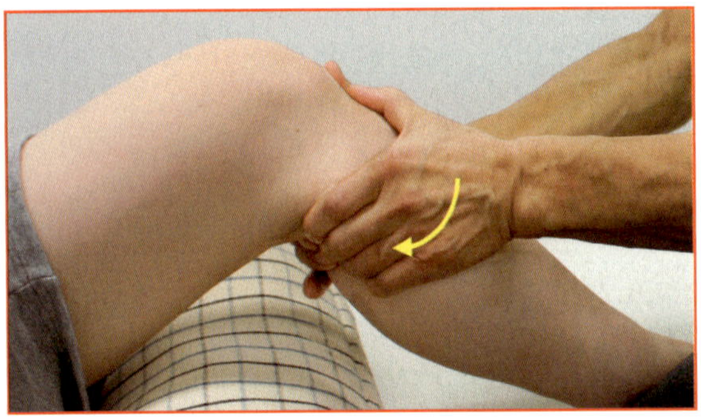

무릎관절 뒤가쪽에 대해서 정강뼈의 뒤가쪽을 뒤쪽으로 미끄러지게 함으로써 종아리의 가쪽회전을 유도해간다.

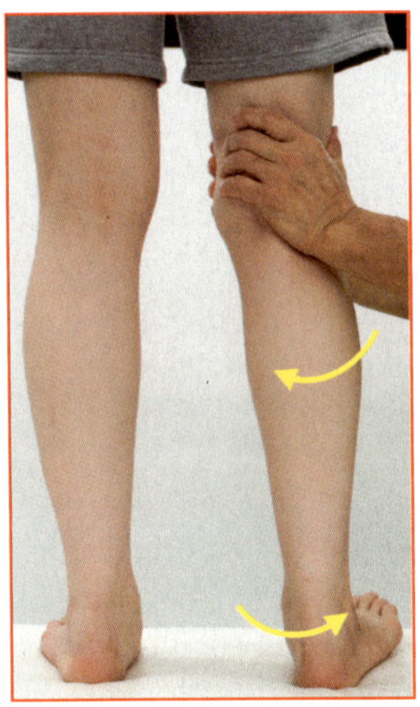

선 자세에서 정강뼈에 가쪽회전을 가하면서 무릎관절의 폄 외번을 유도한다.

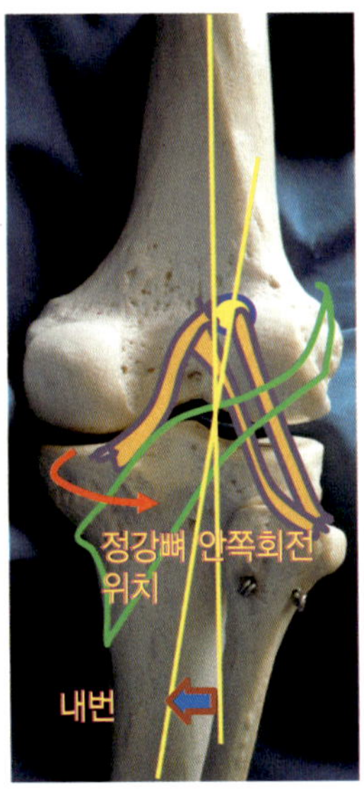

뒤가쪽 구성체의 구축은 정강뼈의 가쪽회전 제한을 초래하여 내반슬이 일어나기 쉽게 한다.

도움말

내반슬의 원인에 뒤가쪽 구성체의 구축(단축)을 열거할 수 있다.

중재방법으로서 무릎관절 외번위치에서부터 정강뼈 가쪽회전 유도를 시행한다.

전문가의 길

Road to Expert

무릎 가쪽 구성체에는 빗오금인대, 활꼴인대, 파벨라종아리인대 등이 있어 무릎관절의 뒤쪽, 가쪽의 지지성을 높이고 있다. 이 부분의 파열은 종아리의 가쪽회전 불안정성을 일으킨다(dial test). 한편, 이 부분의 구축(섬유의 변성이나 섬유화에 의한)은 무릎관절 가쪽 신장성을 저하시켜서 무릎에 내번을 초래하게 된다. 오금근도 포함하여 충분한 신장이 필요하다.

내반슬의 도수기법 3(특히, 정렬이상에 동반하는) 종아리발꿈치뼈 각도에 대한 중재

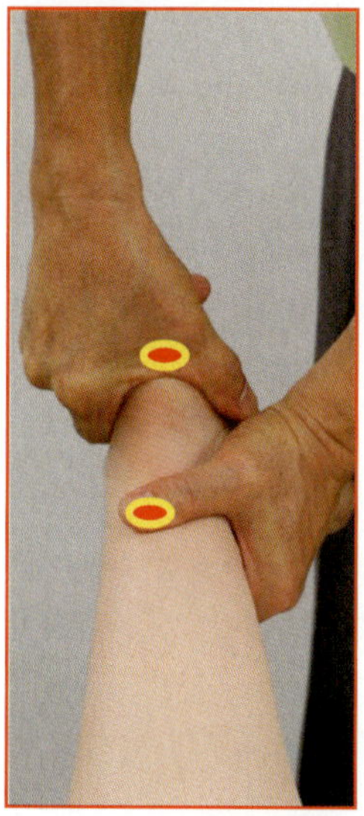

엎드려 누운 자세 또는 바로 누운 자세에서 목말뼈와 발꿈치뼈를 정확히 나눠서 잡는다. 여기서는 엎드려 누운 자세에서의 조작을 나타냈다.

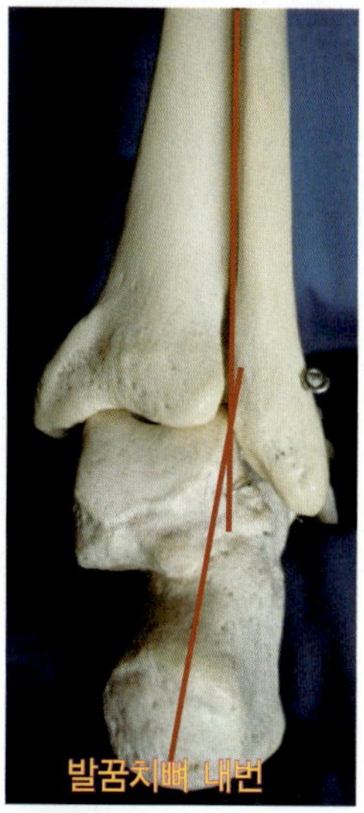

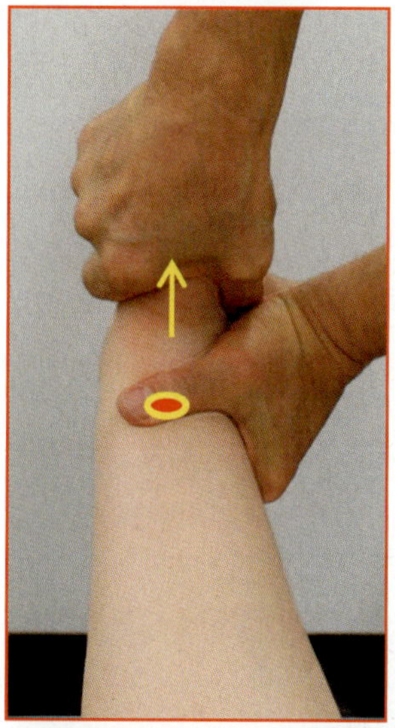

목말뼈를 고정한 다음에 목말뼈에 대해서 발꿈치뼈를 떼어 놓는 방향으로 견인을 가한다.

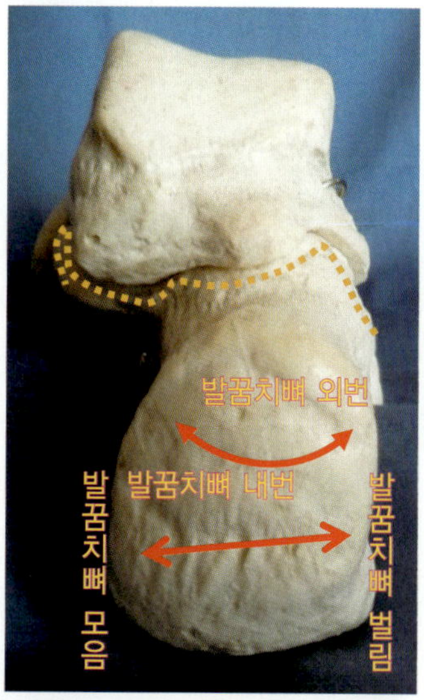

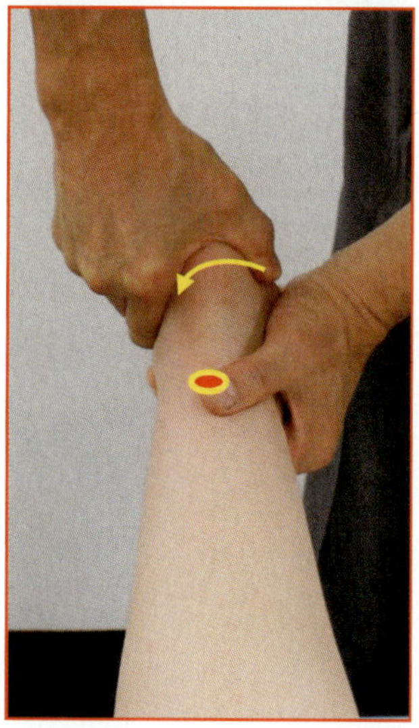

거듭 목말뼈를 고정하여 발꿈치뼈를 견인하면서 발꿈치뼈의 외번(벌림)을 시행한다.

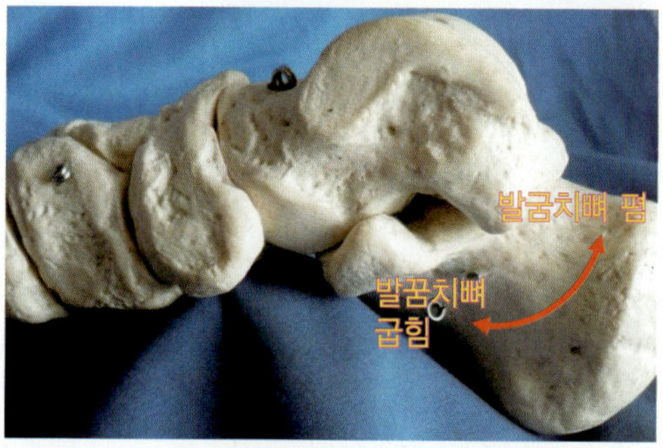

일반적으로는 발꿈치뼈 위에 있는 목말뼈의 움직임으로 목말종아리관절(거퇴관절)의 움직임을 표현하지만, 목말뼈에 대한 발꿈치뼈의 움직임에 의해서 도수기법에 응용할 수 있다고 생각하고 있다.

도움말

발꿈치뼈 내번에 동반하여 일어나는 무릎관절의 내번(내반슬)에 대해서 발꿈치뼈를 외번 유도(목말발꿈치관절)를 함으로써 정렬을 변화시킨다.

전문가의 길

Road to Expert

내반슬의 원인에 발꿈치뼈의 내번에 의한 영향을 생각할 수 있다. 내번 위치에서 형성된 목말발꿈치관절에 대해서는 수동적으로 발꿈치뼈의 외번 방향으로 움직이는 것이 권장되고 있다. 즉, 목말발꿈치관절의 가동성이 고정화되어 있는 경우의 적극적인 중재라 할 수 있다. 발꿈치뼈 가쪽으로의 발바닥판 삽입도 효과적이다.

등쪽 굽힘 장애의 도수기법 1
목말뼈 미끄러짐 이상에 대한 중재

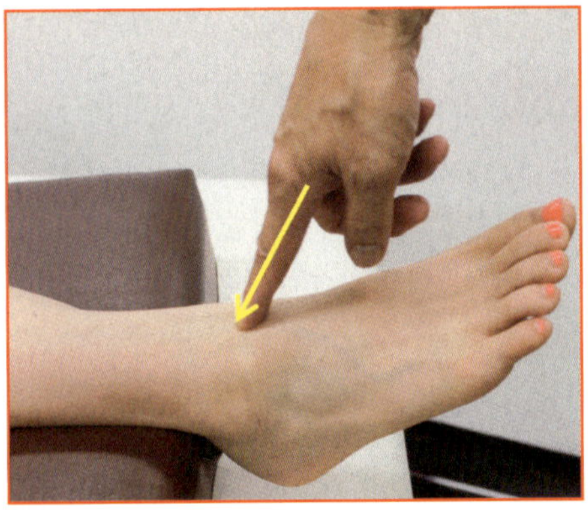

무릎을 굽힌 위치에서 종아리 먼쪽 끝 뒷면에 쿠션을 대고 천개(tectorium)와 목말뼈목을 촉진한다.

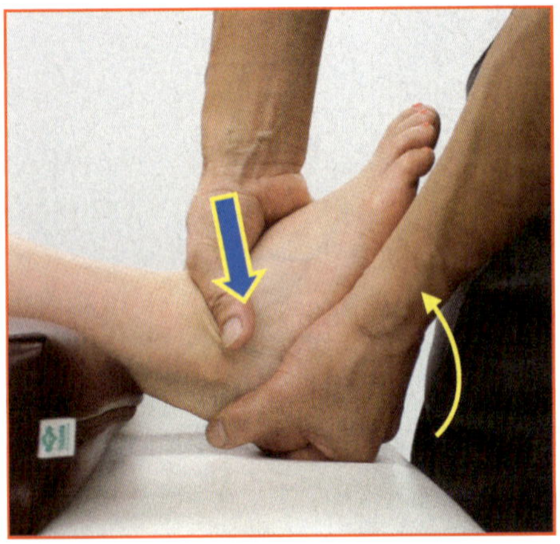

목말뼈목에 손을 놓고 발목관절 등쪽 굽힘과 동시에 목말뼈를 뒤쪽으로 미끄러지게 한다.

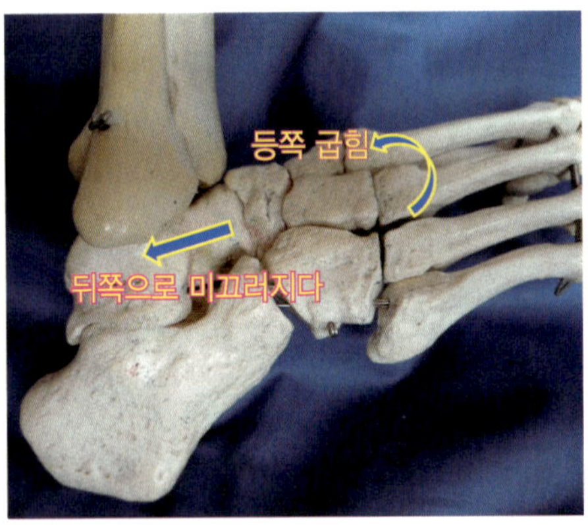

목말뼈는 발목관절 등쪽 굽힘 때 뒤쪽으로 미끄러지는 것을 응용하고 있다.

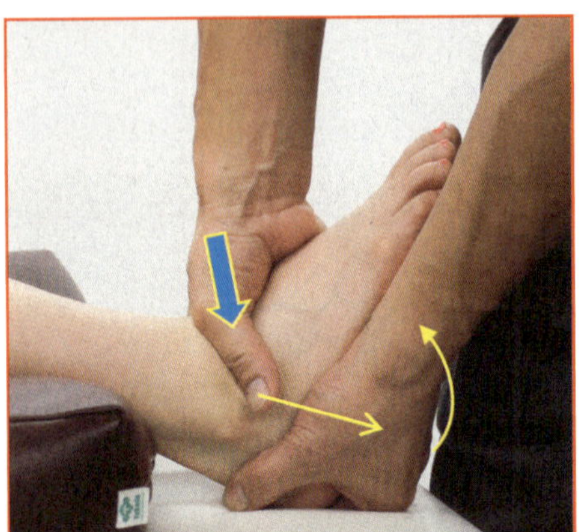

목말뼈를 맡초(발바닥) 방향으로 견인하면서 거듭 목말뼈를 뒤쪽으로 미끄러지게 한다.

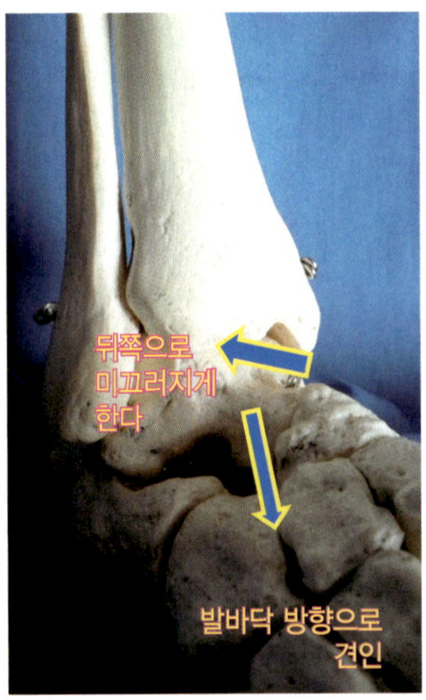

발목관절 등쪽 굽힘과 동시에 목말뼈를 뒤쪽으로 미끄러지게 한다. 그리고 목말뼈에 회전(특히, 엎침)과 발바닥 방향으로의 견인을 가한다.

도움말

발목관절 등쪽 굽힘 때에는 목말뼈의 뒤쪽 미끄러짐이 발생하고 있다. 발목관절 등쪽 굽힘 제한에서는 등쪽 굽힘과 동시에 목말뼈를 뒤쪽으로 밀어 넣을(미끄러지게 할) 필요가 있다. 동시에 말초견인을 가하는 것도 좋다.

위에 설명된 도수기법을 목말뼈에 가하는 경우, 장딴지근의 긴장을 제거하기 위해 무릎관절은 반드시 굽힘위치로 하여 발목관절의 등쪽 굽힘 유도를 시행한다.

전문가의 길
Road to Expert

목말뼈 몸통의 형상(곡률)은 안쪽, 가쪽에서 서로 달라 안쪽이 크고(만곡이 가파르다) 가쪽은 작아져 있다(만곡이 완만하다). 따라서 발목관절 등쪽 굽힘 때에 발은 엎침을 하게 된다. 이러한 것을 응용하면 발목관절 등쪽 굽힘 제한이 관찰되는 증상사례에는 등쪽 굽힘과 동시에 목말뼈를 뒤쪽으로 밀어 넣음과 동시에 발의 엎침을 시키면 기능적이다. 게다가 익숙해지면 목말뼈에 견인(관절사이의 신연)을 가하여 시행한다.

등쪽 굽힘 장애의 도수기법 2
아래정강종아리관절 기능이상에 대한 중재

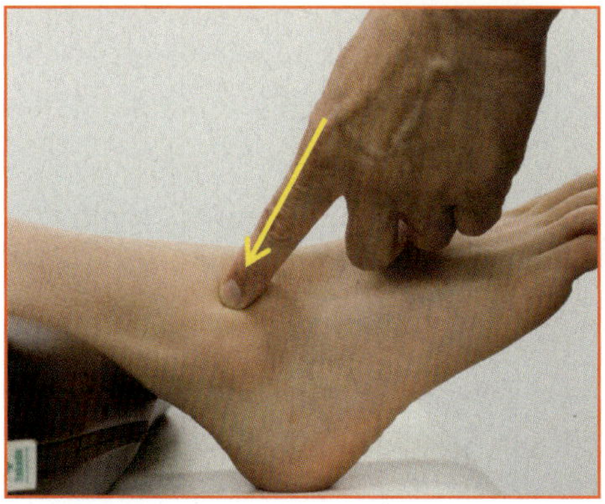

아래정강종아리관절의 위치를 촉진한다.

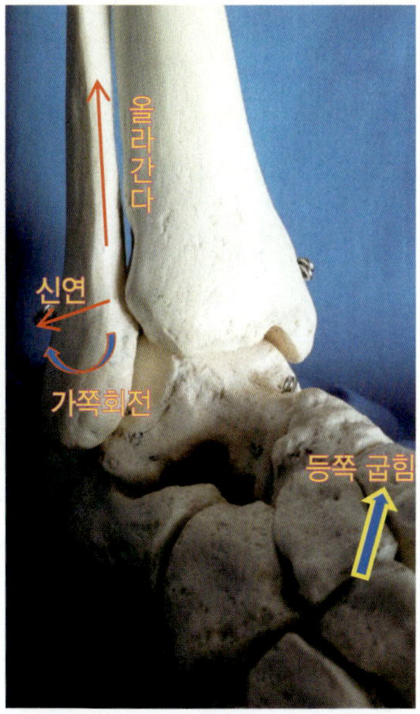

아래정강종아리관절은 인대결합이 있어
해부학적 관절이 아니다.
발목관절의 등쪽 굽힘에 동반하여
아래정강종아리관절에서는 종아리뼈의 위쪽
미끄러짐, 신연, 가쪽회전이 일어난다.

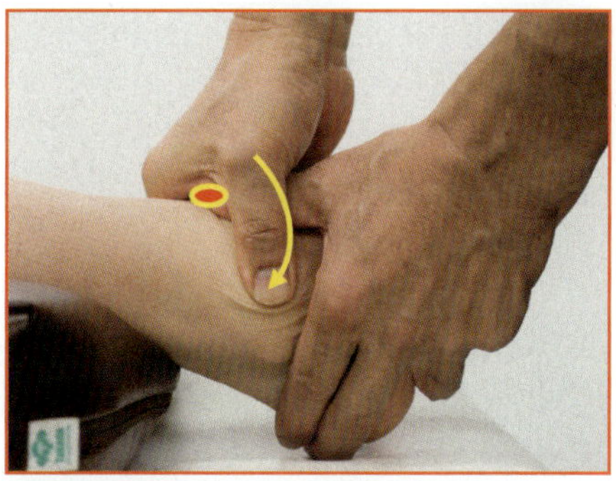

아래정강종아리관절에 신연, 종아리뼈의
가쪽회전을 가한다.

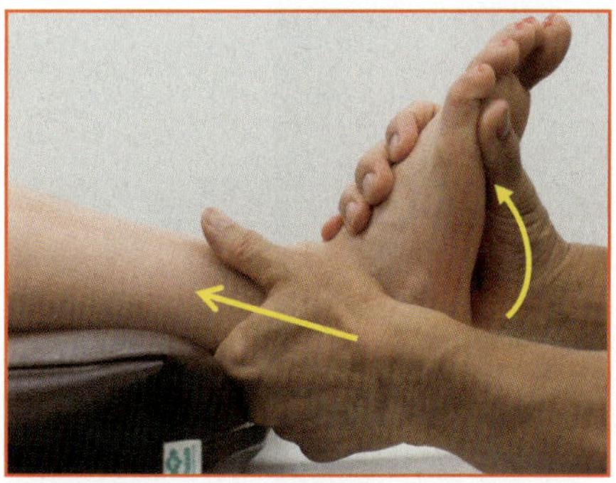

발목관절 등쪽 굽힘과 동시에 가쪽복사를 통해서
종아리뼈를 위쪽으로 밀어 올린다.

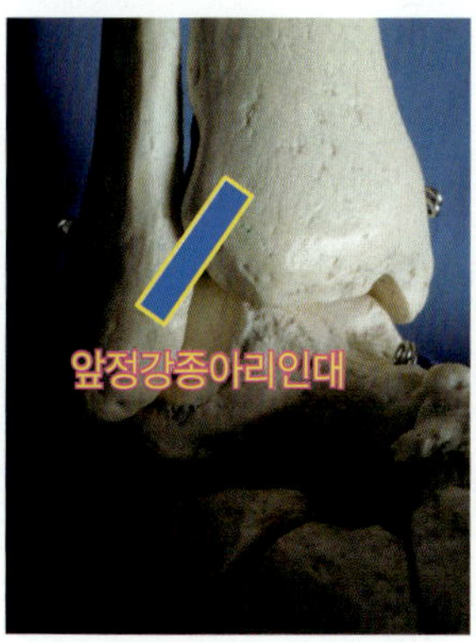

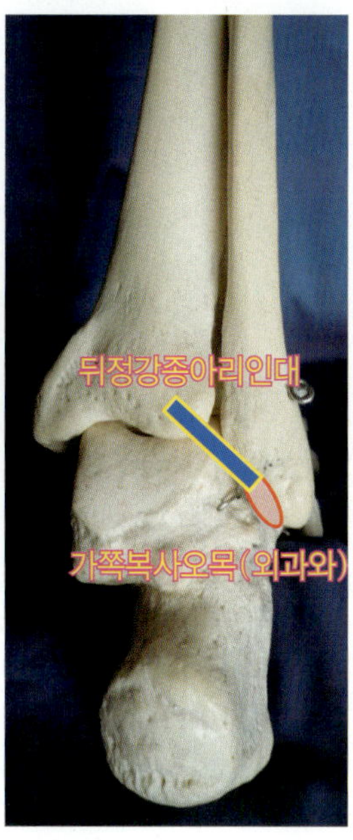

아래정강종아리관절에서의
앞뒤의 인대를 보여주고 있다.

도움말

발목관절 등쪽 굽힘 때에 아래정강종아리관절은 양 뼈 사이에서의 신연, 종아리뼈의 위쪽 이동과 가쪽회전이 일어난다. 따라서 등쪽 굽힘과 동시에 아래정강종아리관절에 위에서 서술한 도수기법을 가하면 좋다.

전문가의 길

Road to Expert

아래정강종아리관절은 인대결합에 의해서 가동성이 유지되어 있다. 아래정강종아리관절의 주위를 양 손으로 조인 상태에서 발목관절 등쪽 굽힘을 시행하면, 분명히 등쪽 굽힘 제한이 일어난다. 이것은 발목관절 등쪽 굽힘 때에 아래정강종아리관절이 벌어지는 것을 의미하고 있으며 아래정강종아리관절의 신연은 발목관절의 등쪽 굽힘에 크게 관여하고 있다는 것을 알 수 있다.

아래정강종아리관절을 신연하는 경우, 엄지손가락을 교차하여 각각 안쪽복사, 가쪽복사를 신연하는 방향으로 압박을 가하면 좋다.

등쪽 굽힘 장애의 도수기법 3 (특히, 바닥쪽 굽힘근 단축에 동반하는) 발목관절 바닥쪽 굽힘근 · 아킬레스힘줄에 대한 중재

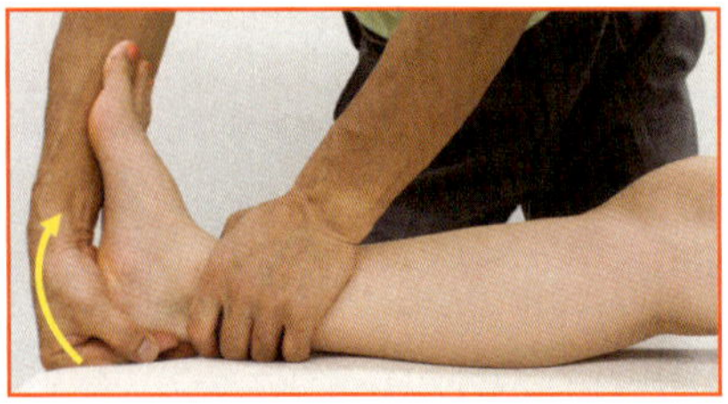

종아리 뒷면의 근육단축에 대해서 장딴지근의 신장을 시행한다(무릎관절은 폄 위치).

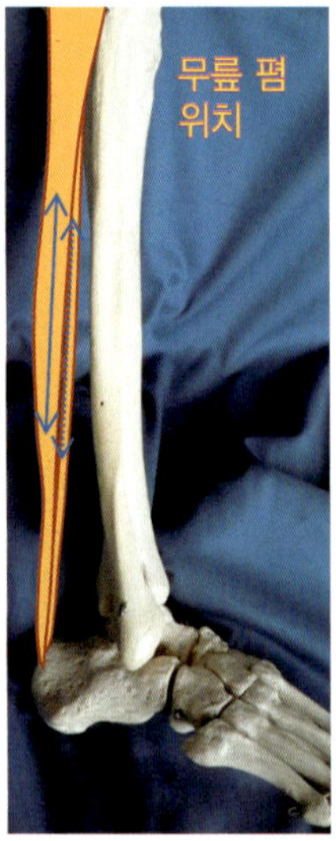

발목관절 등쪽 굽힘 장애에서는 장딴지근과 가자미근의 어느 것인가, 또는 둘다에 다축이나 신장성 저하가 관찰되는 경우가 있다.
또한, 아킬레스힘줄의 신장성 저하가 등쪽 굽힘 제한의 요인이 되는 경우가 있다.

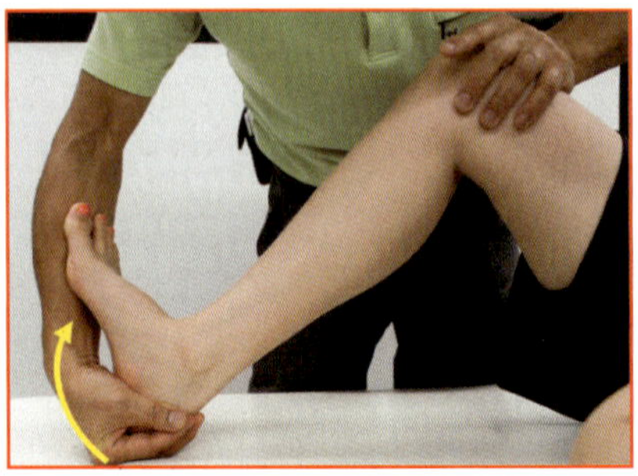

그리고 무릎 굽힘 위치에서 가자미근의 신장을 시행한다.

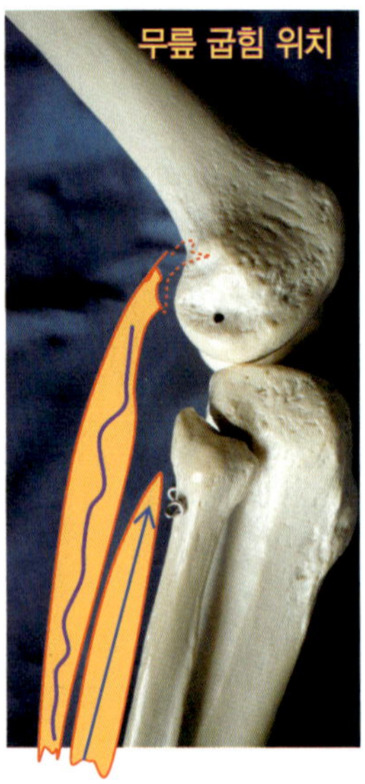

무릎 굽힘위치에서 장딴지근을 이완시켜 가자미근만의 신장을 가한다.
무릎관절 폄 때에는 장딴지근이 주로 신장된다.

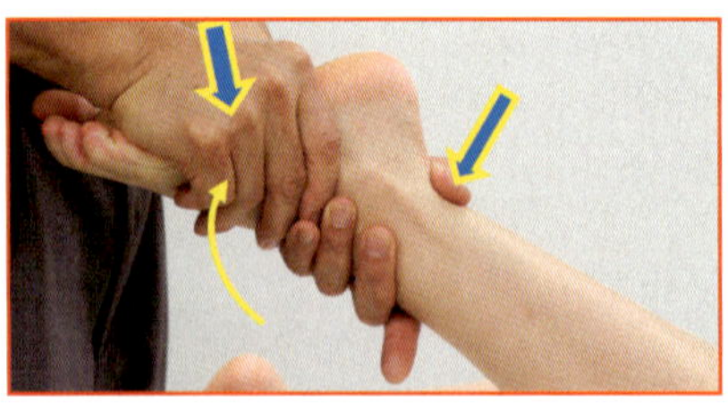

발목관절의 바닥쪽 굽힘을 시행시키고 등척성 수축을 유지하면서 치료사는 아킬레스힘줄에 직접 신장을 가한다.

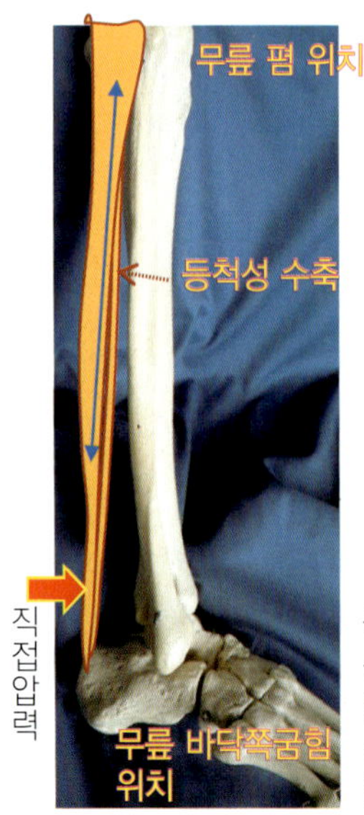

근육을 등척성 수축의 상태에서 힘줄부분에 압박을 가하면 힘줄의 신장을 기대할 수 있다.

도움말

발목관절 등쪽 굽힘의 제한요인에 종아리세갈래근이나 아킬레스힘줄의 단축 또는 신장성 저하를 생각할 수 있다.

가자미근, 또는 장딴지근을 분리하여 각각에 신장(SS, DS, HRS)을 가할 필요가 있다.

필요에 따라서 아킬레스힘줄에 신장을 시행하는 경우가 있다(그림 참조).

전문가의 길
Road to Expert

발목관절의 등쪽 굽힘에는 근육성의 것이 있으며 가자미근 또는 장딴지근의 양자를 분리하여 확인하고 필요에 따라서 근육에 신장을 가한다.

근육수축이 없는 상태에서의 신장은 주로 근육 · 근막의 신장을 기대할 수 있고, 한편 근육을 수축한 상태(등척성 수축)에서 신장, 또는 힘줄 위에 직접압력을 가하면 주로 힘줄의 신장을 기해할 수 있다.

등쪽 굽힘 제한의 도수기법 4
위정강종아리관절 기능이상에 대한 중재

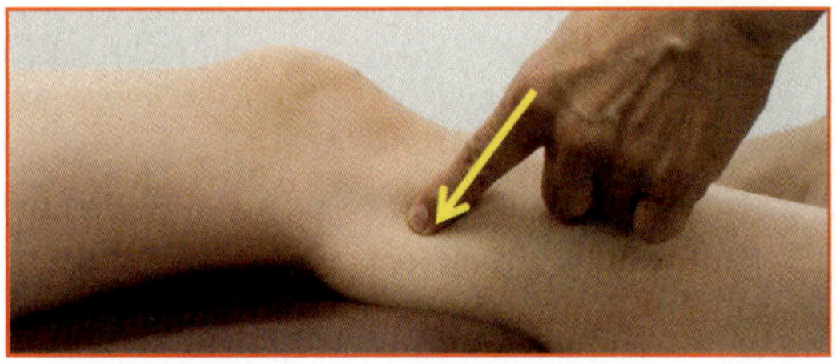

위정강종아리관절의 위치를 확인한다.

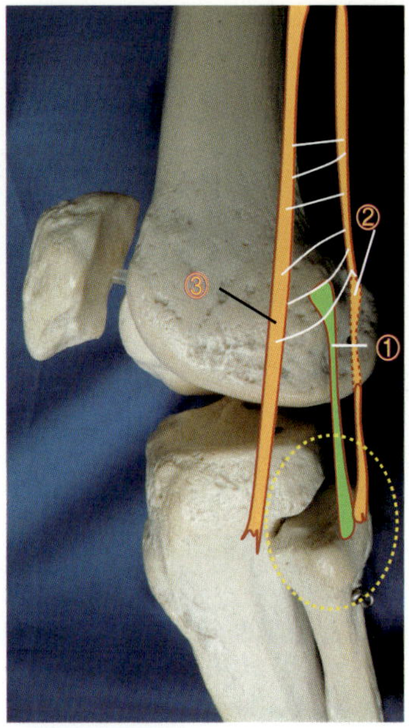

위정강종아리관절은 해부학적 관절이다(점선). 종아리뼈머리에는 ① LCL, ② 넙다리두갈래근이 부착하고 넙다리갈래근에는 ③ 엉덩정강근막띠가 섬유성 연결을 하고 있기 때문에 엉덩정강근막띠의 단축은 위정강종아리관절의 가동성을 저하시키게 된다. 넙다리두갈래근이나 엉덩정강근막띠를 포함한 다면적인 파악방법이 필요하다는 것을 이해한다. 다양한 요인으로부터 발목관절의 등쪽 굽힘 제한이 발생한다는 것을 이해하여야 한다.

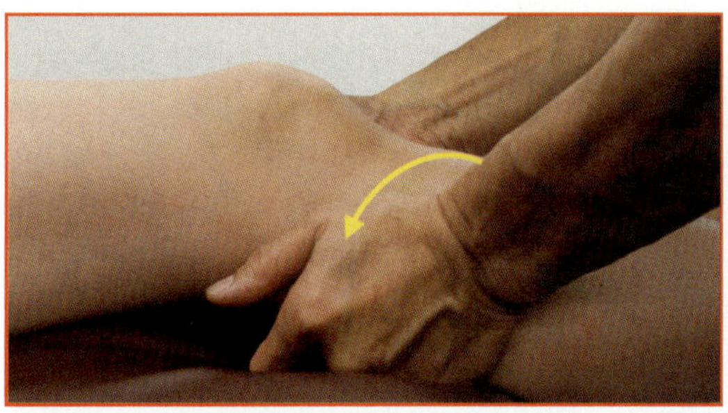

한쪽의 손으로 정강뼈를 안정시키고 다른 쪽 손으로 종아리뼈머리를 바깥쪽 · 뒤쪽으로 미끄러지게 한다.

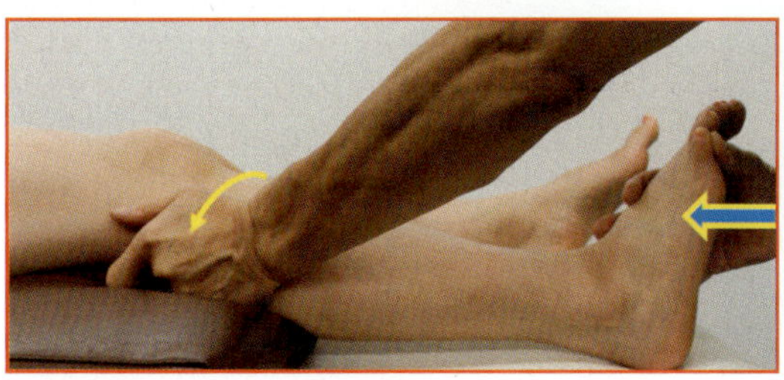

발목관절을 등쪽 굽힘 · 바닥쪽 굽힘을 시키면서 마찬가지의 기법을 시행한다.

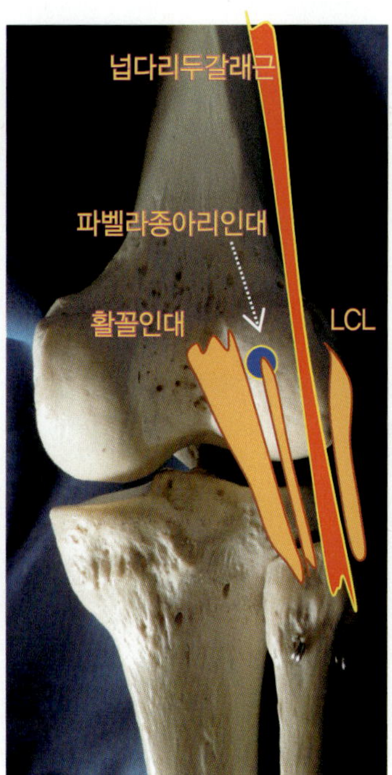

위정강종아리관절의 움직임에 간접적 영향을 미친다고 생각되는 근육과 인대를 보여주고 있다. 특히, 종아리뼈머리에 관여하는 근육과 인대에 주목한다.

도움말

발목관절 등쪽 굽힘 때에 위정강종아리관절은 해부학적 관절로서의 움직임이 일어나고 있다. 이 부위의 운동제한은 발목관절 등쪽 굽힘 장애를 초래할 가능성이 있고 건강한 쪽과의 비교에서부터 제한방향을 판단한다.

위정강종아리관절을 자신의 손으로 고정한 상태에서 발목관절의 등쪽 굽힘을 하면 등쪽 굽힘이 제한되어 있다는 것을 알 수 있다.

또한 강제적으로 등쪽 굽힘을 시행하면 종아리뼈가 움직이기 시작한다는 것도 이해할 수 있다.

전문가의 길

Road to Expert

위정강종아리관절은 발목관절의 등쪽 굽힘에 있어서 중요한 부위라 할 수 있고 근육이나 인대의 단축 · 신장성 저하는 등쪽 굽힘 제한을 초래한다. 또한 넙다리두갈래근이 비스듬한 방향에서부터 진입하기 때문에 근육단축은 종아리뼈머리를 몸쪽으로 끌어올리게 된다. 근육의 단축을 조사하여 필요에 따른 신장과 발목관절의 수동적 등쪽 굽힘 · 바닥쪽 굽힘 때에 위정강종아리관절의 움직임(종아리뼈머리로 본다)을 유도하는 것이 중요하다.

등쪽 굽힘 장애의 도수기법 5(특히, 굽힘근지지띠의 단축에 동반하는) 굽힘근지지띠 기능이상에 대한 중재

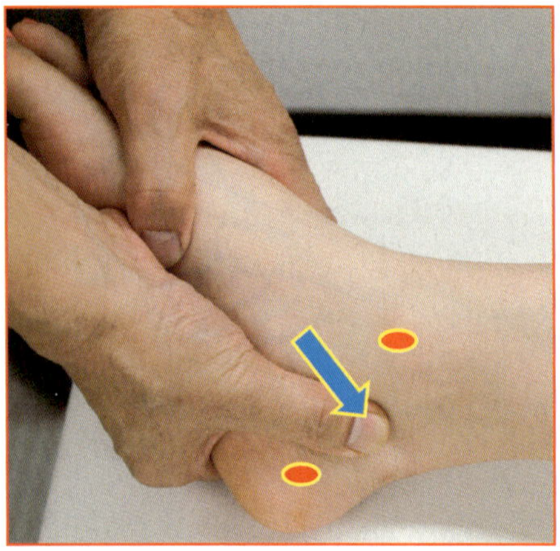

굽힘근지지띠의 딱딱함을 확인하고
굽힘근지지띠 그 자체를 압박한다.

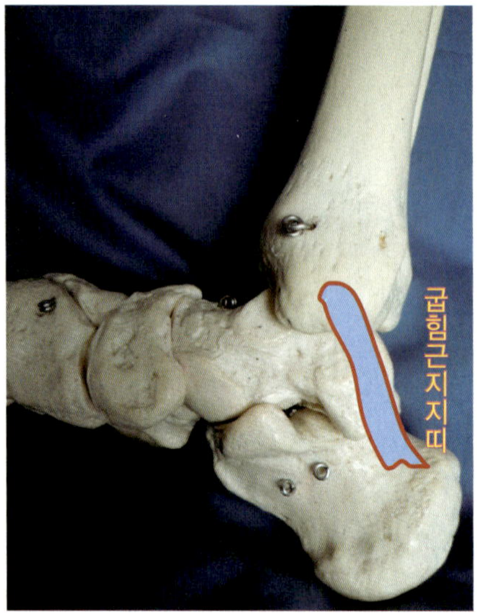

안쪽복사와 발꿈치뼈 사이에 굽힘근지지띠가
있어 그 안(발목굴)을 뒤정강근,
긴손가락굽힘근, 긴엄지굽힘근이 뻗는다.

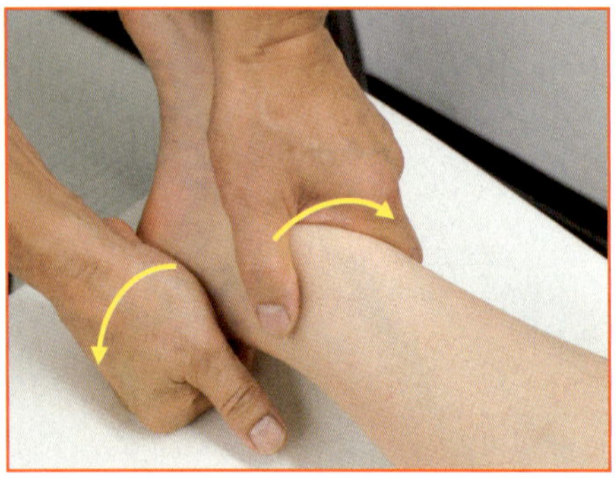

안쪽복사 · 발꿈치뼈 사이에서 발꿈치뼈의 가동성을
확보하기 위해 발꿈치뼈를 외번 방향으로 미끄러지게
한다. 이것은 굽힘근지지띠를 신장하게 된다.

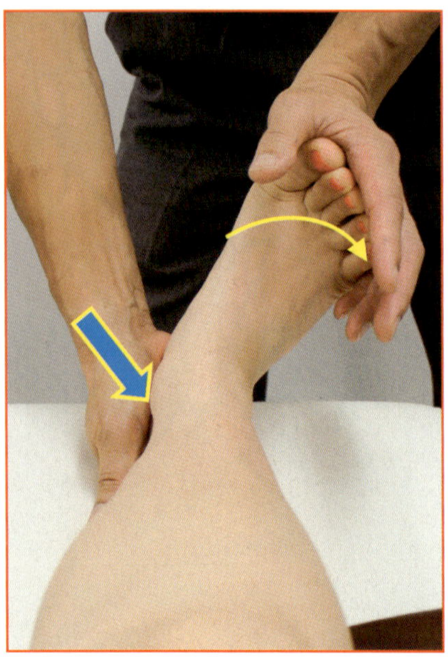

발꿈치뼈를 외번방향으로 유지하면서
굽힘근지지띠에 대해서 직접압력 · 신장을
가한다.

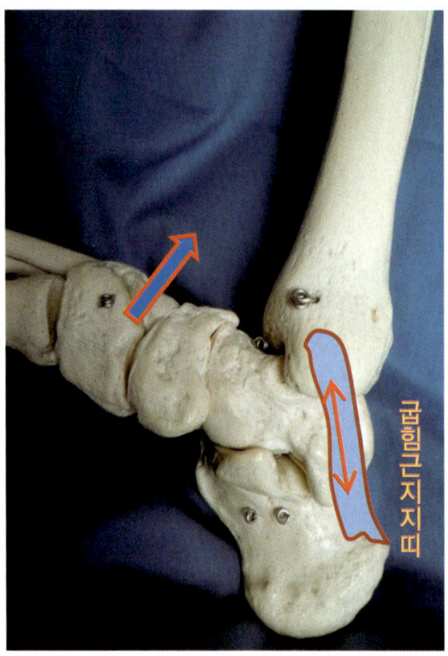

발목관절 등쪽 굽힘 때, 목말뼈는 뒤쪽으로
미끄러지지만, 결과적으로 굽힘근지지띠는
신장된다. 굽힘근지지띠의 단축은 발목관절의
등쪽 굽힘 제한을 초래하게 된다.

도움말

등쪽 굽힘 때에 안쪽복사와 발꿈치뼈 사이에 있는 굽힘근지지띠는 신장된다. 안쪽복사–발꿈치뼈 사이에서의 발꿈치뼈의 엎침(발꿈치뼈 외번)을 시행하고 거듭 굽힘근지지띠에 직접압력을 가함으로써 굽힘근지지띠의 긴장완화를 기대할 수 있다.

필요에 따라서 발꿈치뼈를 말초로 견인하는 경우가 있다.

전문가의 길

Road to Expert

발의 굽힘근지지띠는 안쪽복사와 발꿈치뼈 사이에 있고 종아리근막에 의해서 보강된 강인한 섬유구조를 하고 있다. 종아리근막의 긴장은 굽힘근지지띠에 신장성의 저하를 초래한다. 발목관절 등쪽 굽힘 때 안쪽복사와 발꿈치뼈 사이에 있는 굽힘근지지띠는 신장된다. 굽힘근지지띠의 단축이나 신장성 저하는 발목관절에 등쪽 굽힘 제한을 초래하는 것을 생각할 수 있다.

염좌 후유증의 도수기법 1(특히, 근력저하에 동반하는) 긴종아리근에 대한 중재

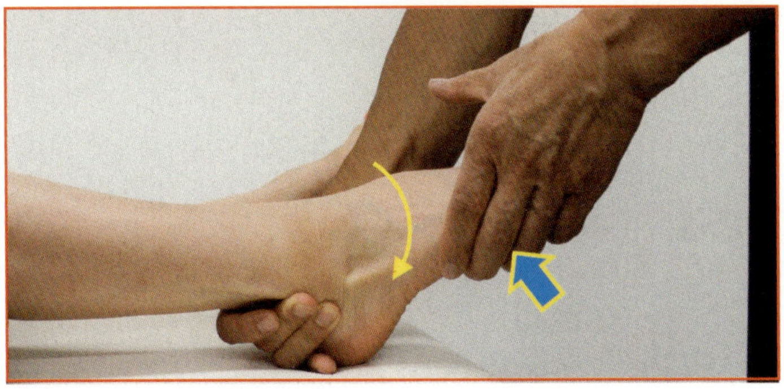

긴종아리근의 근력을 확인한다.

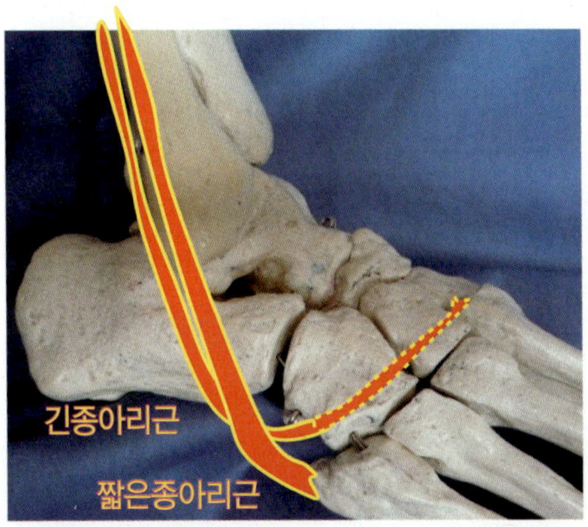

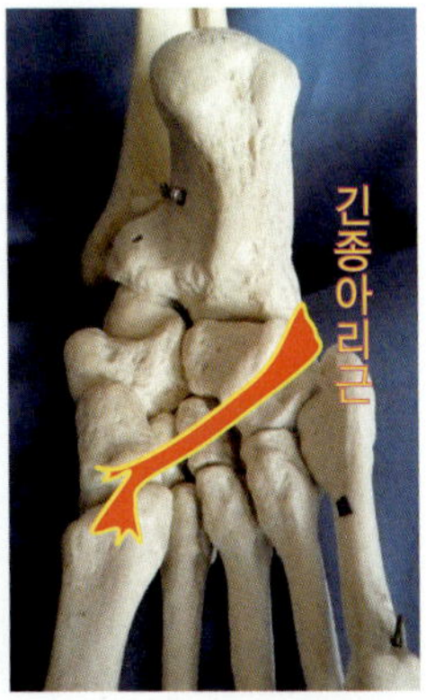

긴종아리근, 짧은종아리근이 뻗는 것을 보여주고 있다.
긴종아리근은 입방뼈의 아래쪽(긴종아리근힘줄고랑)을 통과하여 발바닥에 들어가고 안쪽쐐기뼈와 제1발허리뼈 바닥에 부착한다. 오른쪽 그림은 긴종아리근을 발바닥에서부터 본 것이다.

강화법
발목관절의 바닥쪽 굽힘 · 외번의 능동운동을 이해시킨다.
치료사의 손을 사용해서 또는 Thera-Band로 이 운동을 반복한다.

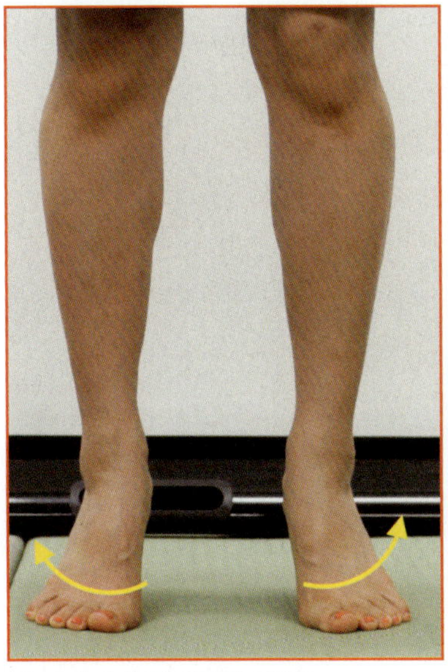

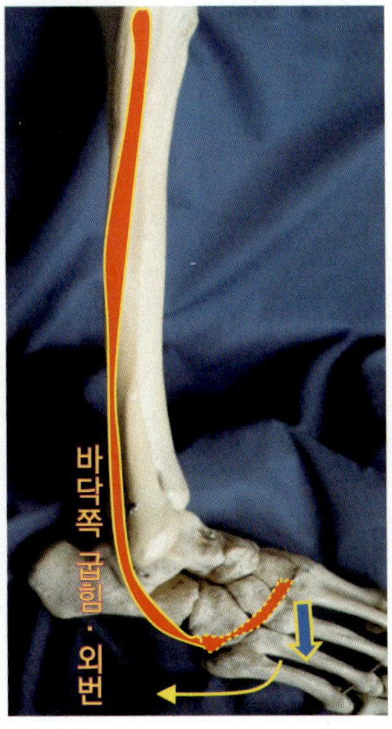

선 자세에서 발목관절 외번을 유지하면서 바닥쪽 굽힘(발끝서기)을 시행시킨다.

도움말

염좌의 후유증에 발목관절의 내번 가동성의 증가와 외번력의 저하가 있다. 이것은 앞목말종아리인대(전거비인대) 손상에 의한 불안정성과 긴종아리근의 근력저하로부터 발생하고 있다.

대응책으로 발목관절 바닥쪽 굽힘 위치에서의 외번운동이 중요하고 이 운동에 관여하는 주요 근육으로서 긴종아리근을 열거할 수 있다.

전문가의 길
Road to Expert

염좌 후, 앞목말종아리인대의 지지성 저하가 현저하게 관찰되지만 그것을 보완하는 근육으로서 긴 · 짧은종아리근을 열거할 수 있다. 특히, 긴종아리근은 앞목말종아리인대가 뻗는 것을 따라가는 영역에 있어 동적 안정장치로서의 역할을 수행하고 있다. 즉, 발목관절의 자세에도 따르지만, 특히, 발목관절 바닥쪽 굽힘 때의 긴종아리근은 앞목말종아리인대가 뻗는 것과 일치하는 방향으로 뻗고 있다고 할 수 있다.

이 근육의 근력강화는 염좌의 재발 예방에 가장 중요한 역할을 담당하고 있다는 것을 이해한다.

염좌 후유증의 도수기법 2
목말뼈 기능이상에 대한 중재

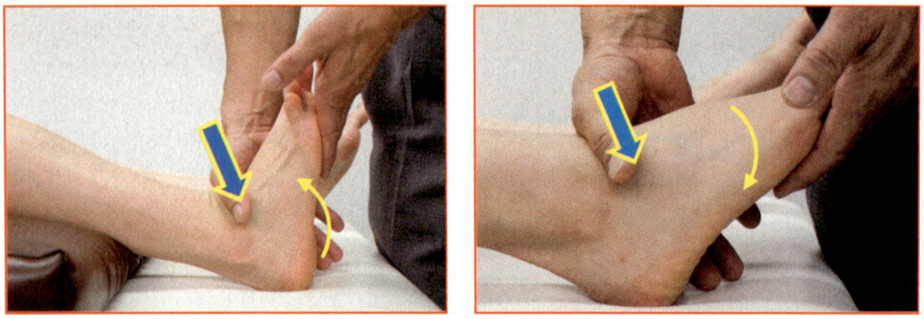

앞목말종아리인대 손상으로 일어나는 목말뼈의 앞쪽 미끄러짐에 대해서 목말뼈를 뒤쪽으로 밀어 넣으면서 등쪽 굽힘 · 바닥쪽 굽힘 능동운동을 시킨다.

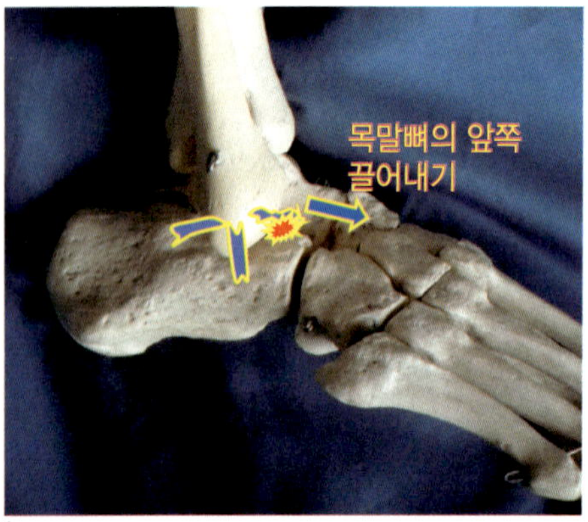

앞목말종아리인대의 손상에 의해서 목말뼈는 앞쪽으로 미끄러진다.
미끄러짐의 좌우차이를 파악해두는 것이 중요하다.

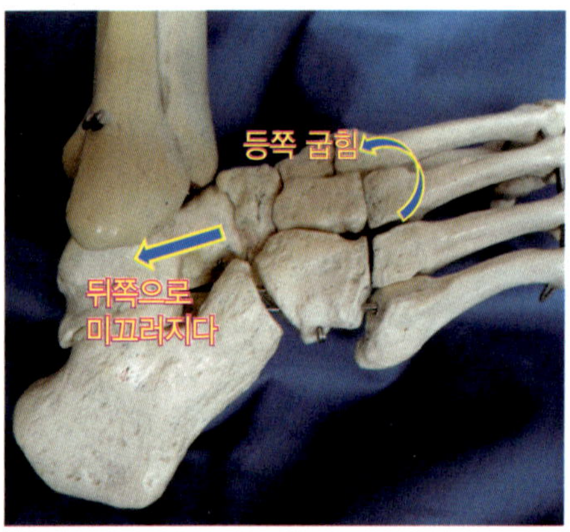

목말뼈를 뒤쪽으로 밀어 넣으면서 목말종아리관절(거퇴관절)을 안정시킨다. 그 자세를 확보한 다음에 등쪽 굽힘 · 바닥쪽 굽힘의 능동운동을 시행한다.

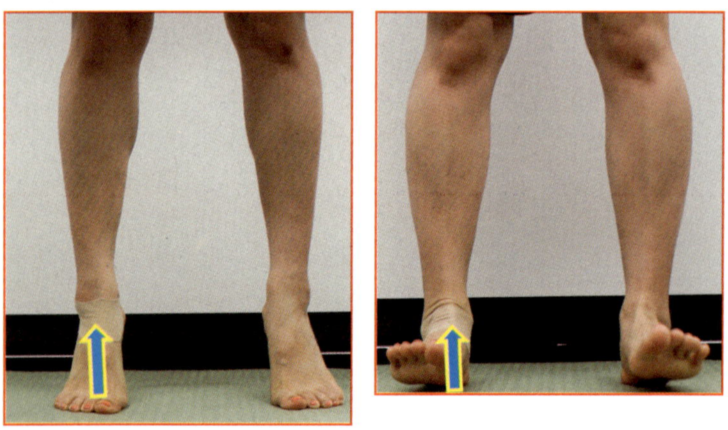

목말뼈를 뒤쪽으로 미끄러지게 한 상태에서 테이프를 감고 이 상태에서 발목관절의 등쪽 굽힘 · 바닥쪽 굽힘 능동운동을 반복한다.

도움말

염좌의 후유증에 목말뼈의 앞쪽 미끄러짐이 있다.

이것을 방지하는 의미에서 목말뼈 목 부분에 치료사의 손바닥을 대고 앞쪽 미끄러짐을 억제하면서 등쪽 굽힘 운동을 시행시킨다.

목말뼈를 뒤쪽으로 밀어 넣고 목말종아리관절의 지지면을 안정시키는 것이 근력강화를 시행하는 데 중요하다.

전문가의 길
Road to Expert

앞목말종아리인대 손상은 목말뼈의 앞쪽 미끄러짐을 일으키고 앞쪽으로 미끄러진 그대로는 발목관절의 등쪽 굽힘은 불가능하다. 게다가 부딪힘에 의한 통증을 발병하는 일이 많다. 어떻게 목말뼈를 뒤쪽으로 미끄러지게 하여 발목관절 등쪽 굽힘을 유도하는지가 치료의 요점이 된다. 일상생활에서 목말뼈가 앞쪽에 위치한 채로 방치하여 사용하고 있으면 관절사이의 부딪힘에 의해서 목말뼈의 관절연골 손상을 초래하는 경우가 있다.

염좌 후유증의 도수기법 3
아래정강종아리관절 기능이상에 대한 중재

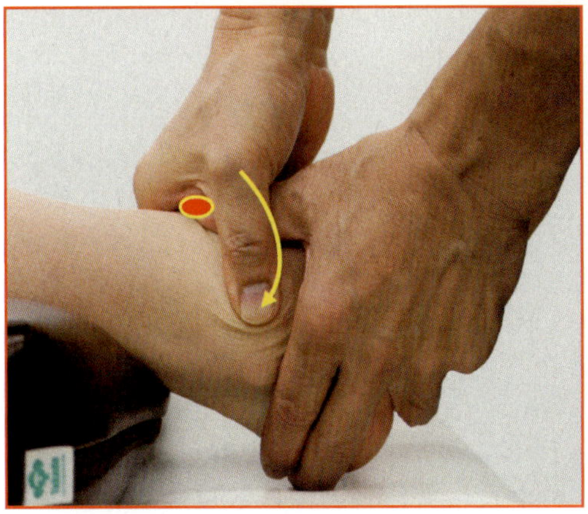

아래정강종아리관절의 움직임이 나쁜 경우, 특히, 움직임이 나쁜 방향으로 종아리뼈를 통해서 신연(distraction) 등의 움직임을 갖게 한다.

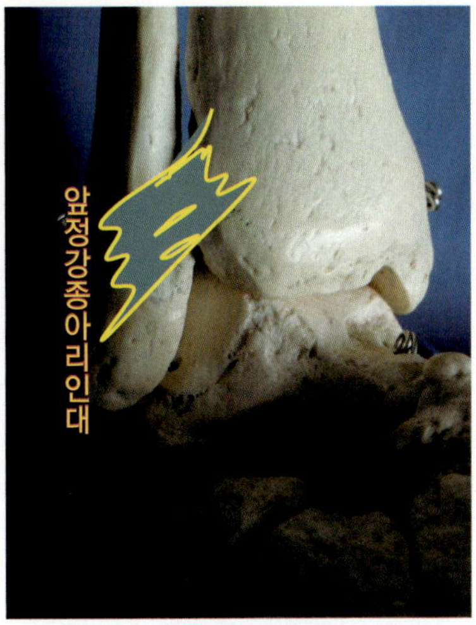

아래정강종아리관절의 통증은 앞정강종아리인대 손상에 의해서 관절의 움직임이 느슨해져 있거나(loose), 한편으로 섬유성 유착에 의해서 그 가동성이 저하하여 있거나(contracture)의 어느 것인가를 판단한다.

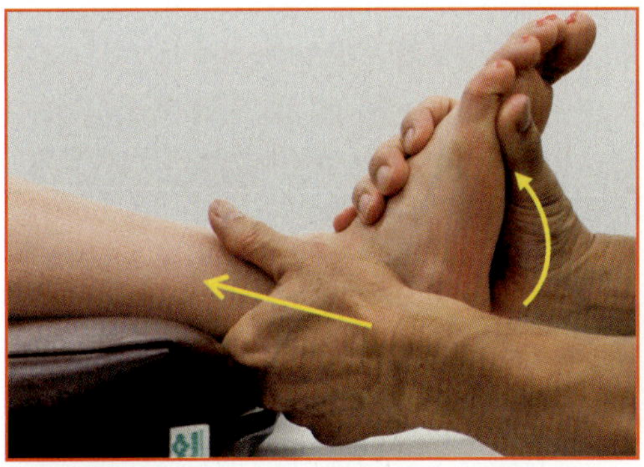

종아리뼈를 통해서 아래정강종아리관절의 정상적인 움직임을 확보한다.

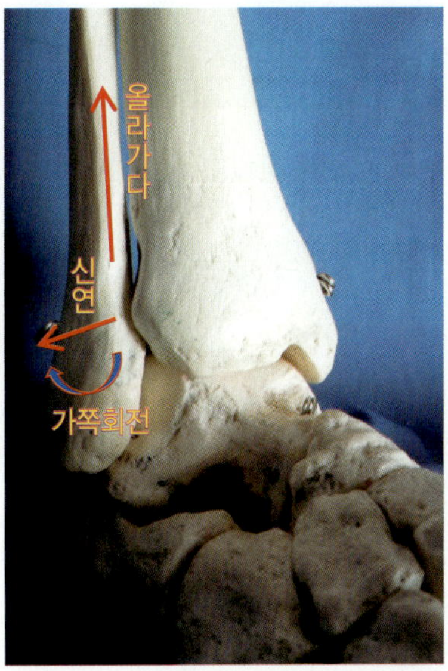

아래정강종아리관절의 가동성을 더 좋게 하기 위해 종아리뼈에 대한 도수기법을 가한다.

도움말

염좌 후유증의 대부분에 앞정강종아리인대 손상에 의한 아래정강종아리관절의 가동성 저하를 열거할 수 있다. 아래정강종아리관절은 3가지 움직임으로 구성되어 있고 어느 움직임이 제한되었는가를 조사한 다음에 필요한 도수기법을 사용한다.

전문가의 길
Road to Expert

발목관절 염좌의 평가에서 앞목말종아리인대나 발꿈치종아리인대에 주목하지만, 아래정강종아리관절을 대상으로 하는 일은 적게 발생한다고 생각된다. 난치성 사례에서는 아래정강종아리관절의 기능이상을 생각할 수 있다. 건강한 쪽과의 비교에 의해서 기능장애가 생각되는 경우는 아래정강종아리관절에 필요한 도수기법을 가하게 된다. 평소부터 건강한 사람의 아래정강종아리관절의 움직임을 확인해두면 좋다.

편평족의 도수기법 1
목말발꿈치관절에 대한 중재

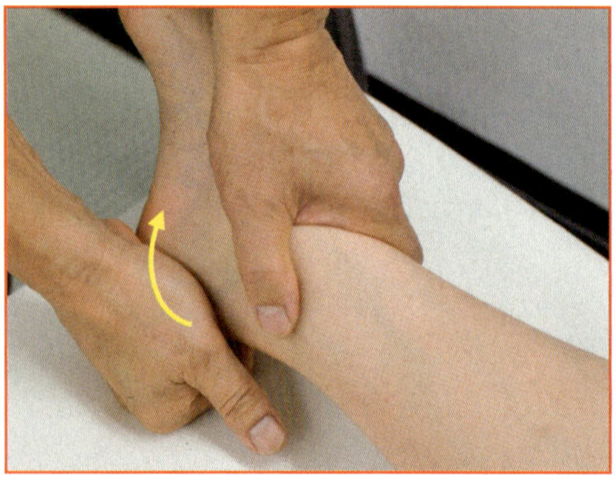

바로 누운 자세에서 발꿈치뼈의 외번 가동성을 확인하고(화살표), 도수기법은 내번을 유도한다.

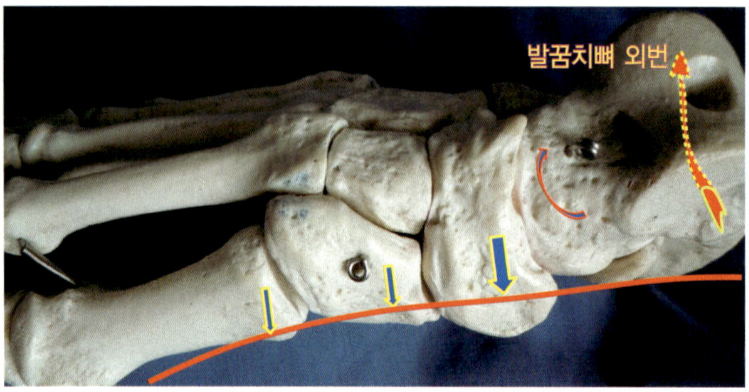

종아리–발꿈치뼈 각도는 발꿈치뼈의 기울기에 의해서 발생한다.
발꿈치뼈 외번에 의해서 발배뼈, 쐐기뼈가 가라앉아 편평족이 발생한다.

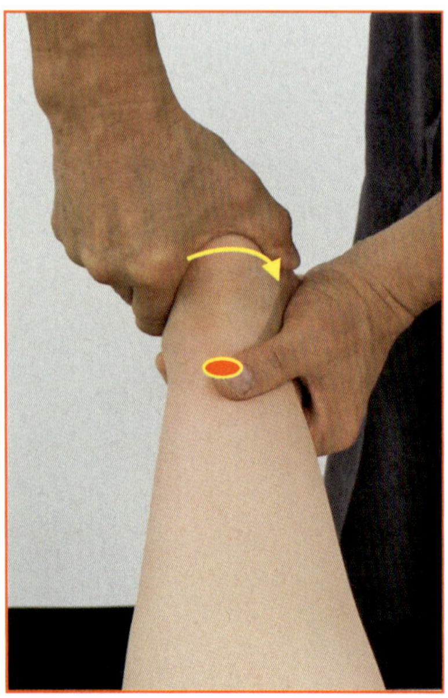

엎드려 누운 자세에서 마찬가지의 도수기법을 시행한다. 종아리를 고정하여 발꿈치뼈를 미끄러지지 않도록 잡고 천천히 내번(화살표) 방향으로 회전시킨다. 필요에 따라서 발꿈치뼈에 견인을 가한다.

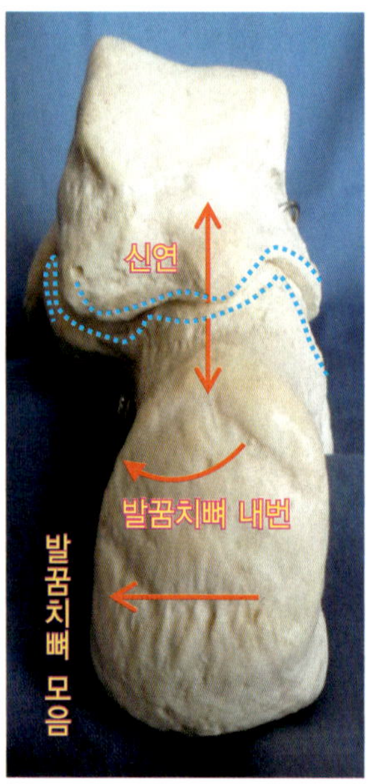

목말발꿈치관절을 뒷면에서 본 것이다. 발꿈치뼈 외번에 대해서는 발꿈치뼈를 내번 · 모음을 하고 필요에 따라서 목말뼈 · 발꿈치뼈 사이를 신연시킨다. 구체적으로는 목말뼈를 잡고 발꿈치뼈를 아래쪽으로 끌어 내린다.

도움말

편평족에는 발꿈치뼈의 외번(모음)이 인지된다. 따라서 목말발꿈치관절에 대해서 발꿈치뼈의 내번 유도를 시행한다. 또한 목말발꿈치관절의 세 가지 움직임(발꿈치뼈의 모음 · 벌림, 엎침 · 뒤침, 굽힘 · 폄) 중에서 특히, 제한되어 있는 움직임에 대해서 유도를 시행한다.

전문가의 길
Road to Expert

편평족의 대부분은 발꿈치뼈의 외번(엎침)이 일어나고 있어, 종아리–발꿈치뼈 사이의 정렬을 수정하는 것이 중요하다. 비정상적인 정렬을 수정하는 방법으로서 목말발꿈치관절에 대한 접근법이 중요하다. 물론, 발바닥판을 사용하는 것도 효과적이라 할 수 있다.

편평족에 대한 발꿈치뼈에의 접근법은 물론 이것만으로 치료할 수 있는 것은 아니다. 목말발꿈치관절의 정렬을 조정하는 가운데 후에 언급하는 근력 강화를 아울러서 시행할 필요가 있다.

편평족에 대한 도수기법 2
발배뼈에 대한 중재

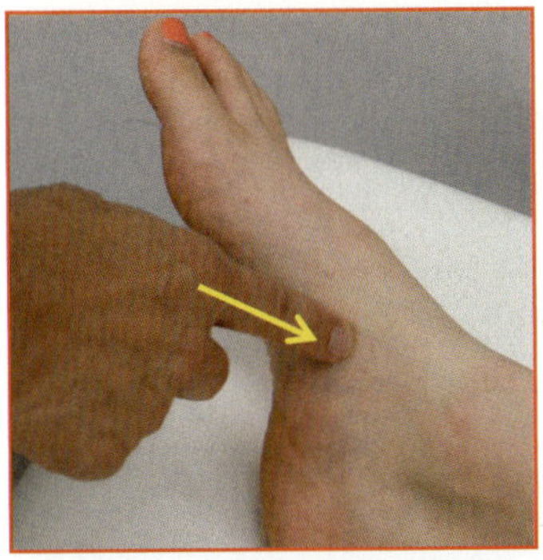

발배뼈의 위치와 가동성, 그리고 보행 때의 통증의 유무를 확인한다.

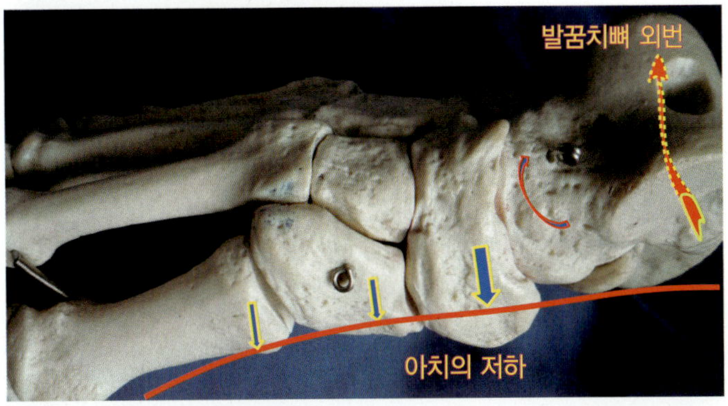

아치의 저하는 특히, 발배뼈에서 커진다.

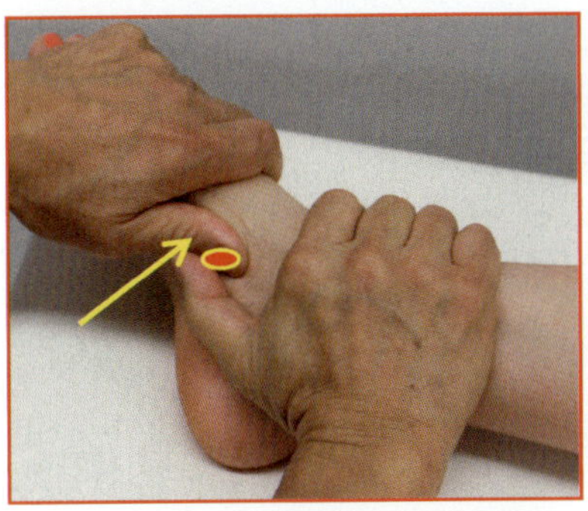

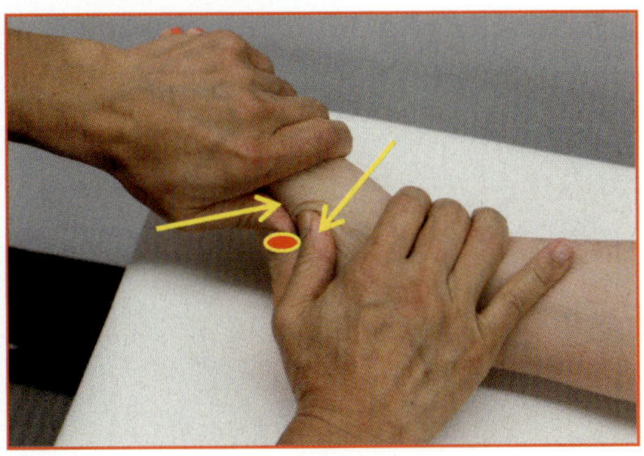

목말발배관절, 또는 안쪽쐐기발배관절에 통증이 있으면 도수기법을 가한다.

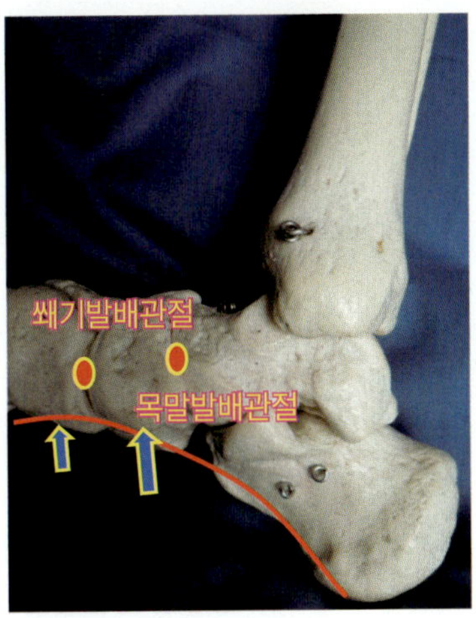

발배뼈, 또는 안쪽쐐기뼈를 발등 방향으로 향해서 밀어 올린다.

도움말

편평족은 발배뼈 아래쪽으로의 "가라앉음"이 인지된다. 물론 이것은 결과이지 원인은 아니다. 여기서는 대증요법으로서의 처치를 소개하고 있다. 방법은 목말발배관절과 제1발배쐐기관절에 대해서 그 구축의 제거 또는 가동성의 확보를 목적으로 도수기법을 시행한다.

전문가의 길
Road to Expert

편평족에서는 발배뼈의 "가라앉음"이 관찰되고 이 자세에서의 목말발배관절의 경직(오래된 사례에서 딱딱해져 있는 상태)의 유무, 또는 이완의 유무를 확인한다.

뒤정강근은 먼저 발배뼈 거친면에 부착하기 때문에 뒤정강근의 강화는 발배뼈의 "가라앉음"을 예방하는 것을 기대할 수 있어 이 접근법도 필요하다.

편평족의 도수기법 3 (특히, 근력저하를 동반하는) 긴종아리근 · 뒤정강근에 대한 중재

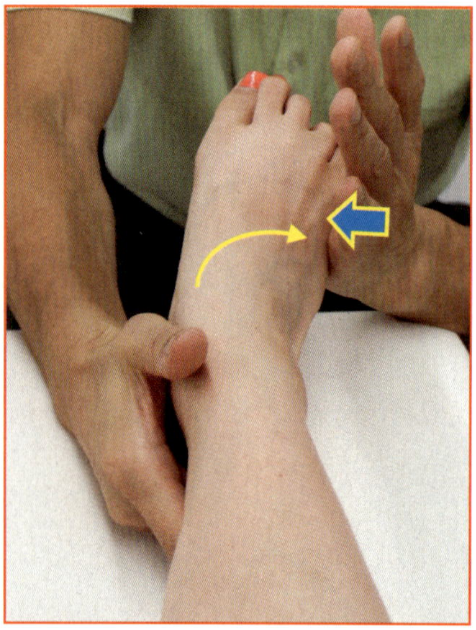

긴종아리근의 MMT를 시행하고 필요에 따라서 근력강화를 시행한다.

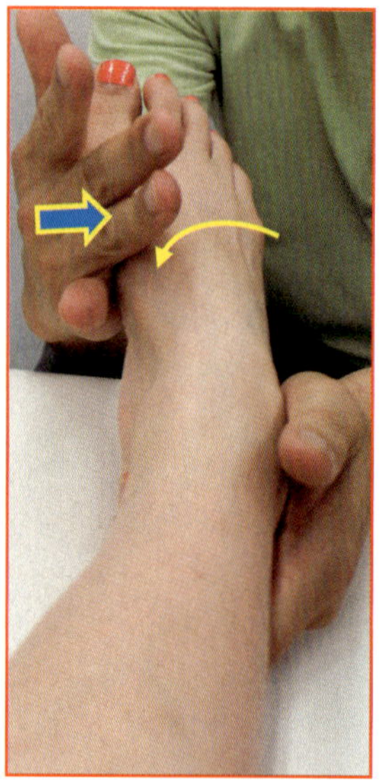

뒤정강근의 MMT를 시행하고 필요에 따라서 근력강화를 시행한다.

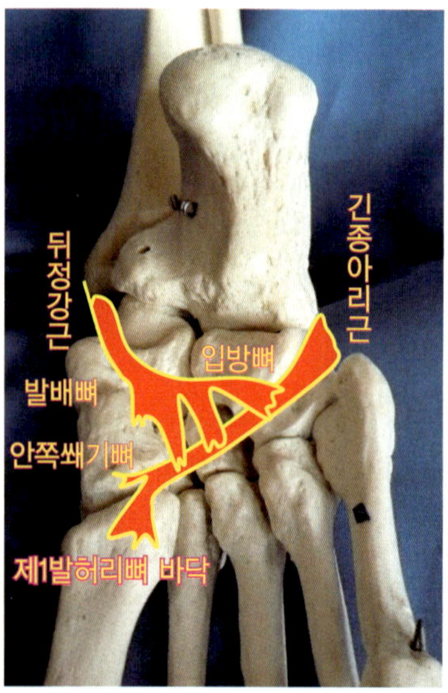

긴종아리근과 뒤정강근은 발바닥에서 교차하고 있으며 결과로서 양 근육의 작용에 의해서 발목뼈 수준을 죄어서(긴장시켜서) 아치를 높일 수 있거나 또는 유지할 수 있다.

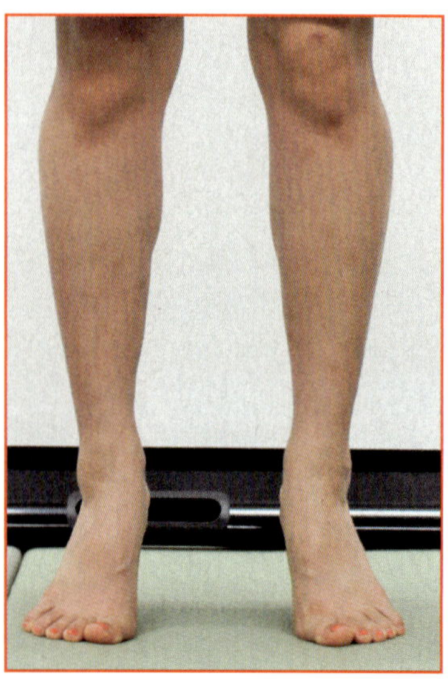

발목관절의 바닥쪽 굽힘 때에 외번운동을 시행시킨다. 선 자세에서 발끝서기는 아치의 유지 · 개선에 효과적이다.

도움말

발목뼈 수준에서의 가로 · 세로 아치에는 긴종아리근과 뒤정강근의 수축이 필요하다. 따라서 양 근육의 근력을 확인한 다음에 약하다고 생각되는 근육에 대해서 근력강화를 시행한다.

전문가의 길

Road to Expert

아치의 유지에는 뼈 구조, 인대의 작용, 근력 등이 관계된다. 특히, 근육으로서 중요한 것에 뒤정강근과 긴종아리근을 열거할 수 있다. 양 힘줄은 해부학적으로 발바닥에서 교차하고 있고(왼쪽 그림) 양자를 서로 당김으로써(근력을 강화함으로써) 아치는 끌어올려지게 된다.

엄지발가락가쪽휨의 도수기법 1
발허리뼈(CM관절)에 대한 중재

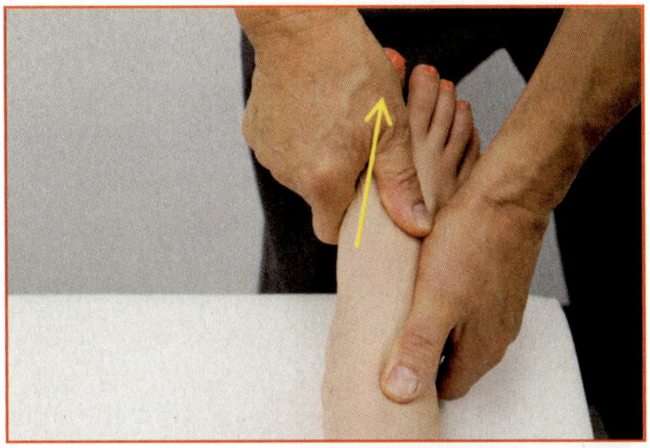

제1발허리뼈는 내번 · 뒤침을 하기 위해 우선은 장축견인과 동시에 외번을 시행한다.

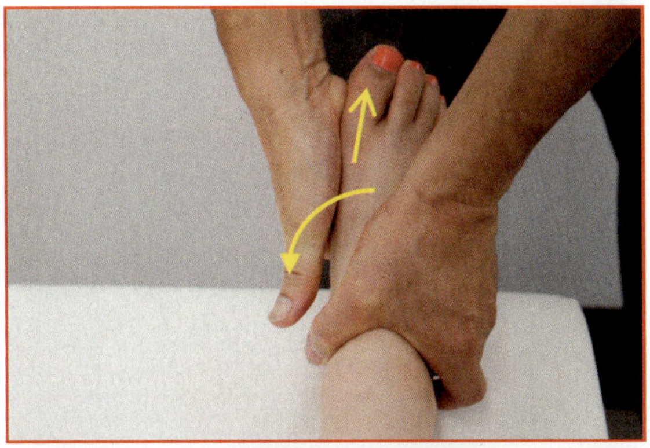

제1발허리뼈는 내번 · 뒤침을 하기 위해 엎침 방향(화살표)으로의 가동성을 갖게 한다.

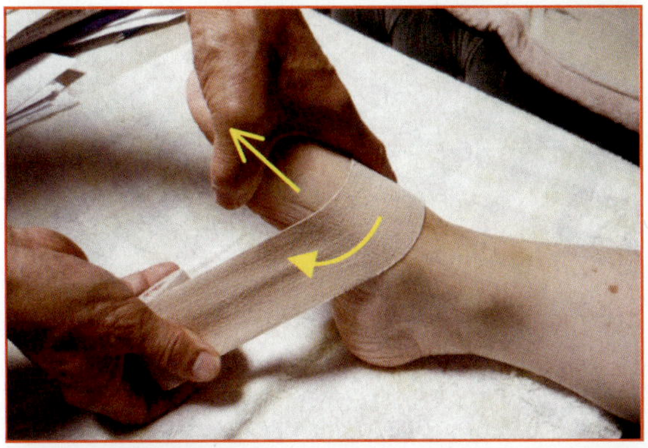

제1발허리뼈의 뒤침을 제한하기 위해 엎침 방향으로 테이프를 붙이고 보행을 시킨다.

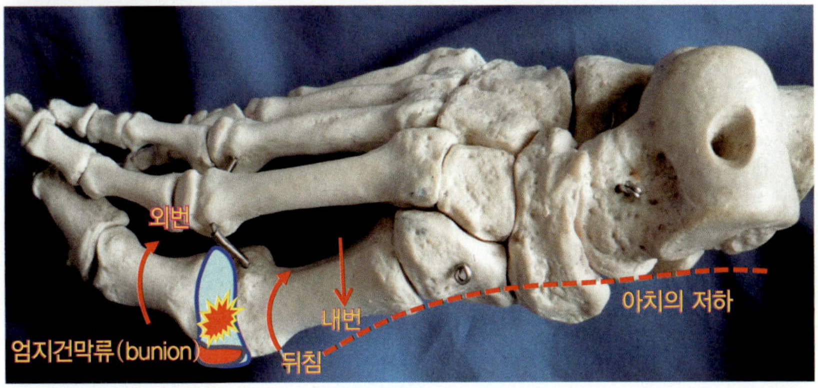

아치의 저하 등이 유발요인이 되어 제1발허리뼈는 내번 · 뒤침을 하고 근육의 균형으로부터 제1첫마디뼈는 외번한다.
MP관절의 안쪽 면에 통증이 발병하기 때문에(엄지건막류) 기본적으로는 발꿈치뼈, 발배뼈, 안쪽쐐기뼈, 제1발어리뼈 등을 포함한 정렬의 수정이나 관절의 가동성 확보가 중요하다.

도움말

엄지발가락가쪽휨(외번무지, hallux valgus)을 발생시키는 원인으로서 편평족을 열거할 수 있다. 일반적으로 엄지발가락가쪽휨은 제1발허리뼈의 내번 · 뒤침이 일어나서 첫마디뼈가 외번하는 현상을 말한다. 안쪽쐐기뼈와 제1발허리뼈 사이의 관절(CM관절)에서 발허리뼈의 엎침 방향으로의 회전을 시행하여 정상적인 가동성을 끌어낼 필요가 있다.

물론 발바닥판 등의 사용도 효과적이라 할 수 있다.

전문가의 길

Road to Expert

엄지발가락가쪽휨은 다리를 포함한 발 전체의 정렬이상의 결과로부터 일어난 것이라 파악해야 한다. 즉, 골반에서부터 엉덩관절, 무릎관절과 종아리를 포함하여 다리 전체를 관찰하는 것이 중요하다. 그 다음에 종아리부분에서부터 발꿈치뼈, 발에 이르는 구조를 파악하면서 치료를 진행시키는 것이 중요하다 할 수 있다.

엄지발가락가쪽휨의 도수기법 2
발허리발가락사이관절(중족지절간관절)(MP)에 대한 중재

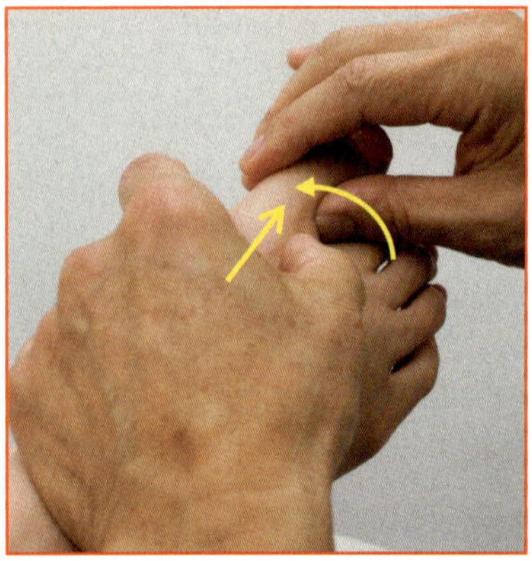

MP관절에 대해서 첫마디뼈를 벌림 방향으로 미끄러지게 한다. 제한이 있는 방향에 대해서 통증을 동반하지 않는 범위에서 시행한다.

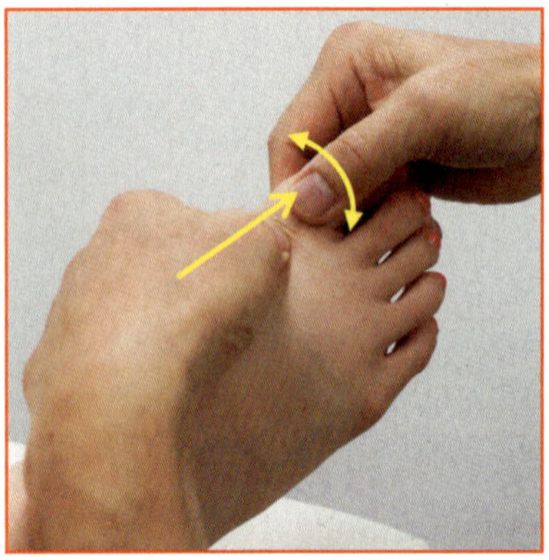

MP관절에 대해서 굽힘 · 폄 방향으로 천천히 "미끄러짐"을 확보할 목적으로 시행한다.

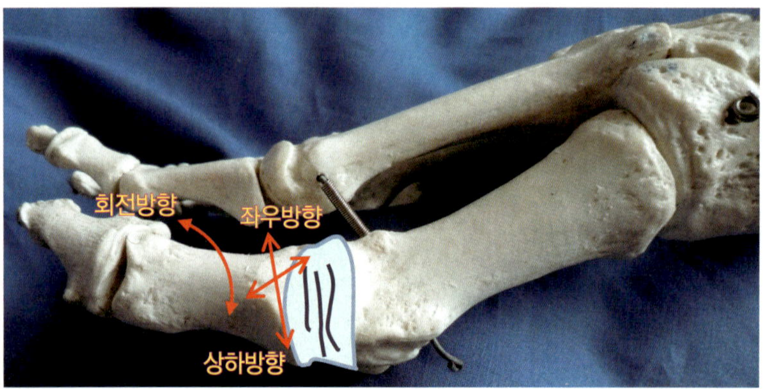

대증요법으로서 MP관절에 대해서 좌우방향(모음 · 벌림), 상하방향(굽힘 · 폄), 회전방향(안쪽회전 · 가쪽회전)으로 정상적인 가동범위를 확보한다. 필요에 따라서 견인을 가하여 시행한다.

도움말

엄지발가락가쪽휨은 원인이 되는 발허리뼈의 모음 · 뒤침이 존재하기 때문에 첫마디뼈는 위반위치에서 고정되어 있게 된다.

따라서, 제1발허리뼈에 대한 첫마디뼈의 내번 가동성을 높이면서 그 가동성을 유도한다.

또한 첫마디뼈에 회전(안쪽회전 · 가쪽회전)을 가함으로써 관절주머니에 신장 자극을 가할 수 있다.

전문가의 길

Road to Expert

엄지발가락가쪽휨에서는 MP관절에서의 첫마디뼈의 외번이 일상적인 상태가 되는 것에 의한 모음 장애가 일어나고 게다가 굽힘 · 폄 · 회전의 가동성이 저하한다. 당연히 하중선을 포함한 다리 정렬에 대한 중재가 기본이지만, 국소에서의 치료중재도 필요하다.

뒤통수뼈 – 제1목뼈의 도수기법
뒤통수뼈 – 제1목뼈 가로돌기 사이의 기능이상에 대한 중재

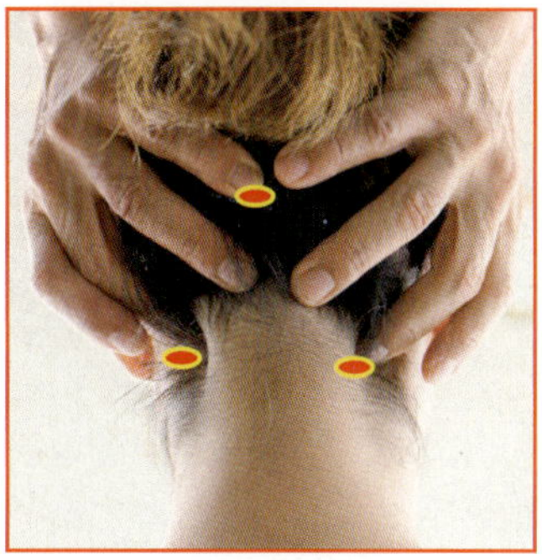

바깥뒤통수뼈융기(외후두융기)와 좌우의 제1목뼈 가로돌기를 촉진한다.

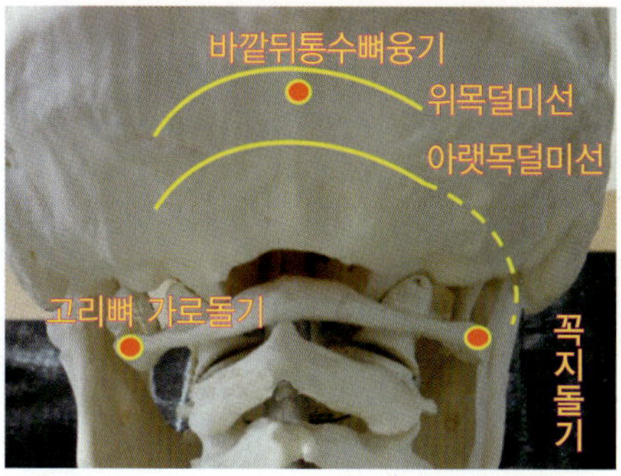

뒤통수뼈와 상위목뼈의 해부를 나타냈다.

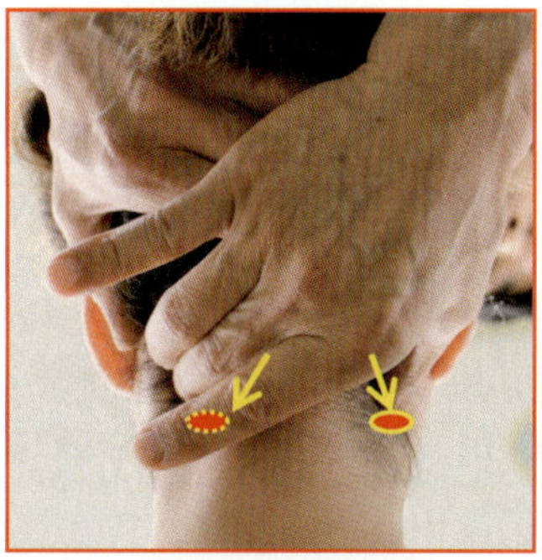

바깥뒤통수뼈융기의 양 곁에서 뒤통수뼈를 고정하고 좌우의 제1목뼈 가로돌기를 앞쪽으로 가볍게 밀어 넣는다.

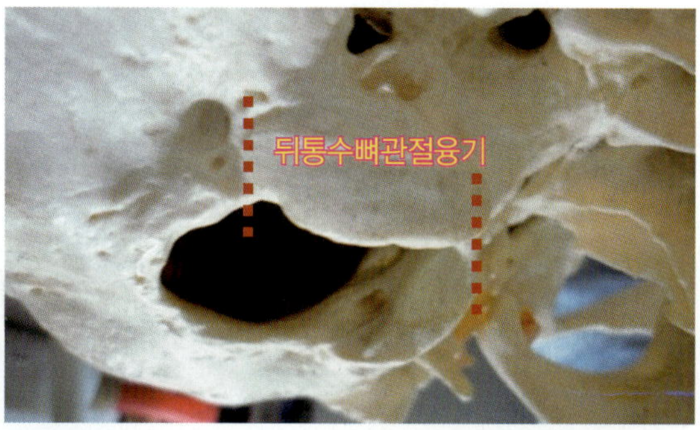

뒤통수뼈의 뒤통수뼈관절융기(후두과) 관절면의 폭을 나타냈다.

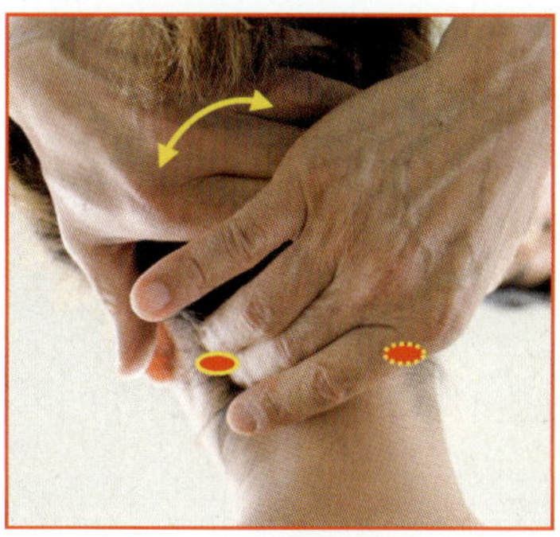

뒤통수뼈를 고정한 채로 좌우의 제1목뼈 가로돌기에 대해서 회전을 가한다.

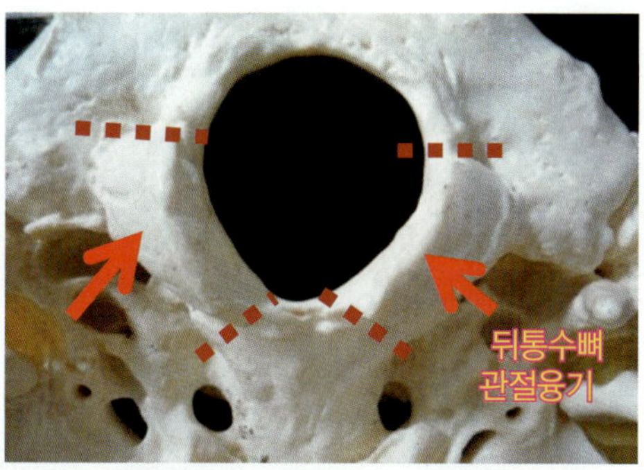

뒤통수뼈관절융기의 관절연골의 영역을 나타냈다.

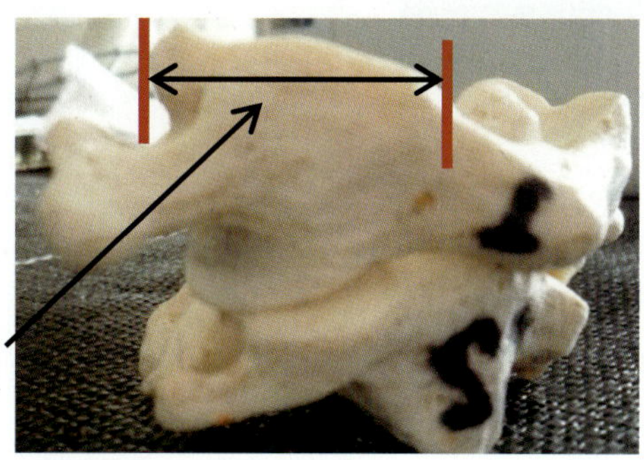

뒤통수뼈의 뒤통수뼈관절융기와 고리뼈의 위관절면이 관절을 형성한다.

도움말

뒤통수뼈와 제1목뼈 사이의 움직임 개선을 목적으로 한다. 뒤통수뼈와 제1목뼈(고리뼈) 가로돌기를 잡고 양자 사이의 가동성 확보와 작은뒤머리곧은근(소후두직근), 위머리빗근(상두사근)의 신장이 목적이 된다.

이 도수기법은 뒤통수통증, 현기증 등에 사용되지만, 도수기법 전에 반드시 "척추동맥(추골동맥) 검사"를 시행하여 이상이 없다는 것을 확인해둘 필요가 있다. 제1목뼈 가로돌기는 꼭지돌기의 약 손가락 하나 폭 바로 밑에서 뼈 융기로서 촉진할 수 있다.

전문가의 길

Road to Expert

목뼈의 도수기법을 시행함에 있어서 주의할 점은 잠재성으로 척추동맥 협착 등이 있어 중재할 때에 "현기증"이 발생한다는 것이다. 예방책으로서 "척추동맥검사"를 시행하여 현기증이나 기분의 변화[부정호소(indefinite complaint) 등]가 관찰되지 않는다는 것을 확인해둔다. 뒤통수뼈와 제1목뼈 사이에는 속 근육(inner muscle)으로서의 작은뒤머리곧은근, 위머리빗근이 있어 머리에서부터 목의 움직임을 조절하고 있다.

이 도수기법은 작은뒤머리 곧은근, 위머리빗근에 대한 신장도 포함된다.

제1 · 제2목뼈의 도수기법
제1목뼈 가로돌기 – 제2목뼈 가시돌기 사이의 기능이상에 대한 중재

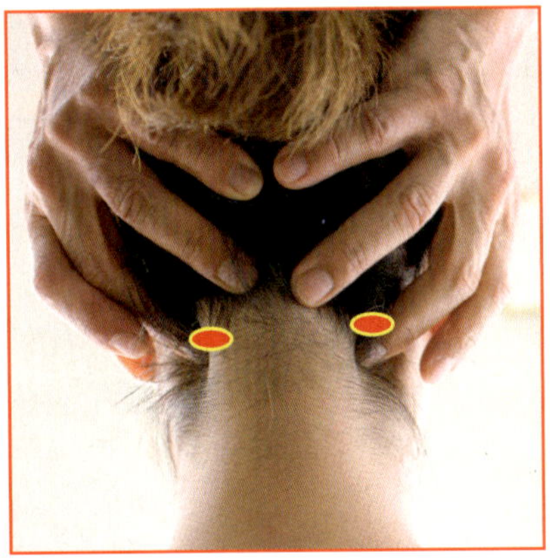
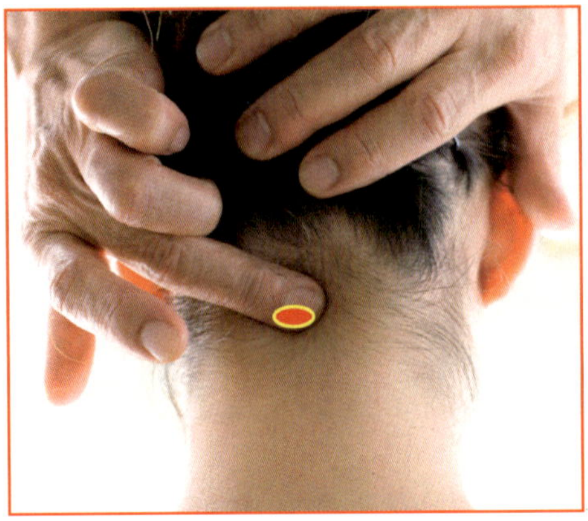

제1목뼈 가로돌기(왼쪽 그림)와 제2목뼈 가시돌기(오른쪽 그림)를 촉진한다.

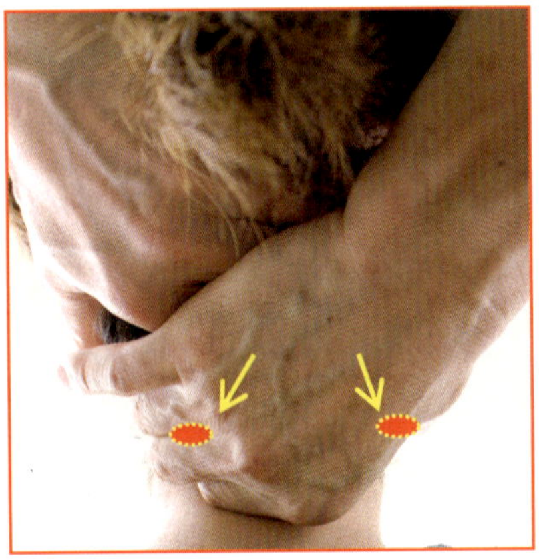

제2목뼈 가시돌기를 고정하고 제1목뼈 가로돌기를 앞쪽으로 밀어 넣는다.

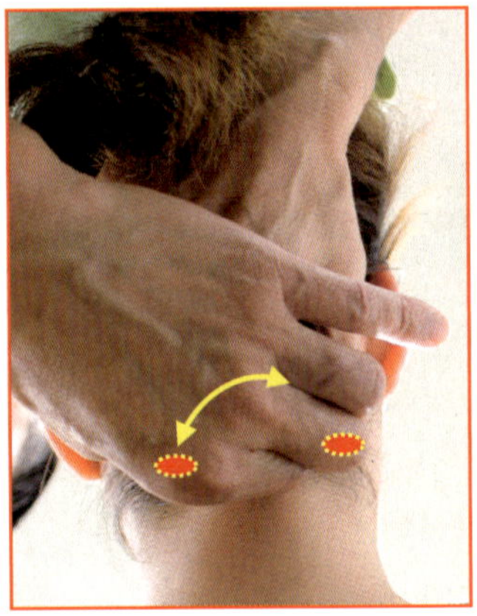

제2목뼈 가시돌기를 고정하고 제1목뼈 가로돌기에 옆굽힘과 상대적 회전을 가한다.

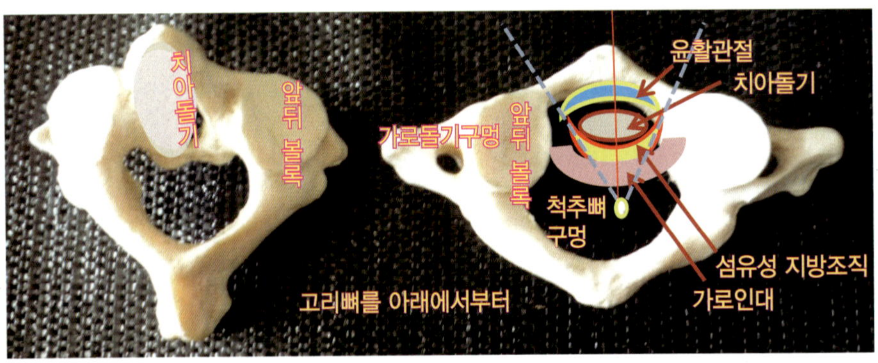

고리뼈(제1목뼈)와 중쇠뼈(제2목뼈가시) 사이에서 만드는 고리중쇠관절(환축관절)이다. 고리중쇠관절에는 정중고리중쇠관절과 가쪽고리중쇠관절이 있으며 앞에 것은 치아돌기로 구성되어 있다.

도움말

제1목뼈와 제2목뼈 사이의 가동성 확보와 아랫머리빗근의 신장을 목적으로 한다.

제1목뼈 가로돌기와 제2목뼈 가시돌기 사이를 잡을 수 있는지 어떤지가 요점이라 할 수 있다. 제2목뼈 가시돌기는 바깥뒤통수뼈융기에서부터 손가락을 아래쪽으로 미끄러지게 하였을 때에 최초로 만져지는 뼈 융기이다(제1목뼈 가시돌기는 만질 수 없기 때문에).

전문가의 길
Road to Expert

제1목뼈와 제2목뼈 사이에는 아랫머리빗근이 있어, 고리중쇠관절에서의 고리뼈의 회전에 관여하고 있다. 이 도수기법은 아랫머리빗근에 대한 신장이나 근육수축 능력의 확보가 목적이 된다.

뒤통수뼈 – 제2목뼈의 도수기법
뒤통수뼈 – 제2목뼈 가시돌기 사이의 기능이상에 대한 중재

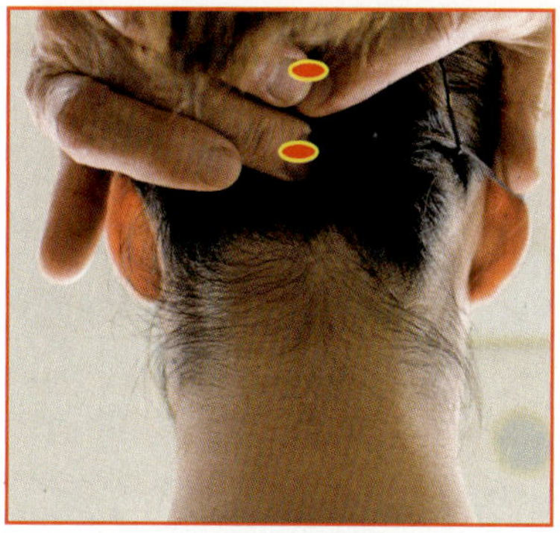

바깥뒤통수뼈융기(상부)와 제2목뼈 가시돌기(하부)를 촉진한다.

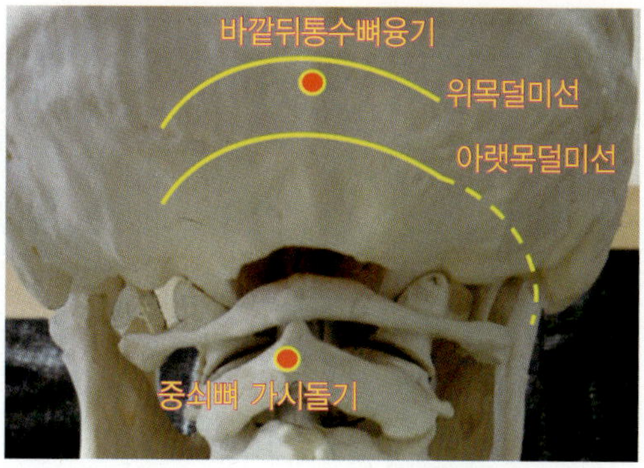

뒤통수뼈와 제2목뼈 가시돌기의 해부를 나타냈다.

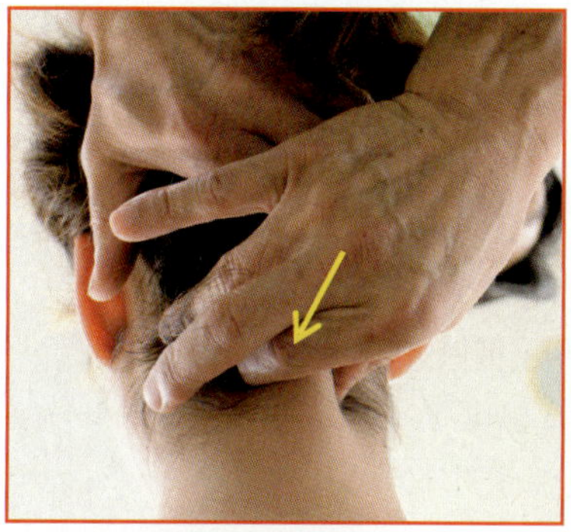

바깥뒤통수뼈융기의 양 곁에서 뒤통수뼈를 고정, 제2목뼈 가시돌기의 양쪽을 끼워서 집고 앞쪽으로 밀어 넣는다.

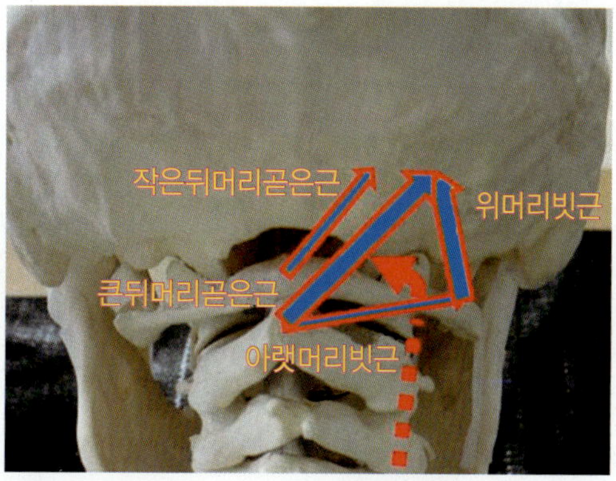

뒤통수뼈에서부터 손가락을 목뼈를 향해서 미끄러지게 하면 제2목뼈 가시돌기를 최초로 촉진할 수 있다. 바깥뒤통수뼈융기와 제2목뼈 가시돌기의 촉진은 특히, 중요하다. 이 사이에는 뒤통수밑근육군(그림의 4개 근육)이 있고 속 근육으로서 뒤통수뼈와 상위 목뼈 사이의 미묘한 조정을 시행하고 있다. 또한 가로돌기구멍에는 척추동맥이 수직으로 통과하고 있다(적색 점선).

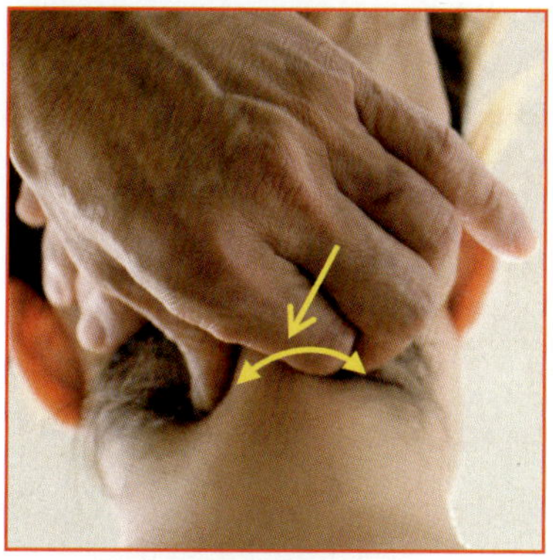

뒤통수뼈를 고정하면서 제2목뼈 가시돌기에 회전을 가한다.

도움말

뒤통수뼈와 제2목뼈 사이의 가동성 확보와 큰뒤머리곧은근의 신장을 목적으로 한다.

뒤통수뼈와 제2목뼈 가시돌기 사이에 굽힘과 폄 · 모음과 벌림 · 회전을 가한다.

전문가의 길

Road to Expert

목뼈의 기능은 상위목뼈와 하위목뼈에서 완전히 다르며 치료에서는 구분해서 시행한다. 상위목뼈에는 뒤통수뼈와의 사이에서 기능하는 제1목뼈와 제2목뼈가 있으며 특히, 뒤통수밑근육군(4개)의 긴장은 두통이나 뒷목부분의 위화감을 초래하는 등 다양한 증상과 관계한다.

뒤통수뼈와 제2목뼈 사이에는 큰뒤머리곧은근이 있어 이 사이의 움직임을 조절하고 있다. 이 도수기법은 큰뒤머리곧은근에 대한 신장도 목적이 된다.

하부목뼈(제3~7목뼈)의 도수기법(특히, 돌기사이관절 기능이상) 각 돌기사이관절(추간관절)에 대한 중재

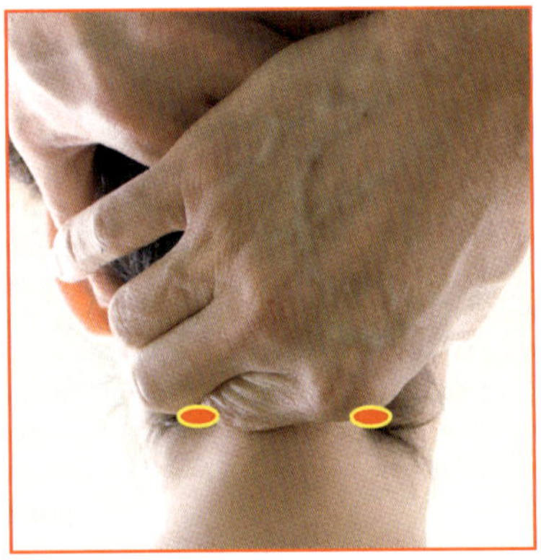

제3목뼈에서부터 제7목뼈까지의 가시돌기, 척추궁(vertebral arch)을 촉진한다

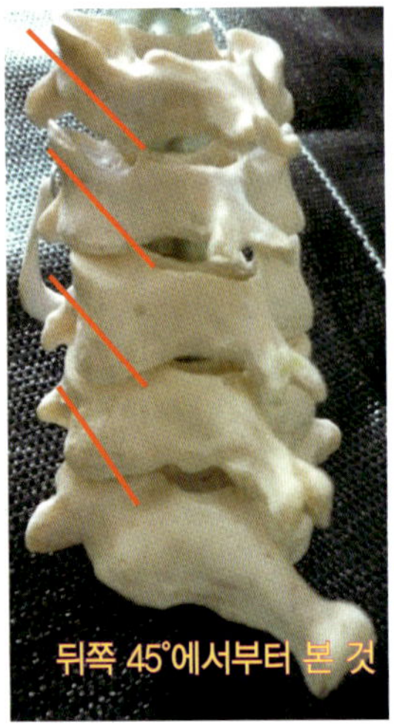

하위목뼈 (제3목뼈에서부터 제7목뼈까지)의 돌기사이관절의 기울기가 중요하다. 또한 척추궁을 촉진할 필요가 있다. 그리고 돌기사이관절은 수평면에 대해서 45°의 기울기를 갖는다.

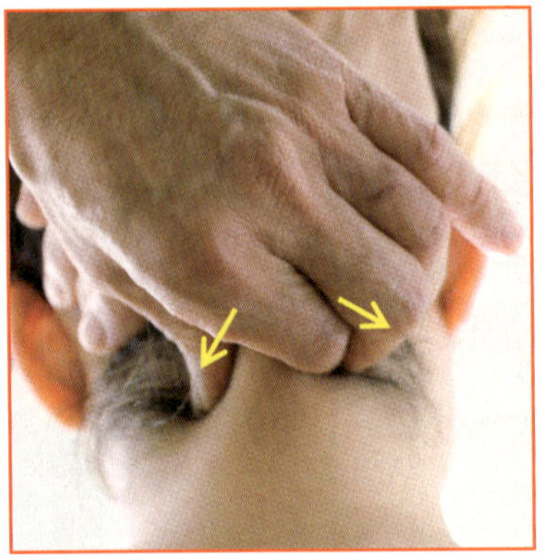

한쪽 손으로 뒤통수뼈를 지지하고 다른 쪽 손가락으로 척추궁을 눌러서 앞쪽으로 밀어 올려 돌기사이관절의 가동성을 유도한다.

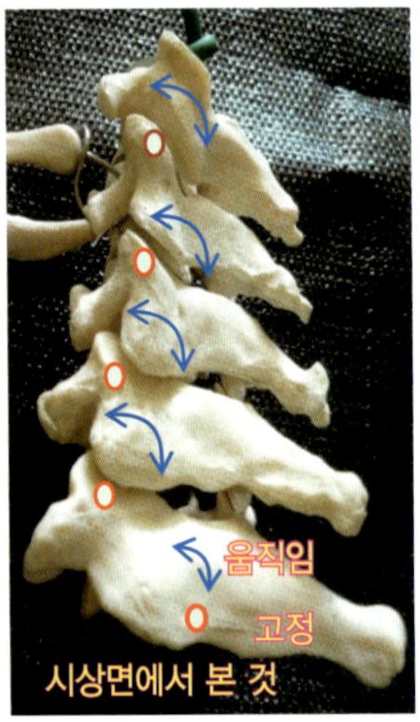

제3목뼈에서부터 제7목뼈는 머리의 폄 · 옆굽힘 때에 같은 쪽으로 회전하는 연동된 움직임을 동반한다.

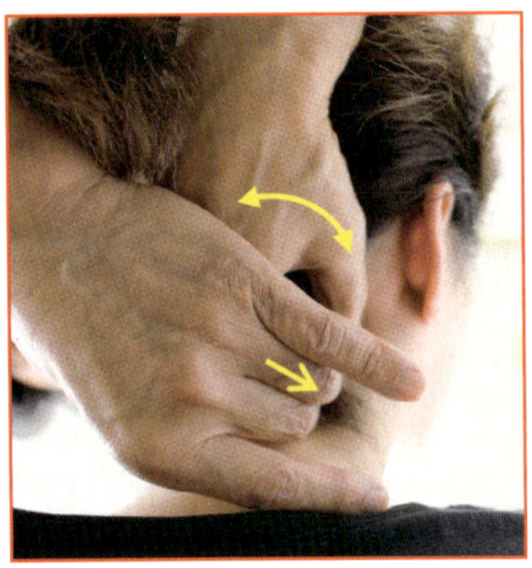

뒤통수뼈를 잡고 옆굽힘을 하여 머리를 아래쪽으로 떨어뜨림과 동시에 척추궁을 앞쪽으로 밀어 넣어 돌기사이관절의 가동성을 유도한다.

도움말

하위목뼈에 위치하는 제3~7목뼈 돌기사이관절의 가동성 확보와 주위 연부조직의 신장성을 높일 목적으로 시행한다. 손가락을 가시돌기에서부터 옆쪽으로 미끄러뜨려 척추궁을 찾고 여기에 엄지손가락을 댄다. 다른 쪽 손은 뒤통수뼈를 확고하게 유지하여 머리를 굽힘 · 모음/벌림 · 회전을 시킴으로써 돌기사이관절의 미끄러짐을 유도한다.

전문가의 길

Road to Expert

목뼈의 돌기사이관절은 이마면상에서 수평면에 대해서 45°의 경사각을 갖는다. 따라서 돌기사이관절의 도수기법은 45°를 기준으로 미끄러지게 하면 좋다.

목뼈의 돌기사이관절은 옆굽힘과 동시에 순서대로 같은 쪽으로 미끄러져 간다. 따라서 도수기법으로서 수동적 옆굽힘을 시행하면서 같은 쪽으로 회전을 가하여 돌기사이관절을 미끄러뜨리게 된다.

제3~6목뼈 · 전체 목뼈의 도수기법(근육단축에 동반하는) 앞목갈비근(C4~6), 중간목갈비근(C2~7)에 대한 신장 중재

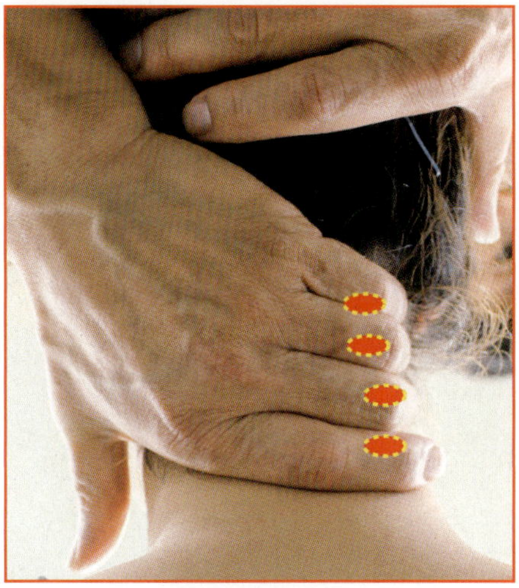

앞목갈비근에 대한 중재로서 목뼈의 가로돌기(앞결절)를 촉진한다.

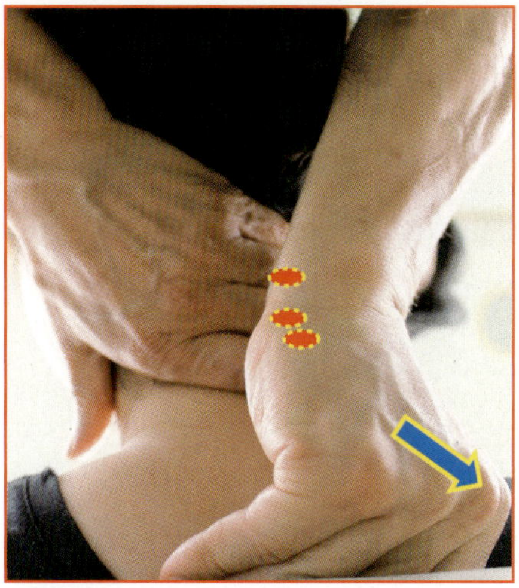

제1갈비뼈를 고정하고 C4~6 가로돌기(앞결절) 에 손가락을 놓고 제1갈비뼈를 아래쪽으로 끌어내린다.

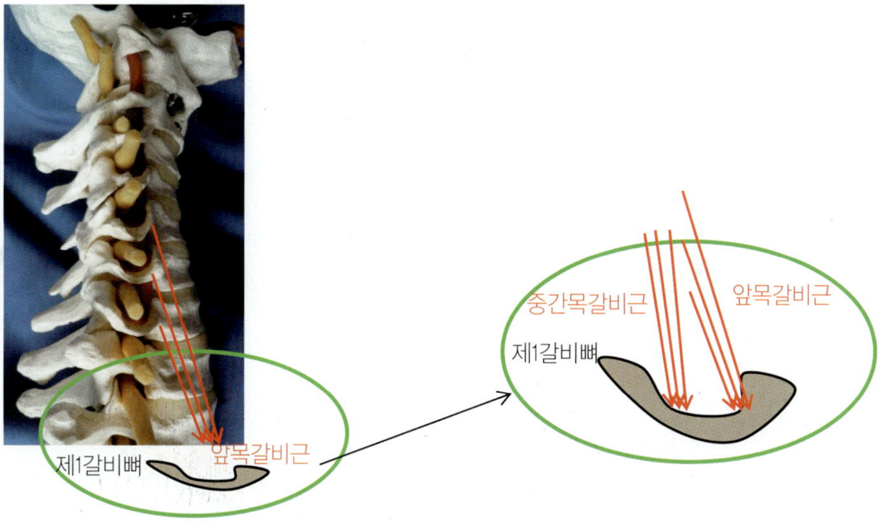

앞목갈비근은 앞결절에서 시작하고 중간목갈비근은 뒤결절에서 시작한다. 어느 것도 비스듬히 뻗어 제1갈비뼈에 부착한다.

도움말

앞목갈비근의 신장은 앞결절(C4, 5, 6)에 손가락을 대고 제1갈비뼈에 엄지 손가락을 대어 앞목갈비근이 뻗는 방향을 향해서 천천히 제1갈비뼈를 끌어내린다. 중간목갈비근(C2~7)도 마찬가지의 조작을 시행하면 좋다. 제1갈비뼈에 대한 압박은 매우 아파하기 때문에 엄지 손가락 전체를 부드럽게 대고 힘을 빼면서 시행하면 좋다.

전문가의 길

Road to Expert

앞목갈비근은 하부목뼈 가로돌기 앞결절, 중간목갈비근은 전체 목뼈 가로돌기 뒤결절을 시작부위로 하여 제1갈비뼈에 부착한다. 목의 뒤쪽에서부터 가로돌기에 손가락을 미끄러뜨리면서 앞결절의 촉진을 의식한다. 또한 압통이 있으면 그 부분의 근막신장을 시행한다. 또는 C4, 5, 6 가로돌기를 눌러서 고정한 상태에서 앞쪽에서부터 제1갈비뼈를 아래쪽으로 끌어내리는 도수기법을 가하면 좋다.

제5~7목뼈 · 전체 목뼈의 도수기법(근육단축에 동반하는) 뒤목갈비근(C5~7)에 대한 신장 중재

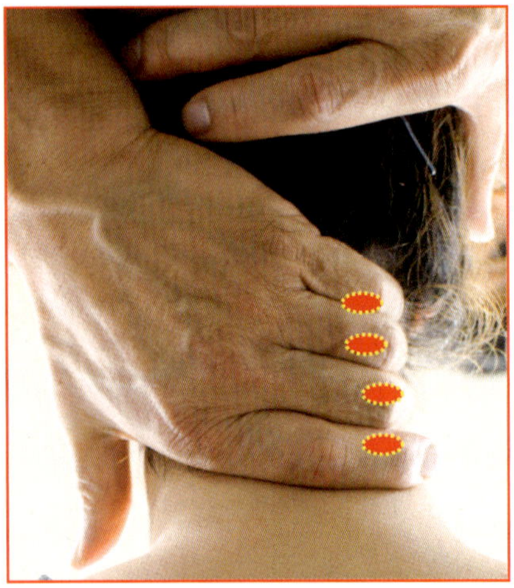

목갈비근에 대한 중재로서 목뼈의 가로돌기(뒤결절)를 촉진한다.

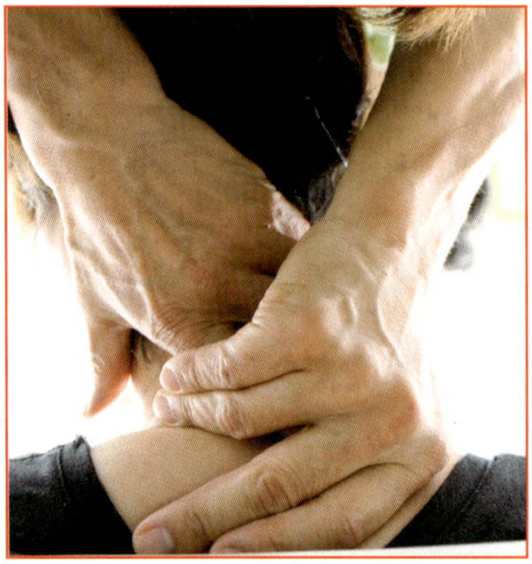

제2갈비뼈와 뒤목갈비근(C5, 6, 7)이 부착하는 가로돌기 뒤결절에 손가락을 대고 그 사이에서 신장을 시행한다.

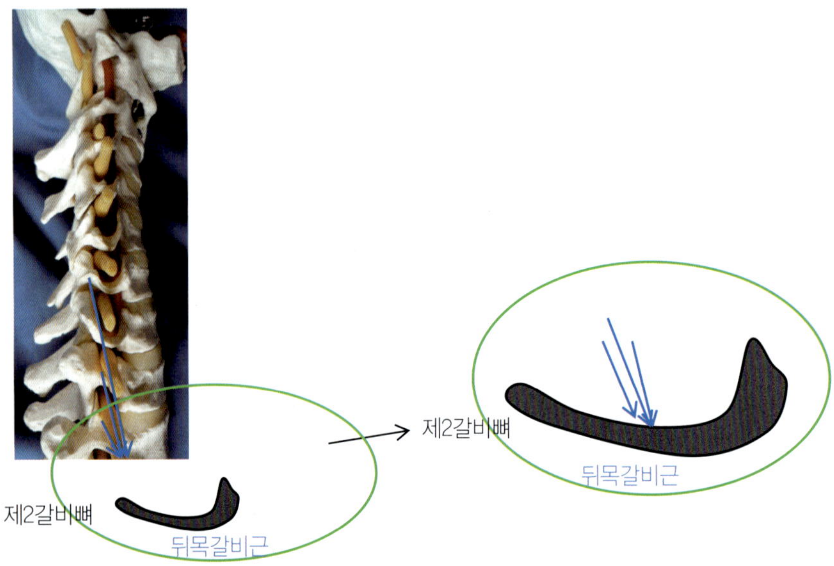

뒤목갈비근은 뒤결절에서 시작하고 제2갈비뼈에 부착한다.

도움말

근육신장은 등쪽에서부터 제2갈비뼈를 고정하고(제1갈비뼈를 누르는 동안에) 다른 쪽 손으로 하부(C5~7)의 목뼈 가로돌기 뒤결절에 손가락을 대고 신장방향으로 견인한다.

뒤목갈비근(C5~7)의 위치를 알고 조작하는 것이다.

전문가의 길

Road to Expert

뒤목갈비근은 목의 옆쪽에서부터 가로돌기로 향해서 손가락을 미끄러뜨려 촉진한다. 압통을 기준으로 하여 그 부분의 근막신장을 시행하면 좋다.

제1~4목뼈의 도수기법(근육단축에 동반하는) 어깨올림근에 대한 중재

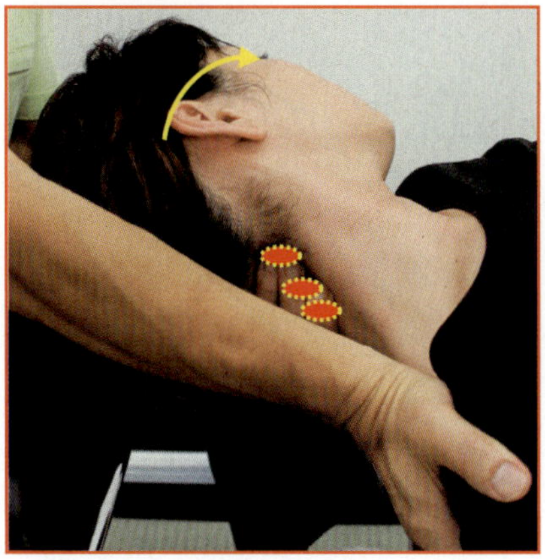

제1~4목뼈 가로돌기를 손가락 끝으로 촉진하고 다른 쪽 손은 어깨뼈 위에서부터 아래 바깥쪽으로 향해서 둔다.

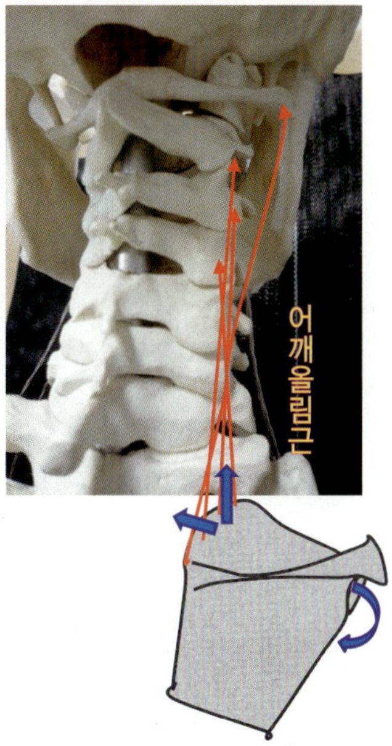

어깨올림근은 제1~4목뼈 가로돌기에서부터 어깨뼈 위모서리(상각)에 부착한다. 어깨뼈를 올림 · 모음 · 아래쪽 회전을 시킨다.

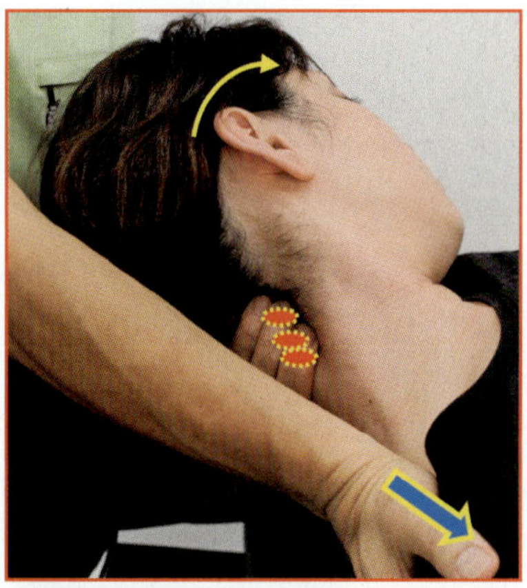

목뼈 가로돌기와 어깨뼈 사이에서 머리를 반대쪽 회전을 하여 어깨뼈를 아래쪽으로 밀어 내린다.

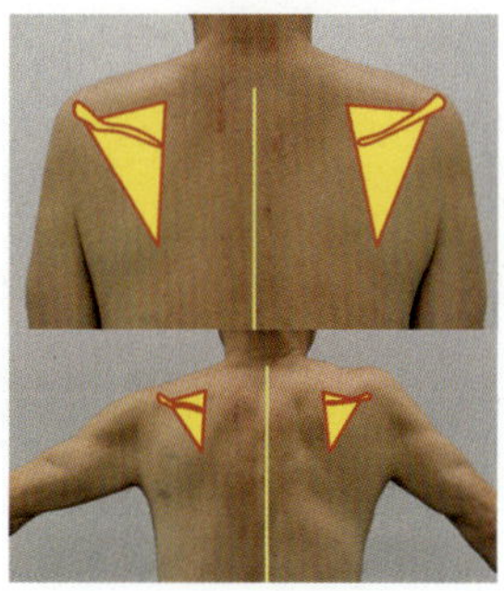

어깨올림근의 단축은 어깨를 올릴 때에 어깨뼈를 아래쪽 회전을 시켜 어깨위팔리듬에 기능이상을 발생시킨다.

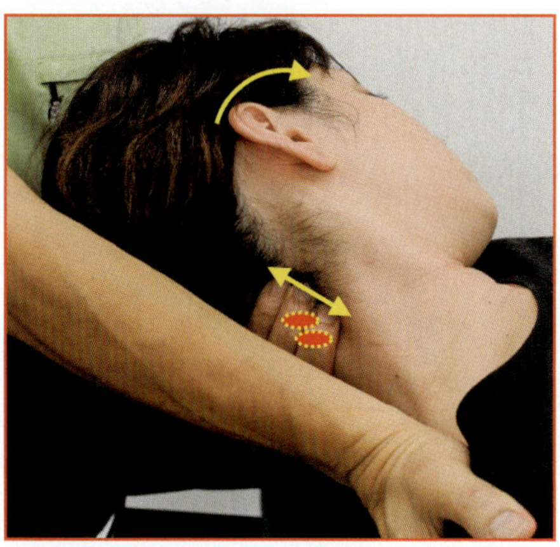

목뼈를 가볍게 옆굽힘 · 반대쪽 회전 위치에서 마찬가지로 어깨뼈를 아래 바깥쪽 방향으로 밀어 내린다. 게다가, 근막신장을 가하면 좋다.

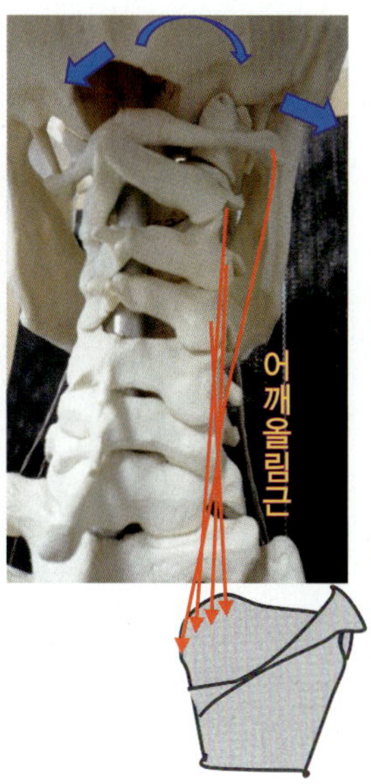

어깨올림근의 또 하나의 작용은 어깨뼈를 고정한 경우, 목은 펴지고 머리는 같은 쪽으로 옆굽힘 · 회전한다.

도움말

어깨올림근의 신장에는 어깨뼈를 직접 밀어 내리는 경우와 목뼈 자체에 견인력을 가하는 경우가 있다.

초보자에서는 목뼈를 신장자세로 안정시킨 다음에 어깨뼈에 대해서 조작을 가하는 편이 안전하다. 익숙해지면 C1~4 가로돌기를 통해서 반대쪽 옆굽힘이나 반대쪽 회전을 가하게 된다. 어깨올림근의 신장은 제1~4목뼈의 가동성을 확보하는 목적이 있다.

전문가의 길

Road to Expert

어깨올림근은 상부목뼈의 4개의 가로돌기에 부착하고 있어 목뼈에 미치는 영향은 무시할 수 없다. 특히, C1 가로돌기는 촉진하기 쉽고 이 부분의 압통은 어깨올림근의 명확한 반응으로서 확인할 수 있다. 그리고 바로 아래의 C2, 3, 4 가로돌기를 촉진하면서 어깨올림근의 전체 모습을 파악한 다음에 치료하는 것이 중요하다.

갈비척주관절의 도수기법 1 (특히, 갈비뼈머리관절, 갈비가로돌기관절에 동반하는) 상부 등뼈에 대한 중재

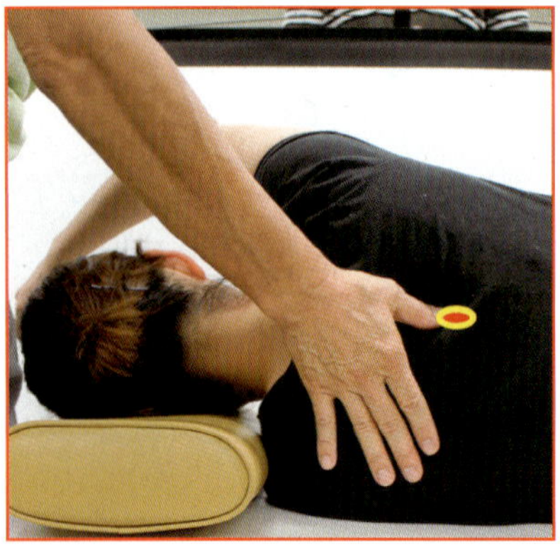

상부 등뼈(흉추)의 갈비뼈는 들이쉴(흡기) 때, 또는 어깨관절 올림 때에 상하로 움직인다(가슴우리는 앞뒤 지름이 증가한다).

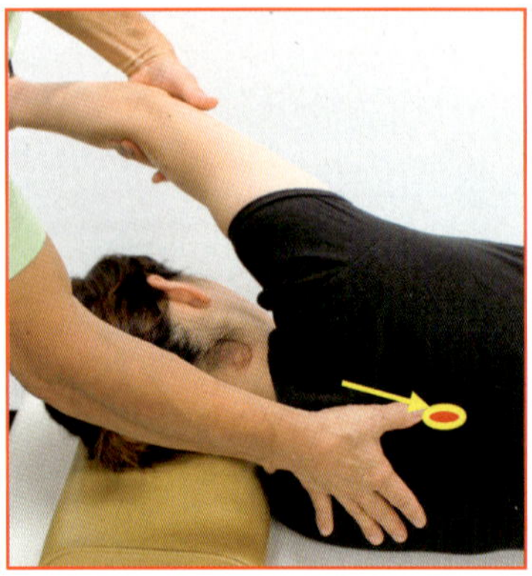

들이쉴와 동시에 갈비뼈머리를 아래쪽으로 미끄러지게 한다.

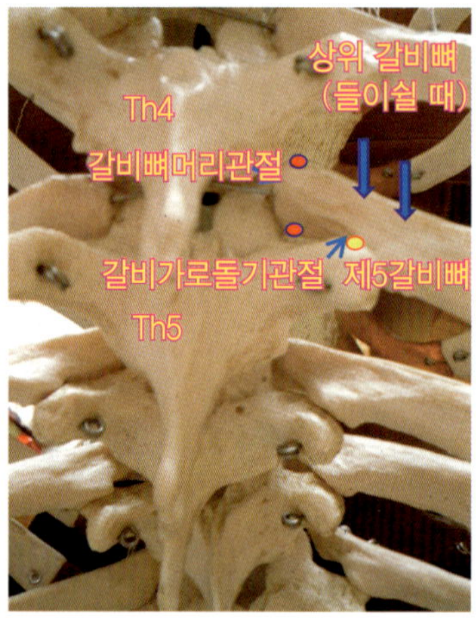

갈비척주관절은 갈비뼈머리관절과 갈비가로돌기관절로 구성되며 갈비뼈머리관절은 상하 2개의 척추뼈몸통과 관절을 이루고 (적색 ㅇ) 갈비가로돌기관절은 가로돌기와의 사이에서 관절을 형성하고 있다(황색 ㅇ). 어느 것도 강인한 인대로 고정되어 있어 관절의 움직임은 제한되어 있다.

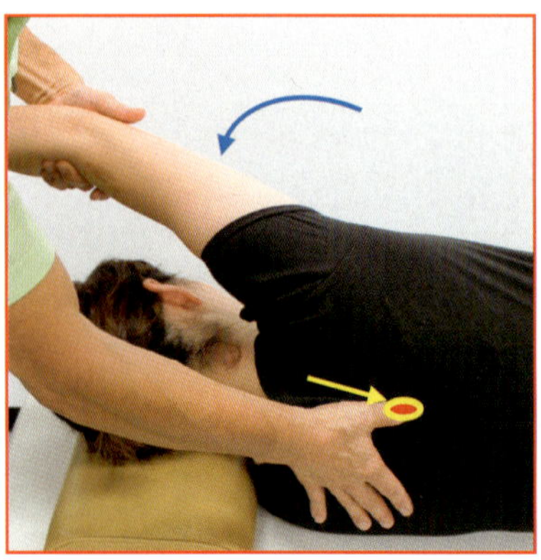

들이쉴 때, 거듭 어깨관절을 올려서 갈비뼈머리를 아래쪽으로 끌어내려도 좋다.

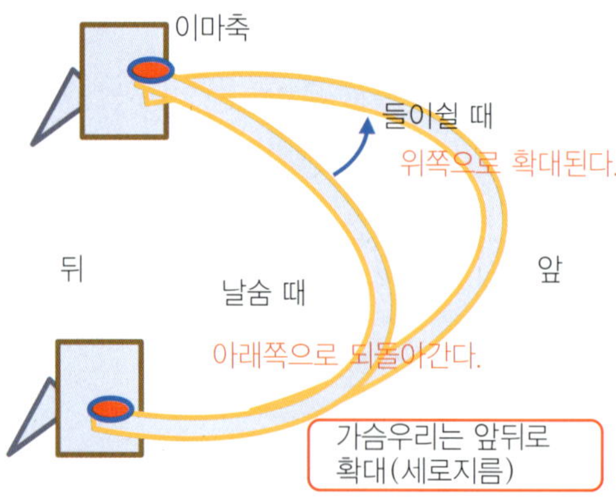

갈비척추관절은 들이쉴 때 확대되지만 특히, 상위갈비척추관절은 들이쉴 때 가슴우리(흉곽)의 앞뒤 지름을 증가시키는 방향으로 움직인다. 즉, 갈비척추관절에서는 갈비뼈머리는 아래쪽으로 미끄러지게 된다.

도움말

상부 등뼈(제1갈비뼈에서부터 제7갈비뼈 부근을 말한다)에서는 갈비뼈의 움직임은 이마축에서의 회전이 일어나고 있고 갈비뼈의 척추뼈몸통 쪽으로 갈비뼈머리관절, 갈비가로돌기관절에 대해서 아래쪽으로 미끄러지게 하는 움직임을 가한다.

단순히 갈비척추관절에서 갈비뼈머리를 아래쪽으로 밀어 넣는 것만으로는 충분한 가동성은 얻을 수 없다. 가능하면 들이쉴 때 시행하는, 또는 팔을 올리면서 시행하는 등, 몸통의 움직임을 이용하여 도수기법을 가하면 좋다.

전문가의 길
Road to Expert

등뼈의 돌기사이관절(추간관절)은 수평면에 대해서 약 60°의 경사각을 갖고 있어 그 가동성은 크다고 생각되지만 갈비척추관절이 상하의 2개 척추뼈몸통 사이에서 갈비뼈머리와 관절을 형성하고 있고 게다가 등뼈 가로돌기에서도 갈비가로돌기관절을 구축하고 있다. 이와 같은 2지점에서 관절이 구축되어 있다는 것을 판단하여 그 움직임은 상당히 제한을 받게 된다. 그러나 들이쉴 때의 갈비척추관절의 움직임은 무시할 수 없고 호흡할 때의 통증발생에도 관여한다는 것으로부터 움직임의 방향을 이해하여 도수기법을 시행하는 것이 필요하다고 할 수 있다.

갈비척추관절의 도수기법 2
하부 등뼈에 대한 중재

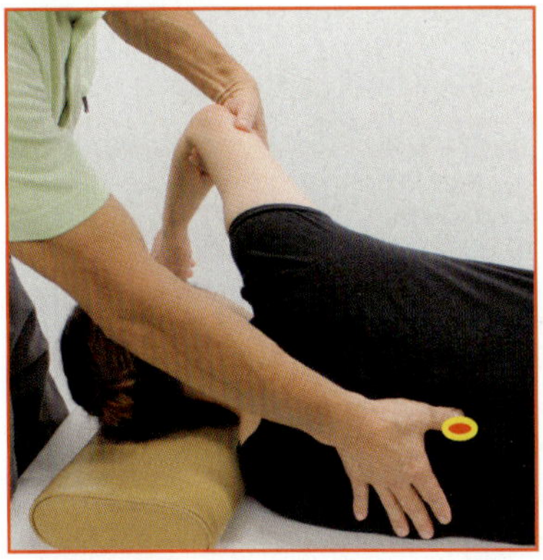

하부 등뼈에서의 갈비뼈의 움직임은 들이쉴 때 수직축에서 수평면상의 회전을 한다(가슴우리의 가로지름이 증가한다는 것을 의미한다).

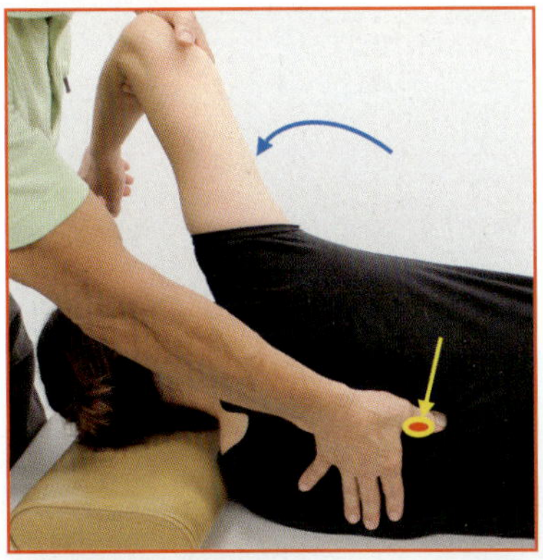

하부갈비뼈는 들이쉴 때와 동시에 갈비뼈머리를 안쪽(가시돌기 쪽)으로 미끄러뜨린다.

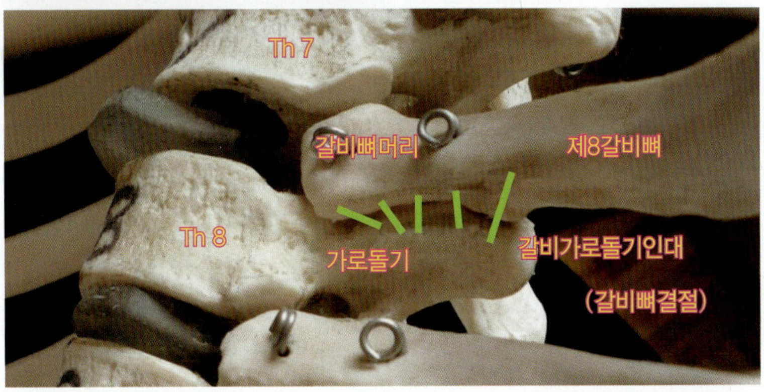

하위갈비척추관절도 들이쉴 때 확대하지만 그 움직임은 상위갈비척추관절과 달리 가로지름을 증가시키는 방향으로 움직인다. 즉, 갈비척추관절은 수직축의 주위를 정중선(가시돌기)에 접근하는 것 같은 회전이 일어나고 있다.

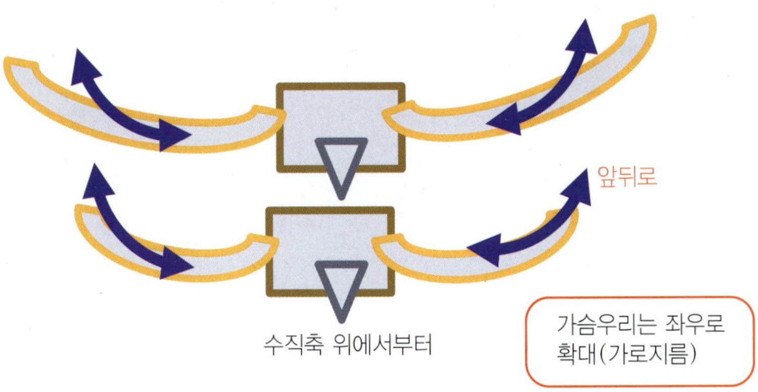

들이쉴 때 하위 등뼈에서의 갈비뼈의 움직임은 수평면상에서 회전한다.
즉, 가슴우리의 가로지름이 증가하게 된다.

도움말

하부 등뼈(제8, 9등뼈 이하를 기준으로 함)에서는 갈비뼈의 움직임은 수직축에서의 회전이 일어나고 있고 갈비뼈의 척추뼈몸통 쪽으로 갈비뼈머리관절, 갈비가로돌기관절에 대해서 갈비뼈머리를 척주방향으로 향해서 미끄러짐을 가한다(밀어 넣는다).

들이쉴 때 이외에도 몸통에 회전을 가하면서 시행하는 방법도 있다.

전문가의 길

Road to Expert

날숨, 들이쉴 때 하위갈비뼈는 가로지름을 확대하는 방향으로 움직이고 있다. 갈비뼈머리를 촉진하여 정상적인 때의 움직임을 알아두는 것이 중요하다.

실제로는 척주세움근의 근육두께에 의해서 갈비뼈머리의 촉진은 어렵기 때문에 가능한 한 갈비뼈의 중추 끝쪽으로 내리누르도록 한다.

요통의 도수기법 1
돌기사이관절에 대한 중재①

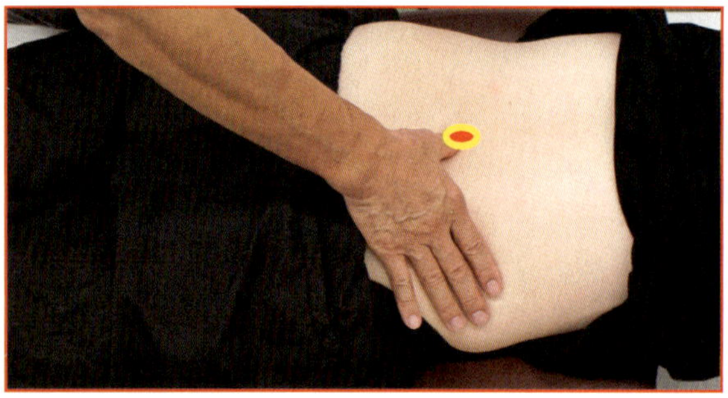

엎드려 누운 자세에서(허리뼈 하부에 쿠션을 사용) 가시돌기를 순서대로 촉진한다.

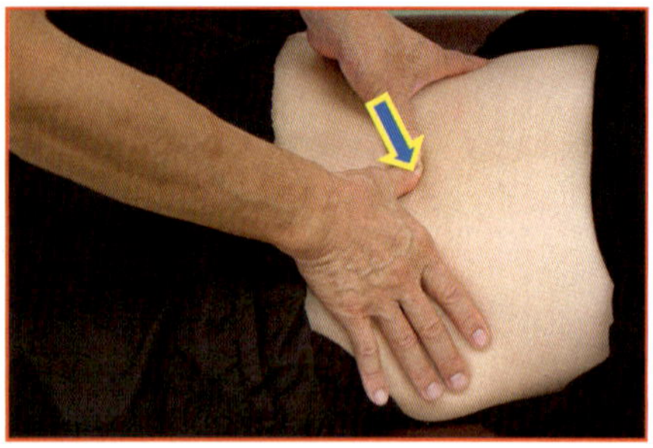

가시돌기를 뒤쪽에서부터 앞쪽으로 천천히 민다(P-A test). 일정한 가동성이 있는지를 확인하고 필요에 따라서 앞 아래쪽으로 향해서 밀어 넣는다.

가시돌기

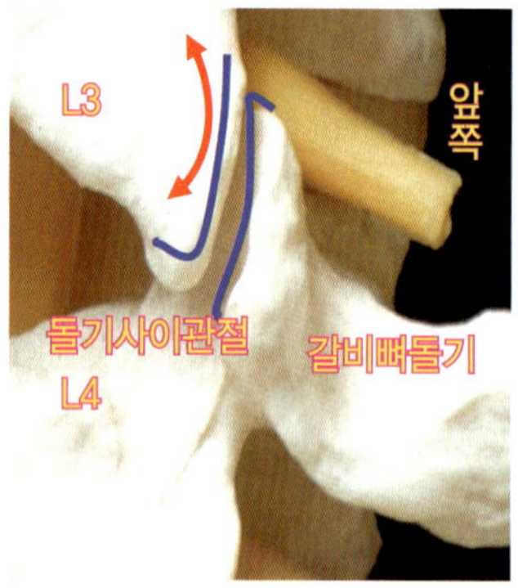

돌기사이관절은 수평면에서부터 90°, 이마면에서 45°의 경사각을 갖고 있다는 점을 고려하여 도수기법을 시행한다.

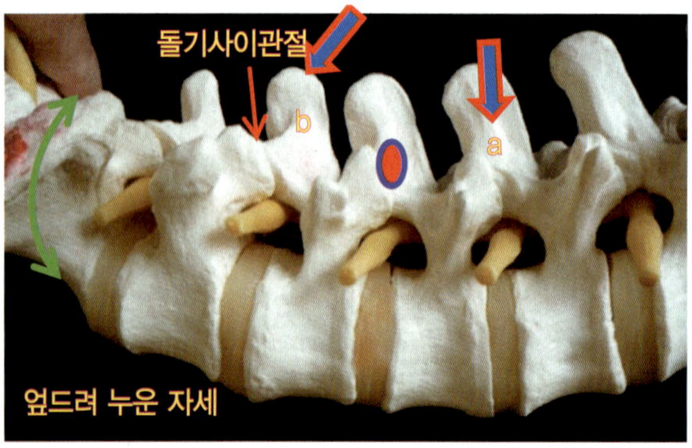

돌기사이관절의 아래쪽으로의 가동성(a)을 보는데 돌기사이관절에 미끄러짐을 촉구하는 경우는 앞 아래쪽으로(b) 향하게 하는 편이 좋다.

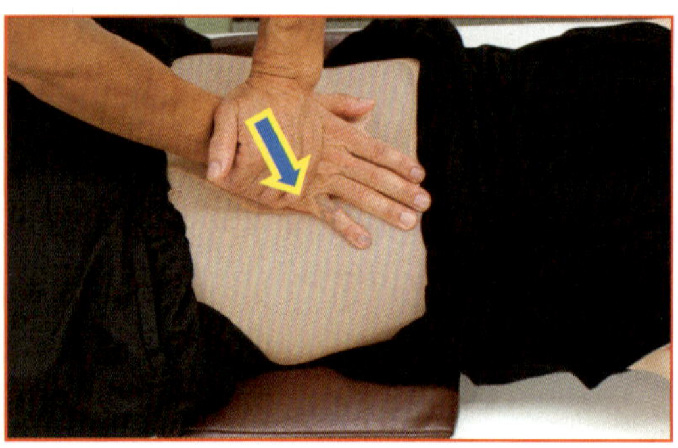

도수기법의 경우, 손바닥을 사용해서 시행해도 좋다.

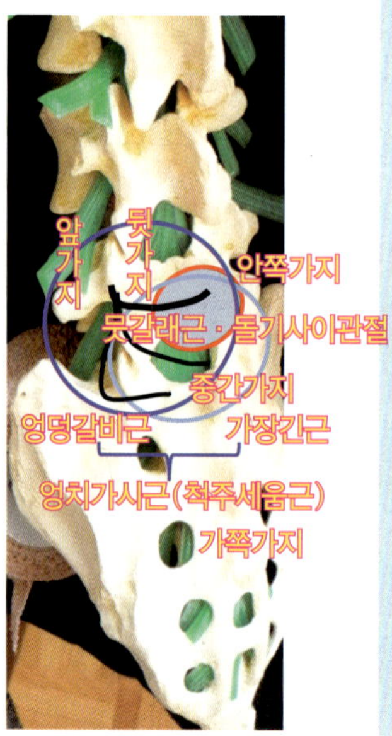

돌기사이관절의 신경지배는 척수신경 뒷가지 안쪽가지이다.

도움말

허리뼈 돌기사이관절의 가동성은 P-A test로 확인할 수 있다. 가동성이 적은 개소를 특정한 다음에 가시돌기를 통해서 도수기법을 가하면 좋다.

가동성이 적은 부위는 돌기사이관절의 미끄러짐 장애, 또는 앞세로인대(전종인대)의 신장성 저하 등이 의심된다.

전문가의 길

Road to Expert

P-A test 때에는 joint play를 느끼면서 통증과의 연관성을 조사하고 또한 돌기사이관절 의 움직임 이외에 뭇갈래근 등의 근육긴장 상태를 확인해 둔다.

옆으로 누운 자세에서 엉덩관절 45° 굽힘 위치로 하고 한쪽의 손을 가시돌기에, 다른 쪽 손을 무릎(넓적다리부분)을 잡고 천천히 엉덩관절로 향해서 밀어 넣고 돌기사이관절에 통증이 관찰되면 돌기사이관절염 등을 고려한다.

요통의 도수기법 2
돌기사이관절에 대한 중재

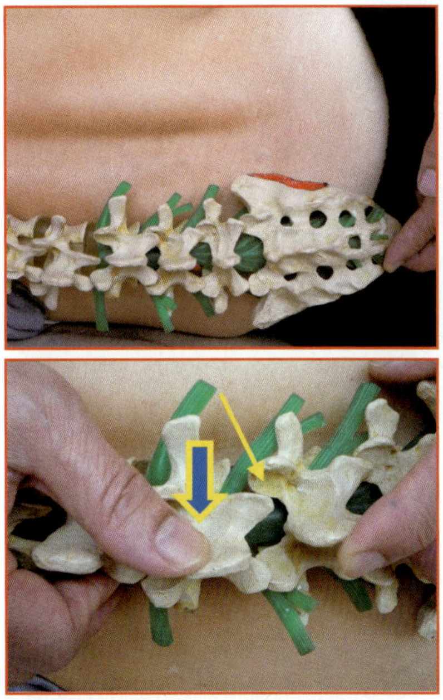

허리뼈 돌기사이관절의 방향을 확인한다
(그림의 오른쪽에는 볼기부분이 위치한다).

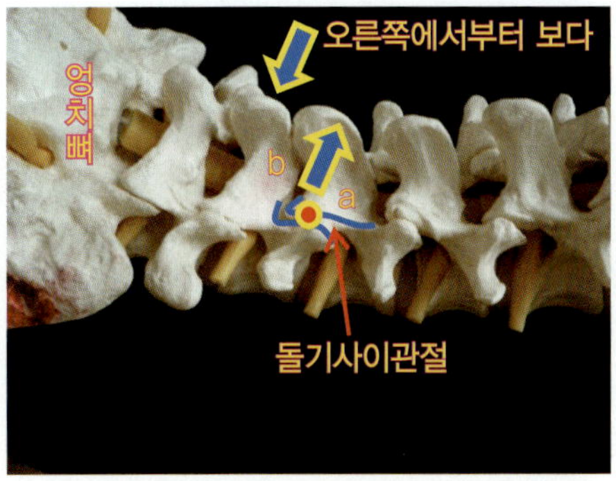

돌기사이관절의 신연을 시행하는 경우 관절면의
방향을 알아야 한다. 즉, 상위허리뼈 가시돌기
a의 반대쪽에 하위허리뼈 가시돌기 b를 자기
앞으로 당김으로써 돌기사이관절의 신연이
얻어진다.

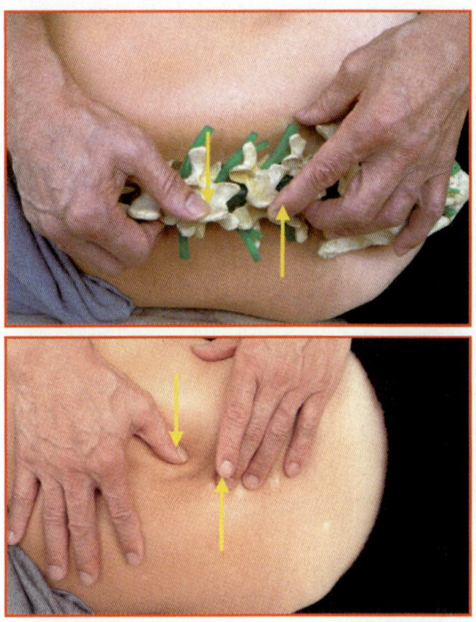

오른쪽 돌기사이관절의 신연(허리뼈 중간위치)을
시행한다. 상위 가시돌기의 위쪽, 하위 가시돌기의
아래쪽으로 손가락을 대고 도수기법을 시행한다.

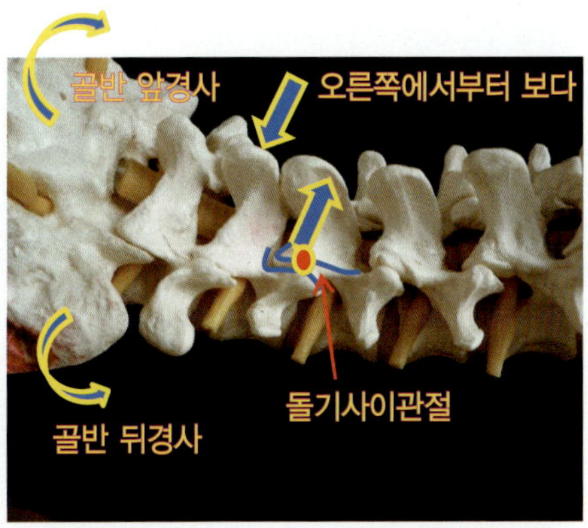

거듭, 골반을 조절(뒤경사 · 앞경사)하면서
마찬가지의 방법으로 돌기사이관절을 신연시킨다.

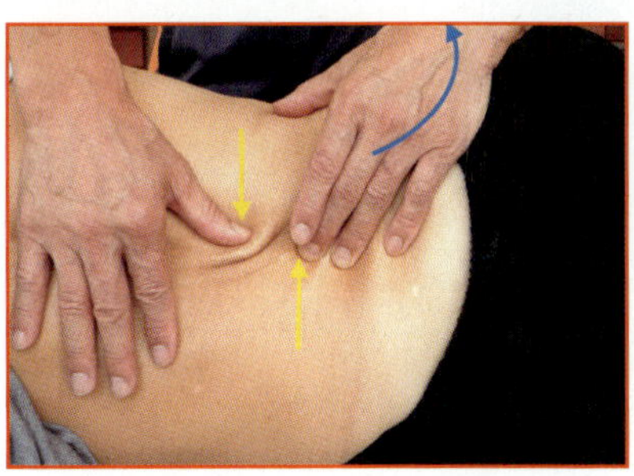

상위 가시돌기를 아래쪽으로, 하위
가시돌기를 위쪽으로 향해서
전단력(shearing force)을 가하고 동시에
골반에 회전을 가하는 일도 있다.

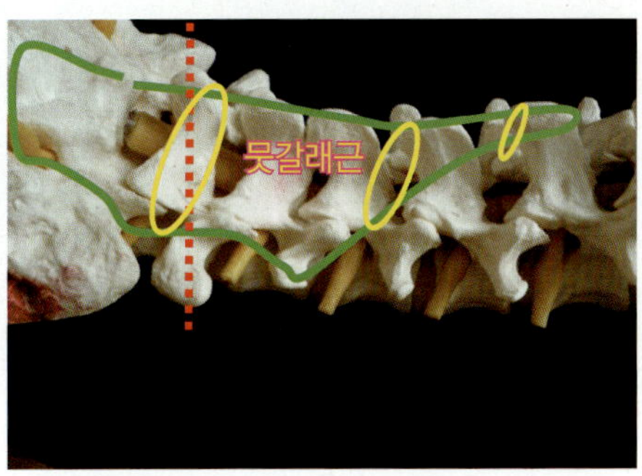

하부허리뼈(적색 점선)에서는 척주세움근의
80%를 뭇갈래근이 차지한다.

도움말

가동성이 적은 돌기사이관절에 대해서 옆으로 누운 자세에서 상위 가시돌기를 아래쪽으로, 하위 가시돌기를 위쪽으로 향해서 전단력을 작용시켜 돌기사이관절 사이를 신연한다.

전문가의 길

Road to Expert

돌기사이관절의 신경지배는 척수신경 뒷가지 안쪽가지에 있기 때문에 뭇갈래근과 같다. 돌기사이관절의 기능개선은 뭇갈래근에 대해서 좋은 영향을 미치며, 예를 들면, 근육내압의 감소, 반사성 근육연축의 완화 등과 연계되는 일이 있다.

"돌기사이관절" ⇔ "뭇갈래근"의 상호관계를 이해하면 좋다.

요통의 도수기법 3
골반 조작에 의한 돌기사이관절에 대한 중재

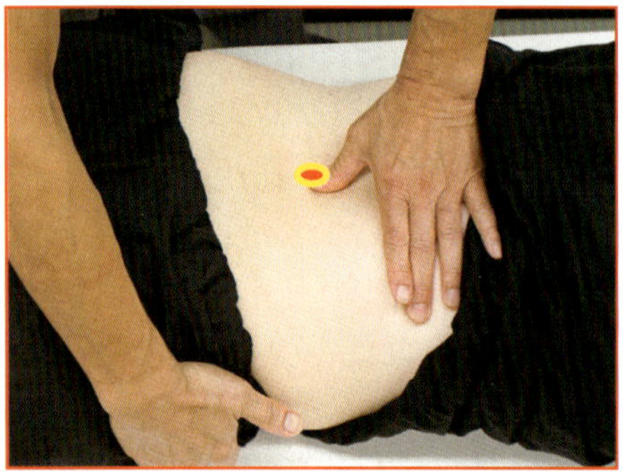

한쪽의 손가락으로 가시돌기를, 다른 쪽으로 골반을 잡는다. 골반에 앞경사, 뒤경사를 가하면서 돌기사이관절의 신연과 압박을 가한다.

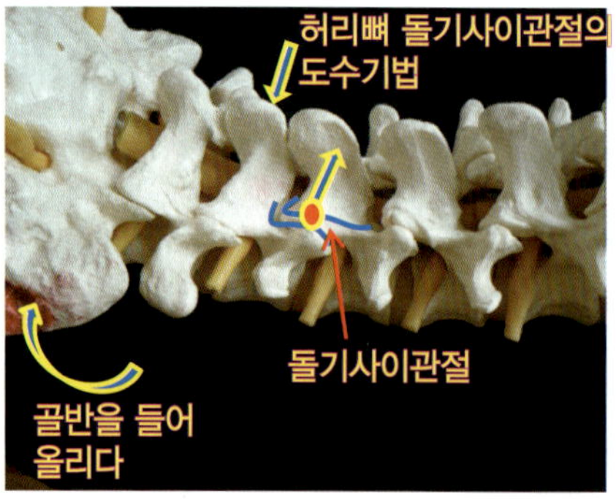

돌기사이관절의 신연을 시행하는 경우 골반을 앞경사 또는 뒤경사, 그리고 회전을 가하면서 시행하는 경우가 있다.

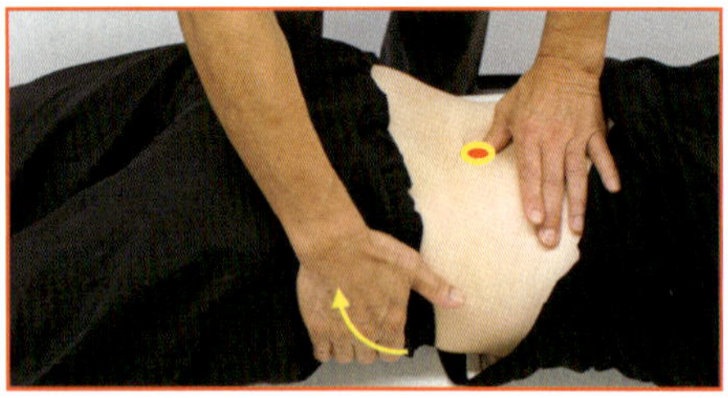

가시돌기를 고정하고 골반을 회전하면서 돌기사이관절의 신연(distraction)과 압박을 시행한다.

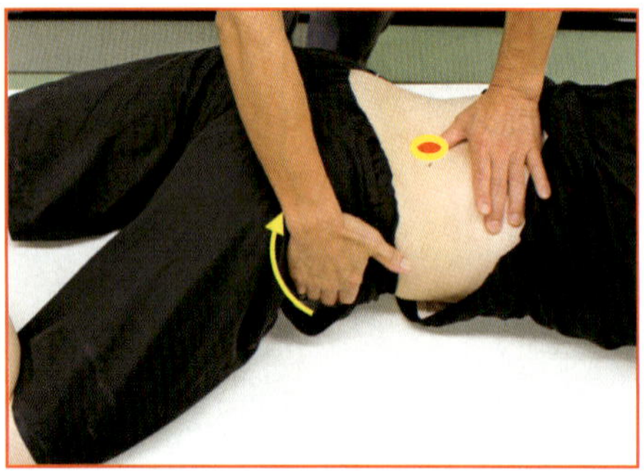

(수정법) 한쪽의 다리를 반굽힘 · 벌림 · 가쪽회전 위치로 하여 마찬가지로 골반을 회전하면서 돌기사이관절에 도수기법을 가한다.

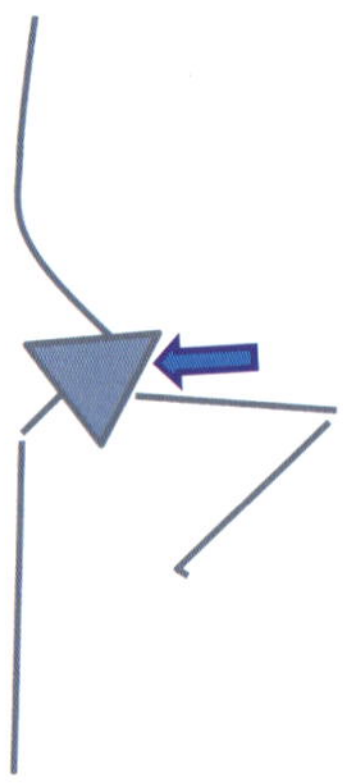

(수정법) 골반을 엉덩관절 굽힘 · 벌림 가쪽회전 위치에서 안정시키고 골반을 회전시키면서 돌기사이관절에 도수기법을 가한다.

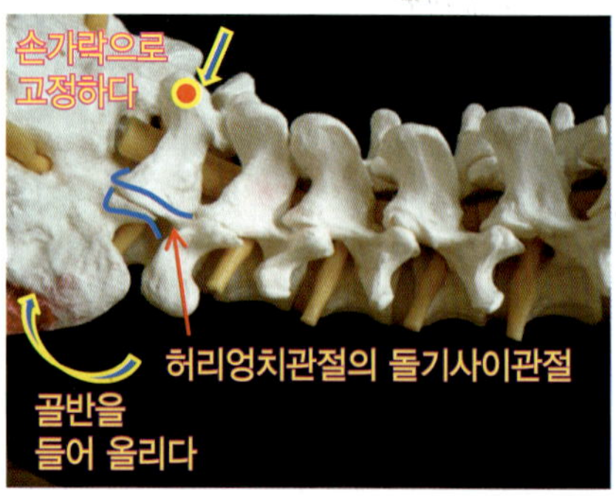

허리엉치관절에서의 돌기사이관절의 가동성은 매우 중요하며 제5허리뼈 가시돌기의 좌우 어느 것인가를 고정하고 골반을 통해서 돌기사이관절의 신연을 시행한다.

도움말

앞 페이지(돌기사이관절에 대한 중재 ②)를 시행한 후 골반에 회전을 가하면서 돌기사이관절에 전단력을 가하는 방법이다.

옆으로 누운 자세에서 시행하는 경우는 필요에 따라서 허리뼈의 전만 자세(주로 사위허리뼈에 대해서), 또는 후만 자세(주로 하위허리뼈에 대해서)에서 마찬가지의 도수기법을 가한다.

허리엉치관절의 돌기사이관절에 대한 도수기법은 제5허리뼈 가시돌기를 고정하고 골반을 회전한다. 거듭 골반에 앞경사 · 뒤경사를 가하면서 회전을 가한다(허리엉치관절의 돌기사이관절의 가동성 확보는 허리부위의 증상을 경감하는 데 중요하다고 생각된다).

전문가의 길

Road to Expert

골반도 아울러서 조작함으로써 뭇갈래근(시작 : S4에 이르는 엉치뼈 뒷면 · 위뒤엉덩뼈가시(PSIS) · 뒤엉치엉덩인대 · 꼭지돌기 · 전체 허리 돌기사이관절주머니)의 신장도 가능해진다.

요통의 도수기법 4
앞세로인대 단축(후만) 제거와 척추사이원반에 대한 중재

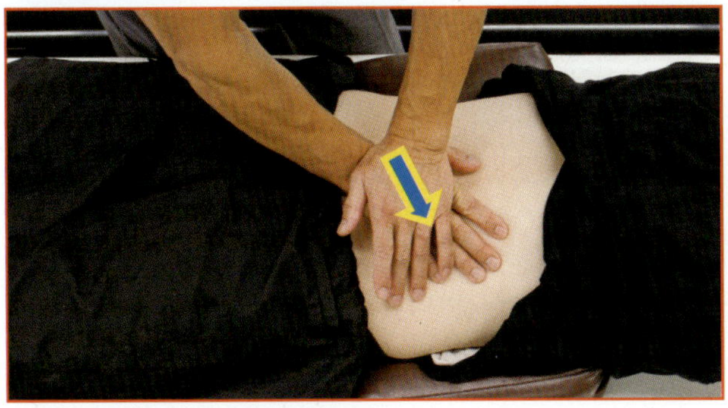

허리뼈 후만에 대해서 허리부위의 하부에 쿠션을 삽입하여 천천히 앞 위쪽으로 향해서 밀어 넣는다(그림 : 하부허리뼈).

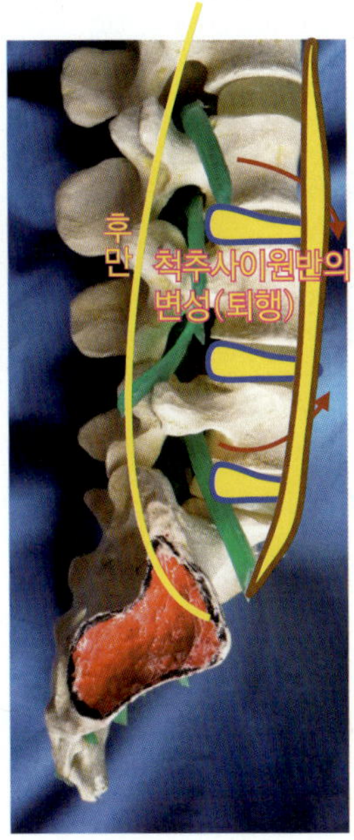

척추사이원반의 변성(퇴행)은 허리뼈의 후만을 조장한다. 이에 더해서, 척추뼈몸통 앞쪽에 있는 앞세로인대에 단축, 구축이나 골화가 일어나서 후만은 고정화된다.

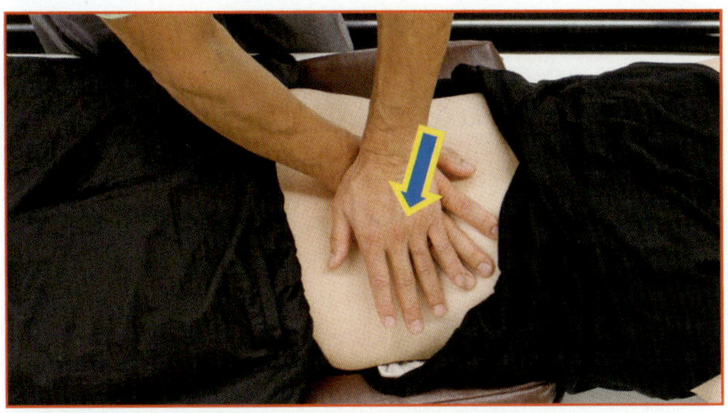

허리뼈 후만에 대해서 허리부위의 아래쪽에 쿠션을 삽입하여 천천히 앞 아래쪽으로 밀어 넣는다(사진 : 상부허리뼈).

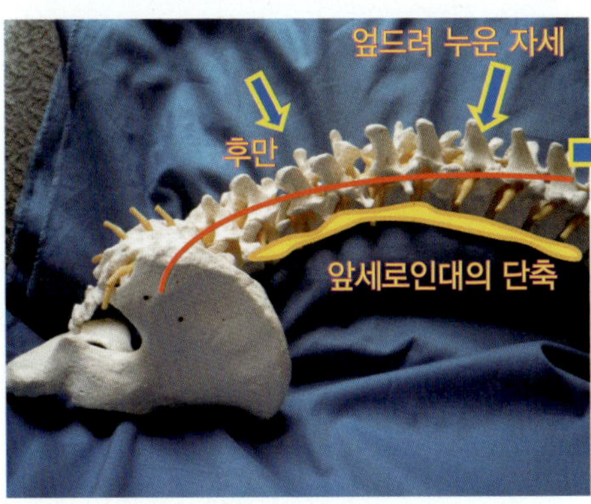

척추사이원반 변성에서부터 오는 허리뼈 후만은 나이를 먹음과 더불어 일어난다.
요통예방으로서는 가능한 범위에서 후만을 지연시키는 것이 중요하다.

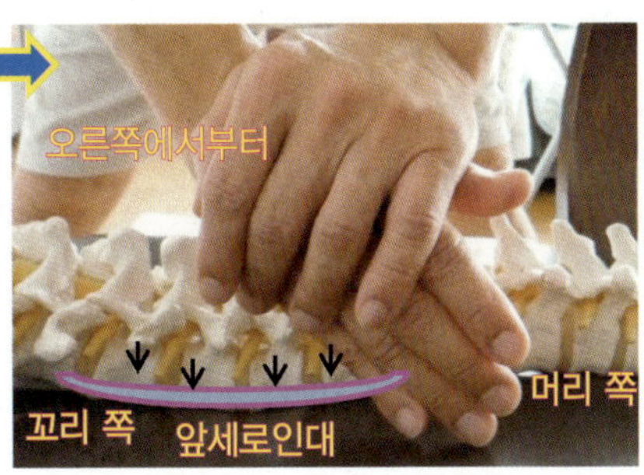

급격한 조작은 통증의 발생요인이 된다. 천천히 가라앉는 상태(end feel)를 확인하면서 시행한다.

도움말

후만한 허리뼈에 대해서 엎드려 누운 자세, 또는 옆으로 누운 자세에서 가볍게 허리뼈 전만을 유도한다. 필요에 따라서 골반에 회전을 가하여 앞세로인대의 신장을 시행한다.

전문가의 길
Road to Expert

허리뼈 후만이 계속되면 척추뼈몸통 앞쪽에 있는 앞세로인대, 관절주머니 등이 단축하여 후만의 고정화로 연결된다. 게다가, 후만은 배곧은근집(복직근초)의 앞엽, 뒤엽을 단축시키고 나아가서는 배속빗근, 배바깥빗근에 신장성 저하를 초래한다. 평소부터 복부 전체를 펴는 운동이 필요하다.

요통의 도수기법 5
척추사이원반 내압 제거를 목적으로 생리적 전만 확보에 대한 중재

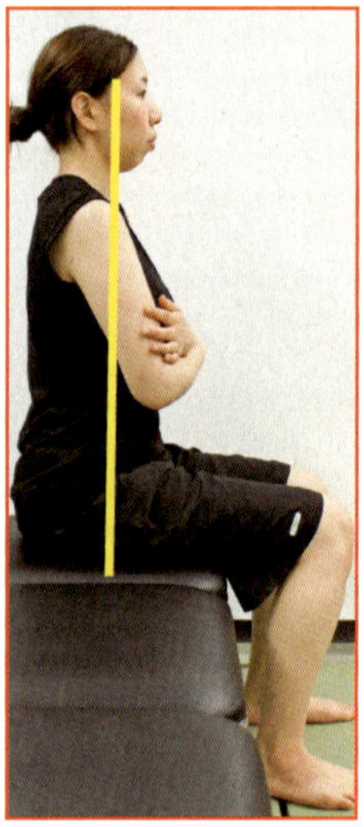

의자에 앉은 자세에서 발을 바닥에 붙이고 가슴 앞으로 팔짱을 낀 상태에서 몸통을 똑바로 유지한다.

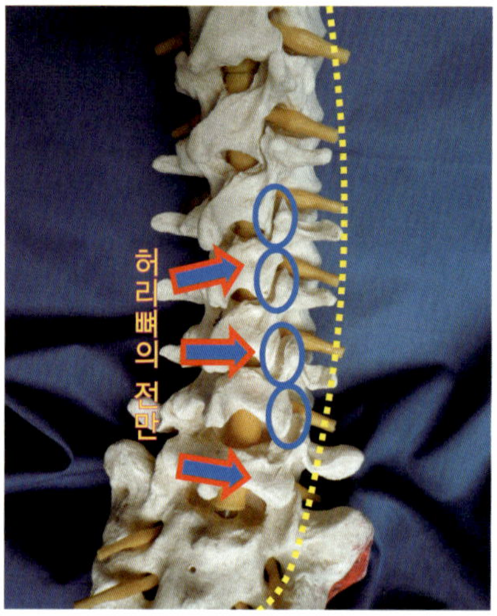

허리뼈 전만을 유지하는 것은 척추사이원반의 내압의 저하나 돌기사이관절(청색 ○)의 적합성을 증가시킨다. 또한 뭇갈래근, 배속빗근, 배바깥빗근, 등허리근막(흉요근막) 등의 수축을 촉구하고 허리부위 · 골반에 대한 허리뼈 전만 기능성을 높이는 결과가 된다(Hamanishi, Takeuchi). 이러한 능동운동은 중요하다.

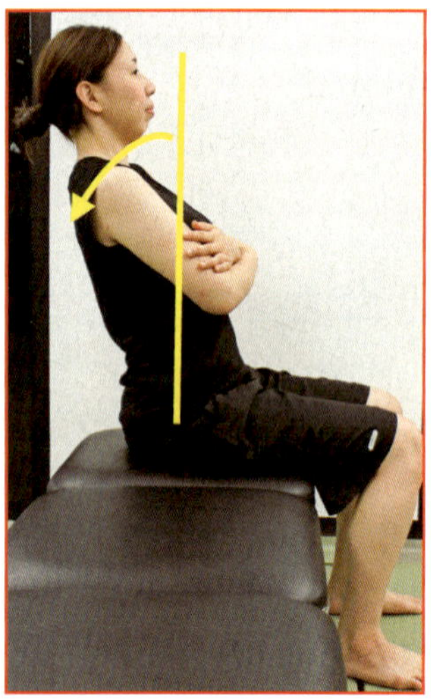

몸통을 가능한 한 뒤쪽으로 기울이면서 그 자세를 유지한다.

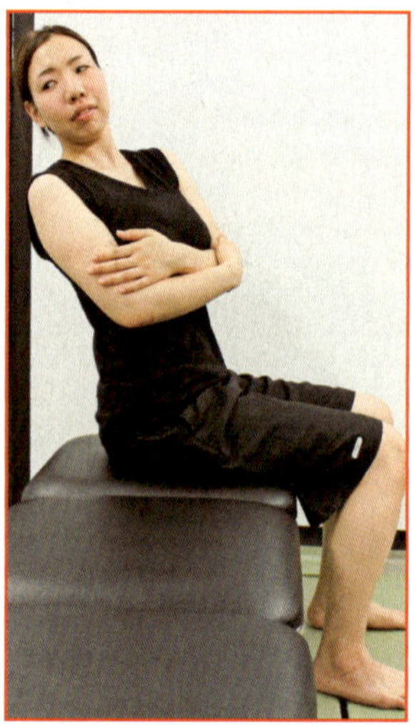

뒤쪽으로 기울인 몸통에 회전을 가한다(요통을 호소하는 경우는 피한다).

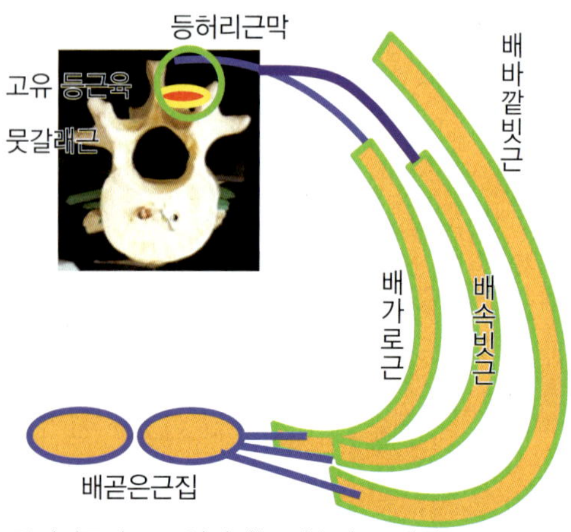

배가로근, 배속빗근은 후부에서 등허리근과 연결하여 있다.

한편, 앞쪽에서는 배바깥빗근을 포함하여 배곧은근집에 들어간다.

따라서, 이것들의 근육은 복압의 증가나 척추뼈몸통의 안정성 확보에 있어서 중요하다 할 수 있다.

등허리근막으로 연결되는 배속빗근, 배가로근
출처 : Terada(寺田春水) 등 "해부실습의 입문서 개정 11판"

도움말

SLR의 제한이 심한 사례에서는 골반의 뒤경사에서부터 허리뼈 후만이 일어나기 쉬워진다. 따라서 수동적 SLR에 의한 가동범위의 확보가 필요하다. 또한 엉덩허리근의 원심성 수축을 활성화시키는 방법으로서 앉은 자세에서 몸통을 뒤쪽으로 넘어뜨리는 운동이 사용된다. 그리고 골반을 앞으로 경사시킨 자세에서(특히, 허리엉치관절) 엉덩관절의 굽힘 능동운동을 시행시키면 좋다(참고 : 엉덩허리근에 대한 중재).

전문가의 길
Road to Expert

※ 허리뼈 전만 소실로부터 오는 척추사이원반 내압에 대한 영향으로서 앉은 자세에서 내압 1.5배, 선 자세 앞쪽 굽힘에서 약 2.0배가 된다.

※ SLR의 효과 : ① 해당 근육의 신장, ② 허리뼈의 전만 가동성 확보, ③ 궁둥신경의 볼기부위 내 활주의 보조, ④ 엉치엉덩관절에서의 앞경사 확보 등을 열거할 수 있다.

※ 골반의 앞경사 · 허리뼈 전만의 의미 : ① 돌기사이관절이 닫히는 자세이며 뭇갈래근을 포함하여 허리뼈의 지지성이 높아진다. ② 옆쪽의 안정성이 높아져 중간볼기근이 보다 효과적으로 작용할 수 있다. ③ 큰볼기근의 수축효과를 높인다. ④ 골반의 회전작용이 높아져 다리근육의 모멘트 팔(moment arm)이 효율적으로 된다. ⑤ 엉덩관절의 뼈머리 피복이 높아져 엉덩관절의 굽힘각도가 커진다. ⑥ 복근의 수축효율이 높아져 엉덩허리근의 수축능력이 유리하게 작동한다.

요통의 도수기법 6 (특히, 초기 허리뼈 후만에 동반하는) 요통 후만 가동성에 대한 중재

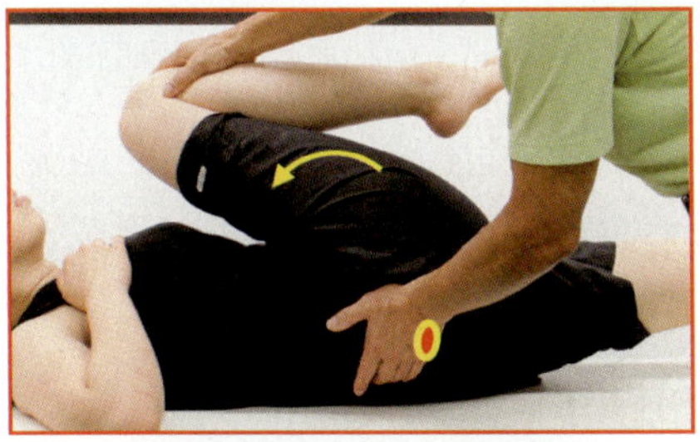

바로 누운 자세에서 후만의 가동성을 확인하고 특히, 가동성이 적은 부위를 조사한다(lumbar hip knee syndrome).

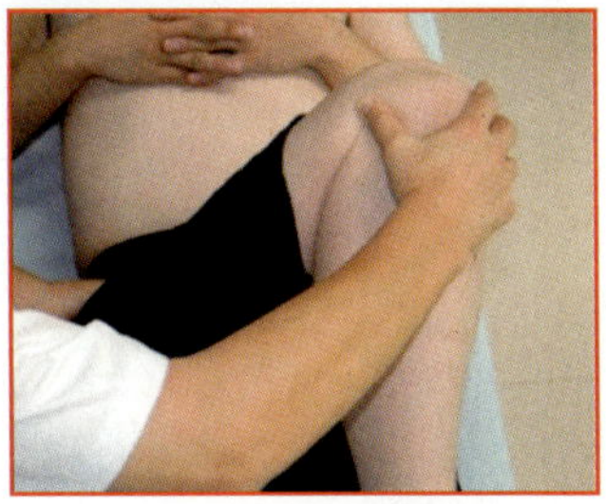

PLF test(posterior lumbar flexibility test)에 의해서 허리뼈의 후만 가동성을 확인한다.

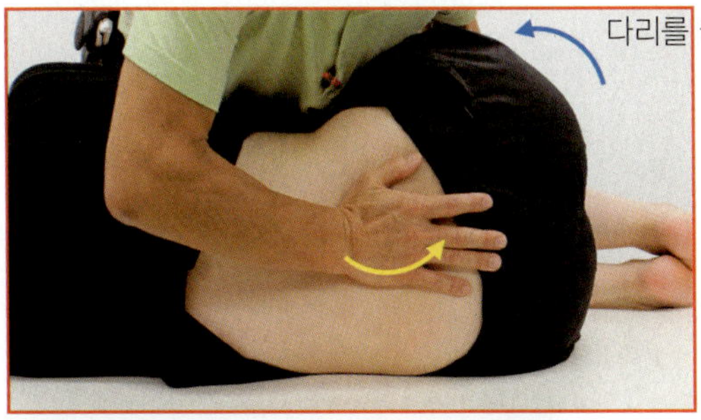

허리뼈 후만을 확대하기 위해 후만 가동성이 낮은 부위에 후만 유도를 시행한다. 이 경우, 다리를 굽힘으로써 조작이 용이해진다.

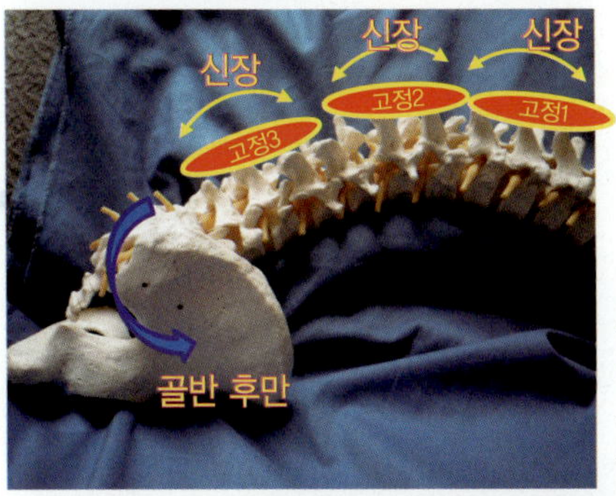

후만 가동성이 낮은 지점에 대해서 골반 뒤경사를 통해서 허리뼈의 후만을 유도한다. 그림과 같이 다양한 부위를 고정하여 후만을 유도하면 좋다.

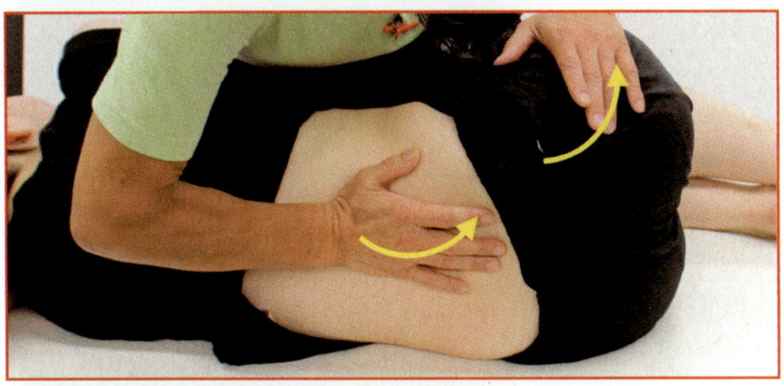

허리뼈 후만에서 골반의 뒤경사와 동시에 회전을 가하여 허리뼈 후만의 신장을 강화한다.

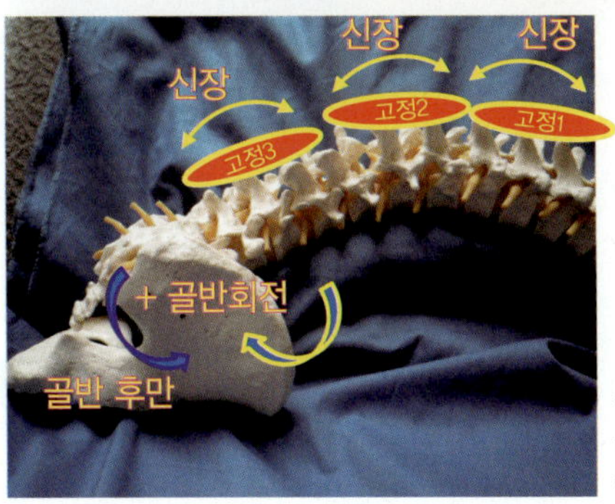

후만 가동성이 낮은 지점에 대해서 골반 뒤경사와 회전을 병용하면서 허리뼈의 뒤쪽을 신장한다.

도움말

허리뼈는 나이를 먹음과 더불어 전만에서부터 후만으로 변화하기 때문에 우선은 허리뼈 전만을 가급적 유지할 수 있는 것 같은 도수기법에 중점을 두는 것이 좋다. 한편, 허리뼈 후만의 가동성 저하도 문제가 있으며 후반의 가동성 확보를 향한 도수기법은 요통예방에 중요하다. 방법으로서 옆으로 누운 자세에서 척추뼈몸통 가시돌기를 고정(압박)하고 그 자세에서 골반 뒤경사를 시행하면서 허리뼈 뒤쪽구성체를 신장한다. 또는 돌기사이관절의 가동성을 끌어내는 것이다.

전문가의 길

Road to Expert

허리뼈의 퇴행성 후만(lumbar degeneration kyphosis)에 의한 척추사이원반 내압·근육내압의 상승을 생각할 수 있고 이것은 통증의 원인으로 될 수 있다. 나이를 먹음과 더불어 일어나는 허리뼈 후만의 고정화를 매우 지연시키는 방향으로 도수기법을 가하면 좋다. 허리뼈의 후만은 결과적으로 복부 주위의 근육에 근육위축이나 허혈에 의한 지각과민을 초래하여 근막의 신장성을 저하시키고 그 긴장이 통증발생 요인이 된다. 근막에 대한 낮은 강도의 압박·신장을 가하면 좋으며 후만은 다양한 병태(돌기사이관절의 변성과 협소화, 앞세로인대 등의 척추뼈몸통 앞쪽구성체의 단축)의 온상이 된다.

요통의 도수기법 7 (특히, 근력저하에 동반하는) 뭇갈래근, 배속빗근, 배바깥빗근, 배가로근의 근력저하에 대한 중재

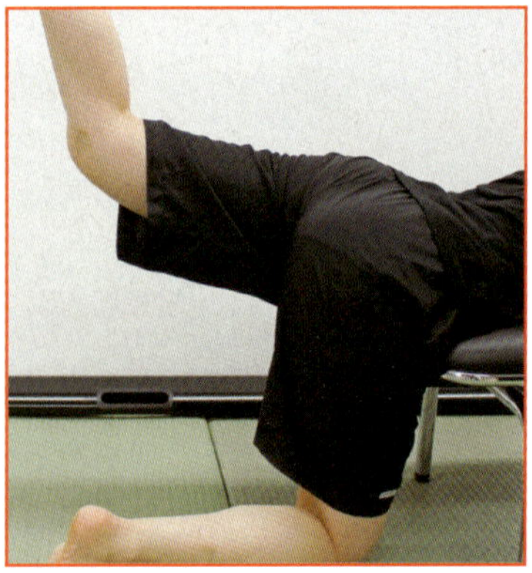

뭇갈래근은 몸통을 펴거나 또는 그림과 같은 자세에서 다리를 편다.

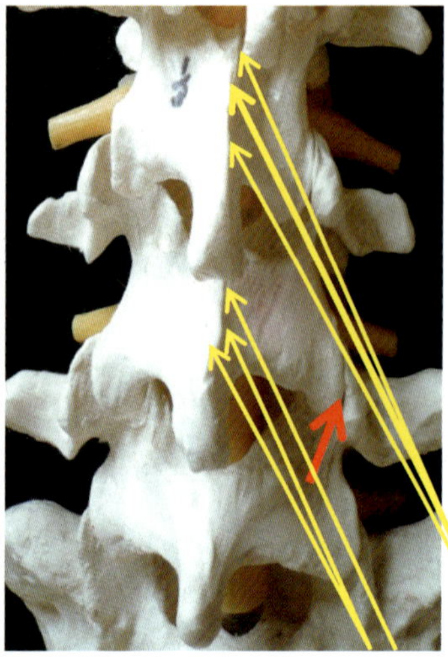

뭇갈래근은 가로돌기가시근(반가시근, 뭇갈래근, 회전근)의 하나이고 가로돌기에서부터 2~3개 위의 척추뼈몸통 가시돌기에 부착한다. 허리뼈를 회전하고 펴는 작용이 있다.

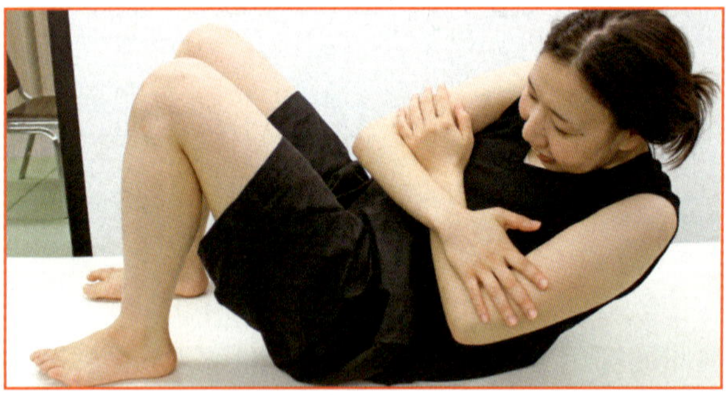

배속빗근, 배바깥빗근의 근력강화를 시행한다.

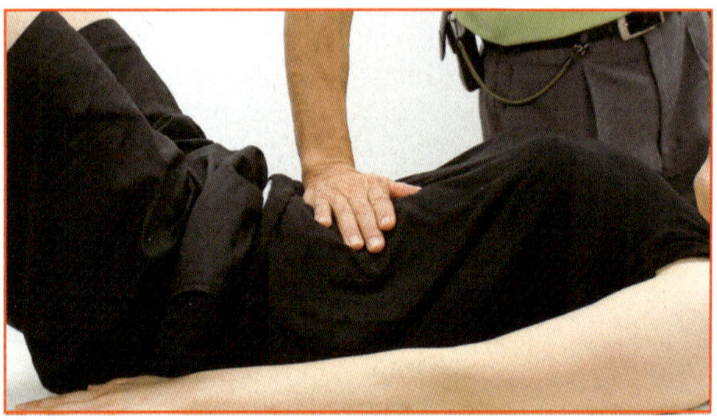

배가로근은 숨을 들이마셔서 배를 크게 움츠리는 동작을 시행한다.

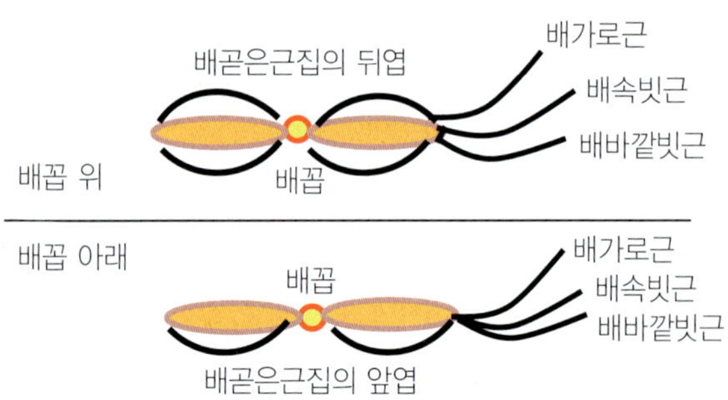

배곧은근집을 구성하는 근육

출처 : Terada(寺田春水) 등 "해부실습의 입문서 개정 11판"

도움말

몸통에 관여하는 속 근육(inner muscle)으로서, 또는 허리뼈 안정근, 복압에 영향을 주는 근육으로서 배속빗근, 배가로근, 뒤쪽에서는 뭇갈래근이 있다.

뭇갈래근은 L4, 5 수준에서 척주세움근 두께의 약 80%을 차지하고 있으며 자세유지(허리뼈 전만위치)와 허리뼈의 조절에 큰 역할을 갖는다.

배바깥빗근은 샅고랑인대에 섬유를 보내기 때문에 신장성 저하는 샅고랑인대의 신장성 저하를 초래한다.

전문가의 길
Road to Expert

요통과 몸통주위근육의 선별검사

1. 골반의 in flare(양 위앞엉덩뼈가시를 정중선에 접근시킨다)로 통증이 경감(예: 다리이음뼈 [골반대] 를 뒤에서부터 앞으로 향해서 감는다)

   ▶배가로근, 배속빗근, 배바깥빗근을 강화한다.

2. 골반의 out flare(위뒤엉덩뼈가시를 접근시킨다)로 통증이 경감(예 : 다리이음뼈를 앞에서부터 뒤로 향해서 감는다).

   ▶뭇갈래근의 강화와 뒤엉치엉덩인대의 지지성을 높인다.

요통의 도수기법 8 (특히, 몸통 옆굽힘근에 동반하는) 허리네모근에 대한 중재

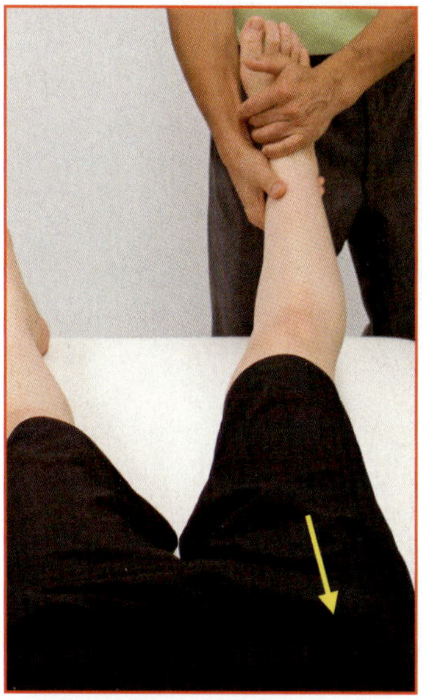

골반을 끌어올리는 방향을 자각시킨다.

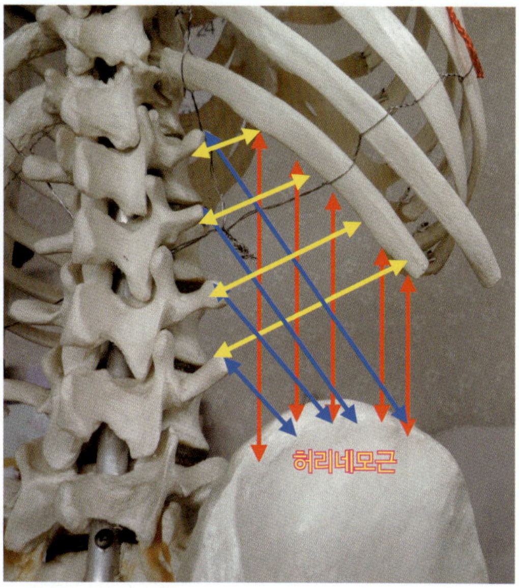

허리네모근은 엉덩뼈능선과 하부갈비뼈(제12갈비뼈), 그리고 허리뼈 가로돌기, 척추뼈몸통 · 척추사이원반의 측면에 위치하는 근육이다.

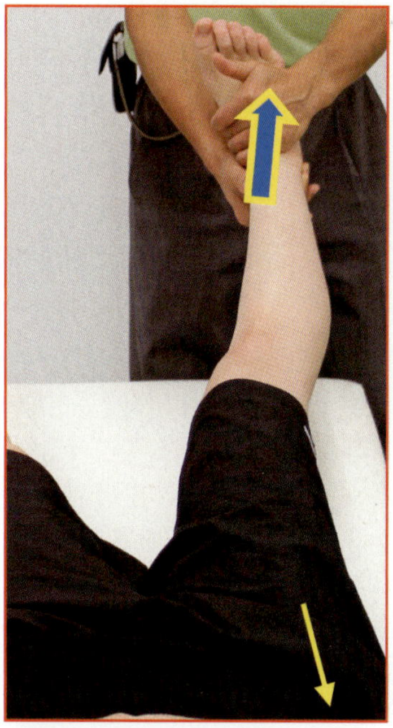

치료사는 발목을 잡고 골반 끌어올리기와 동시에 발을 아래쪽으로 당겨서 저항을 가한다.

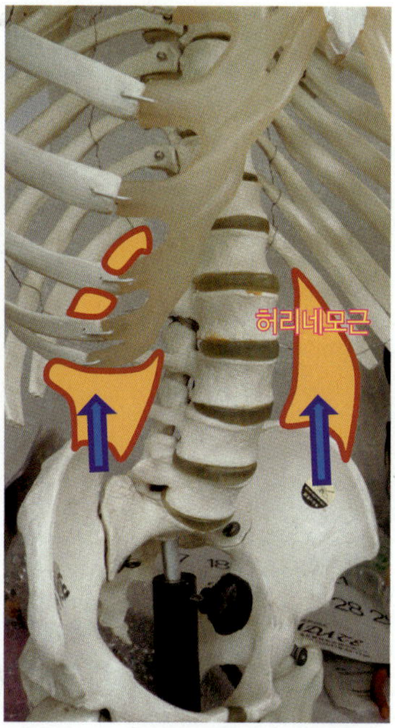

허리네모근의 단축은 골반의 옆쪽경사 또는 허리뼈의 회전 가동성을 저하시키거나 또는 허리뼈의 정렬을 변화시켜 만성요통의 원인이 될 수 있다.

도움말

오래된 사례에서는 허리네모근에 위축 또는 단축이 발생하고 있는 일이 많다. 또한 선 자세에서 몸통의 옆굽힘이나 회전이 관찰되는 일이 있고 허리네모근의 근력에 좌우차이가 있다는 것을 판단할 수 있으면 근육의 재교육을 시행한다.

전문가의 길

Road to Expert

허리네모근은 엉덩뼈능선에서부터 허리뼈 가로돌기, 척추뼈몸통 · 척추사이원반의 측면과 하위갈비뼈에 부착하고 있는 근육이며 척추뼈몸통의 옆굽힘 · 회전과 몸통의 지지성에 영향을 주고 있다. 즉, 골반의 옆쪽 안정성을 담당하고 있다고 할 수 있다. 허리네모근의 한쪽에서의 단축은 이마면에서 골반을 경사시키고 게다가 허리뼈의 회전을 저해한다는 것으로부터 걷는 모습에 영향을 준다.

요통의 도수기법 9 (특히, 엉덩관절 굽힘근 단축에 동반하는) 엉덩허리근에 대한 중재

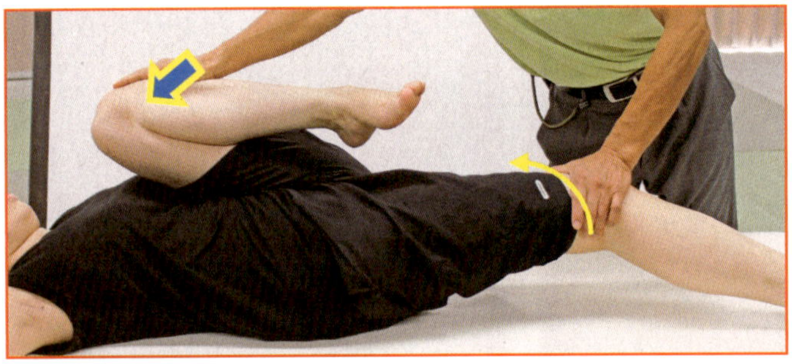

엉덩허리근의 신장은 환부 쪽 다리를 폄 · 안쪽회전 위치로 하여 유지하고 다른 쪽의 엉덩관절을 천천히 굽혀간다.

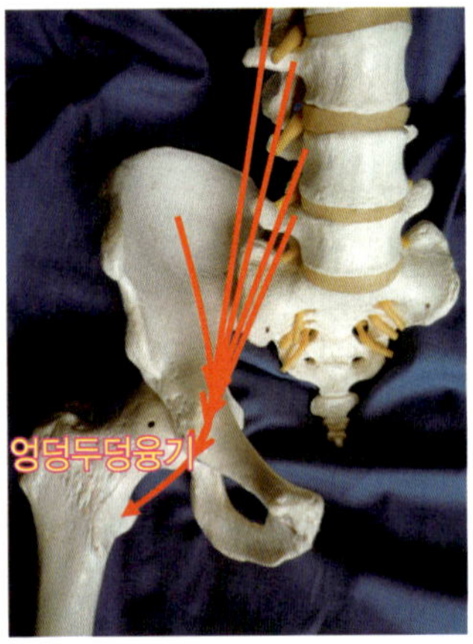

큰 · 작은허리근은 제12등뼈~제4허리뼈의 척추뼈몸통, 척추사이원반, 갈비돌기에서부터 시작하고 엉덩뼈오목(장골와)에서부터 시작하는 엉덩근과 합류하여 공동힘줄이 되고 엉덩두덩융기(장골치골융기)에서 급격히 방향을 바꿔서 작은돌기에 부착한다.

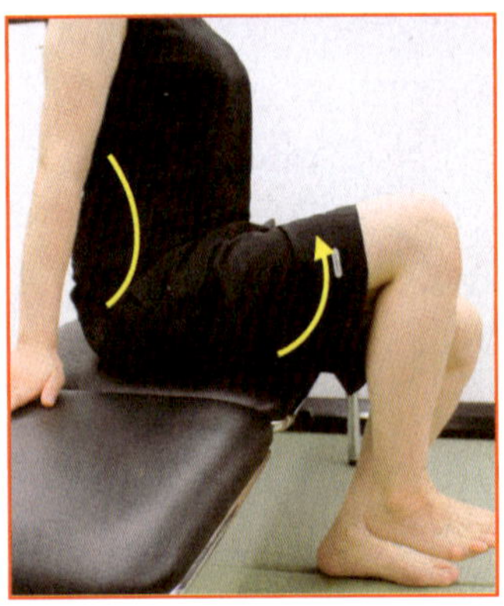

엉덩허리근의 바른 강화법은 허리뼈 폄 위치에서 엉덩관절 굽힘을 시행시키는 것이다.

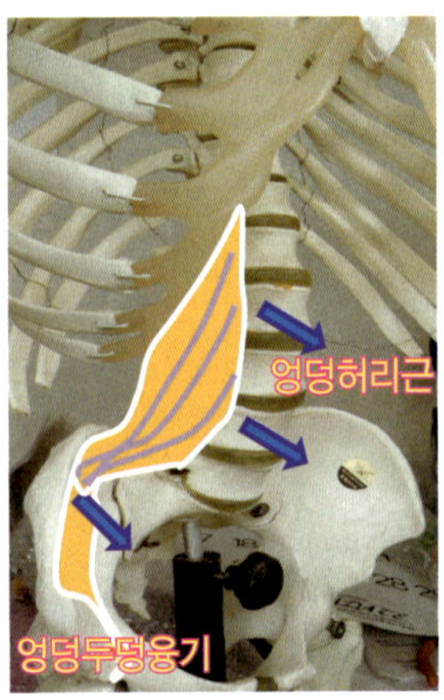

엉덩허리근의 수축은 골반 앞경사와 허리뼈 전만을 일으킨다. 한편, 엉덩관절에 대해서는 굽힘 · 모음 · 가쪽회전 작용이 있다. 근육단축에 의한 영향과 근력저하로부터 일어나는 영향을 나눠서 생각할 필요가 있다.

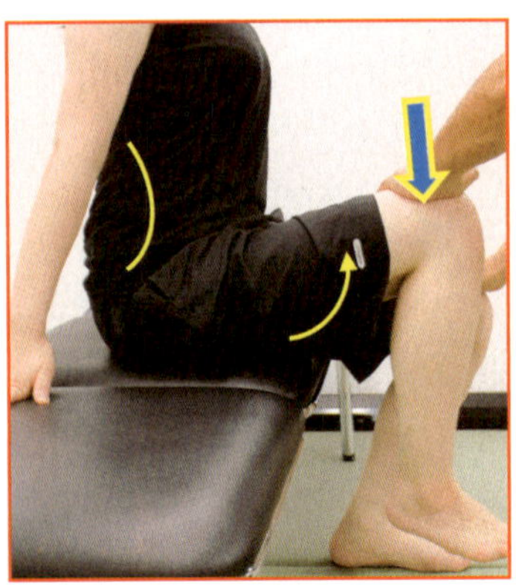

다시 허리뼈 전만위치에서 엉덩관절을 굽히고 그것에 저항을 가하면 더 효과적이다.

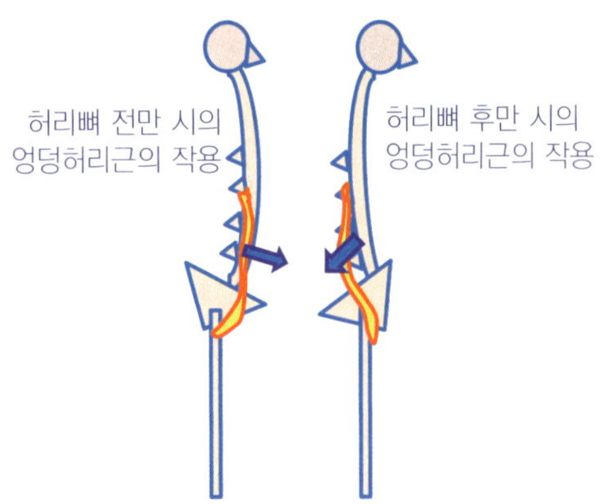

엉덩허리근은 허리뼈 전만위치가 유지되어 있는 상황하에서는 허리뼈를 전만시킨다. 한편, 허리뼈 후만이 고정화되면 허리뼈 후만으로 작용하게 되어 치료에서는 권장할 수 없다.

도움말

요통환자에게는 엉덩허리근의 단축, 또는 근력저하가 관찰된다.

허리뼈 후만이 고정화되면 엉덩허리근은 후만을 조장하는 방향으로 우선적으로 작용한다.

따라서, 엉덩허리근 강화는 허리뼈 전만을 가능한 한 유지하면서 시행하도록 지시해야 한다. 이 사고방법은 요통의 진행을 지연시킴과 동시에 요통예방에 있어서 중요하다고 생각된다.

전문가의 길

Road to Expert

엉덩허리근의 단축검사(Thomas test)로 좌우차이를 조사하고 다시 근력검사로 근력의 상태를 확인한다. 엉덩관절 굽힘 위치는 엉덩허리근의 단축을 초래하고 장기간에 걸치면 엉덩관절 구성체에 영향을 미쳐서 엉덩관절의 굽힘 구축을 발생시킨다.

엉덩허리근은 허리뼈를 안정시키지만 허리뼈 후만위치에서의 사용은 허리뼈 후만을 고정화시킨다. 따라서 중고령자에서는 가급적 허리뼈 폄 위치에서부터 전만위치로 엉덩관절의 굽힘 운동을 지도해야 한다.

허리뼈의 도수기법 10(특히, 골반의 경사에 동반하는) 골반(in flare)에 대한 중재

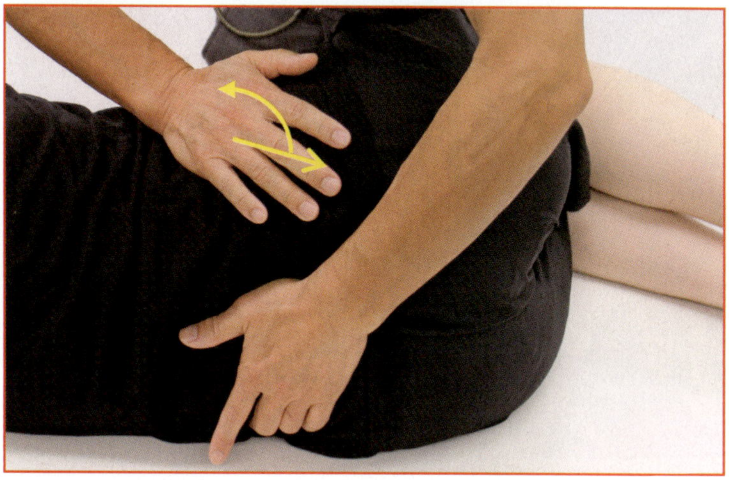

젊은이에서는 골반 뒤경사로 in flare가 발생한다. 이 경우는 골반 뒤경사를 유도한다. 고령자에서는 골반 뒤경사로 out flare가 발생한다. 이 경우는 가능한 범위에서 골반의 앞경사를 시키면 좋다.

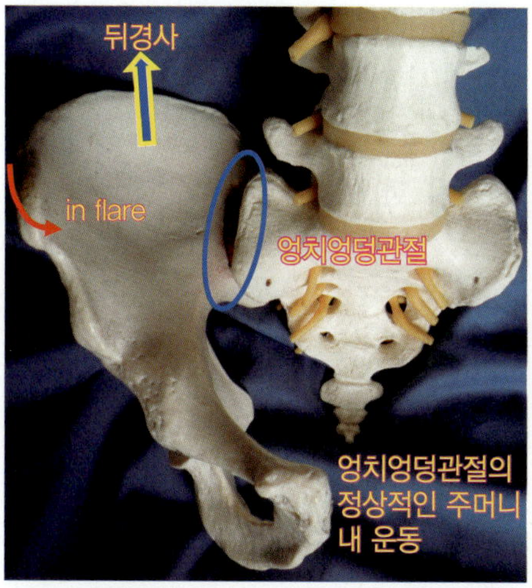

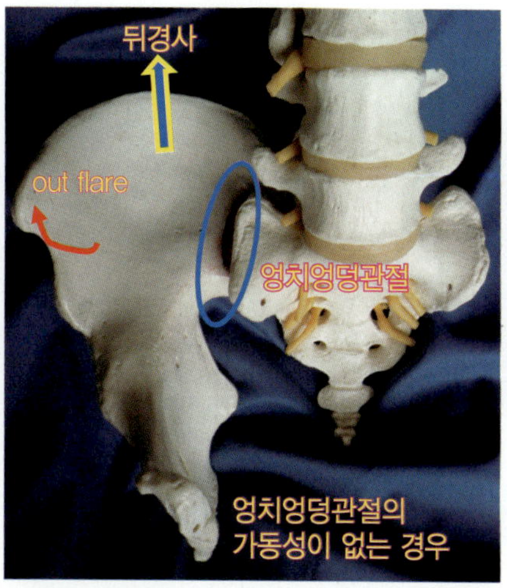

엉치엉덩관절은 약간의 가동성을 갖는다. 엉치엉덩관절에 가동성이 인지되는 경우, 골반이 뒤로 경사지면 ASIS는 안쪽으로 향한다(in flare). 한편, 나이를 먹음에 따라서 엉치엉덩관절이 유합한 경우, 뒤경사와 동시에 ASIS는 바깥쪽으로 향한다(out flare).

도움말

엉치엉덩관절은 앞쪽으로 윤활막성 관절을 갖고 있으며 약간의 가동성이 확보되어 있다. 그러나 강력한 뼈사이엉치엉덩인대(골간천장인대), 앞 · 뒤엉치엉덩인대에 의해서 그 움직임은 상당히 제한되어 있다.

엉치뼈의 앞경사 · 뒤경사는 약 3°라 일컬어지고 있다.

전문가의 길

Road to Expert

고령자에서는 엉치엉덩관절의 가동성이 소실되기 때문에 골반 뒤경사와 동시에 out flare가 발생한다고 생각된다.

따라서 고령자에서는 엉치엉덩관절에 대한 접근법은 의미가 없고 골반의 조작에 중점을 두게 된다.

참고로 고령자의 골반~팔의 영향에 대해서 설명을 한다면, 골반 뒤경사는 척추후만이 일어나 어깨뼈는 벌림 위치가 되고 어깨뼈의 아래쪽 회전을 일으킨다는 것으로부터 어깨관절의 올림각도는 감소하게 된다(어깨관절에 대한 영향).

요통의 도수기법 11
허리엉치관절 (허리뼈–엉치뼈사이 관절)에 대한 중재

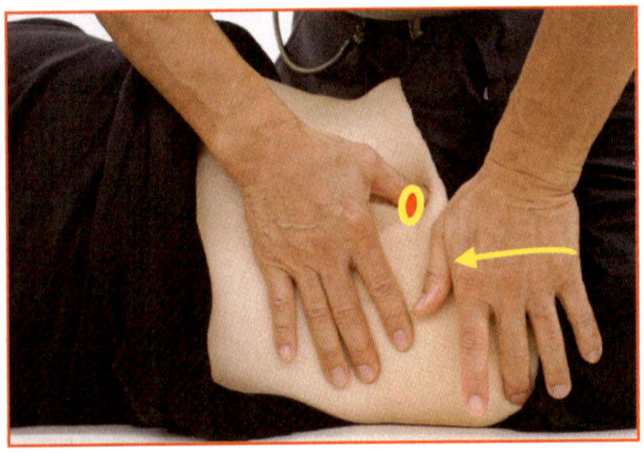

엉치뼈 위모서리와 제5허리뼈 사이(허리엉치관절)를 촉진한다.

제5허리뼈 가시돌기의 측면 부근을 고정하고 골반과 함께 엉치뼈 위모서리를 아래 앞쪽으로 밀어 넣는다(nutation).

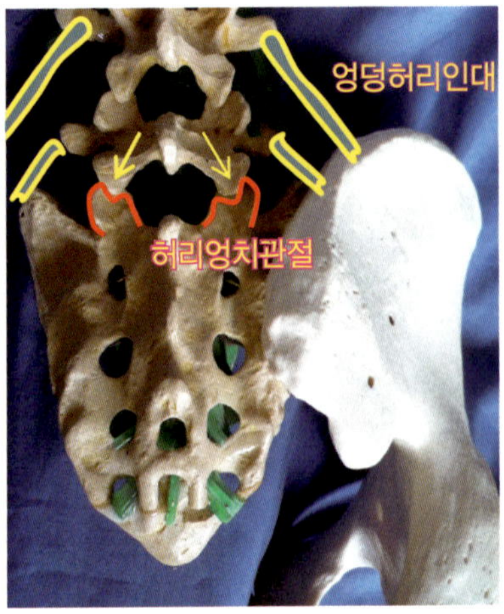

허리엉치관절은 허리뼈에서의 폄 · 굽힘의 가동성에 크게 관여한다. 허리뼈의 굽힘과 폄 때에 허리엉치관절은 전체 가동범위의 75%를 차지한다.

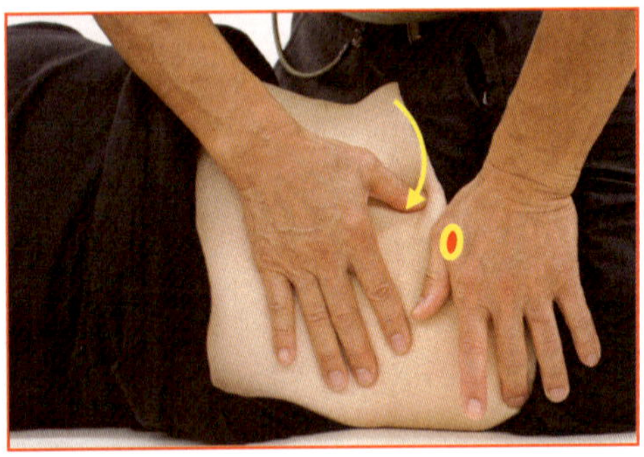

한쪽의 손으로 엉치뼈를 고정하고 다른 쪽 엄지손가락으로 제5허리뼈 가시돌기의 측면을 아래쪽으로 밀어 내려 허리엉치관절에서의 제5허리뼈 척추뼈몸통의 회전을 유도한다.

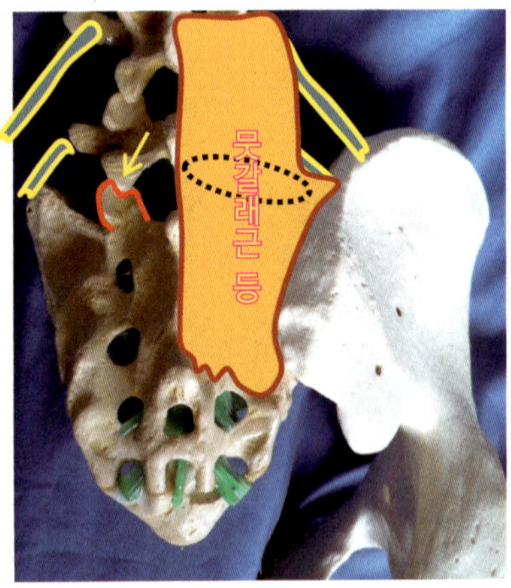

L4~5수준에서는 뭇갈래근이 차지하는 비율은 80%가 된다. 뭇갈래근은 허리엉치관절을 지지 · 안정시키는 가장 중요한 근육이라 할 수 있다.

도움말

허리엉치관절의 가동성 저하는 허리뼈의 굽힘 · 폄이나 꼬리신경의 신장성 저하에 큰 영향을 미친다.

옆으로 누운 자세에서 제5허리뼈 가시돌기를 고정하고 엉치뼈 또는 골반을 굽힘/폄 방향으로 움직일 필요가 있으며 필요에 따라서 골반에 회전을 가하는 경우도 있다.

전문가의 길
Road to Expert

엉덩뼈 위모서리에서부터 제4, 5허리뼈 가시돌기로 향하는 엉덩허리인대는 하부허리뼈의 가동성을 억제하고 있다. 허리뼈–골반 사이의 굽힘/폄 움직임의 대부분은 허리엉치관절에 의존하고 있어 허리엉치관절의 움직임을 어떻게 유지 · 회복시키는지가 허리뼈 후만을 지연시켜서 요통을 예방하는 요점이라 할 수 있다.

꼬리신경의 활주이상은 엉덩관절 굽힘 구축이나 허리뼈 후만과 연관성이 크다는 것으로부터 꼬리신경의 신장성에 영향을 미치는 허리엉치 관절의 가동성 확보는 특히, 중요하다고 생각하고 있다.

요통의 도수기법 12 (특히, 발목관절 바닥쪽 굽힘근의 약화에 동반하는) 발목관절 바닥쪽 굽힘근에 대한 중재

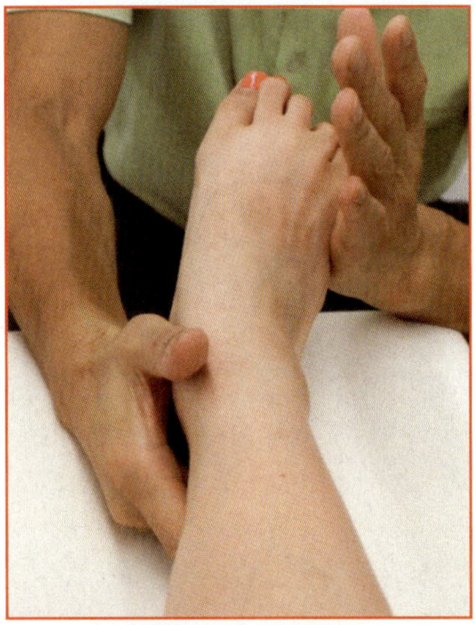

긴종아리근의 MMT를 보여주고 있다.
긴종아리근을 포함한 발목관절의 바닥쪽 굽힘에 작용하는 근육의 위축은 발목관절→무릎관절→엉덩관절→골반→허리뼈의 기능에 영향을 미치고 요통발생의 한 요인이 될 수 있다.

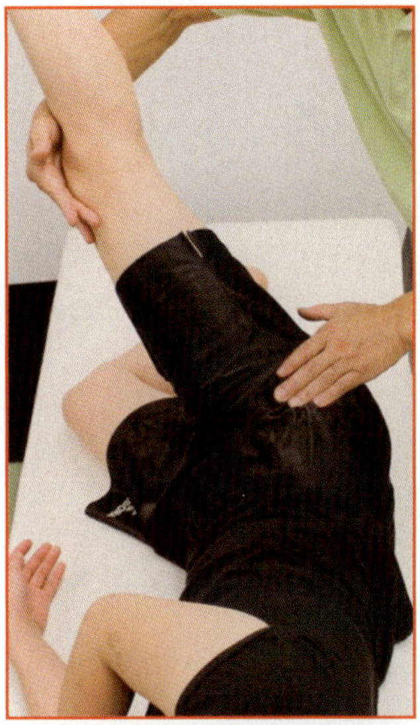

넙다리근막긴장근의 MMT를 보여주고 있다.
발에서부터 근육위축의 영향은 무릎관절에 불안정성을 일으키고 넙다리근막긴장근의 기능부전(근력저하, 단축)을 통해서 요통발생의 한 요인이 될 수 있다.

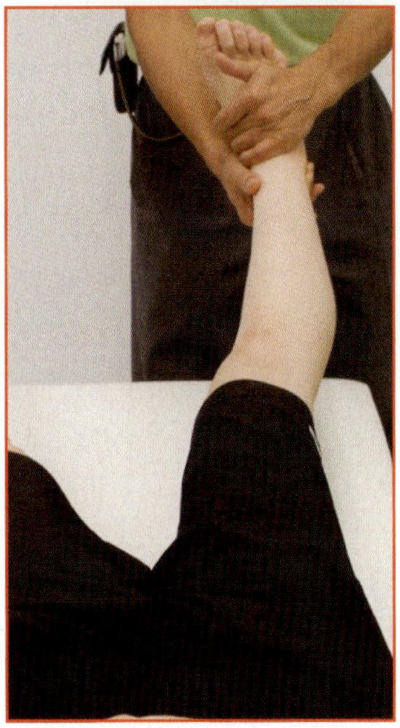

허리네모근 등의 MMT를 보여주고 있다.

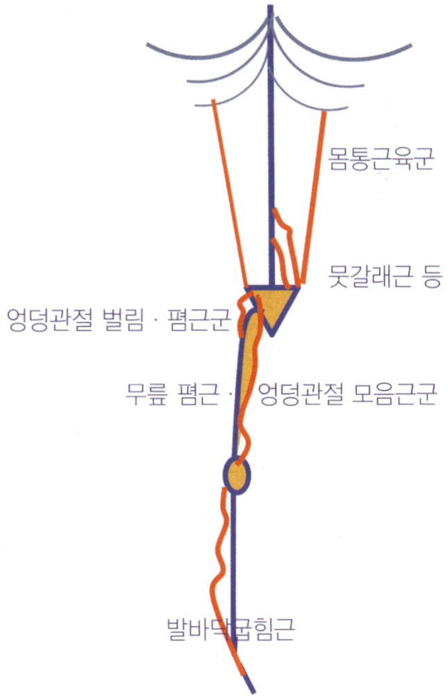

발목관절 바닥쪽 굽힘근군의 약화는 무릎 폄근군, 골반주위근육군, 그리고 허리뼈지지근육군의 약화를 야기하여 허리뼈의 안정성을 저하시킨다.
결과적으로 허리부위의 불균형에 의해서 요통을 발생시킨다는 것을 생각할 수 있다.

도움말

발목관절 바닥쪽 굽힘근은 뒤넙다리근과 근육연결을 하고 있으며 역학적으로는 넙다리네갈래근과 근육균형을 유지하게 된다. 이들 일련의 관계에 협응성을 유지할 수 있는 경우에 정상이라 판단할 수 있다. 한편, 이 관계가 무너진 경우 몸통을 지지하는 토대가 되는 허리부위에 다양한 영향이 미친다고 추측된다.

예를 들면, 발의 내딛기 부족은 다리 전체의 기능에 영향을 미쳐 2차적으로 허리부위의 근육군에 보상성 수축을 강화하여 근육긴장을 높이게 된다.

전문가의 길

Road to Expert

다리는 닫은 상태에서의 움직임을 기본으로 하고 있고 다리 바닥쪽 굽힘근의 근력저하는 근육연쇄로부터 보상성으로 허리부위에 근육연축을 초래한다는 것을 생각할 수 있다. 또한, 배속빗근, 배가로근, 뭇갈래근 등의 속 근육(inner muscle)에 국소적인 근육단축이나 근육수축능력의 저하를 일으켜 요통의 발생요인이 된다.

엉치뼈에 대한 도수기법 1
엉치뼈 앞경사(nutation)에 대한 중재

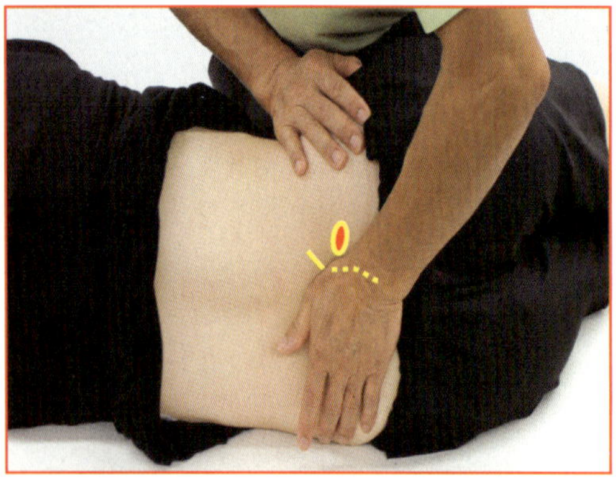

위뒤엉덩뼈가시(적색 ○)와 그 안쪽에 있는 엉치엉덩관절의 위치를 파악한다(점선).

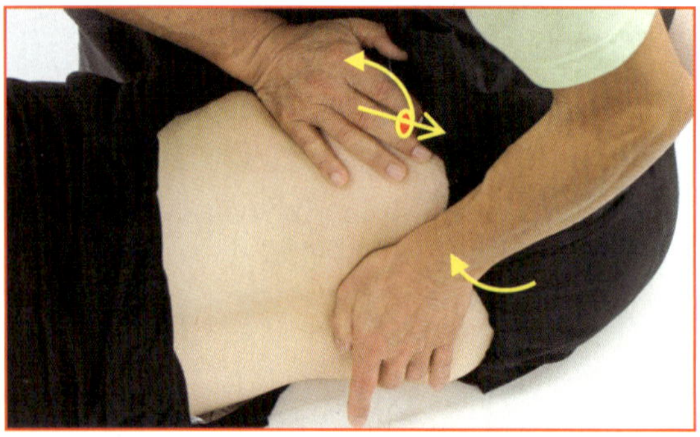

엉덩뼈에 대한 엉치뼈의 앞쪽으로의 끄떡임 운동(nutation)을 시행한다(앞쪽으로 약 1.3~1.5°). 골반은 뒤경사 · in flare를 유도한다.

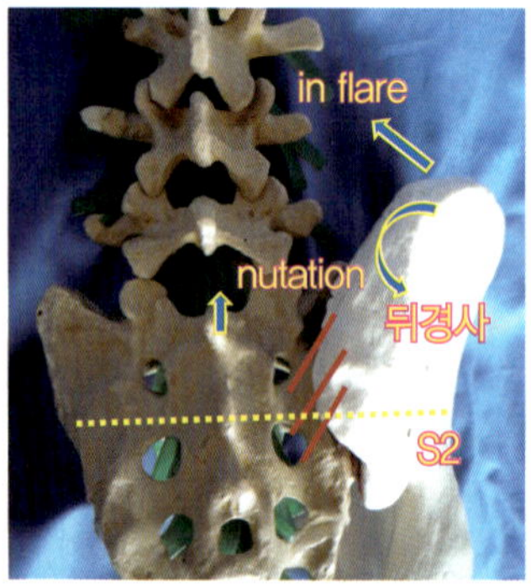

엉치뼈의 끄떡임 운동은 S2의 높이를 축(점선)으로 하여 시행된다.

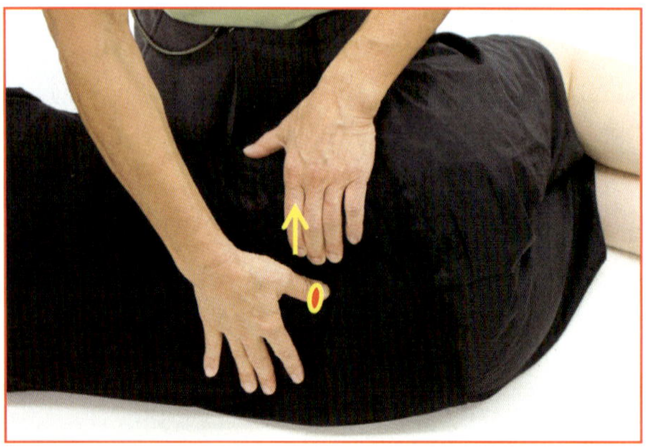

엉치뼈 상부를 신연시킨다.
실제로는 신연은 매우 적다고 생각되며 뒤엉치엉덩인대가 신장되는 것 같은 조작을 가하게 된다.

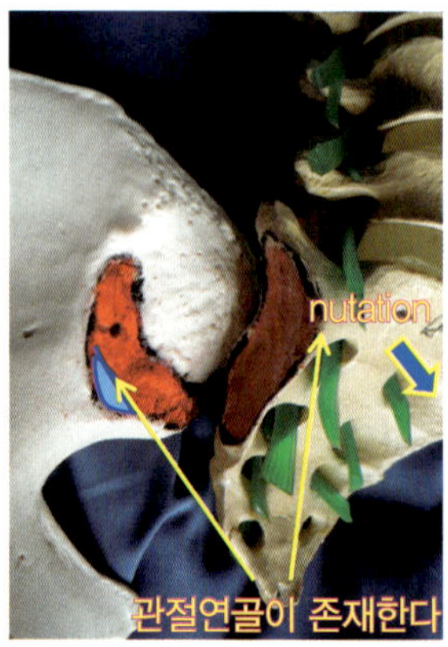

뒤엉치엉덩인대는 엉치뼈 앞경사를 유지하는 데 중요하다. 즉, 뒤엉치엉덩인대는 엉치뼈의 뒤경사를 방해하게 된다.

도움말

엉치엉덩관절에 사용되는 도수기법의 대부분은 엉치뼈의 앞경사라 생각되고 있다. 따라서 여기서는 엉치뼈의 앞경사에 효과적인 도수기법을 소개한다.

엉치뼈의 앞경사 조작은 옆으로 누운 자세에서 골반(엉덩뼈능선)을 안정시켜 고정하고 다른 쪽의 손으로 엉치뼈의 위모서리를 앞쪽으로 밀어 넣으면 좋다.

이 경우의 엉치뼈의 회전축은 제2엉치뼈능선을 지나는 수평축이며 밀어 넣는 범위는 피부의 이동을 포함하여 수 ㎜ 정도로도 된다. 큰 움직임은 필요가 없으며 뒤엉치엉덩인대가 신장되는 정도로도 괜찮다.

엉치엉덩관절의 통증의 대부분은 뒤엉치엉덩인대에 유래한다고 할 수 있다(Murakami).

전문가의 길
Road to Expert

엉치뼈는 좌우의 엉덩뼈능성 사이에 있어 골반의 "이맛돌"로 되어 있다. 엉치엉덩관절의 앞뒤에는 강인한 인대가 있기 때문에 그 가동범위는 미미한 것이다. 그러나 엉치뼈는 골반에 대해서 앞뒤(S2의 수평선을 축으로 한다)로 약간 회전하고 그리고 상하로 비스듬한 방향으로 뻗는 2개의 축을 회전축으로 하고 있다. 젊은이에서는 엉치엉덩관절에 약간의 가동성이 인지된다는 것으로부터 엉치뼈의 회전을 기대할 수 있으나 고령자에서는 차츰 그 움직임을 소멸시키기 때문에 엉치엉덩관절에 대한 접근법은 젊은이에 대한 사례와는 다르다는 것을 이해해야 한다.

엉치뼈에 대한 도수기법 2
골반 앞경사와 골반 in flare에 대한 중재

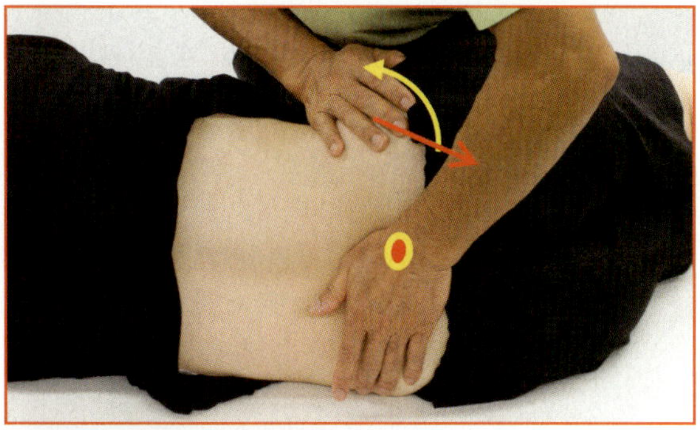

앞쪽에 서서 엉치뼈를 고정한다(적색 ○). 다른 쪽 손으로 골반의 뒤경사를 시키고(적색 화살표) ASIS를 정중선으로 향해서 안쪽으로 밀어 넣는다(황색 화살표).

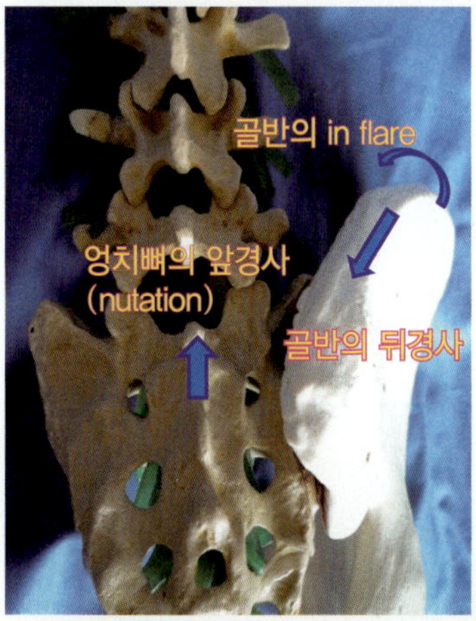

엉치뼈의 앞경사 때, 엉치엉덩관절의 주머니 내 운동으로서는 골반의 뒤경사 · in flare가 발생하고 있다.

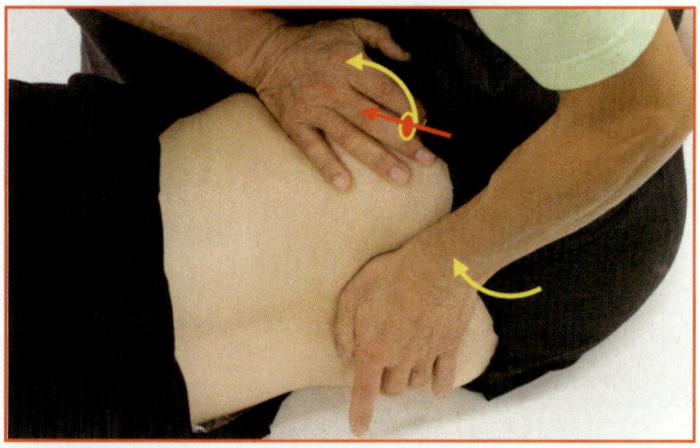

고령자에서는 적응하기 어렵지만 필요하다면 골반 앞경사(적색 화살표)에 in flare를 가하는 경우가 있다.

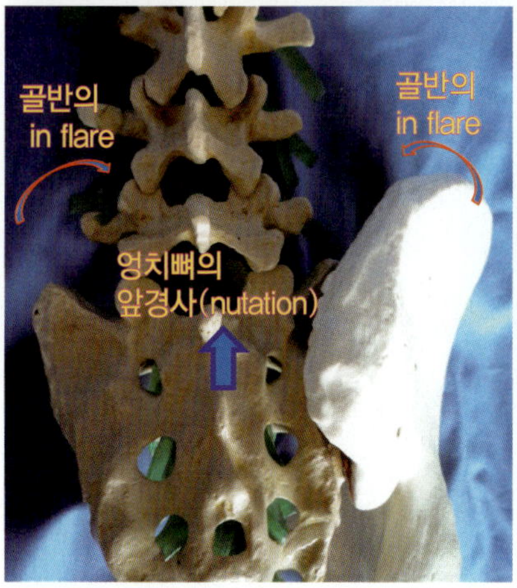

골반의 양 ASIS를 정중선(안쪽)으로 향해서 조이면 엉치뼈는 앞경사로 향한다.

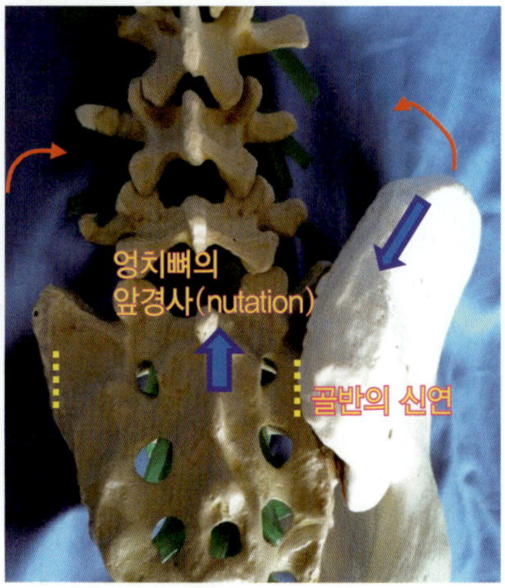

엉치엉덩관절의 신연(엉치뼈와 엉덩뼈의 신연)은 엉치뼈의 앞경사를 유도할 수 있다.

도움말

엉치뼈의 앞경사 · 뒤경사를 합친 주머니 내 운동의 가동범위는 약 3°이다.

골반 뒤경사 때(엉치뼈는 앞경사)에는 ASIS의 in flare를 일으킨다(주머니 내 운동). 또한 엉치엉덩관절의 신연(떼어 놓기)은 엉치뼈의 앞경사에 효과적이라 생각되기 때문에 아울러서 사용된다.

전문가의 길
Road to Expert

엉치엉덩관절에 가동성이 있는 경우, 엉치뼈의 앞경사 때에 골반 뒤경사와 in flare가 발생하고 있다. 그러나 고령자에서는 엉치엉덩관절의 유합에 의해서 움직임을 기대할 수 없어 이 사고방법은 해당되지 않는다.

엉치뼈에 대한 도수기법 3
엉치뼈 앞경사와 뭇갈래근 능동운동의 중재

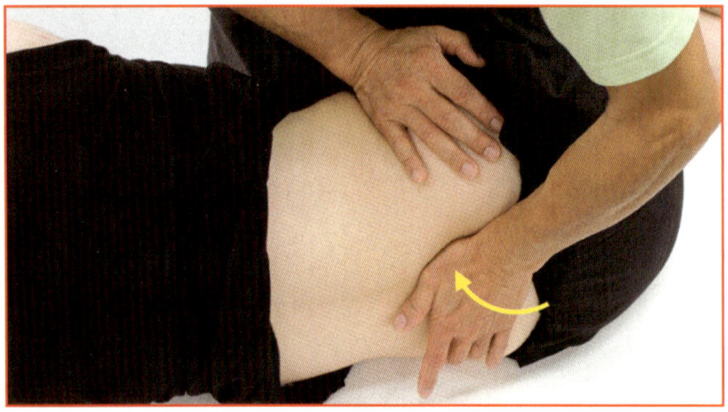

엉치뼈의 nutation을 시행한다.

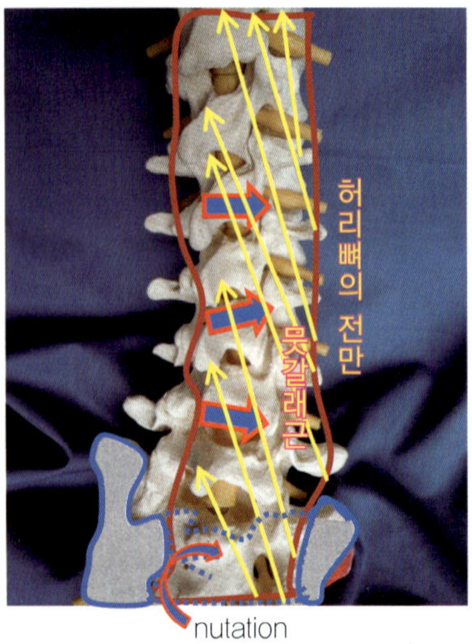

뭇갈래근은 엉치엉덩관절면의 안쪽에 위치하여 있고 뭇갈래근의 수축은 허리뼈의 전만을 시켜 엉치뼈의 앞경사를 시킨다.

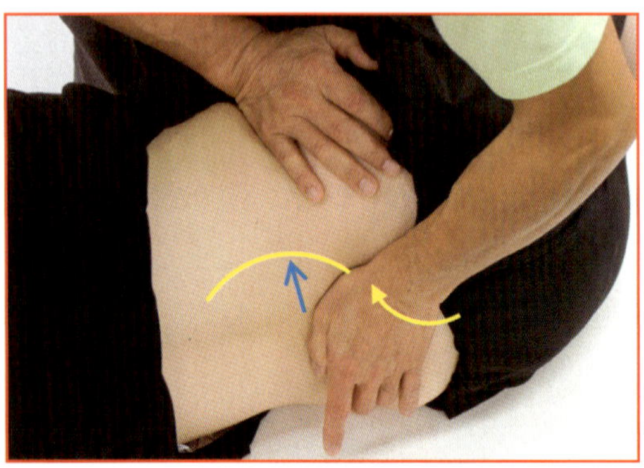

nutation과 동시에 허리뼈를 스스로 뒤로 젖히게 함으로써 뭇갈래근의 능동운동을 유도한다.

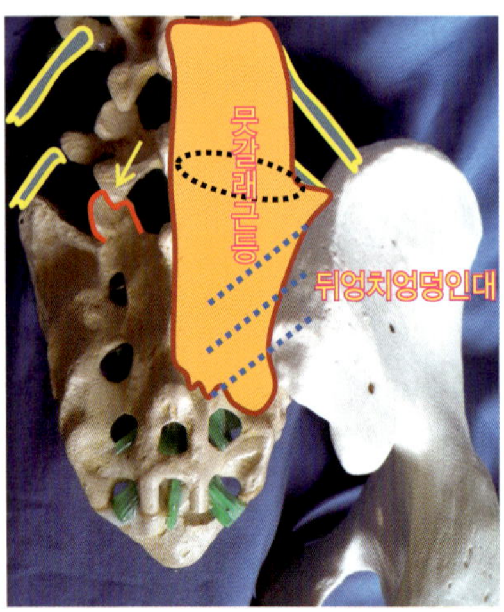

뭇갈래근의 약화는 엉치엉덩관절의 안정성을 저하시켜 뒤엉치엉덩인대에 과도한 부담을 강요하게 된다.

도움말

엉치뼈의 앞경사 · 뒤경사는 S2를 지나는 수평선에서 시행된다. 앞경사는 옆으로 누운 자세에서 골반(엉덩뼈능선)을 고정하고 엉치뼈 위모서리를 앞쪽으로 밀어 넣는다. 한편, 위에 설명된 조작에 더해서 허리뼈를 뒤로 젖히는 능동운동을 시키면 좋다.

이것을 반복함으로써 엉치뼈의 앞경사와 뭇갈래근의 능동수축을 자각시킬 수 있다.

전문가의 길
Road to Expert

엉치엉덩관절에 사용하는 검사방법 : 대표적인 것에 Gaenslen's test, Patrick test, Newton test가 있으나 Patrick test는 엉덩관절 증상과 엉치엉덩관절 증상으로 나눠서 평가하는 것이 중요하다.

뭇갈래근의 약화는 엉치뼈에 뒤경사를 초래하여 뒤엉치엉덩인대에 스트레스를 강요한다. 또한 뒤엉치엉덩인대에는 침해수용기가 분포하여 있어 통증발생의 원천이 된다는(Murakami) 것으로부터 뭇갈래근의 강화는 매우 중요하다 할 수 있다.

엉치뼈에 대한 도수기법 4
골반 앞경사와 SLR 개선에 대한 중재

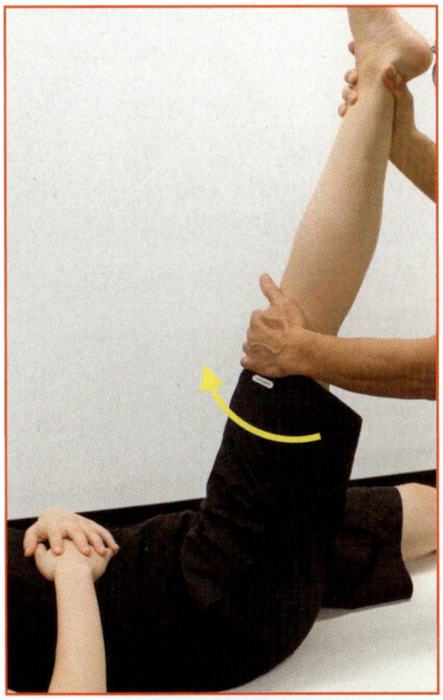

뒤넙다리근 중, 여기서는 넙다리두갈래근의 SLR을 보여주고 있다. 즉, 다리 안쪽회전 위치에서의 신장을 시행하고 있다.

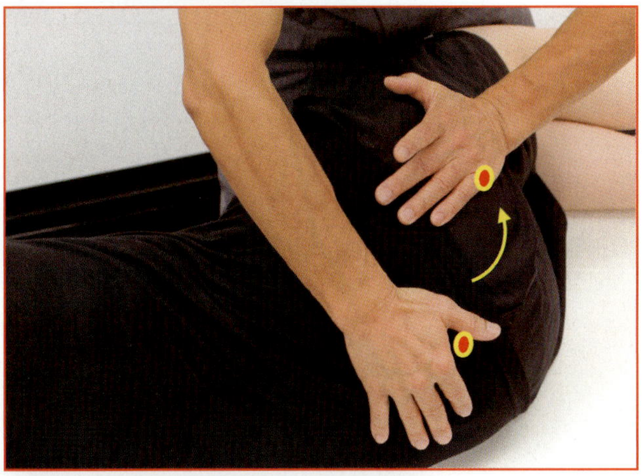

엉치결절인대의 신장은 엉덩관절 굽힘 위치에서 엉치뼈 하부를 고정하여 궁둥결절을 아래 · 가쪽 방향으로 떼어 놓고 있다.

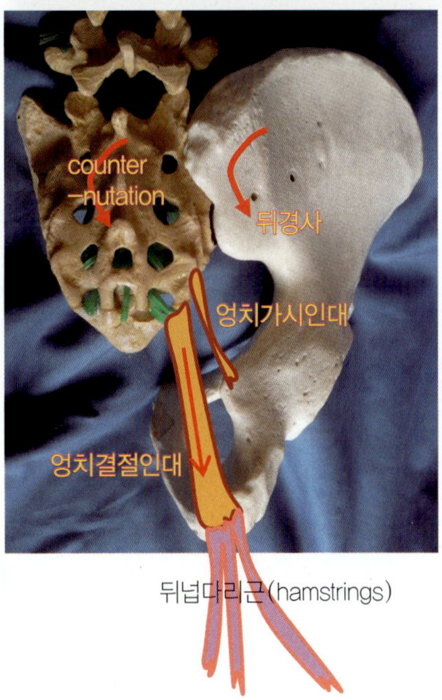

뒤넙다리근(hamstrings)

뒤넙다리근의 단축은 궁둥결절을 통해서 골반의 뒤경사를 시키고 다시 엉치결절인대를 통해서 엉치뼈를 뒤쪽으로 경사시킨다. 골반 뒤경사와 엉치뼈 뒤경사의 상대적인 움직임의 차이가 엉치뼈의 움직임이 되지만, 결과적으로 엉치뼈의 앞경사를 방해하게 되어 뒤넙다리근(특히, 넙다리두갈래근)과 엉치결절인대의 신장이 사용된다.

도움말

SLR의 감소는 골반을 뒤로 경사시킨다. 게다가, 엉치결절인대를 통해서 엉치뼈 하단을 아래 바깥쪽으로 끌어내리는 것으로부터 엉치뼈의 앞경사는 장애를 받게 된다.

엉치뼈의 앞경사를 장애하는 인자로서 위에 서술내용 이외에 뭇갈래근의 근력저하나 수축능력의 저하, 궁둥구멍근의 단축 등(다음의 항을 참조)을 열거할 수 있다.

전문가의 길
Road to Expert

바로 누운 자세에서 능동 SLR에 단축이나 신장통증이 있는 경우, 골반 뒤경사의 발생을 추측할 수 있다. 게다가, 엉치뼈의 앞경사를 방해한다는 것을 생각할 수 있고, 이 경우는 좌 · 우의 엉치결절인대를 촉진하여 긴장 상태를 비교할 필요가 있다.

엉치결절인대에 긴장이나 딱딱함이 느껴지면 이 부분을 신장하게 된다.

엉치뼈에 대한 도수기법 5
골반 뒤쪽의 궁둥구멍근에 대한 중재

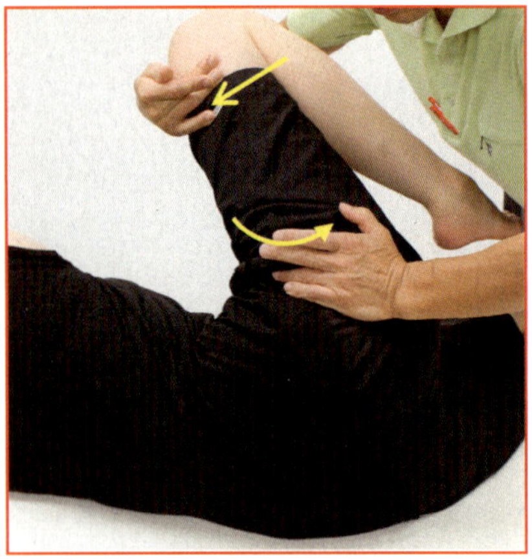

엉덩관절 굽힘 60~90° 이상에서의 궁둥구멍근의 신장방법은 엉덩관절의 굽힘 · 벌림 · 가쪽회전을 천천히 시행한다.

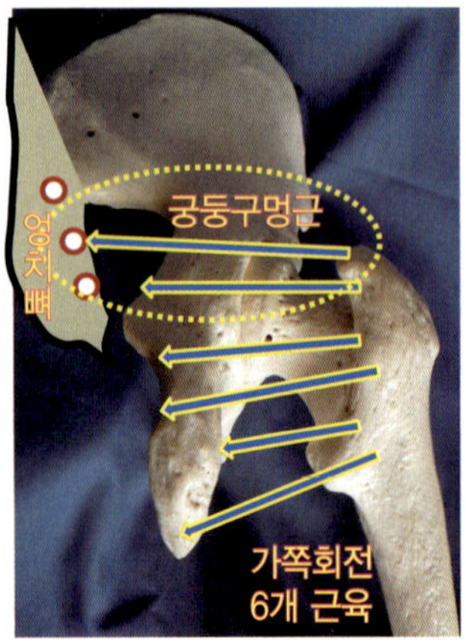

가쪽회전 6개 근육을 보여주고 있다. 엉치뼈의 뒷면에서부터 큰돌기 상부로 향해서 궁둥구멍근이 뻗는다. 가쪽회전 6개 근육의 단축은 넙다리뼈를 가쪽회전 방향으로 향하게 한다.

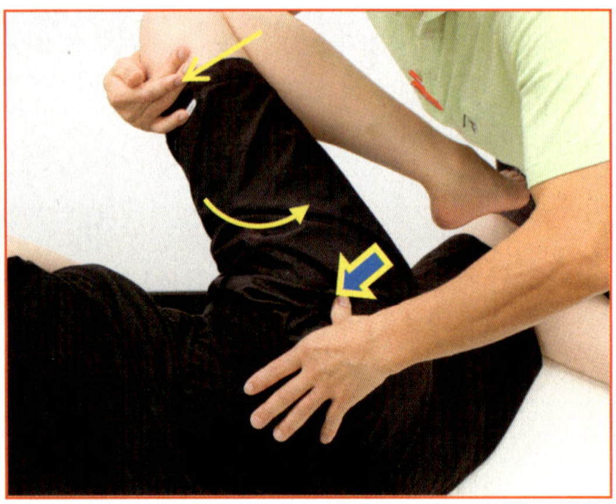

이 자세(엉덩관절의 굽힘 · 벌림 · 가쪽회전 위치)에서 큰돌기의 궁둥구멍근 부착부에 직접압력을 가한다.

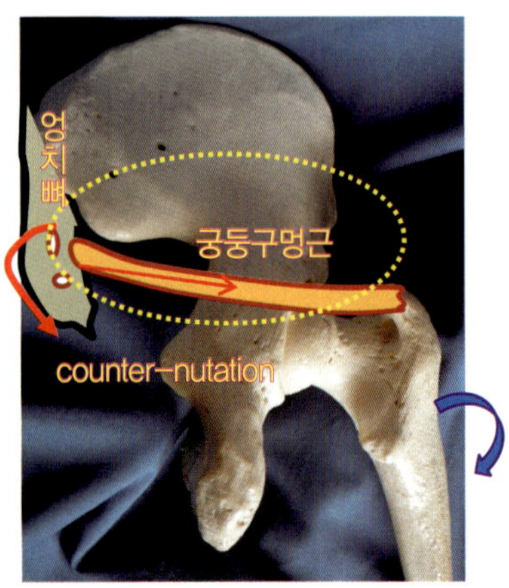

특히, 궁둥구멍근의 단축은 엉덩관절의 가쪽회전을 시키는 이외에 엉치뼈를 뒤 아래쪽으로 견인하여 엉치뼈의 앞경사를 방해한다.

도움말

골반 뒤쪽에 위치하는 가쪽회전 6개 근육은 넙다리뼈의 가쪽회전근임과 동시에 궁둥구멍근은 엉치뼈의 뒤경사를 시키는 작용을 아울러 가진다. 따라서 궁둥구멍근의 단축은 엉치뼈의 앞경사 장애가 된다.

필요에 따라서 가쪽회전 6개 근육에 신장(SS, DS, HRS)을 가함으로써 엉치뼈의 앞경사(nutation)를 기대할 수 있다.

전문가의 길
Road to Expert

엉치엉덩관절의 움직임을 확인하는 방법 : 정상에서는 한쪽다리 선 자세(90° 굽힘 위치) 때에 굽힘 쪽의 골반은 뒤로 경사진다. 엉치엉덩관절 장애에서는 그 방향으로 움직임이 일어나지 않는 것으로부터 판단할 수 있다.

엉덩관절은 폄에서 가쪽회전에 작용하는 근육이 많으며 이러한 근육에 단축이 일어나면 선 자세 때에 엉치뼈의 앞경사가 장애된다. 한편, 굽힘 60° 이상에서는 안쪽회전에 작용하는 근육이 많아진다(습관적 기능의 반전).

엉치뼈에 대한 도수기법 6
엉치뼈 뒤경사(counter-nutation)에 대한 중재

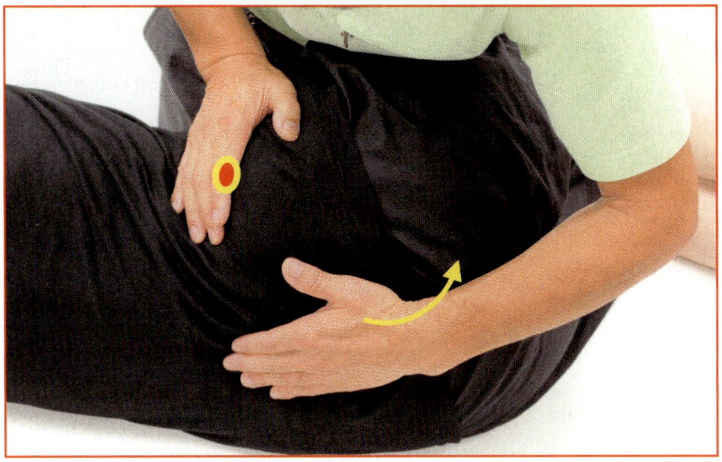

엉덩뼈 상부를 고정, 엉치뼈 하부를 아래쪽으로 밀어 넣고 엉치뼈를 일으키는 조작을 한다.

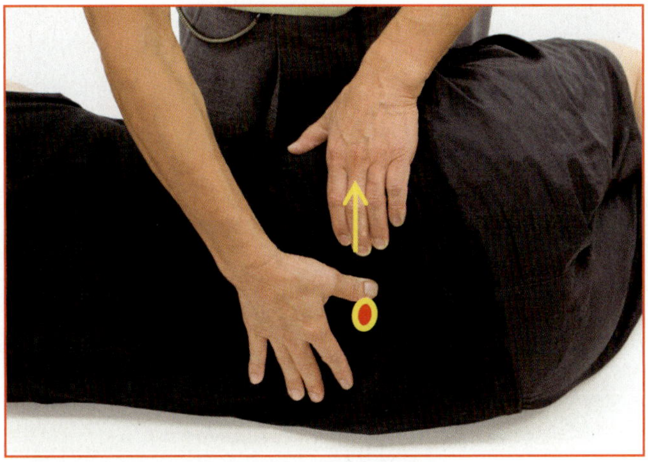

엉치뼈 하부에서 엉치엉덩관절을 신연시킨다.

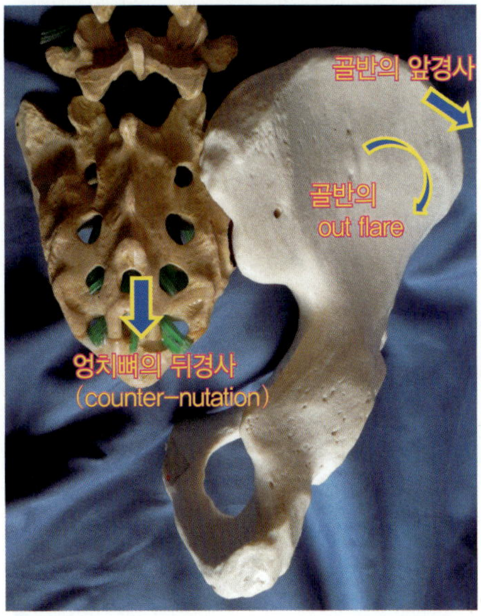

엉치엉덩관절에서 엉치뼈의 뒤경사 때에 골반은 상대적으로 앞경사를 하여 out flare가 일어난다.

도움말

엉치뼈의 앞경사가 명백히 증상을 만들고 있는 경우, 엉치뼈의 뒤경사를 유도하는 경우가 있으나 그 경우는 적다고 생각된다.

전문가의 길
Road to Expert

엉치뼈 뒤경사에 대한 접근법은 임상에서 필요성이 적고 사용되는 경우는 많지 않다.

참고자료

- 寺田春水, 他：解剖実習の手びき　第11版. 南山堂, 2004.
- 信原克哉：肩その機能と臨床　第4版. 医学書院, 2012.
- 林典雄, 他：整形外科運動療法ナビゲーション　上肢. メジカルビュー社, 2009.
- 林典雄, 他：整形外科運動療法ナビゲーション　下肢・体幹. メジカルビュー社, 2009.
- 橋本淳, 他：肩診療マニュアル　第3版. 医学書院, 2004.
- Diane Lee (訳；丸山仁司)：ペルビック・アプローチ. 医道の日本, 2010.
- 山嵜勉：整形外科理学療法の理論と技術. メジカルビュー社, 1998.
- 越智淳三　訳：解剖学アトラス. 文光堂, 1989.
- David W. Stoller：Magnetic Resenance Imaging in Orthopaedics and Sports Medicine3rd Vol 1. Lippincott Williams& Wilkins, 2007.
- David W. Stoller：Magnetic Resenance Imaging in Orthopaedics and Sports Medicine3rd Vol 2. Lippincott Williams& Wilkins, 2007.
- 竹内義享, 他：骨・関節の機能解剖. 医歯薬出版, 2015.
- 山田茂, 他：骨格筋. ナップ社, 1999.
- 紺野慎一：運動器の計測線・計測値ハンドブック. 南江堂, 2012.
- 村上栄一：仙腸関節の痛み. 南江堂, 2012.
- L.A.Kapandji：カパンディ関節の生理学　上肢. 医歯薬出版, 1986.
- L.A.Kapandji：カパンディ関節の生理学　下肢. 医歯薬出版, 1986.
- L.A.Kapandji：カパンディ関節の生理学　体幹・脊柱. 医歯薬出版, 1986.
- Donald A. Neumann(訳：嶋田智明, 他)：筋骨格系のキネシオロジー. 医歯薬出版, 2012.
- 鳥巣岳彦, 他：標準整形外科学　第9版. 医学書院, 1993.
- 赤羽根良和, 他：鵞足炎におけるトリガー筋の鑑別検査. 理学療法ジャーナル, 46：175-179, 2012.
- 安藤亮, 他：肘関節痛. 関節外科, 28：128-139, 2009.
- 池田聡, 他:分子生物学的観点から見たストレッチと筋力増強. 総合リハ, 30：1065-1068, 2002.
- 泉水朝貴, 他：未固定標本による肩関節後方関節包の伸張肢位の検討. 理学療法学, 35：331-338, 2008.
- 市橋則明, 他：骨格筋研究：臨床におけるこれからのチャレンジ. 理学療法学, 37：552-556, 2010.
- 沖田実, 他：結合組織の構造・機能の研究と理学療法. 理学療法, 20：719-725, 2003.
- 北村歳男, 他：胸郭出口症候群. MB Orthop., 23：15-22, 2010.
- 熊井司：腱・靭帯付着部の構造と機能. 整・災外, 54：5-12, 2011.
- 越野裕太, 他：足関節背屈可動域と方向転換動作時の足関節背屈・内反, 足部方向角度との関係性. 体力科□, 61：487-493, 2012.
- 近藤正太：腰部機能障害に対する徒手理学療法. 理学療法学, 38：329-332, 2011.
- 斉藤昭, 他：変形性股関節症から見た仙腸関節. 関節外科, 23：87-93, 2004.
- 高木博, 他：膝前面痛(AKP) に対する保存療法. MB Orthop. , 20：81-86, 2007.
- 高濱照, 他：肩関節疾患に対する理学療法. 理学療法学, 40：269-272, 2013.
- T Mochizuki, et al：Humeral Insertion of the Supraspinatus and Infraspinatus. L Bone Surg Am, 90: 962-969, 2008.
- 中山裕子, 他：肩関節挙上角度と肩甲下筋の筋活動の関係. 理学療法学, 35：292-298, 2008.
- 中村蓼吾, 他：遠位橈尺関節. 関節外科, 22：38-44, 2003.
- 浜西千秋, 他：慢性腰痛と体幹筋(コルセット筋)の筋力低下. J. Spine Res. 2：1088-1092, 2011.
- 藤沢幸三, 他：Heberden結節. 関節外科, 22：81-85, 2003.
- 松本秀男：膝蓋大腿関節の解剖・機能解剖. MB Orthop. , 13：1-6, 2000.
- 村上栄一, 他：仙腸関節障害に伴う下肢症状. 臨整外, 45：711-714, 2010.
- 村木孝行：Stiffness の視点からみた筋と関節の評価. 理学療法学, 37：654-657, 2010.
- 山下敏彦:ストレッチングの理論的根拠. 整形・災害外科, 48：449-454, 2005.

색 인